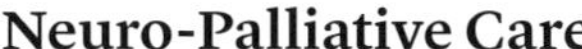

Neuro-Palliative Care

Neuro-Palliative Care

Christoph Gerhard

Christoph Gerhard

Neuro-Palliative Care

Interdisziplinäres Praxishandbuch zur palliativen Versorgung von Menschen mit neurologischen Erkrankungen

2., vollständig überarbeitete und erweiterte Auflage

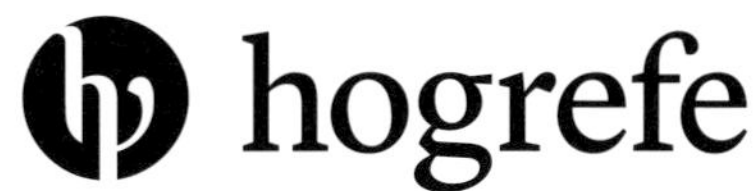

Dr. med. Christoph Gerhard. Arzt für Neurologie, Palliativmedizin und spezielle Schmerztherapie, Master und Trainer Palliative Care, Wissenschaftlicher Leiter der Niederrheinischen Akademie und der SAPV Niederrhein in Dinslaken, Hochschuldozent in Münster, Zürich und an der schweizerischen Hochschule für Gesundheit. Ehemaliger Chefarzt der Palliativmedizin am Katholischen Klinikum Oberhausen, Weiterbildungsbefugter für Palliativmedizin der Ärztekammer Nordrhein und Kursleiter der DGP.
Krengelstr. 50; DE-46539 Dinslaken
E-Mail: gerhard-palliativ@gmx.de

Bibliografische Information der Deutschen Nationalbibliothek
Die Deutsche Nationalbibliothek verzeichnet diese Publikation in der Deutschen Nationalbibliografie; detaillierte bibliografische Daten sind im Internet über http://www.dnb.de abrufbar.

Anregungen und Zuschriften bitte an:
Hogrefe AG
Lektorat Pflege
z. Hd. Jürgen Georg
Länggass-Strasse 76
3012 Bern
Schweiz
Tel. +41 31 300 45 00
info@hogrefe.ch
www.hogrefe.ch

Lektorat: Jürgen Georg, Martina Kasper, Allissa Leuthold
Redaktionelle Bearbeitung: Thomas Sonntag
Herstellung: René Tschirren
Gedichte: Dr. med. Johannes Aufgebauer
Umschlagabbildung: Getty Images/Myslitel
Umschlag: Claude Borer, Riehen
Illustration/Fotos (Innenteil): Jürgen Georg, Schüpfen
Satz: Claudia Wild, Konstanz
Druck und buchbinderische Verarbeitung: Multiprint Ltd., Kostinbrod
Printed in Bulgaria

1. Auflage 2024

(E-Book-ISBN_PDF 978-3-456-96270-2)
(E-Book-ISBN_EPUB 978-3-456-76270-8)
ISBN 978-3-456-86270-5
https://doi.org/10.1024/86270-000

Widmung

Für Bettina Kraft-Gerhard,
von der ich so viel Achtsamkeit erfahren und lernen durfte.

Inhaltsverzeichnis

Vorwort zur 2. Auflage

Seit der ersten Auflage sind nun mehr als zehn Jahre vergangen und es hat sich viel getan in der Neuro-Palliative Care. Wesentliche Strukturen der ambulanten Palliativversorgung wurden ausgebaut und versorgen nun auch zunehmend neurologisch erkrankte Menschen. Im stationären Bereich sind weitere Palliativstationen mit neurologischem Schwerpunkt (bis hin zur Station Neuro-Palliative Care an der Charité Berlin) gegründet worden. Neue Konzepte und Regelungen zu Themen, die für die Neuro-Palliative Care wichtig sind, wurden in der Zwischenzeit implementiert, so das Advance Care Planning oder neue Betrachtungen zu Todeswünschen und Suizidbeihilfe. Daher war es notwendig, komplett neue Kapitel zu diesen wichtigen Themenstellungen zu schreiben. Ebenso wurde das Werk um ein neues Kapitel zu atypischen Parkinsonsyndromen ergänzt, da zunehmend Menschen mit diesen Erkrankungen und deren Zugehörige palliativ versorgt werden. Die Evidenz zu palliativen Vorgehensweisen hat seit der ersten Auflage stark zugenommen. Mittlerweile gibt es Leitlinien zur Palliativmedizin auf S3-Niveau und sogar eine Leitlinie auf S2k-Niveau zur Palliativversorgung neurologischer Erkrankungen der Deutschen Gesellschaft für Neurologie. Diese erfreulichen, aktualisierten, evidenzbasierten Zusammenfassungen wurden in diese 2. Auflage eingepflegt, sodass das Buch und die entsprechenden Kapitel leitliniengerecht überarbeitet sind. Die Inhalte zu neurologischen Erkrankungen und deren Therapie wurden anhand der aktuellsten Leitlinien der Deutschen Gesellschaft für Neurologie auf den neuesten Stand gebracht. Durch entsprechende Kürzungen ist es gelungen, dass das Buch dennoch kaum an Umfang zugenommen hat und damit lesbar bleibt. Zur praktischen Handhabbarkeit wurden Dokumentationsbögen zum Advance Care Planning und zu einem eigens für die Palliativversorgung entwickelten Modell der ethischen Fallbesprechung (KRISE) in den Anhang genommen.

Der Autor dankt seinen zahlreichen Mitarbeitern und Weggefährten in der Abteilung für Palliativmedizin am Katholischen Klinikum Oberhausen, die er aufgebaut und bis 2020 chefärztlich geleitet hat, am Lehrbereich Palliativmedizin der Universität Essen, dem er bis 2021 vorstand, und an der Niederrheinischen Akademie sowie der SAPV Niederrhein, deren wissenschaftlicher Leiter er aktuell ist. Am allerwichtigsten waren in der Zeit der umfangreichen Überarbeitung des Werks jedoch die „besten" Lehrer, nämlich die Patienten, ihre Zugehörigen und die zahllosen Menschen, die an den Weiterbildungskursen des Autors teilgenommen haben.

Auch in der zweiten Auflage wird aus Gründen der Lesbarkeit in der Regel die männliche Form bei Berufs-, Funktions- oder Rollenbezeichnungen verwendet. Die Angaben beziehen sich jedoch jeweils auf Angehörige aller Geschlechter.

Dinslaken, im Januar 2024

Vorwort zur 1. Auflage

Es gibt mittlerweile zahlreiche Bücher zur Palliative Care. Diese Entwicklung ist sehr positiv, zeigt sie doch, in welchem Umfang sich dieses wichtige Gebiet immer weiter implementiert, organisiert und etabliert. Manche dieser Palliativlehrbücher enthalten auch kürzere Kapitel zur Palliativbetreuung von Menschen mit neurologischen Erkrankungen. So findet sich in einigen Palliativlehrbüchern z.B. ein Kapitel über die palliative Versorgung von Menschen mit amyotropher Lateralsklerose. Ist angesichts dieser Situation wirklich ein eigenes Buch über die Palliativversorgung von Menschen mit neurologischen Erkrankungen erforderlich? Können die Prinzipien der Palliativbetreuung, wie sie an Tumorpatienten [Aus Gründen der Lesbarkeit wurde im Text in der Regel die männliche Form gewählt. Die Angaben beziehen sich jedoch jeweils auf Angehörige beider Geschlechter] entwickelt wurden, nicht einfach auf den „neurologischen Palliativpatienten" übertragen werden?

Es gibt verschiedene Gründe für ein eigenes Buch zur Neuro-Palliative Care, der palliativen Versorgung von Menschen mit neurologischen Erkrankungen. Die für Tumorpatienten entworfenen Prinzipien der Palliativbetreuung gehen davon aus, dass der Betroffene über seine Symptome sehr genau berichten und sie auf einer Symptomskala selbst einschätzen kann. Sie setzen außerdem in der Regel voraus, dass zusammen mit dem Betroffenen auf einer intellektuell mitunter anspruchsvollen sprachlichen Ebene seine psychosozialen und spirituellen Dimensionen bearbeitet werden können. Fortgeschritten neurologisch Erkrankte leiden häufig an kognitiven, sprachlichen und/oder neuropsychologischen Einschränkungen, die sie in ihrer Kommunikation verändern. Außerdem haben sie meist ein hohes Maß an körperlichen Einschränkungen, Lähmungen, Koordinations- und Sehstörungen, die in diesem Ausmaß bei Tumorpatienten allenfalls im Endstadium ihrer Erkrankung auftreten. Viele neurologische „Palliativpatienten" sind von diesen Veränderungen der Kommunikation und Beweglichkeit lange Zeit gezeichnet. Es müssen daher andere, teilweise neue Wege in der Erfassung von Schmerzen und Symptomen, der Kommunikation und Begleitung beschritten werden. Der Versuch, Symptome zu erfassen, stellt sich oft wesentlich schwieriger dar. Es ist wie Spurenlesen im Sprachdschungel, wenn man versucht, die wenigen Worte, die ein Mensch mit einer Schädigung im Sprachzentrum äußern kann, zu entschlüsseln. Es ist ein extrem schwieriges und missverständnisreiches Interpretieren der Informationen, die bei einem bewusstlosen Menschen im körpernahen Dialog, etwa mittels der Basalen Stimulation, gewonnen werden. Oft müssen stellvertretende Entscheidungen getroffen werden, da der bewusstseinsgeminderte und/oder in der Kommunikation eingeschränkte Betroffene Stellvertreter braucht, die seinen Willen möglichst gut durchsetzen können. Was ist aber zu tun, wenn der gemutmaßte Wille, wie wir ihn anhand früherer Äußerungen oder Verfügungen rekonstruieren, den aktuellen körpersprachlichen Äußerungen widerspricht? Was zählt nun, der veraltete mutmaßliche oder der ungenaue und vielleicht falsch interpretierte aktuelle Wille? Zählt die gut geschriebene vorletzte oder die aktuelle Auflage des Buches „Patientenwille“, auch wenn letztere aus vielen fast leeren Blättern besteht? Sie sehen, dass Fragen der Ethik in der palliativen Versorgung von Menschen mit neurologischen Erkrankungen eine ganz besondere Rolle spielen. Hier gilt es Modelle der Ethikberatung und Gesprächsführung zu nutzen, um die Situation zu verbessern.

Für die Angehörigen und das gesamte Umfeld neurologischer Palliativpatienten ergibt sich eine ganz besonders schwierige Situation. Wie schwer es einerseits fallen kann, neurologisch Erkrankte in Extremsituationen zu begleiten, wie viel Lebenssinn die Betroffenen andererseits trotz der schweren Erkrankung haben können, zeigen ergreifende literarische und verfilmte Berichte, wie der Bestseller von Mitch Albom, „Dienstags bei Morrie“, über ein Leben mit fortgeschrittener amyotropher Lateralsklerose oder das ergreifende Zeugnis eines Lebens im Locked-in-Syndrom (eingeschlossen im eigenen Körper) des französischen Modejournalisten Jean-Dominique Bauby mit dem Titel „Schmetterling und Taucherglocke“. Spektakuläre Kontroversen, z. B. um das Leben im Wachkoma von Terri Schiavo in den USA, zeigen, wie Schicksale neurologischer Palliativpatienten ganze Kulturen bis hin zu Stellungnahmen des Vatikans und des Weißen Hauses in Washington beschäftigen.

Nun beschäftigt sich die Neurologie heute bereits in erheblichem Umfang mit der symptomlindernden Therapie. Ist es da wirklich notwendig, den neuen palliativen Ansatz hier zu implementieren, wo doch schon so viel Wissen vorhanden ist? Palliative Care geht mit einer anderen und umfassenderen Haltung an die Situation heran. Entsprechend dem palliativen Paradigma der radikalen Patientenorientierung müssen diese in der Neurologie implementierten symptombehandelnden Maßnahmen in ihrer Zielrichtung radikal an der Lebensqualität des betroffenen Menschen ausgerichtet werden. Wenn ein Parkinson-Betroffener z. B. einen minimalen Rigor, den der behandelnde Arzt und das Pflege- bzw. Physiotherapeutenteam gar nicht erfassen können, als schmerzhaft und störend empfindet, sollte er durch eine Dosiserhöhung der Parkinson-Medikamente behandelt werden. Oder wenn ein Betroffener seine spastische Muskeltonuserhöhung förderlich findet, weil sie ihm in seinen Bewegungen Stabilität gibt, muss die Dosis reduziert und so an seine individuellen Wünsche angepasst werden. Das palliative Paradigma, dass Schmerz das ist, was der Betroffene als Schmerz empfindet, muss auf diese anderen Symptome übertragen werden und das ist ein Paradigmenwechsel! Da viele neurologisch Kranke unter Veränderungen der kognitiven und sprachlichen Ausdrucksmöglichkeiten leiden, ist eine suchende Haltung notwendig. Trotz erschwerter oder unmöglicher sprachlicher Kommunikation muss dennoch nach möglichen Symptomen und deren Auswirkungen, nach Wünschen und Bedürfnissen gesucht werden, so schwer und vieldeutig das auch sein mag. Außerdem kommt die multidimensionale Sichtweise der Palliative Care, wie sie im Total-Pain-Modell von Cicely Saunders exemplarisch dargestellt wurde, zum Einsatz. Danach gibt es nicht nur die körperliche, sondern auch die psychische, soziale und spirituelle Ebene, auf der der Betroffene bestmöglich versorgt werden muss.

Zur Palliativversorgung von Menschen mit neurologischen Erkrankungen bedarf es daher sowohl einer sehr ausgeprägten palliativen Haltung und Expertise als auch guter neurologischer Kenntnisse. Nach Überzeugung des Autors kann diese Aufgabe daher nur von einem palliativen Team gemeinsam mit einem neurologischen Team geleistet werden. Deshalb sind Modelle der Vernetzung, Organisationsentwicklung, palliativen Beratung, des Case Managements zur Koordination der verschiedenen Behandler vonnöten.

Der Autor selbst arbeitet in einer Doppelrolle sowohl als Neurologe als auch als Palliativspezialist an einem Allgemeinkrankenhaus. An diesem Schnittpunkt engagiert er sich, die Aktivitäten des Palliativkonsiliarteams und des neurologischen Behandlungsteams zu koordinieren. Er ist in ein Palliativnetzwerk, an dem neben Krankenhäusern auch zahlreiche ambulante Strukturen und Heime teilnehmen, eingebunden. Er arbeitet dort daran, die palliativen Bedürfnisse von Menschen mit neurologischen Erkrankungen in unterschiedlichen Versorgungsstrukturen zu begreifen und zu vernetzen. Im Rahmen von Palliativkursen und hausinternen Schulungen begegnet er ebenso wie in der Arbeitsgruppe Palliativmedizin für Nichttumorpatienten der Deutschen Gesellschaft für Palliativmedizin professionell tätigen Menschen aus verschiedenen Berufsgruppen und Kontexten. Ziel seiner Arbeit ist es, die palliativen Bedürfnisse der Betroffenen, wie sie sich in unterschiedlicher Weise in diesen verschiedenen Kontexten zeigen, möglichst intensiv wahrzunehmen und zu versorgen.

Der Autor dankt allen Weggefährten, Mitstreitern, Freunden, Patienten, Angehörigen, den Kursteilnehmern der zahlreichen Palliativkurse, Mitarbeitern und Studenten, ohne die dieses Buch nicht möglich gewesen wäre. Allen voran sei das Zentrum für Palliativmedizin in Bonn, namentlich Martina Kern, Monika Müller und Prof. Dr. Friedemann Nauck genannt, bei denen der Autor in Kursen zur Zusatzbezeichnung Palliativmedizin, zum Master Palliative Care und zum Trainer bzw. Kursleiter Palliative Care so viel lernen durfte. Meinen Mitarbeitern im Palliativkonsiliardienst in Oberhausen, insbesondere Anna Baagt, Berthold Boenig, Manuela Galgan, Friedhelm Gores, Monja Mika, meinem Chef, Herrn Privatdozent Dr. Christoph W. Zimmermann, meinen Kollegen und Mitarbeitern in der Neurologie in Oberhausen und den Mitstreitern im Palliativnetz Oberhausen, insbesondere Michal Etges sowie den Mitgliedern der Arbeitsgruppe Nichttumorpatienten der Deutschen Gesellschaft für Palliativmedizin, danke ich für die hervorragende Zusammenarbeit sowohl im Feld der Palliative Care als auch der Neurologie und für viele Projekte, die mit ihnen und durch sie erst möglich wurden.

Der Autor dankt in ganz besonderer Weise Herrn Jürgen Georg vom Hans Huber Verlag in Bern, der ihn stets unterstützt hat, selbst das seltenste Buch zu diesem bisher wenig bearbeiteten Feld aus anderen Ländern besorgte, ihm immer wieder neue Anregungen gab und stets Vertrauen in den Autor hatte. Herr Georg ist einfach der ideale Ansprechpartner in einem Verlag.

Dieses Buch wurde für einen breiten Leserkreis geschrieben. Es ist bewusst so abgefasst, dass auch der neurologisch Nichtversierte oder derjenige, der nicht mit dem palliativen Vokabular vertraut ist, es lesen kann. Dennoch soll auch der Spezialist auf seine Kosten kommen, was durch den inhaltlichen Umfang und die detaillierte Herangehensweise gefördert wird. Das Buch richtet sich an alle mit der Palliativversorgung von Menschen mit neurologischen Erkrankungen Betraute, d. h. professionell Pflegende, Ärzte, Physiotherapeuten, Sprachtherapeuten, Sozialarbeiter oder Seelsorger aus dem neurologischen und palliativen Kontext, aber auch an interessierte Laien, Betroffene und Angehörige. Der Autor versucht anhand zahlreicher Fallvignetten das theoretisch Abgehandelte für dieses breite Publikum verstehbar zu machen und den Transfer in die eigene Praxis zu erleichtern. Er hat versucht, jegliches Fachvokabular sofort zu übersetzen, was der professionell Tätige oft überlesen kann. Er dankt seinen Patienten und deren Angehörigen, den Betroffenen in den Selbsthilfegruppen, bei Patientenveranstaltungen und öffentlichen Vorträgen, die ihn immer wieder an der Basis des bedürftigen Menschen, dem, was „eigentlich wesentlich" ist, verortet und ihm so dieses Vorhaben ermöglicht haben.

Die Abschnitte werden jeweils eingeleitet durch ein Gedicht von Herrn Dr. med. Johannes Aufgebauer. Herr Dr. Aufgebauer ist Hausarzt und Palliativmediziner im Bergischen Land. Er hat in der vom Autor geleiteten Palliativkursreihe der Ärztekammer Nordrhein die Ausbildung zum Palliativmediziner absolviert und schrieb in der Auseinandersetzung mit dem Themenfeld diese sehr schönen Gedichte. Ihm sei herzlich gedankt dafür, dass er mir gestattete, sie in diesem Rahmen als Zeugnis palliativer Arbeit zu veröffentlichen.

Oberhausen, im April 2011
Christoph Gerhard

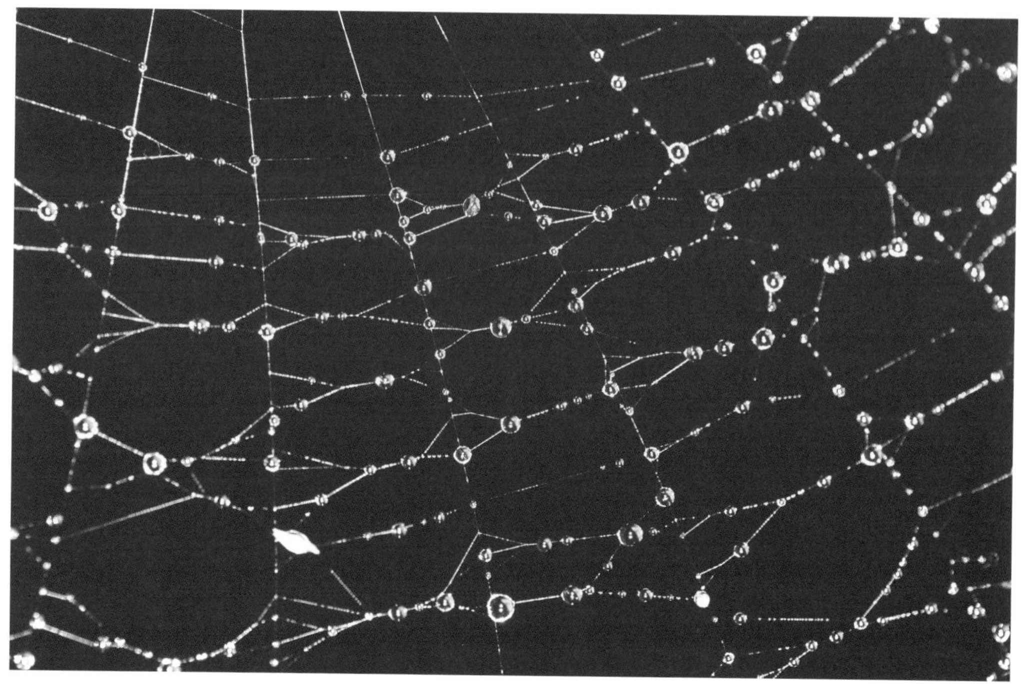

leidlinie

ich geb dir ein stück
meiner zerhackten zeit.
ich könnte die zukunft dir röntgen,
doch was soll uns das helfen?
ich hab in der tasche das starke zeug,
aber kram nach dem balsam.
das stachlige gespräch ist lang her.
heut kann ich dich kaum hören.
siehst du etwas im rückspiegel?
drückt dich das dunkel der nacht?
ich geb dir ein stück
meiner zerhackten zeit
oder brauchst du heut zwei?

j. aufgebauer

1 Palliative Care und Neurologie

In diesem Kapitel werden zunächst die Besonderheiten fortgeschritten neurologisch Erkrankter betrachtet, um dann die Grundlagen der Palliative Care anhand ihrer Geschichte zu erörtern. Anschließend wird betrachtet, unter welcher Sichtweise derzeit überwiegend Neurologie betrieben wird. Zum Abschluss wird gezeigt, wie diese unterschiedlichen Herangehensweisen integriert werden können.

1.1 Vorbemerkung

Lässt sich Palliative Care auf neurologische Erkrankungen anwenden? Schauen wir auf die Palliative-Care-Definitionen der WHO oder der Europäischen Palliativgesellschaft (EAPC), so lesen wir, dass es in der Palliative Care um die angemessene Versorgung von Patienten mit fortgeschrittenen und progredienten Erkrankungen geht, die eine begrenzte Lebenserwartung haben (Radbruch et al., 2011). Wie wir sehen, wird in dieser Definition nichts über die Begrenzung der Palliativversorgung, vor allem auf Tumorpatienten, wie wir sie derzeit erleben, ausgesagt. Schauen wir uns nämlich unsere palliativen Strukturen in Deutschland an, so werden in Hospizen und Palliativstationen noch immer größtenteils Tumorpatienten versorgt. Zwar hat in den Teams der Palliativversorgung ein Umdenken eingesetzt, sodass sich das Tätigkeitsfeld der Palliativmedizin insbesondere in den ambulanten Strukturen seit der 1. Auflage dieses Werks immer mehr für unterschiedlichste Patientengruppen öffnete. Die Situation ist aber in Deutschland ausgesprochen heterogen (Bertelsmann Stiftung, 2015). Woran liegt diese Konzentration auf Tumorerkrankte, die immer noch vielerorts besteht? Erfüllen die Gruppen der Nichttumorpatienten, etwa diejenigen mit neurologischen Erkrankungen, in geringerem Maße die Kriterien der Palliativversorgung, wie sie oben gezeigt wurden? Im Gegenteil: Menschen mit fortschreitender oder fortgeschrittener neurologischer Erkrankung erfüllen diese Kriterien in vollem Umfang! Sie leiden nämlich an einer fortgeschrittenen und progredienten Erkrankung mit begrenzter Lebenserwartung. Wir können uns dies an einer Patientin mit fortgeschrittener Multipler Sklerose gut verdeutlichen (**Fallbeispiel 1-1**).

Fallbeispiel 1-1

Frau Reiners ist 64 Jahre alt und leidet seit 40 Jahren an Multipler Sklerose. Zu Beginn der Erkrankung hatte sie vor allem Krankheitsschübe mit Lähmungserscheinungen, Seh- oder Koordinationsstörungen. In den letzten 20 Jahren hatte sie keine Schübe mehr, sondern die Ausfälle schritten allmählich fort. Jetzt ist sie erheblich an Armen und Beinen gelähmt, hat Sehstörungen und liegt im Bett oder sitzt im Rollstuhl. Sie leidet an ausgeprägten Gedächtnis- und Konzentrationsstörungen. Gespräche mit ihr sind nur noch über einfachste Inhalte möglich. Auf Grund der Lähmungen mit Steifheit leidet sie an Schmerzen am ganzen Körper, die sie aber schlecht mitteilen kann, da sie sich sehr schlecht ausdrücken kann und zeitweise nicht einmal auf das Wort Schmerz kommt.

Sie ist außer Stande, Art und Stärke ihrer Schmerzen in Worte zu fassen. Noch schwieriger wird es, wenn man sie nach anderen belastenden Symptomen fragt. Ihre Krankheitssituation wird zusätzlich erschwert durch ständige Begleiterkrankungen, wie Lungenentzündung und Harnwegsinfekt, und ständig besteht die Gefahr des Wundliegens. Mit 65 Jahren, d.h. nur ein Jahr später, verstirbt sie an einem der vielen, aber diesmal deutlich schwereren Harnwegsinfekte mit Sepsis.

Wir sehen an Fallbeispiel 1-1, in welchem Umfang die Kriterien der Palliative Care nach den oben genannten Definitionen erfüllt sind. Frau Reiners leidet an einer fortschreitenden und inzwischen fortgeschrittenen Erkrankung. Ihre Lebenserwartung ist deutlich begrenzt, denn sie stirbt bereits mit 65 Jahren. Vordergründig leidet sie an Schmerzen und kann dies schlecht mitteilen. Das heißt, Palliativbetreuung muss hier versuchen, Schmerzen auf anderen als den gewohnten Wegen zu erfassen und dann gezielt zu behandeln. Aber vielleicht hat Frau Reiners noch viele andere störende Symptome, die es trotz erschwerter Kommunikation herauszuarbeiten gilt: Vielleicht leidet sie an Spastik (Muskelsteifigkeit), vielleicht hat sie eine chronische Obstipation (Verstopfung), vielleicht gibt es noch weitere Symptome. Es ist notwendig, sich in einer suchenden Haltung so mit Frau Reiners zu beschäftigen und sich ihr dabei anzunähern, dass man ihren Weg trotz ihrer kognitiven Andersartigkeit, mit der chronischen Erkrankung und verkürzten Lebenserwartung umzugehen, aufspüren und unterstützen kann. Ebenso ist es notwendig, sich in der sensiblen Annäherung auf die Bedürfnisse und Sorgen der Angehörigen einzulassen. Vielleicht steht eine wichtige Entscheidung an, etwa die Frage, ob Frau Reiners bei einer schweren Lungenentzündung auf der Intensivstation beatmet werden soll oder nicht. Diese Entscheidung kann vermutlich nicht allein von ihr getroffen werden, da sie viele Konsequenzen dieser Entscheidung nicht absehen und wichtige Fragen in diesem Zusammenhang nicht einschätzen kann. Demnach müssen andere stellvertretend für sie mitentscheiden. Für die Beteiligten kann eine ethische Fallbesprechung hilfreich sein, um diese stellvertretende Entscheidung möglichst gut zu treffen.

Betrachten wir Fallbeispiel 1-1 und die vielen Ansatzpunkte bzw. Notwendigkeiten für Palliativbetreuung, so verwundert es zunächst, warum Palliativbetreuung nicht auch stärker Betroffenen mit neurologischen Erkrankungen zugutekommt. Allerdings bemerken wir an Fallbeispiel 1-1 schon viele „Andersartigkeiten" des neurologischen Palliativpatienten gegenüber dem „klassischen" Palliativpatienten, d.h. dem Tumorpatienten. Frau Reiners ist schon jahrelang von dieser Problematik betroffen. Sie kann, wie schon angeführt, ihre Symptome kaum mitteilen. Trauer und Umgang mit ihrer Krankheit stellen sich bei ihr ganz anders dar.

Während im ersten Kapitel zunächst die Besonderheiten in der Neuro-Palliative Care in den Fokus gerückt werden, wird in Kapitel 2 die Situation des neurologischen Palliativpatienten unter dem Blickwinkel der Autonomie und Lebensqualität betrachtet. In den dann folgenden Kapiteln werden einige typische Symptome, die in der Palliativbehandlung neurologischer Erkrankungen häufig vorkommen, unabhängig von ihren Ursachen besprochen. Es geht dabei zunächst darum, diese Symptome in ihren verschiedenen Dimensionen wahrzunehmen. Anschließend wird die Behandlung des jeweiligen Symptoms in den verschiedenen Dimensionen beschrieben. Häufige Symptome, denen daher ein eigener Abschnitt gewidmet wurde, sind u.a. Schmerz, Atemnot, Übelkeit, Erbrechen, Verstopfung, Verwirrtheit, Lähmungen, Spastik, Rigor, Fatigue, Mundtrockenheit, Flüssigkeit in der Sterbephase, Kachexie, unruhige Beine.

Im Anschluss an diesen „Symptomteil" werden in Kapitel 4 ethische Fragen und dann im fünften Kapitel einige neurologische Erkrankungen und die Möglichkeiten ihrer Palliativversorgung besprochen. „Modellerkrankungen“, die besonders intensiv erforscht werden, sind:

- die Demenz als Beispiel für den kognitiv veränderten Palliativpatienten und
- die amyotrophe Lateralsklerose als Beispiel für den gelähmten, aber kognitiv nicht eingeschränkten Palliativpatienten.

1.2 Palliativversorgung

Was ist das Besondere am neurologischen Palliativpatienten? Warum haben es Patienten, die an fortgeschrittenen, unheilbaren neurologischen Erkrankungen, wie etwa der Parkinson-Krankheit, Multipler Sklerose, Demenz oder schweren Schlaganfällen, leiden, meist schwer, eine Palliativbehandlung zu bekommen?

Schon an Fallbeispiel 1-1 konnten wir sehen, dass es bei der Betroffenen wie bei vielen anderen Menschen mit neurologischen Erkrankungen frühzeitig und in erheblichem Umfang zu körperlichen Behinderungen, Lähmungen, Seh- und Koordinationsstörungen kam. Dies geschieht bei Tumorpatienten nicht in dem Ausmaß und vor allem nicht so frühzeitig im Krankheitsverlauf. Diese körperlichen Einschränkungen müssen von den Betroffenen sowie ihren Angehörigen, Pflegenden, Ärzten und Palliativkräften ausgehalten werden. Anders als z. B. Schmerzen können diese körperlichen Einschränkungen nicht einfach durch eine gute Symptom„kontrolle“ wegbehandelt werden. Diese körperlichen Einschränkungen erscheinen vielen Gesunden als schlicht nicht aushaltbar. Manche Gesunde wollen, wenn sie an solche körperlichen Einschränkungen denken, nie als „so ein Pflegefall“ enden und lieber sterben. Deshalb betrachten sie körperlich schwer behinderte, fortgeschritten neurologisch Erkrankte vielleicht als unwert, wie sich in persönlichen Mitteilungen betroffener Angehöriger gegenüber dem Autor zeigt: „Er hätte besser sterben sollen, als so dahinzuvegetieren.“ Oder: „Als Pflegefall hätte er nie leben wollen. Besser tot als so.“ Aber auch im Pflegeteam wird vielleicht diskutiert, dass man selbst lieber tot sei, als so zu leben. Eine Befragung Betroffener mit amyotropher Lateralsklerose, einer fortschreitenden Erkrankung mit ausgeprägten Lähmungen, bezüglich ihrer erlebten Lebensqualität zeigte eine erstaunlich gute individuelle Lebensqualität der Betroffenen (Lulé et al., 2008). Gesunde halten möglicherweise etwas für unerträglich, unwürdig und nicht lebenswert, was für die Betroffenen vielleicht eine ganz andere, schwer zu erfassende Lebensqualität hat.

Zu diesen Besonderheiten kommen die häufigen kognitiven Veränderungen neurologisch erkrankter Palliativpatienten. Wie wir an Fallbeispiel 1-1 gesehen haben, hat die Betroffene Schwierigkeiten, ihre Beschwerden klar zu äußern und Entscheidungen für ihre Zukunft zu treffen. Dadurch entstehen ganz andere Anforderungen an die Palliativbetreuung. Gängige Verfahren der Schmerz- und Symptomerfassung sind nicht anwendbar oder müssen an die Situation angepasst werden. Prozesse der Trauer und der Auseinandersetzung mit der schweren, fortschreitenden Erkrankung gestalten sich ganz anders, oft mehr emotional und weniger kognitiv. Auch an der kognitiven Bearbeitung ausgerichtete Konzepte der Trauer und Spiritualität etc. müssen an diese andere Situation angepasst werden. Stellvertretende Mitentscheidungen müssen ggf. getroffen werden.

Zu dieser Andersheit des neurologischen Palliativpatienten, etwa auf Grund von Lähmungen und kognitiven Einschränkungen, kommt, falls er betagter ist, die häufige Multimorbidität hinzu. Sie ist eine große Herausforderung. Da häufige neurologische Erkrankungen, wie z. B. Schlaganfall, Parkinson-Krankheit und Demenz, vor allem im Alter vorkommen, dürfte ein Großteil der neurologischen Palliativpatienten betagt sein. Die Betroffenen haben dann meist mehrere Erkrankungen. Anders als bei jüngeren Patienten müssen wir also gerade beim betagten neurologischen Palliativpatienten immer alle Krankheiten insgesamt und nicht nur die einzelne neurologische Erkrankung isoliert betrachten. Schmerzen können daher oft gar keiner bestimmten Erkrankung zugeordnet werden. Ist es der Schlaganfall mit seinen Kontrakturen (Gelenkversteifungen) oder das schon lange bestehende Rheuma, das den Knochenschmerz auslöst? Wird die Atemnot durch die schon lange bestehende fortgeschrittene Herzschwäche oder die fortgeschrittene Multiple Sklerose ausgelöst? Verschiedene Erkrankungen führen angesichts dieser Multimorbidität zu gleichen Symptomen.

Aus der Situation des häufig älteren neurologischen Palliativpatienten, der oft mehrere chronische Erkrankungen aufweist, wird klar, welche Herausforderung dies für die Gesundheitsberufe bedeutet. Deshalb fordert Dörner (2001) den „chronischen Arzt". Er beschreibt zunächst die Situation des üblicherweise für akute Erkrankungen ausgebildeten Arztes, der oft gar nicht in der Lage ist, den besonderen Herausforderungen des chronisch Kranken zu begegnen. Das gleiche Problem besteht auch in anderen Berufsgruppen. Auch hier muss umgedacht werden. Wir brauchen nicht nur den chronischen Arzt, sondern auch „chronisch Pflegende". Gerade in der Altenpflege und der ambulanten Pflege wird regelhaft derartige chronische Pflege geleistet. Die Anforderungen sind daher groß! Schon die hospizlich-palliative Vorgehensweise mit ihrem Ziel der Linderung, nicht der Heilung, mit ihrer radikalen Patientenorientierung bedeutet eine deutliche Änderung der Haltung. Schon daran wird klar, dass es in der Palliativversorgung neurologisch Erkrankter entscheidend um Haltung und damit um das eigene Ethos geht. Wie Fallbeispiel 1-1 zeigt, spielen (ethische) Entscheidungsprozesse eine große Rolle. Dies alles stellt selbst für erfahrene Palliativkräfte im Hospiz oder auf einer Palliativstation eine große Herausforderung dar. Und das soll mit einem viel schlechteren Personalschlüssel als dem der Spezialeinrichtungen (Hospiz oder Palliativstation) in anderen Settings mit fortgeschritten neurologisch Erkrankten, etwa zu Hause oder im Heim, geleistet werden?

Vielleicht möchte mancher das Buch jetzt am liebsten zuschlagen und hält die Aufgabe für unlösbar. Ich glaube jedoch, dass die erfolgreichen Versuche einiger Krankenhäuser und Pflegeheime, die eine Palliativkultur für Nichttumorpatienten und insbesondere fortgeschritten neurologisch Erkrankte, z. B. mit Demenz, aufgebaut haben, trotz aller Schwierigkeiten Mut machen sollten.

Im Pflegeheimbereich waren solche Modelleinrichtungen das Geriatriezentrum Wienerwald in Wien, dessen Arbeit sehr gut in dem Buch „Alt, krank, verwirrt" von Marina Kojer (2021) beschrieben wird, und das Pflegeheim des Roten Kreuzes in Bergen/Norwegen (Sandgathe-Husebø, 2009). Diesen Einrichtungen sind einige Pflegeheime in Deutschland gefolgt und haben gezeigt, dass sich eine Palliativkultur auch in einem deutschen Pflegeheim aufbauen lässt (Kostrzewa & Gerhard, 2010). Zurzeit betreuen Palliativstationen und ambulante spezialisierte Palliativteams zunehmend auch neurologisch Erkrankte.

Die Krankheitsverläufe sind bei neurologischen Palliativpatienten sehr vielgestaltig und oft anders als bei Tumorpatienten. Typischerweise werden in der Palliative Care vier Verlaufsdynamiken unterschieden (Lunney et al., 2003; Murray, 2009) **(Abb. 1-1)**:

1. plötzlicher Tod
2. Krebserkrankungen – ständiges Fortschreiten mit üblicherweise abgrenzbarer Terminalphase
3. Organinsuffizienz – langsames Fortschreiten mit plötzlichen, unerwarteten Verschlechterungen, u. U. mit anschließender Erholung, aber eventuell auch tödlichem Ausgang
4. Demenz und Gebrechlichkeit – lang anhaltendes, langsames Fortschreiten, möglicherweise plötzlicher Tod durch eine Komplikation, wie z. B. eine Lungenentzündung oder -embolie.

Die Verläufe bei fortgeschritten neurologisch Erkrankten können allen Verlaufsdynamiken entsprechen, sind sehr verschiedenartig und daher sehr schlecht vorhersehbar. Betroffene mit Hirntumoren oder amyotropher Lateral-

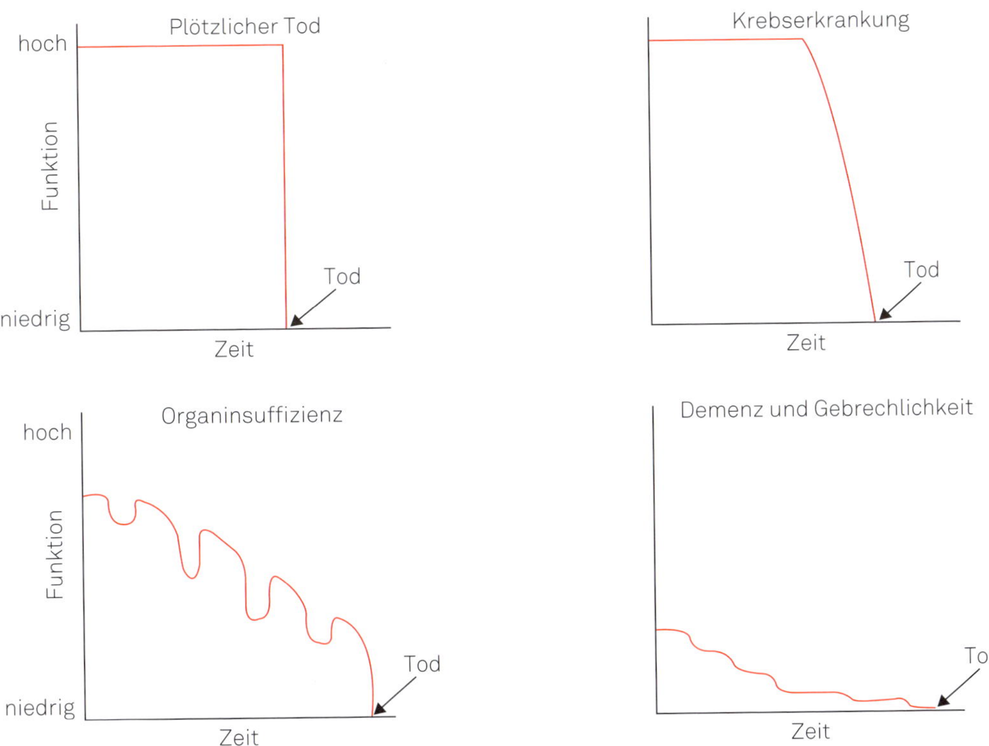

Abbildung 1-1: Typische Krankheitsverläufe in der Palliative Care (Quelle: mod. n. Lunney et al., 2003, S. 2387–2392)

sklerose – einer Erkrankung mit fortschreitendem Nervenzelluntergang und fortschreitenden Lähmungen – kommen dem Verlaufstyp der Krebskrankheiten am nächsten. Betroffene mit Parkinson-Krankheit und anderen neurodegenerativen Erkrankungen, chronisch progredienter (fortschreitender) Multipler Sklerose, fortschreitenden Muskelerkrankungen oder Wachkoma folgen eher dem Verlaufstyp 4 (Demenz und Gebrechlichkeit). Betroffene mit schubförmiger Multipler Sklerose, mit fortschreitender Gefäßerkrankung des Gehirns und mehreren Schlaganfällen folgen meist dem Verlaufstyp 3 (Organinsuffizienz). Jedoch können Menschen mit Parkinson-Krankheit, anderen neurodegenerativen Erkrankungen, chronisch fortschreitender (progredienter) Multipler Sklerose, fortschreitenden Muskelerkrankungen oder Wachkoma durch wiederkehrende Komplikationen auch den Verlaufstyp 3 haben, weil es zu steten Verschlechterungen durch komplizierende Lungenentzündungen, Harnwegsinfekte etc. kommt, bei denen vorher nicht klar ist, ob sich der Patient davon erholt. Patienten mit schwersten Schlaganfällen sterben relativ rasch innerhalb der ersten Tage bis Wochen und entsprechen damit teilweise Verlaufstyp 1, wie **Fallbeispiel 1-2** zeigt.

Fallbeispiel 1-2

Herr S. ist 75 Jahre alt und erlitt plötzlich eine schwere Bewusstseinsstörung, eine Blickwendung nach links und eine vollständige Lähmung der rechten Körperhälfte. Ein Computertomogramm des Schädels zeigte eine Massenblutung in nahezu der gesamten linken Hirnhälfte. Prognostisch wird nur ein Überleben für wenige Stunden bis Tage für möglich gehalten. Therapiemöglichkeiten bestehen aus kurativer Sicht nicht. Diese schlechte Prognose wird den Angehörigen mitgeteilt. Es werden eine intensive Begleitung und Palliativmaßnahmen angeboten. Der Patient wird von der Intensivstation, auf die er zunächst aufgenommen worden war, nach Absprache mit den Angehörigen und entsprechend seinem mutmaßlichen Einverständnis in ein Einzelzimmer mit Übernachtungsmöglichkeit für die Angehörigen auf der Allgemeinstation verlegt. Er atmet schnell und angestrengt, zeigt Schmerzzeichen in Form von Unruhe und wirkt, als stünde er unter starkem Stress. Magensonde, Wendeltubus und Sauerstoffsonde über die Nase werden entfernt, was den Stress des Patienten offensichtlich reduziert. Er erhält einen Perfusor mit Metamizol (5 g) gegen die zu vermutenden Kopfschmerzen, Morphin (10 mg) gegen die Atemnot und Haloperidol zur Prophylaxe opioidbedingter Übelkeit. Später wird wegen beginnender Verschleimung Butylscopolamin (60 mg/d) hinzugefügt. Darunter atmet er deutlich langsamer, weniger angestrengt und wirkt nicht mehr unruhig, sondern von der Körperhaltung und den Gesichtszügen her entspannt. Auch die Angehörigen nehmen keine Schmerzzeichen wahr. Den Angehörigen wird das Prinzip der körperstammnahen Berührung aus dem Konzept der Basalen Stimulation® nahegebracht. Ein CD-Spieler mit der Lieblingsmusik von Herrn S. wird organisiert. Er ist ein sehr musischer Mensch. Die Angehörigen organisieren eine 24-Stunden-Begleitung und wünschen keine Hospizbegleitung. Am Folgetag stirbt Herr S. In einem abschließenden Gespräch mit den Angehörigen äußern diese, wie froh sie sind, dass er so friedlich verstorben sei.

Im Gegensatz zu dem sehr raschen Verlauf in Fallbeispiel 1-2 haben viele neurologisch erkrankte Palliativpatienten einen wesentlich längeren Krankheitsverlauf als Tumorpatienten.

Fallbeispiel 1-3

Herr Meier ist 54 Jahre alt. Er leidet schon seit 30 Jahren an Multipler Sklerose. Zunächst hatte er vor allem Krankheitsschübe, die seit 20 Jahren nicht mehr auftreten. Die Erkrankung schreitet allmählich voran. Seit 15 Jahren sieht er schlecht, 20 Jahre konnte er nur mit Gehhilfe gehen und seit 10 Jahren sitzt er im Rollstuhl. Er leidet seit mehr als 20 Jahren an heftigen Schmerzen. Fragen der Vorsorgeplanung spielen schon seit 20 Jahren eine große Rolle. Plötzlich kommt es zu einer schweren Lungenentzündung und er verstirbt trotz intensivmedizinischer Maßnahmen nach wenigen Tagen im Krankenhaus.

Sehr oft ist die terminale Phase nicht vorhersehbar, wie **Fallbeispiel 1-3** zeigt.

Neurologisch Erkrankte erhalten wegen dieses sehr unterschiedlichen, oft langen und häufig schwer vorhersehbaren Verlaufs nur in manchen Fällen eine Palliativbetreuung. Ausnahmen bilden Patienten, die eher dem Verlaufstyp der Krebserkrankungen entsprechen, wie z. B. Patienten mit amyotropher Lateralsklerose oder manche Patienten mit Hirntumoren. Aber auch hier stellen sich für die speziellen Strukturen Hospiz oder Palliativstation auf Grund der andersartigen Symptome, z. B. der kognitiven Einschränkungen vieler Hirntumorerkrankten, bisweilen besondere Herausforderungen. Die meisten fortgeschritten neurologisch Erkrankten leben zu Hause, betreut von einem ambulanten Pflegedienst, oder im Heim.

Psychosoziale und spirituelle Betreuung sind integrale Bestandteile der Palliativbetreuung und Hospizarbeit. Dabei kommen mitunter sehr kognitive Prozesse der Krankheitsverarbeitung, Trauerarbeit etc. zum Einsatz. Auf Grund der teilweise starken kognitiven Veränderungen haben viele fortgeschritten neurologisch Erkrankte nicht die Möglichkeit, an dieser eher kognitiven Vorgehensweise teilzuhaben. Oft haben sie aber im Gegensatz zur veränderten Kognition, Sprache etc. eine ausgeprägte, vielleicht sogar kompensatorisch übersteigerte Emotionalität. Die Begleitung gestaltet sich daher ganz anders, wie im Folgenden gezeigt wird.

Monika Müller beginnt das Vorwort ihres Buches „Dem Sterben Leben geben" mit den Sätzen:

„Auf der Suche nach einer spirituellen Praxis in meinem Leben habe ich so manches ausprobiert und eingeübt: Sitzen, Beten, Meditieren, wahrnehmendes Geben – alles hat mich nicht länger gefesselt und sich nicht dauerhaft in mein Alltagsleben eingeprägt. Als ich eines Sommerabends bei einer bewusstlosen Frau saß und auf ihr mühsames Atmen hörte, wurde mir sehr plötzlich bewusst, dass die Art und Weise, wie ich in mir geschenkter Anteilnahme bei dieser Frau war, eine eigene spirituelle Praxis sein könnte [...]. Vielleicht können wir lernen, dies Beim-Anderen-Sein als spirituelle Praxis anzuerkennen und uns in ihr regelhaft zu üben" (Müller, 2004, S. 7)

Hier wird deutlich, wie diese emotionale Ebene des „Da-Seins" tragen kann. „Nur" Beim-Anderen-Sein klingt sehr einfach, ist aber in Wirklichkeit eine anspruchsvolle emotionale Aufgabe, die sich im Gegensatz zum Gespräch mit dem kognitiv „intakten" Patienten nicht als Therapiestunde abrechnen lässt. Es ist gerade dieses mit ganzem Herzen Beim-Betroffenen-Sein, der vielleicht gelähmt, sprachgestört, verwirrt oder bewusstlos ist, das ihm trotz aller „Ausfälle" Würde verleiht.

Für dieses Beim-Anderen-Sein, wie es Monika Müller so schön ausdrückt, ist es jedoch notwendig, eine andere Haltung gegenüber dem neurologisch Erkrankten einzunehmen, die ihn nicht als Defektmenschen begreift, dessen Gehirn in erheblichen Teilen gestört ist, sondern als Menschen mit vielen noch vorhandenen Möglichkeiten. So kann ein halbseitig gelähmter Patient z.B. durchaus die nicht gelähmte Körperhälfte völlig normal bewegen, oder ein Betroffener mit Sprachstörung kann durchaus noch kommunizieren, auch wenn dies länger dauert und schwerer verständlich ist. Ein Demenzbetroffener kann seine Emotionen trotz Verwirrtheit klar äußern. Diese ressourcenorientierte Sichtweise steht im Gegensatz zur defizitorientierten Sichtweise. Man betrachtet den Betroffen nach dem Motto „Das Glas ist nicht halb leer, sondern halb voll".

Eine weitere Schwierigkeit ist, dass es nur sehr begrenztes Wissen zu den „palliativen" Bedürfnissen und Therapiemöglichkeiten fortgeschritten neurologisch Erkrankter gibt. Das Krankheitsbild der amyotrophen Lateralsklerose war hier Vorreiter: Zu ihm existieren einige Untersuchungen in Übersichtsarbeiten und Monographien (Borasio et al., 2002; Oliver et al., 2006). Auch zur Demenz wurden schon früh Erkenntnisse in der Praxis generiert (Volicer & Hurley, 1998). Schaut man dagegen auf andere häufige neurologische Erkrankungen, wie etwa Schlaganfall, Parkinson-Krankheit oder Multiple Sklerose, so findet sich bei Datenbankabfragen noch wenig, aber tendenziell immer mehr Literatur zur palliativen Behandlung! Sollte man daher diese Krankheitsbilder nicht palliativ behandeln? Die Antwort ist ein klares Nein. Wir benötigen etwas Anderes: Da wir wenig darüber wissen, müssen wir suchen, suchen nach Bedürfnissen und Nöten, Behandlungs- und Entscheidungsmöglichkeiten der Betroffenen und ihrer Angehörigen. Dies ist eine große Herausforderung, sind wir doch mehr und mehr gewohnt, gerade in der Neurologie mit vielen wissenschaftlichen Erkenntnissen (Evidenzen) an Therapieentscheidungen herangehen zu können (DGN, 2024; Diener & Weimar, 2012). Es wäre also völlig falsch, wenn Sie als Leser erwarten, dieses Buch zu lesen und dann zu wissen, wie Sie Ihre neurologisch betroffenen Palliativpatienten behandeln können. Sicher werden in diesem Buch einige Grundprinzipien palliativer Behandlung, wie z. B. Schmerz- und Symptombehandlung, vermittelt, aber viel wichtiger ist das ständige Suchen, welche dieser Möglichkeiten nun die passende und in welcher Form sie angemessen ist. Hierzu das **Fallbeispiel 1-4** aus der klinischen Praxis des Autors.

Fallbeispiel 1-4

Eine Assistenzärztin im letzten Ausbildungsjahr fragte den Autor, sie wolle nun, da sie fortgeschritten sei, von ihm wissen, wie man einen sterbenden neurologischen Palliativpatienten üblicherweise behandle. Sie zückte einen Schreibblock und wollte nun nach Art von „Kochrezepten" wissen, was man tun müsse, wie hoch die übliche Morphindosis sei, welche Medikamente man einem Sterbenden gäbe [...]. Sie war völlig überrascht, als ich ihr antwortete, man müsse erst einmal sehen, was der Betroffene benötige: Medikamente oder nichtmedikamentöse Maßnahmen oder vielleicht auch gar keine Therapie, sondern „nur" eine gute Begleitung [...] und wenn er Medikamente bekomme, könne man die Dosis nur individuell festlegen [...]. Sie war sprachlos und konnte erst in einem Gespräch Wochen später thematisieren, dass sie zunächst enttäuscht war, dass es kein einfaches Rezept gäbe, und dann überrascht war, wie ausschließlich die Behandlung von den Bedürfnissen der Betroffenen ausgehe.

1.3 Grundlagen der Palliativbetreuung

Was ist Palliative Care und in welchen Strukturen kann sie stattfinden? Und vor allem: Welche dieser Strukturen sind für den neurologischen Palliativpatienten geeignet? Gemäß der Definition der Europäischen Gesellschaft für Palliative Care stellt Palliativbetreuung die angemessene Versorgung von Patienten mit fortgeschrittenen und progredienten Erkrankungen dar, die eine begrenzte Lebenserwartung haben und bei denen die Behandlung auf die Lebensqualität zentriert ist (Radbruch et al., 2011). Das Wort „Palliative Care" leitet sich aus dem lateinischen „palliare" („mit einem Mantel umhüllen") ab. Damit ist der schützende Mantel gemeint, der den leidenden Menschen umhüllen soll. In dieser Definition öffnet sich ein breites Anwendungsfeld für Palliativbetreuung (Carter & Chichin, 2003). Obwohl in der Praxis in vielen Hospizen und Palliativstationen zu über 90 % Tumorpatienten betreut werden, wird der Tumorpatient in dieser Definition gar nicht gesondert benannt. Damit sind also keinesfalls nur Tumorpatienten als Adressaten von Palliativbetreuung gemeint, sondern z.B. durchaus auch Patienten mit einer neurologischen Erkrankung. Deshalb ist die Auseinandersetzung mit den Grundprinzipien der Palliative Care für die Betreuung fortgeschritten neurologisch Erkrankter unverzichtbar.

1.3.1 Geschichte

Die moderne Palliativbetreuung ist als Profession aus einer Bürgerbewegung, nämlich der Hospizbewegung, hervorgegangen. Der sterbende Mensch und sein Umfeld, seine Angehörigen und Betreuenden stehen in der Hospizbewegung und der Palliativbetreuung im Zentrum der Bemühungen (Student & Napiwotzky, 2011). Die Geschichte der modernen Hospizbewegung ist sehr eng mit der Person von Cicely Saunders (1918–2005) verknüpft. Saunders machte sich bereits während ihrer Pflegeausbildung im Zweiten Weltkrieg Gedanken um die Betreuung Sterbender. Ein Rückenleiden zwang sie, ihre Pflegetätigkeit zu unterbrechen und nach dem Zweiten Weltkrieg zunächst eine Ausbildung zur Sozialarbeiterin abzuschließen. Sie behielt ihr Ziel, eine umfassende Versorgung sterbender Menschen aufzubauen, jedoch bei. Ein Arzt empfahl ihr, Medizin zu studieren, wenn sie ihr Ziel der Betreuung Sterbender wirklich verfolgen wolle (Pleschberger, 2017). So wurde sie Ärztin und gründete 1967 in London das St Christopher's Hospice als erstes modernes Hospiz. Auf Grund dieser besonderen Biographie vereinigte Saunders drei typische Berufsgruppen des Palliativteams in einer Person. Im St. Christopher's Hospiz steht den Betroffenen seit der Gründung ein multidisziplinäres Team zur Verfügung, sodass das Konzept der Multiprofessionalität seit der Geburtsstunde der modernen Palliativbetreuung verfolgt wurde. Freiwillige Hospizkräfte wurden in London von Anfang an in die Betreuung der Betroffenen einbezogen **(Kasten 1-1)**. Damit wurde die Hospizbewegung als Bürgerbewegung integriert. Die von Saunders entwickelten Prinzipien der Schmerz- und Symptombehandlung (Saunders & Baines, 1991) berücksichtigen nicht nur die körperliche Dimension, sondern umfassen auch die psychische, soziale und spirituelle Dimension von Leiden. Saunders betreute schon von Anfang an im St. Christopher's Hospiz Menschen mit einer bestimmten neurologischen Erkrankung, nämlich der amyotrophen Lateralsklerose (Golla et al., 2008).

Kasten 1-1:

Prinzipien der Hospizbetreuung (Kostrzewa & Gerhard, 2010)

- Der sterbende Mensch und seine Angehörigen stehen im Mittelpunkt.
- Es werden sehr hohe Kompetenzen in der Schmerz- und Symptombehandlung angestrebt.
- Eine kontinuierliche Versorgung (24-Stunden-Bereitschaft) wird angestrebt.
- Ein multiprofessionelles Team betreut den Betroffenen und seine Angehörigen.
- Freiwillige Hospizhelfer werden in die Betreuung einbezogen.

Das Wort „Hospiz" kommt aus dem Lateinischen und bedeutet wörtlich übersetzt „Gastfreundschaft". Ursprünglich waren damit Unterkünfte an Pilgerwegen gemeint. So bauten im Mittelalter Mönchsorden Pilgerunterkünfte und nannten sie Hospize (Pleschberger, 2017) **(Kasten 1-2)**. In Frankreich und Irland wandelte sich die Bedeutung bereits im 19. Jahrhundert: Es wurden Sterbehäuser eingerichtet; 1842 wurde der Begriff „Hospiz" dann erstmals in Verbindung mit der Pflege und Begleitung Sterbender verwendet (Klaschik, 2009a), und in Lyon wurde im selben Jahr das Sterbehaus „Calvaire" gegründet. Im Jahre 1879 gründete schließlich Mary Aikenhead mit den Irish Sisters of Charity „Our Lady's Hospice" in Dublin.

Kasten 1-2:

Geschichte der Hospizbewegung und Palliativbetreuung (mod. n. Klaschik, 2009a)

- Im Mittelalter: Hospize an Pilgerwegen als Pilgerunterkünfte:
- 1842: Sterbehaus „Calvaire" in Lyon; Verwendung des Begriffs „Hospiz" in Zusammenhang mit der Begleitung Sterbender
- 1879: Mary Aikenhead gründet in Dublin „Our Lady's Hospice".
- 1967: Cicely Saunders gründet das „St Christopher's Hospice" in London.
- 1969: Elisabeth Kübler-Ross veröffentlicht ihr Buch über Sterbebegleitung („On Death and Dying").
- 1974: erster Palliativkonsiliardienst, das sogenannte „Hospital Support Team", in New York.
- 1975: erste Palliativstation in Montreal, Kanada.
- 1975: erste Tagesklinik für Palliativpatienten in Sheffield, Großbritannien.

Der moderne Hospizgedanke von Saunders fand nach der Gründung des St. Christopher's Hospizes in London 1967 rasch international Verbreitung. 1969 veröffentlichte die aus der Schweiz stammende Psychiaterin Elisabeth Kübler-Ross in den USA ihr Buch „On Death and Dying" und schuf damit ein weiteres Grundlagenwerk der Palliative Care und Hospizbetreuung. Die deutsche Übersetzung hat den Titel „Interviews mit Sterbenden" (Kübler-Ross, 2001). Sie beschrieb darin wesentliche Elemente der Sterbebegleitung einschließlich der Sterbephasen (Student & Napiwotzky, 2011).

Die erste Struktur der professionellen Palliativbetreuung in einem Krankenhaus wurde 1974 in New York gegründet. Interessanterweise war es keine Palliativstation, sondern ein Palliativkonsiliardienst, und zwar das „Hospital Support Team" am New Yorker St. Louis Hospital (Klaschik, 2009a), der erste Palliativkonsiliardienst weltweit. Erst ein Jahr später (1975) gründete der Palliativmediziner Balfour Mount dann die erste Palliativstation im Royal Victoria Hospital in Montreal, Kanada. In diesem Zusammenhang taucht erstmals der Begriff „palliativ" auf. Der vorher gebräuchliche Begriff „hospice medicine" war nicht verwendbar, weil er auf Frankokanadisch eine sehr negative Bedeutung gehabt hätte (MacDonald, 2006).

In Deutschland fand die Entwicklung der Hospizbewegung im internationalen Vergleich spät statt **(Kasten 1-3)**, denn 1971 kam ein Film mit dem Titel „Noch 16 Tage – eine Sterbeklinik in London" heraus, der im St. Christopher's Hospiz gedreht worden war. Er führte zu Missverständnissen: Viele Zuschauer glaubten fälschlicherweise, es ginge um Euthanasie (Radbruch et al., 2011). Auf Grund dieser Anlaufschwierigkeiten dauerte es noch viele Jahre bis zur Gründung der ersten Hospize und Palliativstationen in Deutschland. Pioniere aus Tübingen setzten im dortigen Paul-Lechler-Krankenhaus, einer Tropenklinik, schon Ende der 1960er-Jahre in einem Hausbetreuungsdienst den hospizlich-palliativen Gedanken um (Radbruch et al., 2011). Erst 1983 wurde in der Universitätsklinik Köln die erste Palliativstation Deutschlands (heute Dr. Mildred Scheel Haus) gegründet. Erst 1986 bzw. 1987 folgten die beiden ersten stationären Hospize, das Haus Hörn in Aachen und das St. Franziskus Hospiz in Recklinghausen.

Kasten 1-3:

Entwicklung der Hospiz- und Palliativbetreuung in Deutschland (mod. n. Gerhard, 2014, 2023a; Klaschik, 2009a; Kostrzewa & Gerhard, 2010)

- 1960er-Jahre: erste Konzepte der Palliativbetreuung im Paul-Lechler-Krankenhaus in Tübingen (unter der Leitung von Thomas Schlunk)
- 1971: In Deutschland läuft ein Film über das St. Christopher's Hospiz in London („Noch 16 Tage – eine Sterbeklinik in London"), dessen Darstellung sehr missverständlich aufgenommen wird.
- 1983: Deutschlands erste Palliativstation an den Universitätskliniken Köln
- 1986: Hospiz Haus Hörn in Aachen
- 1987: Hospiz zum heiligen Franziskus in Recklinghausen
- 1991: Palliativprojekt der Bundesregierung (15 geförderte Palliativstationen)
- 1992: Gründung der Bundesarbeitsgemeinschaft Hospiz (heute DHPV)
- 1994: Gründung der Deutschen Gesellschaft für Palliativmedizin
- 1997: Erstellung von Ausbildungscurricula für Ärzte, Pflegende, Sozialarbeiter und Studenten
- 1999: Deutschlands erster Lehrstuhl für Palliativmedizin in Bonn
- 2000: Begründung sowohl der Zeitschrift für Palliativmedizin als auch der Hospiz-Zeitschrift
- 2003: Erlass der Musterweiterbildungsordnung „Palliativmedizin für Ärzte"
- 2007: Beschluss der SAPV (Verordnung von spezialisierter ambulanter Palliativversorgung)
- 2009: Änderung der ärztlichen Approbationsordnung zur Einführung des verpflichtenden Querschnittsbereichs Palliativmedizin (QB 13) im Medizinstudium
- 2010: Charta zur Betreuung Schwerstkranker und Sterbender
- 2013: Im EBM sind Leistungen der allgemeinen ambulanten Palliativversorgung (AAPV) abrechenbar.
- 2015: Das Hospiz- und Palliativgesetz wird im Deutschen Bundestag verabschiedet. Darin finden sich einige Neuregelungen wie z.B. die Finanzierung des Advance Care Planning (Gesundheitliche Versorgungsplanung für die letzte Lebensphase nach § 132 g SGB V).

Die Geschichte der Palliativ- und Hospizbetreuung neurologisch Erkrankter kann wesentlich weniger aufweisen. Da es im Ursprungsland der Palliativ- und Hospizbetreuung, Großbritannien, im internationalen Vergleich sehr wenige Neurologen gibt, konnten die dortigen Fachärzte diesen Schwerpunkt nicht mitversorgen (Voltz & Borasio, 2007). Saunders hatte aber im St. Christopher's Hospiz in London bereits seit dessen Gründung neurologisch Erkrankte mit amyotropher Lateralsklerose – einem fortschreitenden Untergang von Nervenzellen mit fortschreitenden Lähmungen – versorgt. In Deutschland dagegen sind zwei der sechs palliativmedizinischen Lehrstühle mit Neurologen besetzt. Es gibt daher intensive Forschungsarbeiten aus Deutschland, vor allem über die „Modellerkrankung" amyotrophe Lateralsklerose (Borasio et al., 2002). Im Jahre 2004 erschien das Handbuch „Palliative Care in Neurology" (Voltz et al., 2004), das unter deutscher federführender Herausgeberschaft von einem internationalen Autorenteam aus mehreren Kontinenten geschrieben wurde. Seither werden neurologisch erkrankte Palliativpatienten mehr und mehr in palliative Versorgungsstrukturen miteinbezogen. 2023 hat die AG Palliativmedizin der Deutschen Gesellschaft für Neurologie eine S2k-Leitlinie „Palliativmedizinische Versorgung neurologischer Erkrankungen" im Rahmen der DGN-Leitlinien erstellt (DGN, 2023a). Auch Menschen mit anderen nichtonkologischen Erkrankungen finden langsam mehr Beachtung in der Palliativmedizin, wie z. B. die Monographien von Brown et al. (2012) und Johnson und Lehman (2013) zu kardiologisch und nephrologisch erkrankten Palliativpatienten zeigen. Zu beachten ist, dass viele medikamentöse Therapieprinzipien in der Palliativversorgung und insbesondere auch in der Neuro-Palliative Care einen Off-Label-Use darstellen (Gerhard, 2022). Off-Label-Use bedeutet die Anwendung eines Fertigarzneimittels außerhalb seiner Zulassung.

1.3.2 Was bedeutet Palliativbetreuung?

Palliativbetreuung wird auf Englisch „Palliative Care" genannt. Wie bereits ausgeführt, stammt das erste Wort dieses Begriffs vom lateinischen „palliare" ab, das so viel wie „mit einem Mantel umhüllen" bedeutet, während „Care" in diesem Zusammenhang nicht Pflege, sondern „ganzheitliche Umsorgung" meint. Bildhaft gesprochen wird dem Erkrankten ein schützender, umsorgender Mantel umgelegt. Worin unterscheiden sich nun Palliativ- und Hospizbetreuung? Letztere ist aus dem ehrenamtlichen Engagement von Mitbürgern entstanden. Die Palliativbetreuung wird von speziell in diesem Bereich ausgebildeten Ärzten, Pflegenden, Sozialarbeitern, Seelsorgern, Krankengymnasten, Sprachtherapeuten etc. im Rahmen ihrer bezahlten, beruflichen Tätigkeit geleistet. Es gibt sehr große Überschneidungen zwischen den beiden Bereichen. So sind z. B. in einem Hospizverein in der Regel neben zahlreichen Ehrenamtlichen auch hauptberufliche, bezahlte Koordinatoren (meist aus der Pflege und/oder Sozialarbeit) tätig. Spezielle palliative Einrichtungen, etwa Palliativstationen im Krankenhaus, beziehen meist ehrenamtliche Hospizbegleiter in ihr Team ein, um den Bedürfnissen des Patienten besser gerecht zu werden.

Die Weltgesundheitsorganisation definierte 2002 Palliative Care folgendermaßen (Student & Napiwotzky, 2011, S. 10):

„Palliativbetreuung ist ein Ansatz zur Verbesserung der Lebensqualität von Patienten und ihren Angehörigen, die mit einer lebensbedrohlichen Erkrankung konfrontiert sind. Dies geschieht durch Prävention und Linderung von Leiden, durch frühzeitiges Erkennen sowie durch exzellentes Einschätzen und Behandeln von Schmerzen und anderen Problemen physischer, psychosozialer und spiritueller Art.

Palliativbetreuung:

- bejaht das Leben und sieht das Sterben als einen normalen Prozess an
- will den Tod weder beschleunigen noch hinauszögern
- bietet dem Patienten Unterstützung, um bis zum Tod so aktiv wie möglich zu leben
- unterstützt die Familie während der Erkrankung des Patienten und in der Trauerphase."

In dieser sehr umfangreichen Definition sind schon die meisten wesentlichen Merkmale der Palliativbetreuung enthalten. Es geht um alle, die an fortgeschrittenen lebensbedrohlichen Erkrankungen leiden, nicht nur um Menschen mit Tumorerkrankungen, sondern durchaus auch um fortgeschritten neurologisch Erkrankte. Es geht um eine umfassende Betreuung in körperlicher, psychischer, sozialer und spiritueller Hinsicht. Diese ist nicht durch eine Berufsgruppe zu leisten, sondern benötigt ein gut vernetztes multiprofessionelles Team. Um Leiden präventiv zu behandeln, muss Palliativbetreuung frühzeitig im Krankheitsverlauf einsetzen, also lange bevor die Sterbephase erreicht ist. Daher muss Palliativbetreuung und ihre Struktur **(Kasten 1-4)** mit der krankheitsspezifischen neurologischen, hausärztlichen, allgemeinpflegerischen Betreuung etc. vernetzt werden.

Kasten 1-4:

Organisationsformen der Palliativversorgung
(Gerhard, 2023a)

- SAPV (Spezialisierte ambulante Palliativversorgung)
  - → Team aus Palliativärzten, Palliativpflegenden und Koordination zur Palliativversorgung, wenn mindestens zwei komplexe Symptome vorliegen
  - → schließt eine 24-Stunden-Rufbereitschaft ein
  - → Leistung der gesetzlichen Krankenversicherung
- AAPV (Allgemeine ambulante Palliativversorgung)
  - → Palliativversorgung in weniger schweren Fällen durch den Hausarzt und einen ambulanten Palliativpflegedienst
- ambulanter Hospizdienst
  - → psychosoziale Begleitung durch geschulte ehrenamtliche Hospizhelfer
  - → Trauerbegleitung
  - → Öffentlichkeits- und Bildungsarbeit
  - → hauptamtliche Koordinationskraft
  - → Erreichbarkeit durch Hospizbüro
- ambulanter Palliativpflegedienst
  - → mehrere hauptamtliche Palliativpflegekräfte
  - → 24-Stunden-Einsatzbereitschaft
  - → palliativpflegerische Versorgung
- Tageshospiz
  - → Betreuung nach Tagesklinikkonzept
- stationäres Hospiz
  - → Betreuung schwerstkranker und sterbender Menschen mit begrenzter Lebenserwartung, wenn eine Krankenhausbetreuung nicht erforderlich und eine ambulante Betreuung nicht möglich ist
  - → palliativ geschultes Pflegepersonal ergänzt durch ehrenamtliche Mitarbeiter
  - → ärztliche Betreuung durch Hausärzte und/oder speziell geschulte Palliativärzte
- Palliativstation
  - → Krankenhausstation für Patienten mit unheilbaren fortgeschrittenen Erkrankungen
  - → Ziel: Symptombehandlung, Schmerztherapie, Entlassung ins häusliche Umfeld
  - → enge Zusammenarbeit zwischen Ärzten, Pflegenden, Sozialarbeitern, Seelsorgern und Psychologen (multidisziplinäres Team)
- Palliativdienst im Krankenhaus
  - → Beratung für alle Krankenhausärzte/-pflegende oder andere Gesundheitsberufe bezüglich Palliativbetreuung
  - → Arzt, Pflege, Sozialarbeit und/oder Physiotherapie und/oder Psychotherapie in enger Kooperation.

Im Gegensatz zur professionellen Palliative Care wurde die Hospizidee von einer Bürgerbewegung, der Hospizbewegung, geprägt. Sie engagiert sich nach Klaschik (2009a) für:

- einen neuen Umgang mit Leben, Sterben und Tod
- einen anderen mitmenschlichen Umgang durch Wiedereinbindung von Familie, Freunden und sozialem Umfeld statt der „Isolation" in einer Einrichtung wie dem Krankenhaus etc.
- den Respekt vor der Autonomie und Würde Schwerstkranker und Sterbender.

Sie sehen an den aufgeführten Definitionen, dass es von der Haltung und Zielrichtung her starke Gemeinsamkeiten zwischen Hospizidee und Palliativbetreuung gibt. Unterschiede bestehen vor allem in der Ausübung durch professionell Tätige oder Ehrenamtliche und im Einbinden und Generieren von medizinisch-pflegerischem Fachwissen, das in beiden Bereichen unterschiedlich stark erfolgt. Die Hospizbewegung war historisch gesehen früher die Palliativbetreuung. Man könnte deshalb die Palliativbetreuung auch als den Einzug der Hospizidee in die Strukturen des Gesundheitswesens bezeichnen.

Welche dieser Strukturen sind für neurologisch Betroffene geeignet? Gegenwärtig finden kaum neurologisch Erkrankte Zugang zu diesen Strukturen, da dort überwiegend Tumorerkrankte betreut werden. Fortgeschritten neurologisch Erkrankte leben häufig zu Hause, versorgt durch Angehörige und eventuell einen ambulanten Pflegedienst, oder im Pflegeheim. Im Krankenhaus sind sie meist auf Allgemeinstationen statt auf speziellen Palliativstationen. Deshalb erreicht man sie in stationären Settings gegenwärtig am besten über palliative Mitbetreuungsangebote, wie z. B. einen Palliativdienst im Krankenhaus, oder über Organisationsentwicklungsprozesse, z. B. in Pflegeheimen. Im ambulanten Setting können sie über spezielle Palliativpflegedienste zusammen mit Palliativärzten im Rahmen der AAPV und SAPV erreicht werden.

1.3.3 Heilen oder lindern?

In der kurativen (heilenden) Medizin steht die Heilung eines betroffenen Patienten an oberster Stelle. Einbußen an Lebensqualität werden dafür in Kauf genommen. Ein Knochenbruch wird operiert, um ihn zu heilen. Dabei wird dem Betroffenen zunächst Schaden zugefügt und die Lebensqualität eingeschränkt, indem sein Körper aufgeschnitten und sein Knochen mit einer Schraube durchbohrt wird, um den Knochenbruch zu heilen und langfristig eine möglichst gute Lebensqualität zu schaffen. Ähnliche Beispiele finden sich auch in der Neurologie, etwa wenn eine Hirnblutung oder eine Nervenläsion operiert wird. Es finden sich auch Beispiele aus der konservativen Neurologie, wie die Antiepileptikagabe, die, vor allem in der Eindosierungsphase, zu Schwindel, Benommenheit, Konzentrationsstörungen etc. führen kann, im besten Falle aber Anfallsfreiheit bringt. Oder die Antibiotikagabe bei Hirnhautentzündung, die zu Durchfällen führen, aber die lebensgefährliche Infektion beseitigen kann. Oder die Blutdruckbehandlung, die zu Schwindel und Sturzneigung führen kann, aber Folgeerkrankungen des Bluthochdrucks, wie den Schlaganfall, weniger wahrscheinlich macht. In der „kurativen" Pflege wird ein Betroffener, z. B. ein neurologisch Erkrankter mit Dekubitus, regelmäßig gelagert, auch wenn das für ihn unangenehm ist. Er muss diese Lagerungen aushalten, damit er langfristig ohne Dekubitus leben kann. Das Prinzip lautet in diesen Fällen, durch kurative Therapiemaßnahmen eine Heilung zu erreichen, auch wenn diese selbst unangenehm sind.

In der palliativen Betreuung geht es um Menschen, deren Erkrankung nicht mehr geheilt werden kann. Kurative Maßnahmen sind zwar möglich, aber oft unsinnig, da der Betroffene oft keinen Nutzen mehr davon hat. In der Palliativbetreuung steht daher die Lebensqualität des Betroffenen an oberster Stelle. Bei jeder Therapiemaßnahme wird zunächst geklärt, ob sie im Sinne der Lebensqualität für den Betroffenen angemessen ist. **Fallbeispiel 1-5** aus dem „klassischen“ Bereich der Palliativversorgung, der Versorgung von Tumorpatienten, mag dies verdeutlichen.

Fallbeispiel 1-5

Frau R. ist 85 Jahre alt, bettlägerig und leidet an fortgeschrittenem Brustkrebs. Sie hat Hirnmetastasen und deshalb auch eine halbseitige Lähmung links. Wegen der Metastasen im gesamten Knochenbereich sind Lagerungen für sie trotz hochdosierter Analgetikabehandlung ausgesprochen schmerzhaft. Das Pflegeteam ist ratlos, ob es die Lagerungsbehandlung zur Dekubitusprophylaxe nun weiterführen soll oder nicht. Wegen der halbseitigen Lähmung und ihrer verminderten Fähigkeit, sich im Bett selbst zu bewegen, ist Frau R. besonders dekubitusgefährdet, schreit jedoch laut auf, wenn sie zur Seite gedreht wird. Wenige Minuten später schellt sie, da sie nicht mehr auf der Seite liegen kann. Auch die vorherige Gabe von Bedarfsanalgetika bessert die Situation nur teilweise. Obwohl jeweils schon starke Analgetika gegeben werden, hat sie immer noch Schmerzen. Schon zeigen sich deutliche Nebenwirkungen der Schmerzmittel. Sie ist nach der Verabreichung kaum ansprechbar und das, wo sie selbst doch immer wünschte, auch bei fortgeschrittener Erkrankung wach zu sein. Mehrere Mitglieder des Pflegeteams haben den Eindruck, dass sich Frau R. der Sterbephase nähert. Die eingesunkenen Augenhöhlen, die spitze Nase sprechen dafür. Sie beschließen daher gemeinsam, auch auf die Gefahr eines Dekubitus hin keine Lagerungsmaßnahmen mehr durchzuführen. Das Team denkt, ein Dekubitus schränke die Lebensqualität in der kurzen verbleibenden Lebensspanne von Frau R. weniger ein als die äußerst unangenehme Lagerungsbehandlung.

Zwei Tage später entwickelt Frau R. einen Dekubitus am Gesäß. Ein Teil des Teams hat Schuldgefühle. Man hat Angst vor der Pflegedienstleitung und Gutachtern, die einen Behandlungsfehler sehen könnten. Die Schmerzmittelgabe wird erhöht, damit nicht durch den Dekubitus zusätzliche Schmerzen auftreten. Die Teambesprechungen werden ausführlich dokumentiert und die Protokolle der Pflegedienstleitung mit einer Begründung, warum man sich so entschieden hat, übergeben. Frau R. stirbt 3 Tage später.

Fallbeispiel 1-5 verdeutlicht die unterschiedlichen Intentionen palliativer und kurativer Behandlung. Hätte Frau R. noch ein halbes Jahr zu leben gehabt, wäre es im Sinne der Lebensqualität angemessener gewesen, trotz aller Unannehmlichkeiten einen Dekubitus zu vermeiden und die Schmerzdosis trotz Einschränkung der Wachheit so stark zu erhöhen, dass Frau R. die Lagerung aushalten kann. Man hätte hier Einbußen an Lebensqualität, nämlich Wachheit, in Kauf genommen, um schlimmere Einbußen an Lebensqualität in Form eines schmerzhaften, stinkenden, schlecht heilenden Dekubitus zu vermeiden.

1.4 Die Sichtweise der Neurologie

„Die Geschichte der Neurologie in Deutschland ist die Geschichte einer Emanzipation“, schreibt Kömpf (2007, S. 19) in der Festschrift „100 Jahre Deutsche Gesellschaft für Neurologie“. Die Neurologie begann ähnlich wie die Palliativmedizin. Einzelne Kliniker aus der Inneren Medizin und Psychiatrie waren „Pioniere“ und setzten sich schwerpunktmäßig mit neurologischen Fragen auseinander. Bis zur Etablierung eigener neurologischer Kliniken und damit dem Dialog auf Augenhöhe mit den anderen Disziplinen dauerte es lange. Grausamerweise waren es die zahlreichen Hirnverletzungen im Ersten

Weltkrieg, die der Neurologie Entwicklungsvorschub leisteten. Durch die Art der Ausfälle bei den Betroffenen waren Rückschlüsse auf die Funktion der jeweils geschädigten Hirnregionen möglich. So konnte genauer herausgearbeitet werden, welche Hirnregion für welche Funktionen verantwortlich ist (Kömpf, 2007).

Auch nach dem Ersten Weltkrieg ging dieser Höhenflug der Neurologie mit der Entwicklung der Elektroenzephalographie, dem bis heute bedeutsamen EEG, weiter. In der Zeit des Nationalsozialismus wurde die Neurologie dann wieder der Psychiatrie untergeordnet.

Im Osten Deutschlands, in der DDR, blieb die Neurologie der Psychiatrie bis zur Wende weitgehend untergeordnet und es bestanden dort nur Sektionen für Neurologie (Eisenberg, 2007).

Auch in den alten Bundesländern dauerte es lange, bis die Neurologie an allen Universitäten eigene Lehrstühle bekam. Erst 1968 gab es einen eigenen Facharzt für Neurologie, erst 1973 eine eigene deutschsprachige Fachzeitschrift, die „Aktuelle Neurologie“. In den späten 1980er- bis 1990er-Jahren wurden dann flächendeckend neurologische Abteilungen an Allgemeinkrankenhäusern eingerichtet (Eisenberg, 2007).

Der dann folgende Höhenflug der modernen Neurologie war durch neue diagnostische und therapeutische Möglichkeiten gekennzeichnet. Als Beispiele wären zu nennen:

- die Computer- und Kernspintomographie, die eine genaue Diagnostik von Hirnerkrankungen überhaupt erst ermöglichten
- die Einführung der Lysebehandlung beim Schlaganfall
- immunmodulatorische Verfahren bei der Multiplen Sklerose, die Krankheitsschübe und bleibende Ausfälle reduzieren
- die Entwicklung immer differenzierterer Medikamente gegen die Parkinson-Krankheit bzw. epileptische Anfälle.

Die Liste der Neuerungen ist lang und die Erfolgsgeschichte der modernen Neurologie eng mit dem streng kurativen Paradigma verknüpft. Diese Geschichte war aber in der Vergangenheit auch von zahlreichen Rückschlägen gezeichnet. An ihr sehen wir, dass das Fach Neurologie immer dann sehr erfolgreich war, wenn:

- es besonders genau die Defizite der Betroffenen herausarbeitete, also sehr defizitorientiert war
- streng kurative, also dem Heilen verschriebene Therapien eingeführt wurden
- die Abgrenzung von der Psychiatrie (und damit bisweilen auch von einer mehrdimensionalen Sichtweise) gut gelang.

Dementsprechend bestehen schon von der Grundhaltung her erhebliche Unterschiede zur Palliative Care, da diese eher ressourcen- als defizitorientiert denkt und nicht das Heilen, die Kuration, sondern das Lindern, die Palliation, in den Vordergrund stellt und psychosoziale bzw. spirituelle Ebenen gleichberechtigt in einem multiprofessionellen Ansatz integriert. Es mag daher nicht verwundern, dass es bisher noch wenig Palliativbetreuung in der Neurologie gibt. Mit den von Neurologen besetzten palliativmedizinischen Lehrstühlen (Prof. Voltz in Köln und Prof. Rolke in Aachen) in Deutschland, der Station Neuro-Palliative Care an der Charité Berlin und einigen palliativen Sektionen an neurologischen Kliniken ist jedoch ein Anfang gemacht. Inzwischen gibt es auch einige englischsprachige Monographien über Palliativbetreuung in der Neurologie. Im Jahre 2004 erschien eine erste Monographie zu diesem Thema von Voltz et al. (2004) mit dem Titel „Palliative Care in Neurology“. Es folgten weitere englischsprachige Monographien, und zwar im Jahr 2006 „Palliative Neurology“ von Maddocks et al. (Maddocks et al., 2006) und im Jahr 2009 „Palliative Care in Neurological Disease“ von Byrne et al. (2009), im Jahr 2018 das Werk „Neuropalliative Care“ von Creutzfeld et al. (2018). Eine breite Integration von Prinzipien der Palliativbetreuung in die Neurologie ist allerdings noch nicht gelungen. Am weitesten ist die Entwicklung sicherlich in der Palliativbetreuung der amyotrophen Lateralsklerose gediehen, deren Paradigma, wie bereits beschrieben, schon im St. Christopher's Hospiz in London verfolgt wurde und mittlerweile sogar Eingang in die Leitlinien der Deutschen Gesellschaft für Neurologie gefunden hat (Ludolph, 2012).

1.5 Die person-zentrierte Sichtweise

Tom Kitwood (2022) formulierte sein Modell der person-zentrierten Versorgung als Konzept zur Betreuung von Menschen mit Demenz. Im Gegenzug zur neurologischen Sichtweise, die den Demenzbetroffenen über seine Ausfälle definiert, stellt Kitwood die Person an die erste Stelle. Laut Kitwood soll die Einzigartigkeit der dementen Person gewürdigt werden. Auf der Beziehungsethik von Martin Buber (1977) aufbauend steht im Zentrum die Begegnungskultur. Ziel der Betreuung ist nicht die Heilung der Demenzerkrankung, sondern Wohlbefinden und Begegnung. Dabei ist die versorgte Person das Zentrum aller Handlungen, in scharfem Kontrast etwa zu akutmedizinischen Settings, in denen das Ziel der Heilung das Zentrum der Bemühungen darstellt, oder in Settings der Langzeitpflege, in denen im negativen Falle die Ressourcen der Versorgenden das Zentrum der Handlungen darstellen können. Kitwood strebt danach, Menschen mit einer Demenz so zu behandeln, wie man selbst gerne behandelt werden möchte. Laut Martin und Sabbach (2011, S. 46) lässt sich dieses Modell der „person-centered care" auf alle Menschen in vergleichbaren Versorgungssituationen, also auch fortgeschritten neurologisch Erkrankte, übertragen. Vergleichen wir das Paradigma der person-zentrierten Versorgung („person-centered care") mit den Grundlagen der Palliativversorgung, sehen wir große Ähnlichkeiten. Im einen Falle ist von radikaler Patientenorientierung, im anderen von Person-Zentrierung die Rede. Der Unterschied ist, dass person-zentrierte Versorgung am Beispiel der Demenz und Palliativversorgung überwiegend am Beispiel des Tumorpatienten entwickelt wurde. Daher ergeben sich bezüglich der Details auch einige wesentliche Unterschiede. Die person-zentrierte Versorgung ist im Kontext der Neuro-Palliative Care sehr wichtig, da sie die Zentrierung auf den Betroffenen am Beispiel der kognitiven Veränderungen betrachtet, wie sie im Kontext von Neuro-Palliative Care häufig vorkommen. Einrichtungen, die mit Kitwoods Modell anhand des Dementia Care Mapping arbeiten, können vieles aus diesem Modell in die Neuro-Palliative Care übertragen.

1.6 Unterschiede der Sichtweisen am Beispiel Wachkoma

Die Neurologie bemüht sich, sehr genau anhand der Art und Kombination der Ausfälle den Ort der Schädigung im Nervensystem herauszuarbeiten. Dieses faszinierende diagnostische Fachgebiet der Neurologie, die neurologisch-topische Diagnostik, erreicht, dass sich der Ort der Störung teilweise ohne weitere Zusatzuntersuchungen identifizieren lässt und eine genaue Diagnose vermutet werden kann. Die Neurologie unterscheidet sich an diesem Punkt ganz erheblich von der „Apparatemedizin", denn es sind ja zur Diagnostik nicht immer apparative Zusatzuntersuchungen erforderlich bzw. weiterführend. Der Preis dieser Möglichkeiten, die nur dadurch entstehen, dass die Defizite ganz genau beschrieben werden können, ist eben eine sehr defizitorientierte Sichtweise, bei der das Glas oft halb leer statt halb voll ist **(Fallbeispiel 1-6)**. Ganz anders denkt die ressourcenorientierte Sichtweise der Palliative Care, die versucht, den Betroffenen in seinen verbliebenen Möglichkeiten, statt in seinen Defiziten anzusprechen.

Fallbeispiel 1-6 verdeutlicht, wie effizient diese Vorgehensweise ist. In kürzester Zeit hat der Assistenzarzt durch seine Untersuchung eine Diagnose gestellt und kann sogar angeben, in welchem Bereich des Gehirns die neurologischen Ausfälle lokalisiert sind. Herr Zimmer erlebt die-

Fallbeispiel 1-6

Herr Zimmer ist 75 Jahre alt, als er morgens plötzlich eine Lähmung an der linken Körperhälfte bemerkt. Bei ihm ist ein langjähriger Bluthochdruck bekannt. Als seine Frau seinen Zustand bemerkt, ruft sie den Hausarzt an, der sofort kommt und die Einweisung in die nächste neurologische Abteilung mit Schlaganfallspezialstation veranlasst. Der dortige Assistenzarzt untersucht ihn genau. Herr Zimmer erlebt genau, wie der Assistenzarzt seinem Oberarzt die Defizite beschreibt: „schwere Lähmung der linken Körperhälfte, linker Arm vollständig gelähmt, linkes Bein hochgradig gelähmt, linke Gesichtshälfte teilweise gelähmt, Sensibilität der linken Körperhälfte gestört, Gesichtsfeldeinschränkung links, Antriebsstörung [...]". Er erlebt auch, dass der Assistenzarzt seinem Oberarzt eine genaue Zuordnung der Beschwerden liefert: „Die Schlaganfallzone muss im Bereich des rechten Stromgebietes der Arteria cerebri media liegen."

se Vorgehensweise hautnah als sehr defizitorientiert, denn er wird, wie eine defekte Maschine mit allem konfrontiert, was nicht mehr geht. Dass er sprechen und denken und seine rechte Körperhälfte normal bewegen kann, wird in dem Bericht des Assistenzarztes an seinen Oberarzt überhaupt nicht erwähnt. Es ist in der Akutversorgung von Schlaganfallpatienten wie überhaupt in der kurativen Medizin absolut erforderlich, so effizient und „technisch gut" zu handeln, wie dies in Fallbeispiel 1-6 beschrieben wurde. Eine andere Vorgehensweise würde zu Zeitverlusten und ggf. einer schlechteren Behandlung führen. Fallbeispiel 1-6 ist daher nicht als Kritik an gängiger neurologischer Praxis gedacht, sondern soll nur aufzeigen, wie defizitorientiert diese Vorgehensweise ist und in der Akutsituation sein muss, um das Ziel einer raschen und genauen Diagnosestellung zu erreichen.

Am Beispiel des Wachkomas (auch apallisches Syndrom und neuerdings Syndrom reaktionsloser Wachheit genannt) lassen sich die großen Unterschiede der defizit- bzw. ressourcenorientierten Sichtweise in ihren Konsequenzen noch deutlicher aufzeigen. Betrachten wir zunächst die klassische neurologische Sichtweise des Wachkomas, dargestellt durchaus auch an älterer Literatur. Nach dem Erstbeschreiber, Ernst Kretschmar (1940), handelt es sich beim apallischen Syndrom um eine funktionelle Trennung der Hirnrinde von den übrigen Hirnzentren. Dies führt laut Kretschmar zu folgender Symptomatik: Die Patienten zeigten keine Spontanäußerungen, keine Bewegungen, keine Blickfixationen. Sie seien ohne emotionale Kontaktfähigkeit. Laut Gerstenbrand et al. (1990) besteht beim apallischen Syndrom nach schwerem Schädel-Hirn-Trauma folgende Symptomatik: Die Menschen seien wach, ohne Bewusstseinsinhalte, es fehlten jegliche emotionalen Reaktionen. Sie zeigten eine fixierte Körperhaltung und das Auftreten primitiver motorischer Schablonen. Es bestünden ein belastungszeitlich regulierter Schlaf-Wach-Rhythmus sowie eine extreme Überaktivität des sympathischen Nervensystems. Laut Kunzes Lehrbuch für Neurologie (1992) zeigen apallische Patienten ein „Fehlen jeglicher emotionaler Funktionen. Die Patienten liegen mit geöffneten Augen im Bett, wirken wach, sind aber weder in der Lage, äußere Signale bewusst zu verarbeiten, noch können sie selbst Kontakt mit ihrer Umwelt aufnehmen" (Kunze, 1992, S. 748).

An diesen älteren Krankheitsbeschreibungen fällt auf, dass zur Definition nur Defizite verwandt werden. In einem sehr technischen Weltbild werden die gestörten Funktionen der Maschine „menschlicher Körper" beschrieben und darüber hinaus bewertet. Aus einer fehlenden Reaktion auf äußere Stimuli, die zum Teil unangenehm sind, wird schlicht ein „Fehlen jeglicher emotionaler Funktionen" geschlossen. Die noch vorhandenen Reaktionen des Patienten werden als „primitive motorische Schablonen" bewertet.

Diese klassische neurologische Sichtweise stellt die beobachtbaren neurologischen Ausfallerscheinungen in den Mittelpunkt ihrer Betrachtung. Verhaltensdefizite der Person, wie fehlende Reaktionsfähigkeit und fehlende Weckbarkeit auf bestimmte Reize hin, geben Aufschluss über die Schwere der zu Grunde liegenden Bewusstseinsstörung. Insofern gelten die Unfähigkeit zur sinnvollen Reaktion auf Ansprache oder Berührung und das Unvermögen zur Kontaktaufnahme mit der Umwelt als hauptsächliche Definitionskriterien des Wachkomas (Bienstein & Hannich, 2000).

Wenden wir uns nun einer anderen Betrachtungsweise des Wachkomas, nämlich der beziehungsmedizinischen zu, wie sie in der Rehabilitationsmedizin gelebt wird und dem Paradigma der radikalen Patientenorientierung der Palliative Care sehr nahekommt. Diese versucht, den Zustand des Patienten nicht primär durch seine Defizite zu beschreiben. Sie bemüht sich stattdessen, den Betroffenen unter Einbezug von Beobachtungen und Erfahrungen der Betreuer und unter Betonung der individuellen Biographie sowie der Möglichkeit zu subjektivem Erleben zu betrachten. Fehlende Reaktionsfähigkeit und Weckbarkeit werden hier nicht mit Wahrnehmungs- und Empfindungsunfähigkeit gleichgesetzt (Bienstein & Hannich, 2000). Zieger (1997), ein Rehabilitationsmediziner, beschreibt das Wachkoma als eine aktive, bis auf tiefste Bewusstseinsebenen und Kernzonen des autonomen Körperselbst zurückgenommene, extreme Lebensform am Rande des Todes. Er beschreibt den Wandel von der defizitorientierten, reduzierten Sichtweise hin zu einem beziehungsmedizinischen Verständnis schwerst hirngeschädigter Patienten. Im Unterschied zum Defektmodell, das die Betroffenen auf empfindungslose Defektfiguren und abnorme Körperwesen reduziert, bemüht sich dieses beziehungsmedizinische Modell, die basalen neuropsychologischen Kompetenzen und körpersprachlichen Dialogangebote in einer speziellen Zeichensprache, der Biosemiotik, zu entschlüsseln und z. B. in der Basalen Stimulation® therapeutisch zu nutzen.

In dieser Sichtweise bedeutet Wachkoma nicht mehr den Ausfall des Bewusstseins mit gleichzeitigem Persönlichkeitsverlust. Die Störung wird als eine hochgradige Störung der leibseelisch-geistigen Integrität des Individuums verstanden. Diese Menschen ziehen sich auf die elementaren Stufen ihres autonomen Körperselbst zurück. Unter den elementaren Stufen des autonomen Körperselbst wird hier das Erleben als Einheit der Sinnesempfindungen auf elementarster Ebene verstanden (Bienstein & Hannich, 2000).

Der Ausfall der Wahrnehmungsfähigkeit ist bei Menschen im Wachkoma keinesfalls bewiesen. Die beziehungsmedizinische Sichtweise fordert daher ressourcenorientiert, im Zweifel davon auszugehen, dass zumindest die Fähigkeit zur Schmerzempfindung und vermutlich weitere basale Fähigkeiten erhalten sind. Diese Sichtweise geht davon aus, dass sich die jeweilige Person über den Körper und dessen Ausdruck auf einer ganz basalen, zurückgenommenen Ebene realisiert. Auch auf dieser Ebene des autonomen Körperselbst sind nach dieser Sichtweise einfache Wahrnehmungen und Empfindungen möglich. Sie sind nicht sprachlich gebunden (präverbal) und entsprechen den in der Entwicklungspsychologie als primärprozesshaft bezeichneten Erlebensqualitäten (Bienstein & Hannich, 2000). Ziel des sogenannten Primärvorgangs ist die unmittelbare Trieb- oder Wunscherfüllung (Legewie & Ehlers, 1978).

Auf Grund von Schilderungen ehemaliger Wachkomapatienten kann man davon ausgehen, dass die Wahrnehmung und das Erleben auf einer sehr einfachen Ebene ohne Reflexion und Differenzierung stattfinden. Was die Patienten erfahren, beziehen sie sozusagen „unreflektiert" direkt auf sich. Die Welt wird auf einer sehr einfachen Ebene wahrgenommen. Das Erleben beschränkt sich unmittelbar und ausschließlich auf das Hier und Jetzt. Mit dem Verlust der Möglichkeit, reflektierend Distanz zum Geschehen einzunehmen, ist die Einordnung in einen strukturierten Gesamtzusammenhang nicht mehr möglich (Bienstein & Hannich, 2000).

Positive wie negative Zuwendung erfährt der Patient konkret sowie körper- und erlebensnah. Er antwortet entsprechend darauf. So äußern sich Schwankungen der Gefühlslage in Veränderungen der Atmung, des Herzschlags, im Gesichtsausdruck und in der Körpersprache (Bienstein & Hannich, 2000). Ausgangspunkt dieser Annäherung an die Betroffenen bildet die andersartige Körperlichkeit. Die im Körper und seinem Ausdruck „verborgenen" Signale werden zur Grundlage zwischenmenschlicher Interaktion und Beziehungsaufnahme.

Am Extrembeispiel des Menschen im Wachkoma wurde gezeigt, wie unterschiedlich die beiden Herangehensweisen sind. Ziel einer palliativen Praxis sollte die Integration der unterschiedlichen Sichtweisen mit ihren unterschiedlichen Stärken und Schwächen sein. Man kann daher die beiden beschriebenen Perspektiven als einander ergänzende Sichtweisen betrachten, die klassische neurologische Sichtweise mit ihrer genauen Beschreibung der Funktionsstörung und die beziehungsmedizinische Sichtweise mit ihrem Blick auf die Ressourcen, auch wenn dieser Blick manchmal etwas spekulativ ist. Die beziehungsmedizinische Sichtweise versucht, stets achtsam auf eventuell vorhandene Möglichkeiten einzugehen. Daraus ergibt sich die Chance, die jeweiligen Betroffenen in ihrer Andersartigkeit zu versorgen, wie **Fallbeispiel 1-7** zeigt.

Fallbeispiel 1-7 zeigt, wie es durch eine andere Haltung gelingen kann, mit den schweren Ausfällen von Herrn Klein ressourcen- statt defizitorientiert umzugehen. Man sieht den Erfolg dieses Bemühens auf einer sehr einfachen Ebene der Körpersprachlichkeit: an der entspannteren Haltung, der ruhigeren Atmung etc. Dies ist eine ganz andere und wirklich basale Form der Kommunikation. Das Krankheitsbild des Wachkomas ist sicher ein Beispiel für sehr ausgeprägte neurologische Ausfälle und macht im Extrem deutlich, wie anders sich die Versorgung neurologisch Erkrankter im Vergleich zur Palliativversorgung von Tumorpatienten mitunter gestalten muss, wie versucht werden muss, den Betroffenen trotz Bewusstseinsstörung da abzuholen, wo er steht. Dies gestaltet sich für Menschen mit schweren Sprachstörungen und körperlichen Behinderungen ähnlich, wie wir in den folgenden Kapiteln sehen werden.

Fallbeispiel 1-7

Herr Klein ist 35 Jahre alt und hatte vor sechs Monaten einen Motorradunfall mit schwerer Gehirnverletzung, Knochenbrüchen am ganzen Körper und einer Milzquetschung. Anfänglich war er beatmet und lag im Koma auf einer Intensivstation. Es folgte ein Aufenthalt in einer neurologischen Frührehabilitationsklinik. Mittlerweile ist er im Wachkoma. Er atmet selbstständig, öffnet zeitweise die Augen, reagiert teilweise mit schneller Atmung, Schwitzen am ganzen Körper und Verstärkung der ohnehin verkrampften Körperhaltung der spastisch gelähmten Arme und Beine. Zusammen mit ihren Schwiegereltern, einem häuslichen Pflegedienst und vielen Freunden versorgt Frau Klein ihren Mann zu Hause. Sie hat in der Rehabilitationsklinik die Technik der Basalen Stimulation® gelernt. Alle Besucher berühren z.B. ihren Mann zur Begrüßung körperstammnah, jeder auf seine Weise. Seine Frau spielt die Lieblingsmusik ihres Mannes über die Stereoanlage ab. Er wirkt dann immer deutlich entspannter. Sie setzt ihn mit Hilfe von Nachbarn zwischenzeitlich in den Rollstuhl und fährt ihn in den Garten. Dort ist seine Atmung besonders ruhig und seine Körperhaltung besonders entspannt! Auf der Intensivstation des Akutkrankenhauses hat man Frau Klein eher die Ausfälle ihres Mannes verdeutlicht, ihr mitgeteilt, aus ihrem Mann „werde nichts mehr". Man hatte ihr zur Kontaktaufnahme mit einem Pflegeheim zwecks dortiger Weiterversorgung geraten. Frau Klein wollte und konnte dies nicht so akzeptieren. Sie belas sich im Internet, kontaktierte eine Selbsthilfegruppe und traf auf engagierte Ergotherapeuten und Pflegekräfte in der Rehabilitationsklinik. So kam sie selbst zu einer anderen Haltung und sah mehr das, was ihr Mann noch kann, als das, was er zurzeit nicht kann.

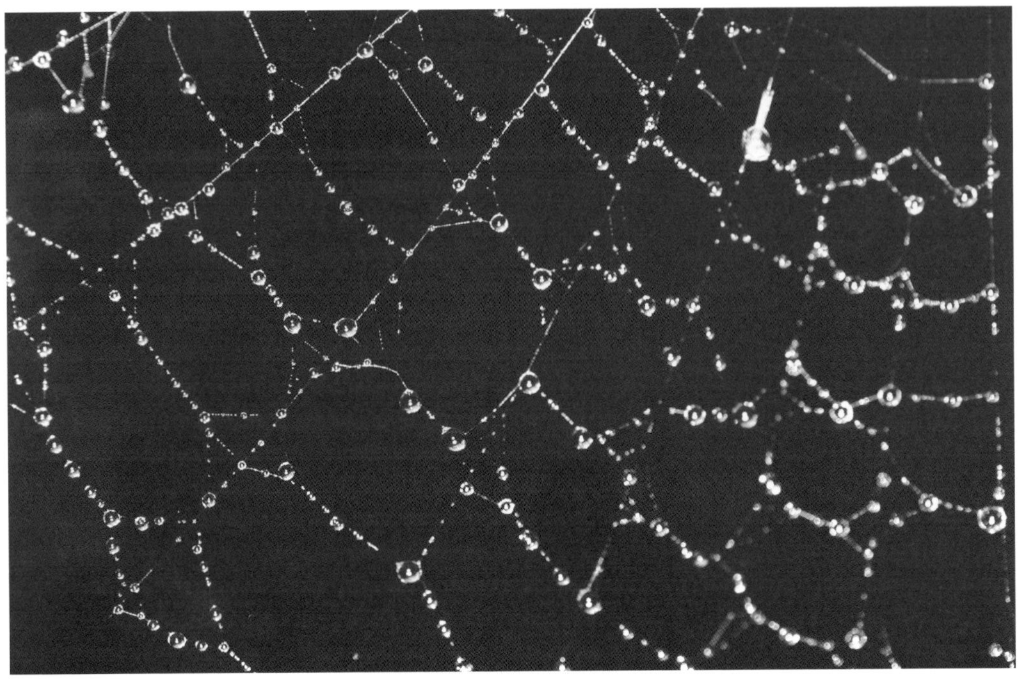

spikes*

setz dich in ruhe
schwitzhand, lampenfieber.
schweigen im weiteren umkreis.
hinterm berg deine Angst.
wie weit bist du
mit deinem bild
aus befundberichten
und befürchtungen?

leider muss ich ihnen mitteilen.
katze aus dem sack
sachte, sachte (gut gesagt).
brennende bissen,
nicht zu viele,
wer kann sie verdaun auf die schnelle?
pläne über den haufen
ziel aus den augen.

hand aufs herz
hier meine nummer
hier meine zeit.

j. aufgebauer

* SPIKES ist ein Konzept zur Diagnoseaufklärung in sechs Schritten, das von Baile et al. (2000) entwickelt wurde (s. Kap. 2.3 und Kasten 2-2).

2 Autonomie und Lebensqualität

In diesem Kapitel soll gezeigt werden, welchen Lebenssinn Betroffene oft trotz ihrer schweren Erkrankung finden, wie sie trotz einschränkender Symptome kommunizieren und, wenn man sie unterstützt, zu mehr Autonomie und Lebensqualität finden können.

2.1 Vorbemerkung

Menschen mit fortgeschrittenen neurologischen Erkrankungen wird oft eine sehr schlechte Lebensqualität zugeschrieben. Sie gelten häufig als Pflegefälle, die sich auf Grund stärkster Lähmungen und/oder kognitiver Einschränkungen nicht mehr selbst äußern können. Die Palliativversorgung wird dabei häufig als ein Angebot wahrgenommen, das sich auf das Beherrschen von Situationen am Lebensende konzentriert. Palliative Care ist aber weit mehr als eine spezielle Form der Betreuung am Lebensende, sondern etwas, das Betroffene während des gesamten Krankheitsverlaufs mal mehr, mal weniger – je nach den aktuellen Problemstellungen und den Bedürfnissen – begleitet. Neuro-Palliative Care fängt mit der Diagnosestellung und -aufklärung an und betrachtet die Autonomie und die individuelle Lebensqualität als Ziel ihrer Bemühungen.

2.2 Palliativbetreuung ab Diagnosestellung

Der Verlauf palliativ zu versorgender neurologischer Erkrankungen ist vielgestaltig, mal sehr kurz, wie beim akut an einem Schlaganfall im Krankenhaus Versterbenden, mal sehr lang, wie bei einem jahrzehntelang an fortschreitender Multipler Sklerose Leidenden. Palliativversorgung muss sich diesen Herausforderungen stellen und während des gesamten Verlaufs in unterschiedlicher Intensität in die Behandlung integriert werden. Die eigentliche Palliativversorgung muss dabei nicht zu allen Zeiten von speziell ausgebildeten Palliativkräften erbracht werden. Man unterscheidet in Deutschland eine allgemeine von der speziellen Palliativversorgung. Die allgemeine Palliativversorgung wird von Hausärzten, Fachärzten, Pflegediensten, die eine Basisausbildung in Palliativbetreuung haben sollten, aber zurzeit nicht immer haben, erbracht. Die spezielle Palliativversorgung leisten sogenannte SAPV-Teams, bestehend aus qualifizierten Palliativärzten, speziellen Palliativpflegekräften und Koordinatoren. Damit Palliativversorgung während des gesamten Krankheitsverlaufs von den Betroffenen überhaupt angenommen werden kann, darf Palliative Care nicht nur als Betreuung sterbender Menschen am Lebensende gesehen werden. Andernfalls gibt es verständliche Gründe für Betroffene, Palliative Care abzulehnen, da sie ggf. noch lange nicht sterben wollen. Palliativversorgung muss sich also von mehreren Vorurteilen lösen und klarstellen, dass sie keine Versorgung nur für Tumorerkrankte ist, dass sie keine Versorgung nur für den letzten Abschnitt des Lebens ist und dass sie nicht nur Schmerztherapie ist. Ganz im Gegensatz zu diesen Vorurteilen ist Palliative Care gerade in der Versorgung neurologisch Erkrankter eben eine aktive, ganzheitliche, lindernde und vorausschauende Versorgung, die in unterschiedlichem Umfang während der gesamten Dauer der Erkrankung jeweils in angemessener Weise sinnvoll angewendet werden kann.

Wie kann nun diese Palliativversorgung während des gesamten Krankheitsverlaufs aussehen? Am Beispiel der palliativen Versorgung Demenzkranker wurde dargestellt (Gerhard et al., 2009a), wie sich die Palliativversorgung während des gesamten Krankheitsverlaufs in verschiedenen Schwerpunkten gestaltet (**Kasten 2-1**). Abgesehen von der Endphase erfolgt die Palliativbetreuung meist parallel zu kurativen Maßnahmen in enger Vernetzung miteinander. Die palliative Versorgung ist nach diesem Modell als Prozess zu sehen, der die immer wiederkehrende und sich im Laufe der Erkrankung verändernde Festlegung der Pflege- und Behandlungsziele erfordert.

Kasten 2-1:

Schwerpunkte palliativer Versorgung während des gesamten Krankheitsverlaufs, entwickelt am Beispiel Demenz (mod. n. Gerhard et al., 2009a)

Diagnose und Aufklärung. Dieser Schwerpunkt beinhaltet die Diagnosestellung (unabhängig vom Krankheitsstadium), die notwendige Aufklärung und die Festlegung der Behandlungsziele bzw. des daraus resultierenden Bedarfs an präventiven, kurativen, rehabilitativen und palliativen Maßnahmen:

- Diagnosestellung und Aufklärung sowie, falls möglich, Einleiten einer kurativen Therapie
- Erkennen einer Erkrankungssituation mit ggf. veränderter Lebenserwartung
- Einleiten eines kontinuierlichen Dialogs über die Betreuung in den einzelnen Krankheitsphasen, über Therapiemöglichkeiten, Vorausverfügungen mit ggf. weiteren Konkretisierungen
- Informieren der Angehörigen
- psychosoziale Begleitung
- Erfassen und Behandeln von Symptomen.

Krankheitsprogression. Dieser Schwerpunkt beinhaltet die kontinuierliche Überprüfung und Festlegung der Behandlungsziele durch multiprofessionelle Beobachtung, Prävention und Behandlung von Komplikationen unter gleichzeitiger Berücksichtigung kurativer und palliativer Maßnahmen:

- Behandlung von Komplikationen, z.B. kurative Behandlung einer Aspirationspneumonie, hüftgelenksnaher Frakturen etc.
- Symptomlinderung (z.B. Schmerz- und Symptomerfassung bzw. -behandlung)
- Einzelfallprüfung, wann eine Krankenhausbehandlung im mutmaßlichen Interesse und zum Nutzen des Betroffenen erfolgen soll und wann sie eher nachteilig ist und unterbleiben sollte
- Auseinandersetzung mit komplexen ethischen Fragestellungen
- Stützen und Betreuen der Angehörigen
- Erhalt der Beziehungskultur, z.B. durch körpernahen Dialogaufbau oder wertschätzende Umgangsformen mit kognitiven Veränderungen, unterstützt durch Techniken und Haltungen wie Validation, Basale Stimulation® u.a.
- Klären der Indikation für die spezialisierte ambulante Palliativversorgung (SAPV).

Lebensende. Dieser Schwerpunkt ist gekennzeichnet durch die Todesnähe. Behandlungsziel ist die bestmögliche Lebensqualität:

- Intensivierung der palliativen Versorgung und Festlegung der palliativen Therapieziele
- regelmäßige Fallbesprechungen (stellvertretende Entscheidungsfindung bei eingeschränkter Entscheidungsfähigkeit)
- Sterbebegleitung unter Beachten des situativen Erlebens
- Angehörigenbetreuung vor, während und nach dem Tod des Patienten.

Dieses Modell beschreibt die unterschiedlichen Schwerpunkte palliativer Behandlung, die am Beispiel einer häufigen neurologischen Erkrankung, nämlich der Demenz, entwickelt wurden. Sie können – modifiziert – auf die Versorgung anderer neurologisch Erkrankter übertragen werden. Damit Palliativbetreuung derart frühzeitig im Krankheitsverlauf parallel zur kurativen Behandlung angeboten werden kann, sind mehrere Voraussetzungen erforderlich:

- Betroffene müssen gleichzeitig von einem Palliativteam und einem „Kurativteam" behandelt werden, um diese Parallelität zu erreichen.
- Der palliative Versorgungsbedarf ist gerade in frühen Krankheitsstadien eher punktuell, sodass hier ein palliatives Beratungsteam ausreicht, wie ein Projekt mit MS-Betroffenen in London zeigte (Voltz et al., 2006).
- Es müssen Strukturen vorhanden sein, die frühzeitig punktuell palliative Aspekte in die Therapie des Betroffenen einbringen können. Dies sind sicherlich keine auf Vollversorgung ausgerichteten Palliativstationen oder stationäre Hospize, sondern eher palliative Beratungs- bzw. Konsiliarteams. Außerdem und vor allem notwendig ist eine gute, breite Schulung der kurativ tätigen Teams in palliativen Aspekten.
- Palliative Care darf sich selbst nicht nur als eine Form der Betreuung am Lebensende betrachten.
- Palliative Care darf vom Betroffenen und seinen Zugehörigen nicht als Therapie für das Lebensende gesehen und erfahren werden, weil sonst das Hinzukommen des Palliativteams irrtümlicherweise mit dem nahen Tod in Zusammenhang gebracht werden könnte. Dieser Punkt ist besonders wichtig (**Fallbeispiel 2-1**).

Fallbeispiel 2-1

Julian ist 19 Jahre alt und leidet an Muskeldystrophie vom Typ Erb-Duchenne bzw. fortschreitendem Muskelschwund. Er konnte schon als Kind schlecht laufen, sitzt jetzt seit mehreren Jahren im Rollstuhl und kann auch seine Arme immer schlechter bewegen. Er hat schmerzhafte Versteifungen in den Hüftgelenken (Kontrakturen). Besonders schmerzhaft ist der Versuch seiner Physiotherapeutin, gegen die Kontrakturen durch Durchbewegen anzukämpfen. Seine Familie, bei der Julian lebt, ist völlig am Ende. Julian hat bereits mehrere Lungenentzündungen durchgemacht. Der behandelnde Neurologe sieht sich angesichts der schwer therapierbaren Schmerzen und der schwierigen psychosozialen Situation überfordert. Er erfährt von einem Palliativteam in der Nähe, das sich nicht nur um Tumorpatienten, sondern auch um neurologische Patienten kümmern würde. Als er Julian und seiner Mutter den Vorschlag macht, dieses Palliativteam einzuschalten, reagieren diese sehr verärgert. Trotz längerer Erklärungen, dass sich die Schmerzbehandlung und Betreuung in dieser schwierigen Phase verbessern ließen, bleibt die Familie fest entschlossen, das Palliativteam nicht zu akzeptieren. Spätere Gespräche legen offen, dass Julians Großvater an Lungenkrebs starb und nur in den letzten Tagen von einem Palliativpflegedienst und einem Palliativteam behandelt wurde. Die Familie hatte daher den Einbezug eines Palliativteams als Botschaft des nahenden Lebensendes verstanden und deshalb abgelehnt.

Wie wichtig es ist, Palliative Care frühzeitig parallel zur kurativen Therapie in die Behandlung fortschreitender Erkrankungen zu integrieren, zeigt eine Studie von Temel et al. (2010), die für die moderne Palliativversorgung wegweisend geworden ist. Darin konnte gezeigt werden, dass Patienten mit Lungenkrebs länger leben und weniger aggressive Therapien benötigen, wenn sie frühzeitig im Krankheitsverlauf eine Palliativversorgung erhalten. Diese Studie ermutigt dazu, frühzeitig im Krankheitsverlauf palliative Interventionen anzubieten und sich nicht auf das nahende Lebensende zu beschränken. Im Grunde genommen hat bereits die Art der Aufklärung über die Krankheitsdiagnose erheblichen Einfluss auf die spätere Sichtweise der Erkrankung. Radikal formuliert beginnt Palliativversorgung nach obigem Modell bereits mit der Aufklärung über die Diagnose.

2.3 Aufklärung über die Diagnose

Obwohl es inzwischen üblich ist, Tumorpatienten über ihre Diagnose aufzuklären, ist dies bei Nichttumorpatienten keineswegs immer der Fall. So sind etwa demenzkranke Menschen nur selten über ihre Diagnose aufgeklärt (Grass-Kapanke & Gerstenbrand, 2009). Dabei wünschen mehr als 70 % der Betroffenen Aufklärung über die Erkrankung Demenz und deren Verlauf (Lämmler et al., 2007). Patienten kommen durch frühzeitige Aufklärung nicht nur zu ihrem Recht auf Wahrhaftigkeit, sondern haben auch wesentliche Vorteile bei der Auseinandersetzung mit der Erkrankung und der weiteren Lebens- bzw. Vorsorgeplanung. Deshalb ist besonders darauf zu achten, die Betroffenen frühzeitig über ihre Diagnose aufzuklären und nicht abzuwarten, bis sie danach fragen. Die Gefahr der vorausschauenden Entmündigung ist sonst groß (Gerhard, 2010c). Die Mitteilung über eine schwerwiegende neurologische Diagnose – z. B. Demenz mit fortschreitendem geistigem Verfall, Parkinson-Krankheit mit zunehmender Einschränkung der Mobilität, ein Schlaganfall mit ggf. bleibenden Behinderungen oder möglichem tödlichen Ausgang – kann für den Betroffenen mindestens so schockierend wie eine Tumordiagnose sein. Dennoch zeigen Untersuchungen ein Jahr nach Aufklärung über die Diagnose einer Demenz keine Anhaltspunkte für eine Zunahme depressiver Symptome oder Suizide (Pinner & Bouman, 2003). Es gibt daher keine wirklich tiefgründigen Argumente, wegen der schockierenden Diagnose auf die Aufklärung zu verzichten. Im Gegenteil: Stellen wir uns eine Person vor, die, um sie vor diesem vermeintlich Furchtbaren zu schützen, nicht über ihre Diagnose informiert wird. Die Angehörigen wurden in dieser fiktiven Situation selbstverständlich über die Diagnose informiert (und das ist nach den Erfahrungen des Autors der Alltag). Die zunehmenden Ausfälle brechen jetzt über den Betroffenen herein, ohne dass er in irgendeiner Weise einordnen kann, was mit ihm geschieht, was das bedeutet, was in Zukunft geschehen wird. Die aufrichtige Kommunikation zwischen dem Betroffenen und seinem Umfeld ist gestört, weil das Umfeld mehr weiß als der Betroffene und ihm gegenüber etwas verheimlichen muss. Das spüren viele Betroffene dank guter emotionaler Kompetenzen trotz eventueller kognitiver Einschränkungen sehr genau (Gerhard, 2010c).

Mittlerweile gibt es einige Beschreibungen der Demenz aus der „Innenansicht“ Betroffener. Besonders interessant ist das Buch des von der Alzheimer-Krankheit betroffenen Psychologen Richard Taylor (2008). Bei ihm wurde die Demenz im Alter von 58 Jahren diagnostiziert; zwei Jahre später schrieb er dieses interessante Zeugnis seiner Auseinandersetzung mit der Erkrankung. Er beschreibt dort die Situation, frühzeitig die Diagnose mitgeteilt zu bekommen:

> Wir aber [...], bei denen sie [die Alzheimer-Demenz; d. A.] im frühen Stadium des Verlaufs diagnostiziert wurde, wissen, was los ist. Wir können das eigene Verhalten, unser Denken und unsere Persönlichkeit noch aus der Metaperspektive betrachten. Wir wissen, dass unser Leben aus der Bahn geraten ist. (Taylor, 2008, S. 47)

Er beschreibt die Entmündigung des Betroffenen:

> Im schlechten Fall treffen sich die Fachleute meines Betreuungsteams ohne mich mit meinen Angehörigen, wobei diese reihum ihre Klagen über mich vorstellen. [...] Es geht schneller und leichter, pflegenden Angehörigen aus der Klemme zu helfen als mir zuzuhören, mich zu verstehen und womöglich gar zu versuchen, mir aus der Klemme zu helfen. (Taylor, 2008, S. 84)

Taylor fordert mehr Dialog:

> Liebe Fachleute, bitte ermuntert pflegende Angehörige, sich mit uns über ihre Probleme zu unterhalten, und ermuntert sie zuzuhören, wenn wir über unsere Probleme sprechen. (Taylor, 2008, S. 85)

Warum fällt es aufklärenden Ärzten und Gesundheitsberufen oft so schwer, diese Gespräche zu führen? Sloan (2004) identifiziert folgende Faktoren:

- die Angst, es schlecht zu machen
- die Angst, starke Emotionen auszulösen
- die Angst, für die schlechte Nachricht als Überbringer angeklagt zu werden
- die Angst, im medizinischen Bereich in der Behandlung des Patienten versagt zu haben
- sich selbst an die eigene Sterblichkeit erinnert fühlen.

Aus diesen Ängsten heraus werden oft Aufklärungsgespräche vermieden oder unvollständig geführt. Maguire und Pitceathly (2002) stellen fest: „Ärzte zögern in der Regel, gezielt nach den sozialen und emotionalen Konsequenzen einer Erkrankung für den Patienten und seine Angehörigen zu fragen, aus Sorge, negative Emotionen freizusetzen, die sie nicht kontrollieren können" (Maguire & Pitceathly, 2002, S. 697).

Ärzte fürchten daher, die seelischen Belastungen des Patienten zu steigern, zu viel Zeit zu verlieren und durch die eigene Betroffenheit emotional zu stark involviert zu werden (Weber et al., 2005). Maguire und Pitceathly (2002) zeigen auf, dass Ärzte daher häufig blockierende Techniken verwenden. Sie beruhigen beispielsweise Patienten und erteilen Ratschläge, bevor wichtige Probleme identifiziert sind. Sie erklären negative Emotionen als normal weg. Sie sprechen nur die körperlichen Aspekte der Erkrankung an. Sie vermeiden heikle Themen z. B. durch Themenwechsel. Sie begegnen Ängsten und Sorgen mit Aufmunterung. Es scheint wesentlich schwerer, die Emotionen des Patienten auszuhalten, als sie zu blockieren. Dabei zeigen Studien, dass gute Kommunikation, bei der die Betroffenen ihre Sorgen und Emotionen gut mitteilen können, sowohl im körperlichen als auch im psychosozialen Bereich zu einer geringeren Symptomlast führt (Sloan, 2004). Aber auch die Gesundheitsberufe und insbesondere Ärzte gewinnen dadurch, dass sie eine höhere Arbeitszufriedenheit haben (Sloan, 2004). Die Angst, zu viel Zeit zu verlieren, ist meist unbegründet, da schlechte Kommunikation durch gehäufte Nachfragen bis hin zu häufigeren Rechtsstreitigkeiten oft zeitaufwändig ist. Ein weiterer Mythos ist, dass Kommunikation nicht systematisch erlernt, sondern nur durch viel Erfahrung erworben werden kann. Im folgenden Absatz wird ein Modell zur Übermittlung schlechter Nachrichten dargestellt, das einfach erlernbar ist und wie eine Checkliste in Aufklärungsgesprächen Verwendung finden kann.

Baile et al. (2000) haben ein einfaches Modell für die Übermittlung schlechter Nachrichten entwickelt. Dabei wird immer wieder überprüft, ob das Übermittelte verstanden wurde und welche Emotionen dadurch hervorgerufen werden. Dies ist gerade bei schwerwiegenden Diagnosen und bereits bestehenden kognitiven Ausfällen besonders wichtig. Das geschilderte SPIKES-Modell für Aufklärungsgespräche, das im Folgenden genauer dargestellt wird, beachtet besonders diese Hürden der Patientenaufklärung, da es gezielt überprüft, ob das Mitgeteilte verstanden wurde, und die ausgelösten emotionalen Reaktionen besonders beachtet (Weber et al., 2005).

Nach dem SPIKES-Modell **(Kasten 2-2)** wird zunächst geklärt, welches Setting (z. B. Gespräch auf Augenhöhe ohne Störungen) das Beste ist. Zu Beginn des Gesprächs wird der Gesprächspartner nach seinem Kenntnisstand gefragt. Anschließend wird geklärt, welche Informationen der Gesprächspartner vermittelt haben möchte und welche nicht (Invitation). Die Wissensvermittlung wird möglichst in einer für den Gesprächspartner gut verständlichen Ausdrucksweise und angemessenen Bildern durchgeführt. Sofort im Anschluss an die eigentliche Wissensvermittlung werden die bei der Vermittlung entstandenen Emotionen angesprochen. Nach einer Zusammenfassung wird das gemeinsame weitere Vorgehen (z. B. konkrete Maßnahmen, Folgetermine) abgesprochen.

Bei der Diagnoseaufklärung werden die weiter oben beschriebenen, sehr unterschiedlichen defizit- oder ressourcenorientierten Sichtwei-

Kasten 2-2:

Das Spikes-Modell (Gerhard, 2023a, S. 127)

S	Setting	Gesprächsrahmen
P	Perception	Kenntnisstand des Patienten
I	Invitation	Informationsbedarf des Patienten
K	Knowledge	Wissensvermittlung
E	Exploration of Emotions	Emotionen ansprechen und mit Empathie reagieren
S	Strategy and Summary	Planen und Zusammenfassen

sen besonders deutlich. Wird etwa die Diagnose Demenz extrem defizitorientiert als Zerstörung des Gehirns beschrieben oder nur als Variante eines normalen Alterungsprozesses und damit an die verbliebenen Ressourcen appelliert, so macht dies für die Betroffenen einen erheblichen Unterschied aus. In dem Buch „Mythos Alzheimer" von Peter Whitehouse und Daniel George (2009) findet sich die Geschichte von Frank und Fran. Beide sind an Alzheimer erkrankt und gehen zum Arzt, um über ihre Diagnose aufgeklärt zu werden. Whitehouse und George zeigen auf, was für Konsequenzen für den weiteren Krankheitsverlauf es hat, ob der Betroffene seine Erkrankung als Gehirnzerstörung empfindet und seine Angehörigen ständig nach Zeichen der fortschreitenden Hirnzerstörung suchen oder ob der Betroffene sich in einer Extremvariante eines normalen Alterungsprozesses sieht. Wie bereits angeführt, wird die Diagnose Demenz oft überhaupt nicht mitgeteilt (Grass-Kapanke & Gerstenbrand, 2009).

Nur eine gute Aufklärung ermöglicht den Betroffenen und/oder ihren Angehörigen eine Vorsorgeplanung und ggf. stellvertretende Entscheidung. Gerade für den neurologisch beeinträchtigten Palliativpatienten ist die Vorsorgeplanung von herausragender Bedeutung, da sie Möglichkeiten bietet, trotz kognitiver Einschränkungen Autonomie zu erhalten. Der Betroffene kann nämlich u.U. mit Hilfe einer Patientenverfügung oder Gesprächen mit Vorsorgebevollmächtigten seinen Willen im Voraus, wenn er noch gut entscheiden kann, kundtun. In Kapitel 2.4 werden zunächst die Möglichkeiten der Vorsorgeplanung, wie sie z.B. im Anschluss an die Diagnosestellung erfolgen können, dargestellt. Dabei wird besonders auf die Möglichkeit der Patientenverfügung anhand der geltenden Rechtslage eingegangen.

2.4 Vorsorgeplanung

In Deutschland wurde 2009 mit dem Inkrafttreten des Dritten Gesetzes zur Änderung des Betreuungsrechts die Patientenverfügung in das Betreuungsrecht eingeführt und im Bürgerlichen Gesetzbuch verankert (§ 1901 a–b BGB; seit 1. Januar 2023 inhaltlich unverändert in den §§ 1827 und 1828 BGB). Schon seit 1. Juni 2006 existiert ein entsprechendes Gesetz in Österreich. Diese Gesetze verbessern sicherlich die Möglichkeit der Vorausverfügung erheblich und stärken damit die Autonomie der Betroffenen. Nach Meinung des Autors ist jedoch das größte Problem der Vorsorgeplanung damit nicht wirklich geregelt. Es ist die mangelnde Kommunikation über das Lebensende. Würden alle Menschen viel über ihre Wünsche am Lebensende mit ihren nächsten Menschen, Angehörigen und Freunden sprechen und dann diejenigen, die am besten über ihren Patientenwillen informiert sind, zu Vorsorgebevollmächtigten bestellen, so wäre eine Patientenverfügung nur noch eine formale Bestätigung dessen, was ohnehin schon klar kommuniziert wurde. Das Abfassen einer individuellen Patientenverfügung kann Anstoß für entsprechende Diskussionen mit Angehörigen und Freunden sein und damit diesen wichtigen Dialog initiieren. Allzu oft wird diese Chance verpasst, indem einfach ein Standardformular aus dem Internet ausgedruckt und unterschrieben wird, das dann den individuellen Willen noch nicht einmal wirklich wiedergibt. Eine Besserung der Situation könnte das auf Gesprächen aufbauende Advance-Care-Planning-Modell sein (Kap. 2.4.3). Dieses Kapitel möchte den Leser für eine solche individuelle Vorsorgeplanung gewinnen, unabhängig davon, ob er als Angehöriger der Gesundheitsberufe zu diesem Thema berät oder für sich selbst Vorsorge trifft.

2.4.1 Patientenverfügung

In § 1827 Absatz 3 BGB ist geregelt, dass Patientenverfügungen völlig unabhängig vom Krankheitsstadium zu beachten sind. Sie gelten entgegen vorangegangener Diskussionen, in denen man eine Begrenzung auf unmittelbar tödlich verlaufende Erkrankungen durchsetzen wollte, nicht nur bei den damit vor allem gemeinten Tumorerkrankungen, sondern in allen Krankheitssituationen und so auch bei neurologischen Erkrankungen. Bei letzteren sind Patientenverfügungen besonders wichtig, weil es hier sehr oft frühzeitig zu kognitiven Einschränkungen mit verminderten Möglichkeiten der Entscheidungsfindung kommen kann.

Eine Patientenverfügung kann nur dann in allen Einzelheiten genau beachtet werden, wenn sie sehr differenziert den Willen des Betroffenen wiedergibt. Inzwischen sind zahlreiche Standardformulare im Umlauf. Allein aus dem Internet lassen sich derzeit mehr als 200 Patientenverfügungsvordrucke herunterladen. Ein solches Standardformular ist natürlich kaum in der Lage, den individuellen Willen eines Betroffenen zu einer höchst sensiblen Situation wie dem Lebensende wiederzugeben. Unerfreulicherweise gibt es derzeit eine große Zahl an Patientenverfügungen, die durch Unterschreiben eines solchen Standardvordrucks entstanden sind. Doch was hat ein solches Standardformular mit den individuellen, persönlichen Wünschen des Betroffenen zu tun? Es kann den individuellen Willen all derer, die es verwenden und unterzeichnen, nicht wiedergeben. Menschen, die eine Patientenverfügung erstellen möchten, sollten sich intensiv mit ihren Haltungen, Meinungen und Wünschen für ihre Zukunft sowie dem speziellen Instrument der Patientenverfügung beschäftigen. Sie sollten dabei von ihrem Umfeld einschließlich der Gesundheitsberufe adäquat unterstützt werden. So sollte es eher gelingen, dass aussagekräftige, individuelle Patientenverfügungen entstehen. Nur ein klar geäußerter, individueller Wille kann in seiner Individualität und Besonderheit von den Gesundheitsberufen beachtet werden.

Was ist eine Patientenverfügung? Eine Patientenverfügung ist eine Willensäußerung, die in der Regel in guten Zeiten für schlechtere Zeiten schwerer Krankheit im Voraus erstellt wurde (Schnell, 2008). Es wird hier und jetzt geregelt, was in Zukunft in Situationen schwerer Krankheit, wenn der Betreffende nicht mehr in vollem Umfang über sich selbst bestimmen kann, geschehen soll. Formaler ausgedrückt ist eine Patientenverfügung eine Vorausverfügung für den zukünftigen Fall der Unfähigkeit zur Einwilligung. Anhand des **Fallbeispiels 2-2** sei dies verdeutlicht: Frau Meier verfasste nach ausgedehntem Literaturstudium, dem Besuch entsprechender Vortragsveranstaltungen und Gesprächen mit ihren Ärzten, Angehörigen und Freundinnen im Alter von 67 Jahren eine Patientenverfügung. Sie war damals im Wesentlichen gesund, litt nur an Bluthochdruck und Rückenschmerzen. Bei der Patientenverfügung in Fallbeispiel 2-2 handelt es sich um ein Original, das zum Schutz der Persönlichkeitssphäre so weit verändert wurde, dass die Verfasserin nicht identifiziert werden kann.

Im Alter von 75 Jahren erleidet Frau Meier in der Fußgängerzone ihrer Heimatstadt unerwartet einen Herzstillstand. Die Umstehenden beginnen sofort mit Wiederbelebungsmaßnah-

Fallbeispiel 2-2

Patientenverfügung

Von Frau Lisa Meier, geb. am […], wohnhaft […]. Ich habe mich von meinem Hausarzt und einem Sozialarbeiter bei der Abfassung dieser Patientenverfügung beraten lassen. Ich habe die Patientenverfügung zusammen mit meinem Ehemann, Herrn Kurt Meier, der auch mein Vorsorgebevollmächtigter wird, abgefasst.
Diese Patientenverfügung schreibe ich im Zustand voller Gesundheit. Als überzeugte Christin meine ich, dass das Sterben zum Leben gehört. Körperliche Behinderung bedeutet für mich, meine Lebensweise umzustellen. Geistiger Verfall ist für mich Bestandteil des Lebens. Ich kann mir nicht vorstellen, für längere Zeit mit einer schweren Hirnschädigung zu leben und möchte dann nicht intensivmedizinisch (maschinelle Hilfsmittel, Beatmung, künstliche Ernährung etc.) behandelt werden. In der Sterbephase, egal bei welcher Erkrankung, will ich keinesfalls künstlich ernährt werden. Es soll alles getan werden, um eventuell auftretende Schmerzen zu lindern, auch wenn diese Medikamente Nebenwirkungen nach sich ziehen.

Ich bestimme meinen Ehemann, Herrn Kurt Meier, wohnhaft […] und meine Tochter […] zu meinen Vorsorgebevollmächtigten. Sie können mich in allen persönlichen und Vermögensangelegenheiten vertreten und in medizinische Maßnahmen einwilligen. Sie haben die Aufgabe, meine Patientenverfügung durchzusetzen. Ich entbinde die behandelnden Ärzte meinen Vorsorgebevollmächtigten gegenüber von der Schweigepflicht.

Oberhausen, […]

Lisa Meier ____________________

Ich bin bereit, die Vorsorgevollmacht zu übernehmen

Kurt Meier ____________________

Tochter ____________________

Frau Meier hat diese Patientenverfügung bei klarem Verstand festgelegt.

Hausarzt ____________________

Sozialarbeiter ____________________

men und rufen den Notarzt. Sie wird nach längerer Wiederbelebung (20 min) kreislaufstabil in das nächstgelegene Krankenhaus auf die Intensivstation gebracht. Die Untersuchungen zeigen einen Herzinfarkt als Ursache. Sie wird nicht wach, sondern bleibt im Koma. Die Ärzte stellen eine hypoxische (durch Sauerstoffmangel bedingte) Hirnschädigung fest. Auch nach zwei Wochen Intensivtherapie wird Frau Meier nicht wach und zeigt keinerlei Körperbewegungen. Die einzigen Reaktionen, die man bei ihr feststellen kann, sind eine Steigerung der Atemfrequenz sowie vermehrte Schweißsekretion bei unangenehmen Prozeduren wie z. B. Absaugen. Auch nach weiteren vier Wochen ist es zu keiner Besserung der Bewusstseinslage gekommen. Die behandelnden Ärzte halten es für extrem unwahrscheinlich, dass Frau Meier wach wird.

Wie soll eine Patientenverfügung inhaltlich gestaltet sein? Es sollte klar beschrieben werden, in welchen Situationen die Patientenverfügung gelten soll. Es sollte für die Situationen, in denen sie gelten soll, nachvollziehbar beschrieben werden, welche Maßnahmen erfolgen sollen und welche nicht. Frau Meier hat z. B. geregelt, dass sie in den festgelegten Situationen (schwere Hirnschädigung) weder intensivmedizinische Maßnahmen noch künstliche Ernährung, Beatmungsmaßnahmen und Dialyse wünscht. Da verständlicherweise nicht alle möglichen Krankheitssituationen und Behandlungsmaßnahmen in einer Patientenverfügung aufgeführt werden können, empfiehlt es sich, Angaben zu persönlichen Lebenseinstellungen zu machen, damit diejenigen, die später die Patientenverfügung umsetzen, sich eine Vorstellung machen können, aus welcher Motivation heraus der Verfasser für sein Leben in schwerer Krankheit vorausverfügt hat. Daraus kann dann versucht werden, für die Situationen, die nicht konkret beschrieben sind, ein Vorgehen im Sinne des Verfassers abzuleiten. Hilfreich sind z. B. Angaben über den Anlass der Patientenverfügung, über allgemeine Wertvorstellungen, über religiöse Einstellungen. Hätte Frau Meier z. B. nicht einen Herzstillstand mit schwerer Hirnschädigung, sondern einen Schlaganfall erlitten, so wäre unklar, ob jetzt die Patientenverfügung gilt. Würde es sich bei dem Schlaganfall um eine schwere Hirnschädigung ohne wesentliche Aussicht auf Besserung handeln? Das hängt natürlich vom Ausmaß und von der Prognose des Schlaganfalls ab. Wüssten wir beispielsweise, dass Frau Müller diese Patientenverfügung unter dem Eindruck des schweren Schlaganfalls ihrer Mutter, mit halbseitiger Lähmung und Sprechunfähigkeit, geschrieben hat, weil sie so nicht leben wollte, hätten wir Anhaltspunkte dafür, dass sie ein Überleben mit einem ähnlich schweren Schlaganfall nicht wünscht.

Entscheidend ist, dass geklärt wird, gegenüber welchen Personen die behandelnden Ärzte von der Schweigepflicht entbunden sind. Grundsätzlich gilt die ärztliche Schweigepflicht gegenüber allen Personen außer dem Patienten selbst. Fragt Herr Meier beispielsweise den Stationsarzt, wie es seiner Frau gehe, so darf dieser keine Auskünfte geben. Frau Meier hat glücklicherweise in ihrer Patientenverfügung hierzu Angaben gemacht und die behandelnden Ärzte gegenüber ihrem Ehemann und ihren Kindern von der Schweigepflicht entbunden.

Wie sichert man die Aktualität einer Patientenverfügung? Vorteilhaft ist eine schriftliche Patientenverfügung. Sie muss mit dem Datum versehen und unterschrieben werden. Eine Patientenverfügung sollte regelmäßig überarbeitet werden, denn entsprechende Untersuchungen (Borasio, 2009) zeigen, dass sich der Patientenwille rasch ändern kann. Jeder weiß, wie sich Einstellungen und Haltungen zum eigenen Leben mit der Zeit ändern können. Mit den Aktualisierungen soll vermieden werden, dass ein früherer, jetzt nicht mehr gültiger Wille nur deshalb umgesetzt wird, weil der Betroffene seine Patientenverfügung nicht überarbeitet hat. Eine Patientenverfügung braucht, ähnlich wie ein Buch, regelmäßige Neuauflagen. Von der Bundesärztekammer wird eine Bestätigung der Patientenverfügung durch Zeugen empfohlen. Diese sollen auch bestätigen, dass der Verfasser der Patientenverfügung einwilligungsfähig war. **Fallbeispiel 2-3** soll verdeutlichen, wie wichtig die Bestätigung der Einwilligungsfähigkeit ist.

Fallbeispiel 2-3

Frau Gruber befindet sich im Endstadium einer demenziellen Entwicklung. Die Angehörigen finden in ihrer Wohnung eine drei Jahre alte Patientenverfügung. Es handelt sich um ein Standardformular aus dem Internet. Der Hausarzt berichtet, sie sei damals schon recht ausgeprägt von der Demenz betroffen gewesen. Die Tochter, die gleichzeitig in der Patientenverfügung als Vorsorgebevollmächtigte benannt wird, widerspricht dem Hausarzt. Sie habe dieses Formular damals mit ihrer Mutter ausgesucht, da sie den Eindruck hatte, ihre Mutter habe alles, was in dem Patientenverfügungsformular steht, genauso gewollt. Die Tochter kann sich, als sie dazu befragt wird, jedoch nicht mehr sicher erinnern, ob ihre Mutter wirklich alles in vollem Umfang verstanden hat.

Hat Frau Gruber damals das Patientenverfügungsformular noch verstehen können? Verstand sie, was sie in der Patientenverfügung festgelegt hat? Eine Bestätigung der Einwilligungsfähigkeit, z. B. durch den Hausarzt von damals, würde uns jetzt weiterhelfen.

Wir sehen, wie schwierig das Abfassen einer Patientenverfügung ist. Deshalb sind Beratungsangebote, wie es sie mittlerweile durch Hospizdienste, niedergelassene Ärzte, Beratungsstellen oder in öffentlichen Vorträgen gibt, sehr von Vorteil. Falls solche Beratungsan-

Fallbeispiel 2-4

Herr Schmidt ist 85 Jahre alt und mittelgradig an Demenz erkrankt. Aktuell leidet er an einer Lungenentzündung. Er soll eventuell Antibiotika bekommen, kann sich jedoch zu der komplizierten Frage dieser Therapie nicht äußern. Das Pflegepersonal des Pflegeheims, in dem er seit 8 Jahren lebt, hat den Eindruck, dass er trotz seiner Demenz mit seinem Leben ganz zufrieden ist. Vor 20 Jahren hat er mit seiner Ehefrau, die vor 15 Jahren starb, eine Patientenverfügung geschrieben. Darin steht, dass er bei Demenz, wenn er selbst nicht mehr über sich entscheiden könne, weder lebensverlängernde Maßnahmen noch Antibiotika wünsche. Nach dem Tod der Ehefrau hat Herr Schmidt eine 5 Jahre ältere Lebensgefährtin gefunden, die bald an Demenz erkrankte. Er zog mit ihr zusammen in ein Pflegeheim und genoss das Zusammenleben mit ihr, auch als sie zunehmend vergesslicher wurde. Er kümmerte sich sehr um sie. Er schätzte immer ihre liebevolle Art, die auch bis in die Demenz hinein blieb. Er äußerte damals mehrfach, wie sehr er sie trotz ihrer Vergesslichkeit liebe. Er entschied deshalb für sie, dass sie Antibiotika erhalten solle, da sie doch in ihrem Zustand sehr glücklich sei. Widersprechen nicht Herrn Schmidts Äußerungen zur Situation seiner Lebensgefährtin klar seiner Patientenverfügung? Es spricht viel dafür, dass er angesichts der bei seiner Lebensgefährtin trotz der Demenz beobachteten Lebensqualität seine Meinung geändert hat. Nur hat er leider seine Patientenverfügung nicht überarbeitet.

gebote genutzt werden, wie etwa von Frau Meier in Fallbeispiel 2-2, sollte dies in der Patientenverfügung dokumentiert werden, denn es zeigt, dass sich der Verfügende intensiv mit dem Thema auseinandergesetzt hat.

Bei der Anwendung einer Patientenverfügung ist entscheidend, ob die Patientenverfügung noch dem aktuellen Willen entspricht. Dies ist auch im neuen Gesetz so geregelt, dass vor der Umsetzung einer Patientenverfügung überprüft werden muss, ob diese dem aktuellen Willen des Verfügenden entspricht (§ 1828 BGB) **(Fallbeispiel 2-4)**.

Wegen solcher Situationen ist es unbedingt erforderlich, vor der Umsetzung einer Patientenverfügung zu überprüfen, ob sie wirklich den aktuellen Willen wiedergibt, das heißt, ob es nicht aktuellere Willensäußerungen gibt, die der Patientenverfügung klar widersprechen. Nach dem neuen Gesetz zur Patientenverfügung ist der Betreuer bzw. Vorsorgebevollmächtigte sogar verpflichtet zu überprüfen, ob die Festlegungen der Patientenverfügung auf die aktuelle Lebens- und Behandlungssituation zutreffen. Seine Aufgabe ist es, dem Willen des Betroffenen Ausdruck und Geltung zu verschaffen. Eine Patientenverfügung kann nach diesem Gesetz jederzeit formlos widerrufen werden (§ 1827 Absatz 1 BGB).

Wie sollte eine Patientenverfügung formal aussehen? Bestandteil einer Patientenverfügung sollte, wie am Fallbeispiel 2-2 dargestellt, eine Entbindung von der Schweigepflicht sein. Die Schweigepflicht der Gesundheitsberufe führt nämlich dazu, dass noch nicht einmal nächste Angehörige über den Gesundheitszustand des Betroffenen informiert werden dürfen, es sei denn, die behandelnden Ärzte bzw. Pflegenden wurden gegenüber den Angehörigen von der Schweigepflicht entbunden.

In **Kasten 2-3** findet sich eine Übersicht der bei einer Patientenverfügung zu beachtenden wichtigen Stichpunkte, modifiziert nach den Handreichungen der Bundesärztekammer (1999).

Kasten 2-3:

Patientenverfügung (mod. n. Handreichungen der Bundesärztekammer, 1999)
Das Recht auf Selbstbestimmung ermöglicht die vorsorgliche Willensbekundung für den Fall der Nichteinwilligungsfähigkeit mit folgenden Möglichkeiten:

- **Patientenverfügung**: Festlegung, ob und in welchem Umfang medizinische Maßnahmen in bestimmten Krankheitssituationen erfolgen sollen
- **Vorsorgevollmacht**: Bevollmächtigung einer oder mehrerer Personen, verbindliche Entscheidungen in Gesundheitsangelegenheiten zu treffen (Kap. 2.4.2)
- **Betreuungsverfügung**: Betreuer wird vorab dem Gericht vorgeschlagen (Kap. 2.4.2).
- Bevollmächtigte sind in der Regel nahestehende Personen, aber gerade dadurch sind Konflikte möglich!

Inhalt:
- Situation (z.B. in der Sterbephase, bei schweren Leiden etc.)
- ärztliche Maßnahmen (z.B. in welchem Umfang Intensivmedizin, Ernährung etc. durchgeführt werden soll)
- persönliche Angaben (Lebenseinstellungen, religiöse Überzeugungen etc.)
- ärztliche Beratung (z.B. bei der Abfassung, Information des Hausarztes etc.)
- Schweigepflicht: Wer ist von der Schweigepflicht entbunden?

Form:
- möglichst schriftlich, datiert und unterschrieben
- Bestätigung durch Zeugen sinnvoll
- regelmäßig neu unterschreiben.

Weitere Kriterien:
- Einwilligungsfähigkeit: muss zum Zeitpunkt des Abfassens gegeben sein!
- Verbindlichkeit: grundsätzlich verbindlich, aber es muss geprüft werden, ob die Patientenverfügung noch aktuell ist, denn der Patientenwille kann sich ändern.
- Aufbewahrung: z.B. bei den persönlichen Papieren, bei Angehörigen, beim Hausarzt.

Diese schematische Aufstellung soll noch um hilfreiche Fragen ergänzt werden, die sich in der Beratungspraxis des Autors zu Patientenverfügungen an den Katholischen Kliniken Oberhausen bewährt haben **(Kasten 2-4)**. Durch Beantworten der Fragen gelangt man gut zu einem Einstieg in das Abfassen einer individuellen Patientenverfügung.

Kasten 2-4:

Hilfreiche Fragen beim Erstellen einer Patientenverfügung (Gerhard & Boenig, 2002)
- Was hat mich zur Patientenverfügung veranlasst?
- Wie bin ich bisher mit eigenen Krankheiten/Schicksalsschlägen fertig geworden?

Was/wer hat mir dabei geholfen?
- Was bedeuten für mich körperliche Behinderungen?
- Was bedeutet für mich geistiger Verfall?
- In welchen Situationen möchte ich/möchte ich nicht künstlich ernährt werden?
- Wie schmerzempfindlich bin ich? Wann brauche ich Beruhigungs- und Schmerzmittel?

Wie viele Nebenwirkungen akzeptiere ich?
- Welche Einstellung habe ich zu Sterben und Tod? Welche Erfahrungen haben mich dabei geprägt? Wovor habe ich Angst im Hinblick auf mein Sterben?
- Wo möchte ich sterben? Wer soll mich dabei begleiten?

Wie erfahren andere von einer Patientenverfügung? Wichtig ist, dass eine Patientenverfügung den Adressaten, d.h. den behandelnden Arzt, erreicht. Es wird empfohlen, jeweils eine Kopie beim Hausarzt und bei nahen Angehörigen zu hinterlegen. Es gibt auch Hinweiskarten für das Portmonee im Scheckkartenformat, die auf die Patientenverfügung aufmerksam machen. Vorteilhaft ist es, viel über das Thema der Vorausverfügung mit Familienangehörigen, Freunden, behandelnden Ärzten, dem Team des ambulanten Pflegedienstes, des Krankenhauses oder des Pflegeheims etc. zu sprechen, denn so sorgt der Verfasser am besten dafür, dass seine Umgebung über die Patientenverfügung und seinen darin verfügten Willen informiert ist.

2.4.2 Vorsorgevollmacht und Betreuungsverfügung

Vorsorgevollmacht. In einer Vorsorgevollmacht werden nahestehende Personen bevollmächtigt, gesundheitliche Entscheidungen für deren Verfasser zu treffen. Für den Fall, dass der Verfügende selbst nicht mehr einwilligungsfähig ist, kann dann diese Person an seiner Stelle entscheiden. Wichtig ist, dass die bevollmächtigte Person den Verfügenden gut kennt und daher gut in der Lage ist, seinen Willen durchzusetzen.

In **Kasten 2-5** findet sich ein typisches Beispiel für eine Vorsorgevollmacht aus der Beratungspraxis des Autors. Sie wurde zum Schutz der Betroffenen erheblich verändert, sodass Rückschlüsse auf die Beteiligten nicht möglich sind.

In der Praxis kann die Rolle des Vorsorgebevollmächtigten für nahe Angehörige zu erheblichen Konflikten führen, wie **Fallbeispiel 2-5** zeigt. Wegen solcher Konfliktsituationen empfiehlt es sich, dies vorausdenkend beim Erstellen einer Patientenverfügung zu berücksichtigen und mit dem zukünftigen Bevollmächtigten zu besprechen.

Kasten 2-5:

Muster einer Vorsorgevollmacht

In dieser Vorsorgevollmacht bevollmächtige ich, Peter Schreiber, geboren am 29.01.1928, meine Ehefrau Rita Schreiber, mich in allen persönlichen und insbesondere gesundheitlichen Angelegenheiten zu vertreten. Sie kennt meine Lebenseinstellung und kann mich daher am besten über meine Patientenverfügung hinaus vertreten. Sie soll in medizinische Maßnahmen, in Operationen, in die Einleitung oder Nichteinleitung von Behandlungs- und Ernährungsmaßnahmen sowie in Sicherungsangelegenheiten (z.B. Fixierungsmaßnahmen, Bettgitter) einwilligen oder nicht einwilligen können. Ebenso soll allein sie aktuelle (natürliche) Willensäußerungen interpretieren und ihnen Geltung verschaffen.

Sie hat die Aufgabe, meinen Willen, wie er u.a. in meiner Patientenverfügung niedergeschrieben ist, durchzusetzen.

Im Fall ihrer Verhinderung erteile ich meinen Kindern Heike und Jürgen Schreiber in der Reihenfolge ihres Alters diese Vollmacht.

Die Ärzte und die Pflegenden entbinde ich gegenüber meinen Angehörigen und Bevollmächtigten von ihrer Schweigepflicht. Die Bevollmächtigten sollen meine Krankenunterlagen einsehen.

Dinslaken, 01.10.2010 Peter Schreiber

Fallbeispiel 2-5

Herr Rudolf hat eine Patientenverfügung erstellt, nach der er nicht intensivmedizinisch behandelt werden möchte, wenn er im Falle einer schweren Hirnschädigung kein selbstbestimmtes Leben mehr führen kann. Er lehnt auch Beatmung und künstliche Ernährung für diesen Fall ab. Seine Ehefrau ist seine Vorsorgebevollmächtigte.

Herr Rudolf erleidet einen schweren Schlaganfall mit Sprechunfähigkeit und schwerster Lähmung der rechten Körperhälfte. Vier Wochen nach dem Schlaganfall hat sich sein Zustand in keiner Weise gebessert und im Krankenhaus erleidet er jetzt eine schwere Lungenentzündung, die intensivmedizinische Behandlung, vielleicht sogar Beatmung erforderlich macht. Frau Rudolf weiß genau, dass ihr Ehemann eine Intensivtherapie in dieser Situation niemals wollte. Sie selbst will aber keinesfalls ihren Mann verlieren. Soll sie nun gegen ihre eigenen Wünsche mit voller Kraft seinen in der Patientenverfügung vorausverfügten Willen durchsetzen? Sie gerät in einen schweren Konflikt.

Betreuungsverfügung. In einer Betreuungsverfügung wird dem Gericht vorab genannt, wer als gesetzlicher Betreuer bei Nichteinwilligungsfähigkeit vom Gericht eingesetzt werden soll. Der Unterschied zur Vorsorgevollmacht ist, dass der gesetzliche Betreuer der Kontrolle durch das zuständige Gericht unterliegt, während dies für den Vorsorgebevollmächtigten nicht gilt.

Auch hier empfiehlt es sich, potenzielle Konfliktsituationen beim Erstellen der Betreuungsverfügung zu berücksichtigen und mit dem zukünftigen Bevollmächtigten zu besprechen.

2.4.3 Advance Care Planning

In den USA traten schon vor vielen Jahren die Schwächen der konventionellen Patientenverfügung überdeutlich zu Tage. Es gab zu dieser Problematik damals sogar in einer angesehenen medizinischen Fachzeitschrift einen Artikel mit dem Titel „Enough" („Es ist genug") (Fagerlin & Schneider, 2004). Aus diesem „Genug" an klassischen Patientenverfügungen heraus wurden neue Wege beschritten und in der Modellregion La Crosse/Wisconsin (Hammes, 2012) das Advance-Care-Planning-Modell „Respecting Choices" entwickelt und in mehreren internationalen Projekten weiter ausgebaut (Thomas & Lobo, 2018). Wie Evaluationen zeigen, vermag Advance Care Planning durch eine andere Vorgehensweise einen großen Teil der Probleme der konventionellen Patientenverfügung zu lösen, denn es kam nach den Implementierungsmaßnahmen in La Crosse ein ganz großer Teil der Bevölkerung dank differenzierter Vorausplanung wirklich zu ihrem Willen (Hammes, 2012). Statt, wie in deutschen Formularsätzen üblich, direkt zu gewünschten oder abgelehnten medizinischen Maßnahmen durchzustarten, fragt Advance Care Planning zunächst nach dem, was dem Vorausverfügenden für seine Zukunft wichtig ist, nach seinen Lebenszielen und dem dahinterstehenden Lebenssinn, und übersetzt erst dann die differenzierte Erfassung dieser Lebenswelt mit den ganz individuellen Lebenszielen und Sinn erfüllenden Lebensbereichen in wirklich valide und differenzierte medizinische Vorausverfügungen (Gerhard, 2019, 2021a).

Advance Care Planning hat hoch gesteckte Ziele (Rogne & McCune, 2013). Es geht nämlich darum:

- dass die Verfügenden in einem strukturierten Dialog in ihre eigene Lebenswelt eintauchen können
- dass sie sich in eine zukünftige Situation schwerer Krankheit oder Todesnähe hineindenken können
- dass sie ihre tieferen Wünsche ergründen und gegenüber ihren zukünftigen Vertretern (Vorsorgebevollmächtigten) artikulieren können
- dass sie klare Festlegungen für typische Szenarien von plötzlichen, nicht planbaren Notfallsituationen mit Nichteinwilligungsfähigkeit treffen
- dass sie diese Festlegungen gemeinsam mit ihrem Arzt in einer Notfallanordnung für Mitarbeiter in der Notfallversorgung dokumentieren.

Die Gespräche zur gesundheitlichen Versorgungsplanung sind angesichts dieser anspruchsvollen Ziele keineswegs einfach zu führen und erfordern die Fähigkeit, sich gemeinsam mit den Betroffenen in zukünftige Szenarien hineindenken zu können und dabei immer auf der Ebene der individuellen Lebenswelt zu bleiben, um die eigentlichen Lebensfragen zu klären und medizinische Behandlungen nicht vorschnell abzulehnen oder zu wünschen (Rüegger & Kunz, 2020). Außerdem müssen die Betroffenen in der Lage sein, für typische Szenarien eine klare Dokumentation zu erstellen. Insofern erfordert Advance Care Planning von den darin professionell Tätigen eine sehr hohe Gesprächskompetenz (Krones & Obrist, 2020).

Die einzelnen Schritte, wie sie in einer Patientenverfügung nach dem Konzept des Advance Care Planning (ACP) aufgeführt werden könnten, sind nach einem eigenen Modell des Autors entstanden (Gerhard, 2021a). Dieses Konzept stützt sich in Teilen auf die Dokumente der Fachgesellschaft Advance Care Planning Deutschland und ist als Formular im Anhang

(Kap. 7.3) verfügbar. Darin werden die Wünsche des Vorausverfügenden Schritt für Schritt nach folgendem Schema dokumentiert:

A) Erfassung der Wünsche des Vorausverfügenden, aus seiner Lebenswelt betrachtet
B) Übertragung der lebensweltlich erhobenen Behandlungswünsche in gewünschte und nicht gewünschte medizinische Maßnahmen
   (1) Notfallplanung
   (2) Planung für vorübergehende Nichteinwilligungsfähigkeit
   (3) Planung für dauerhafte Nichteinwilligungsfähigkeit.

Advance Care Planning bietet die Chance, dass im Alltag einer Gesundheitseinrichtung ohnehin kommunizierte Behandlungswünsche konkretisiert und genau dokumentiert werden können (Gerhard, 2021a). So kann es eher gelingen, dass diese Konkretisierungen des Patientenwillens zukünftig stringent beachtet werden. Falls schon entsprechende Patientenverfügungen etc. vorliegen, so besteht die Arbeit möglicherweise darin, die Festlegungen anhand einer vertieften lebensweltlichen Betrachtung hinsichtlich der Lebensziele zu konkretisieren, in aussagefähigere Dokumente zu überführen und an die ganz aktuelle Situation nochmals anzupassen.

Dieses Instrumentarium des Advance Care Planning wurde für die Vorausplanung von zukünftigen Situationen von Nichteinwilligungsfähigkeit wie z.B. Schlaganfall, Demenz oder Wachkoma entwickelt, also für typische Situationen, in denen Neuro-Palliative Care involviert sein könnte. Manche Situationen in der Neuro-Palliative Care (z.B. bei Menschen mit ALS oder Multisystematrophien) sind dadurch gekennzeichnet, dass Betroffene trotz grundsätzlicher Einwilligungsfähigkeit irgendwann im Krankheitsverlauf zu schwach sind, ihre Autonomie auszuüben und ihren Willen zu erklären (Small & Rhodes, 2000). Die dann zu leistende Vorausplanung dürfte sich von dem klassischen ACP-Modell insofern unterscheiden, als die Notfallplanung dann eine größere Rolle spielen würde. In diesem Fall trägt eine Vorausplanung dazu bei, die Autonomie der Betroffenen für schlechtere Zeiten zu bewahren.

Wesentlicher Bestandteil der Hospiz- und Palliativversorgung sind Gespräche darüber, was betroffene Menschen für Pläne und Erwartungen für die Zeit haben, die ihnen noch bleibt. Durchaus sinnvoll erscheint es, diese Vorausplanungen für die Zukunft des schwer betroffenen Menschen in palliativer Versorgung zu systematisieren und für andere nachvollziehbar zu dokumentieren, damit die zukünftige Behandlung und Begleitung immer den Zielen der Betroffenen entspricht. Dieses etwas abgewandelte Advance Care Planning hat genauso das Ziel, dass die Vorausverfügenden möglichst immer so behandelt werden, wie es ihrem Willen entspricht.

Von ihren Grundlagen her ist die Palliative Care als Versorgungsphilosophie auf eine Ethik der sorgenden Beziehungen (Care-Ethik) ausgerichtet (Conradi, 2001). Es geht darum, einen Schutzraum für die betroffenen leidenden Menschen zu schaffen (Schnell, 2008). Menschen brauchen diesen Schutzraum, da sie bei fortschreitender Erkrankung immer schwächer werden und es ihnen immer schwerer fällt, ihre Wünsche zu äußern, ja manchmal schon ungeheuer schwerfällt, zu sprechen und ihre Autonomie auszuüben, auch wenn ihnen dies rein von ihren kognitiven Fähigkeiten und ihrem Bewusstsein her noch möglich wäre. Hier ist es besonders wichtig, dass andere auf die Einhaltung ihrer Wünsche achten. Insofern könnte dieser Schutzraum der Palliativversorgung für diese Menschen entscheidende Bedeutung haben, um gerade dann noch Autonomie zu gewähren, wenn die Betroffenen selbst dazu zu schwach sind. Sorgekultur wäre dann eine Autonomie ermöglichende Kultur. Wichtig ist dabei, dass die Sorge wirklich dazu dient, die Autonomie zu achten und umzusetzen und nicht eine Autonomie bedrückende oder entrechtende Sorge wäre, frei nach dem Motto „Ich weiß schon besser als du, was für dich gut ist" (Breithaupt, 2017).

Wo liegen nun die Unterschiede zwischen dem Gespräch über die Zukunft und das Sterben mit schwerer neurologischer Krankheit in der Palliativ- bzw. Hospizversorgung und dem Advance Care Planning, wie es als Patientenverfügung 2.0 gedacht wird? Die Patientenverfügung 2.0 ist als Vorausplanung nur für den eventuellen zukünftigen Fall der Nichteinwilligungsfähigkeit gedacht (Coors et al., 2015). Und dabei geht es meist um Krankheitsszenarien wie Schlaganfall, Hirnschädigung nach Wiederbelebung, Demenz etc., also häufige Situationen, in denen, wenn sie eintreten sollten, Neuro-Palliative Care begleitet. Im Gegensatz zur Vorausplanung in der Palliativversorgung geht es nicht um eine zukünftige Situation, die voraussehbar ist, in welcher der Betroffene aber zu schwach ist, um seinen Willen zu äußern. Diese Vorausplanung ist in Einrichtungen der Altenpflege und Behindertenhilfe in Deutschland nach § 132 g SGB V finanziert. In der Schweiz wurden vergleichbare ACP-Konzepte entwickelt und implementiert (Krones & Obrist, 2020). Derzeit fehlt aber eine Krankenkassenfinanzierung ebenso wie in Österreich.

2.4.4 Die Rechtslage in Österreich und der Schweiz

Österreich war am 1. Juni 2006 eines der ersten Länder, das ein Gesetz zur Patientenverfügung verabschiedete. Darin wird die „beachtliche" von der „verbindlichen" Patientenverfügung unterschieden. Beide Formen müssen von den behandelnden Gesundheitsberufen beachtet werden.

Ähnlich wie in der deutschen Gesetzgebung ist die beachtliche Patientenverfügung eine Richtschnur für das Handeln des Arztes. Sie ist eine Information des Patienten für seinen zukünftigen behandelnden Arzt über seinen Willen. Sie kann formlos (wie in Deutschland) widerrufen werden, und es muss überprüft werden, ob sie noch dem aktuellen Willen entspricht.

An die verbindliche Patientenverfügung werden wesentlich höhere Anforderungen gestellt. Voraussetzung ist, dass die abgelehnten Maßnahmen sehr konkret beschrieben werden und der Patient in der Lage ist, auf Grund eigener Erfahrungen die Folgen der Patientenverfügung einzuschätzen. Sie muss nach Beratung durch einen Arzt schriftlich vor einem Notar oder einem rechtskundigen Mitarbeiter einer Patientenvertretung eingerichtet werden und gilt für jeweils fünf Jahre. Die verbindliche Patientenverfügung muss in jedem Fall beachtet werden.

Eine Vorsorgevollmacht gilt seit Inkrafttreten des Sachwalterrechts-Änderungsgesetzes am 1. Juli 2007 als vorrangig vor einer Sachwalterschaft (entspricht in etwa der gesetzlichen Betreuung in Deutschland). Damit sind sowohl Patientenverfügungen als auch Vorsorgevollmachten in Österreich verbindlich gesetzlich geregelt.

In der Schweiz gilt seit 2013 das neue Erwachsenenschutzrecht, das auf Bundesebene im Schweizerischen Zivilgesetzbuch (ZGB) geregelt ist. In Artikel 370 ff. ZGB sind sowohl die rechtliche Verbindlichkeit von Patientenverfügungen als auch die Möglichkeit der Übertragung einer Vollmacht für medizinische Entscheidungen berücksichtigt. Im Unterschied zu der deutschen und österreichischen Rechtslage wird den Angehörigen eines urteilsunfähigen Patienten für den Fall, dass keine Patientenverfügung bzw. Vorsorgevollmacht vorliegt, das Entscheidungsrecht zugesprochen. In Deutschland käme hier der mutmaßliche Wille zum Tragen. Einige Organisationen bieten eine Registrierung von Patientenverfügungen an oder beraten auch zu diesem Thema (Caritas Schweiz, Pro Senectute, Dialog Ethik sowie Exit und Dignitas).

2.4.5 Die Rolle des mutmaßlichen Willens

Ist eine Person selbst nicht in der Lage, Entscheidungen für sich zu treffen und liegt keine Patientenverfügung vor, so gilt in Deutschland der mutmaßliche Wille. Nach der aktuellen Rechtslage ist der mutmaßliche Wille auf Grund „konkreter Anhaltspunkte" zu ermitteln

Fallbeispiel 2-6

Herr Klein leidet an einer schweren Demenz. Es geht um die Frage, ob er eine perkutane endoskopische Gastrostomie (PEG, Ernährungssonde durch die Bauchdecke) erhalten soll. Eine Patientenverfügung oder Vorsorgevollmacht liegt nicht vor. Die Tochter ist gesetzliche Betreuerin. Sie kennt Diskussionen aus dem Familienkreis, als es vor 10 Jahren um ihre Großmutter mütterlicherseits ging. Diese war damals ebenfalls an einer schweren Demenz erkrankt und bekam im Krankenhaus einfach eine PEG gelegt. Herr Klein hatte sich damals sehr bestürzt über diese in seinen Augen unsinnige Maßnahme gezeigt, war sogar zum Chefarzt der Abteilung gegangen und hatte ihm mit rechtlichen Konsequenzen gedroht. Die Tochter ist sich deshalb sicher, dass Herr Klein für eine solche Situation niemals eine PEG gewollt hätte. Sie mutmaßt daher, dass es seinem Willen entspricht, in dieser Situation keine PEG zu erhalten. Diesen mutmaßlichen Willen beachtet sie und willigt als gesetzliche Betreuerin nicht in die PEG-Anlage ein.

(§ 1827 Absatz 2 BGB). Berücksichtigt werden frühere mündliche oder schriftliche Äußerungen, ethische und religiöse Überzeugungen und sonstige persönliche Wertvorstellungen **(Fallbeispiel 2-6)**.

In der Entscheidungssituation ist der Dialog über die Situation und den (mutmaßlichen) Willen von herausragender Bedeutung. In diesem Dialog wird bewusst nicht nach den Wünschen der Angehörigen gefragt, sondern danach, was der Betroffene nach Meinung der Angehörigen selbst dazu entscheiden würde. Durch diese andere Fragetechnik sollen und können vielleicht tatsächlich Schuldgefühle, durch die stellvertretende Entscheidung den Tod des Betroffenen verschuldet zu haben, reduziert werden, da ja nicht die Angehörigen, sondern der Betroffene entscheidet und die Angehörigen nur seinen mutmaßlichen Willen wiedergeben. Dies wird dann besonders schwer, wenn der Wille des bevollmächtigten, stellvertretend Entscheidenden und der mutmaßliche Wille des Betroffenen stark voneinander abweichen. Betrachten Sie dazu noch einmal Fallbeispiel 2-5. Hier bedarf es viel vorausschauender Kommunikation zwischen Verfasser und Vorsorgebevollmächtigtem, etwa beim Abfassen der Patientenverfügung bzw. Vorsorgevollmacht (Kap. 2.4.2).

Die eben beschriebenen Möglichkeiten der Vorsorgeplanung einschließlich Patientenverfügung und Vorsorgevollmacht dienen dazu, die Autonomie im Falle kognitiver Einschränkungen zu erhalten. Dies geschieht dadurch, dass der Betroffene bereits im Voraus festlegt, was geschehen und wer stellvertretend entscheiden soll. Nachteil dieser vorausverfügten Autonomie ist, dass sie nicht den aktuellen Willen widerspiegelt, sondern eben einen Willen, wie er zum Zeitpunkt des Abfassens der Patientenverfügung war. Wir alle wissen, wie sehr Entscheidungsprozesse, Haltungen etc. Änderungen unterworfen sind. Außerdem kann sich kaum jemand vorher den Zustand kognitiver Einschränkung bzw. der Bewusstlosigkeit vorstellen. Diese Schwierigkeiten betreffen auch die Situation, wenn keine Patientenverfügung vorliegt und der mutmaßliche Wille auf Grund früherer Willensäußerungen erhoben wird. Denn es handelt sich eben um frühere Willensäußerungen und nicht um aktuelle!

Den aktuellen Willen zu erfassen, gestaltet sich in solchen Situationen ausgesprochen schwierig. Der Betroffene ist eben nicht ansprechbar oder in seinen kognitiven Funktionen stark eingeschränkt und kann deshalb verbal seinen Willen nicht erklären.

2.5 Der natürliche Wille

Das Oberlandesgericht Hamm hat 2000 den natürlichen Willen folgendermaßen definiert: „Der natürliche Wille ist der Wille, der in einem die freie Willensbestimmung ausschließenden

Zustand krankhafter Störung der Geistestätigkeit gefasst wird" (OLG Hamm, Beschluss vom 28. Februar 2000 – 15 W 50/00; zit. n. BTPrax, 2000, S. 168).

Gemeint sind damit Willensäußerungen eines Betroffenen, der seinen Willen nicht mehr (verbal) erklären kann, z. B. weil er eine Sprachstörung erlitten hat oder stark verwirrt ist. Häufig wird davon ausgegangen, dass ein stark sprachgestörter, verwirrter, komatöser Mensch keinen Willen mehr hat bzw. bilden kann – siehe z. B. Wunder (2008). Im Alltag beobachten wir jedoch durchaus nonverbale oder verbale Äußerungen, die oft als sinnlos betrachtet werden, etwa wenn ein Betroffener, der nicht mehr spricht, beim Nahrunganreichen immer den Kopf wegdreht und damit möglicherweise ausdrückt, dass er nicht essen will. Handelt es sich dabei wirklich nur um sinnlose Reflexe des Betroffenen oder um Willensbekundungen? Diese Frage können wir nur aus dem Kontext beantworten. Wendet der Betroffene beispielsweise nur beim Nahrunganreichen den Kopf ab und bei der Mundpflege mit Weißwein nicht? Oder wendet er ihn nur bei bestimmten Personen oder Nahrungsformen ab? Wir müssen nach dem natürlichen Willen, der hinter diesen Äußerungen steckt, erst suchen. Der natürliche Wille ist streng genommen eine Form der aktuellen Willensäußerung, die aber oft verschwommen bleibt, da die meisten Betroffenen nur bedingt aufklärbar bzw. einwilligungsfähig sind und die Interpretation ihrer Willensäußerungen sich sehr schwierig gestalten kann.

Es gibt jedoch Möglichkeiten, Techniken und Haltungen, mit kognitiv eingeschränkten Menschen andersartig zu kommunizieren und damit mehr über ihren natürlichen Willen zu erfahren. Als zwei Beispiele werden hier die Validation und die Basale Stimulation® kurz umrissen.

Validation. Die Validation geht davon aus, dass wir, auch wenn die kognitiven Leistungen der Betroffenen deutlich eingeschränkt sind, dennoch versuchen können, wertschätzend mit ihren Emotionen umzugehen. Diese Methode der Validation (Feil, 2005; Feil & Klerk-Rubin, 2010) kann man als „suchende Haltung" bezeichnen. Man ist auf der Suche nach den Antrieben und Emotionen hinter dem Verhalten eines Betroffenen. Was hinter den geäußerten Emotionen des Betroffenen steckt, kann durchaus viel mit dem natürlichen Willen bzw. der Autonomie des Betroffenen zu tun haben. Wir erfahren etwas über Dinge, die dem Betroffenen im Leben wichtig sind. Eine validierende Grundhaltung lässt sich in der Anwendung auf Menschen mit Demenz wie folgt umschreiben (mod. n. Kostrzewa & Gerhard, 2010):

- Menschen mit Demenz sind Individuen mit eigener Persönlichkeit.
- Sie werden als biographische Personen gesehen.
- Ihren Antrieben, Gefühlen und Motivationen wird mit Wertschätzung begegnet, auch wenn diese dem Betrachter zunächst unsinnig oder unverständlich erscheinen.
- Menschen mit Demenz können sehr wohl deutlich machen, was ihnen gefällt und was sie mögen.
- Die validierende Grundhaltung versucht, die Gefühle des Betroffenen zu akzeptieren.

Wenn Menschen mit Demenz deutlich machen, was sie mögen, was ihnen gefällt und ihre Gefühle zeigen, üben sie in eingeschränktem Umfang Autonomie aus und zeigen ihren natürlichen Willen. Wenn wir den Ausdruck solcher Antriebe, Gefühle und Motivationen mit einer Technik, wie etwa der Validation, fördern, so fördern wir die Autonomie des Betroffenen.

Basale Stimulation. Die Basale Stimulation® ist eine weitere Technik bzw. Haltung, die wir einsetzen können, wenn die Kognition des Gegenübers verändert ist und verbale Kommunikation schwierig oder gar unmöglich wird. Kostrzewa und Kutzner (2022) haben einige ihrer Stärken für den Umgang mit demenziell Erkrankten herausgearbeitet:

1. Basale Stimulation® spricht nicht den Intellekt an, sondern emotionales Erleben.
2. Basale Stimulation® ist gegenwärtig, also durch den Erkrankten unmittelbar erlebbar.

3. Richtig eingesetzt kann Basale Stimulation® versuchen, in ihrem Charakter eindeutig zu sein und könnte dann keiner Deutung mehr bedürfen.
4. Sie kann vertraut sein, wenn sie archaische Muster nutzt (z. B. vestibuläre Stimulation).
5. Basale Stimulation® kann durch den Erkrankten beantwortbar sein.
6. Sie kann gut ritualisiert werden (Einschlafrituale) und damit Vertrauen stiften.
7. Grundzüge der Basalen Stimulation® können z. B. von Angehörigen schnell erlernt werden, sodass sie aktiv in die Begleitung eingebunden werden können.
8. Sie kann angstminimierend wirken (Nähe der Bezugspersonen und vertraute Angebote).
9. Sie sensibilisiert den Begleiter für die nonverbalen und somatischen Signale des Erkrankten.

Betrachten wir den letzten der neun Punkte, so sehen wir, dass hier versucht wird, den natürlichen Willen des Betroffenen aufzudecken, so unscharf und schwierig er zu deuten sein mag.

Dieses Suchen nach den Willensäußerungen des Betroffenen, das in der Validation über die Wertschätzung der Antriebe und Gefühle, in der Basalen Stimulation® über den körpersprachlichen Dialogaufbau geschieht, wurde von der Sprachwissenschaftlerin Svenja Sachweh (2019) auf den Bereich der Sprache fokussiert beschrieben. Sie schildert in ihrem Buch „Spurenlesen im Sprachdschungel", wie die Beziehung zu Betroffenen, die eine veränderte Sprache zeigen, aufgebaut werden kann: z. B. durch Zuhören, Geduld, Wahl der passenden Themen, die Kunst angemessener Fragen etc.

2.6 Integration zu einem Gesamtkonzept

In einzelnen Kapiteln dieses Buches beschäftigten wir uns mit verschiedenen Ansätzen, die dazu dienen, der Autonomie Betroffener mehr Geltung zu verschaffen. Wir haben dabei Autonomie bei kognitiv veränderten, (fortgeschritten) neurologisch Erkrankten als etwas betrachtet, nach dem erst gesucht werden muss. Diese suchende Haltung, unterstützt durch Fertigkeiten und Techniken, kann aktuelle Willensäußerungen aufspüren, die als natürlicher Wille zu bezeichnen sind. Angehörige können den mutmaßlichen Willen wiedergeben und damit die stellvertretende Entscheidung erleichtern. Der natürliche Wille und Schilderungen vergangener Haltungen, Meinungen und Entscheidungen aus dem biographischen Kontext müssen integriert werden (Gerhard, 2010c). Da kognitiv veränderte Menschen oft im Augenblick leben, bedarf es dieser Ergänzung durch das Umfeld, durch Menschen, die die Biographie und Lebensgeschichte der Betroffenen besonders gut kennen und besonders intensiv erleben. Dieser von den Angehörigen oder ggf. auch den Bezugspflegefachkräften wiedergegebene, die Lebensgeschichte möglichst gut berücksichtigende, mutmaßliche Wille und der natürliche Wille, der oft unscharf und ohne zeitlichen Kontext steht, müssen integriert werden. Die Autonomie des Augenblicks wird so um die Weitererzählung des Selbst durch Angehörige bzw. Vorsorgebevollmächtigte ergänzt, die im Weitererzählen die Biographie fortführen (Schwerdt & Reisach, 2007). Eine Begegnungskultur zwischen Gesundheitsberufen, Betroffenen, Angehörigen bzw. Vorsorgebevollmächtigten kann diesen schwierigen Prozess erleichtern. Roser (2007) beschreibt diese Integration des Vorausverfügten in die aktuelle Lage als „inszenierte Kommunikation", bei der die Patientenverfügung sozusagen das Drehbuch ist. Das Problem kann nur leider sein, dass sich die Patientenverfügung nur bedingt als Drehbuch eignet, da sie gelegentlich veraltet ist (Gerhard, 2010c). Deshalb bevorzugt der Autor die Sichtweise der Patientenverfügung als Brief, der aus der Vergangenheit Hinweise liefert, die natürlich mit den anderen Informationen, der Autonomie des Augenblicks und dem Weitererzählten vereint werden müssen.

Durch die zunehmende Zahl an Patientenverfügungen und Vorsorgevollmachten, verbesserte Erstellungsmöglichkeiten im intensiven Gesprächsprozess durch Advance Care Planning oder die gesundheitliche Versorgungsplanung, durch eine verbesserte Rechtslage, verbesserte Information der Bevölkerung und der Gesundheitsberufe wird versucht, die Autonomie von Menschen, die auf Grund kognitiver oder sprachlicher Veränderungen bzw. Bewusstseinsstörungen nur andersartig kommunizieren können, zu stärken. Diese Bestrebungen sind sehr zu begrüßen, unterstützen sie doch nicht nur den vorausverfügten Willen, sondern auch den Stellenwert von Entscheidungen durch Bevollmächtigte auf der Basis des vorausverfügten Willens sehr. So hilfreich diese Bestrebungen sind und so viel Vorausverfügungen auch leisten können, haben sie doch ihre Grenzen! Bei Vorausverfügungen und Bevollmächtigungen handelt es sich in der Regel um Niederschriften, die in der (längeren) Vergangenheit getätigt wurden. Es handelt sich also um eine möglicherweise veraltete Auflage. Dieses Buch versucht, verschiedene Möglichkeiten aufzuzeigen, wie Autonomie sowohl innerhalb von geregelten Patientenverfügungs- oder Advance-Care-Planning-Konzepten als auch im gelebten Alltag stattfinden kann. Sehr wichtig ist daher, auch die aktuellen Autonomieäußerungen zu berücksichtigen. Sie müssen in suchender Haltung aufgespürt werden, wie anhand des Begriffs des natürlichen Willens (Kap. 2.5) gezeigt wurde. Dies fängt schon damit an, dass wir die Betroffenen nicht ausgrenzen, sondern einbeziehen (z. B. bei der Diagnosemitteilung). Beim Aufspüren der aktuellen Autonomieäußerungen, so bruchstückhaft und schwer sie zu deuten sein mögen, helfen Techniken und Haltungen, wie z. B. die Validation, die Basale Stimulation® (Kap. 2.5) oder sprachwissenschaftliche Zugänge. Wichtig ist, dass diese Mosaiksteine an autonomen Äußerungen im Hier und Jetzt mit vergangenen Äußerungen (mutmaßlicher Wille), Vorausverfügungen und der Kenntnis der Lebensgeschichte, wie sie Vorsorgebevollmächtigte vertreten können, integriert werden. Ziel ist es, den kognitiv beeinträchtigten, in der Sprache oder im Bewusstsein gestörten Menschen auf Grund seiner Einschränkungen nicht etwa Autonomie abzusprechen, sondern diese, so gut es geht, in der einfühlsamen Begegnung zu ermöglichen.

2.7 Andersartigkeit der Kommunikation

In den meisten Büchern zur Palliative Care finden sich an dieser Stelle sehr schöne Abhandlungen über Kommunikationsmodelle, wie z. B. das Vier-Ohren-Modell von Schulz von Thun – siehe z. B. Student und Napiwotzky, 2011. Das ist gut so, denn ein Stützpfeiler der Palliativversorgung ist gelingende Kommunikation. Wenn es um die Kommunikation mit bewusstseinsgeminderten, sprachveränderten oder verwirrten Menschen geht, wird häufig auf Instrumente der Entscheidungsfindung mittels Vorausverfügungen oder stellvertretender Entscheidungsfindung verwiesen. Auch in diesem Buch wurde ein umfangreiches Kapitel der Vorausverfügung und stellvertretenden Entscheidungsfindung gewidmet, da sie gerade bei Menschen mit neurologischen Erkrankungen eine große Bedeutung haben (Kap. 2.4). Watzlawick schreibt in seinem Buch „Menschliche Kommunikation" (Watzlawick et al., 2017): „Man kann nicht nicht kommunizieren". Dieses Kommunikationsaxiom lässt sich problemlos auch auf neurologisch Erkrankte mit veränderter oder unmöglicher sprachlicher Kommunikation oder gar im Koma übertragen. Auch diese Menschen kommunizieren, sie können nicht nicht kommunizieren, wie Watzlawick es ausdrückt, nur ist ihre Kommunikation andersartig. Sie ist oft nichtsprachlich oder geschieht mit Hilfe einer deutlich veränderten Sprache, die erst entschlüsselt werden muss, z. B. Körpersprache bis hin zum vermehrten Schwitzen oder Blutdruckanstieg im Koma oder Wachkoma.

Bezüglich der Kommunikation mit bewusstseinsklaren Menschen möchte dieses Buch auf andere Bücher zur Palliative Care verweisen und diese nicht wiederholen. Der oft andersartigen Kommunikation neurologisch erkrankter Menschen möchte sich dieses Buch hingegen ausführlicher widmen. In Kapitel 2.5 ging es bereits um die Suche nach dem natürlichen Willen, nach nichtsprachlichen Ausdrucksformen, in denen der Betroffene seiner Autonomie trotz veränderter oder erloschener sprachlicher Ausdrucksformen Ausdruck verleiht. Und es wurden schon zwei gängige Hilfestellungen in der Kommunikation, die Validation und die Basale Stimulation®, angeführt. Auf die Basale Stimulation® wird in Kapitel 2.5 und 3.11 eingegangen. Die Technik der Validation wird in Kapitel 2.5 angesprochen. Hier soll nun auf die Kommunikation bei Sprachstörungen oder erloschener sprachlicher Kommunikation eingegangen werden.

Fallbeispiel 2-7

Frau Richard ist 85 Jahre alt und hat vor einem halben Jahr einen Schlaganfall mit Sprachstörung erlitten. Sie kann jetzt nur noch das Wort „Nein“ verwenden. Wenn sie etwas bejahen will, so verwendet sie ein freundliches, lang gezogenes „Neeeeinnnn“; wenn sie hingegen etwas verneinen will, spricht sie ein kurzes, abgehacktes, resolutes „Nein!“. Menschen, die regelmäßig mit ihr zu tun haben und achtsam mit ihr umgehen, haben sich in ihren Sprachcode eingefühlt. Andere verstehen sie leider ständig falsch. Kürzlich war sie beispielsweise wegen einer Lungenentzündung im Krankenhaus. Als sie zu Mittag aß und eine kurze Pause einlegte, fragte die Schwesternschülerin, ob sie noch weiter essen wolle. Sie sagte ein klares, langgezogenes „Neeeeinnnn“ und meinte damit „Ja“. Die Schwesternschülerin nahm das „Neeeeinnnn“ wörtlich und räumte das Mittagessen ab. Dies ist nur eine von vielen Situationen, in denen Frau Richard genau das Falsche bekam, weil Menschen ihre veränderte sprachliche Kommunikation nicht verstanden.

2.7.1 Veränderte sprachliche Kommunikation

Gerade sprachgestörte Menschen zeigen mitunter sehr starke Veränderungen der sprachlichen Kommunikation. Wir haben daher die schwierige Aufgabe, das Gesagte zu deuten und seinen Inhalt zu erfassen. **Fallbeispiel 2-7** mag dies verdeutlichen.

Es gibt viele ähnliche Beispiele misslungener Kommunikation mit Menschen, die sprachlich andersartig kommunizieren. Und es gibt kein Patentrezept, um diese Sprachbarrieren aufzulösen!

Sprachstörungen. Zunächst seien jedoch typische Formen von Sprachstörungen, die Aphasien, dargestellt. Nach den Leitlinien der Deutschen Gesellschaft für Neurologie werden sie in folgende Formen eingeteilt (Ziegler, 2012; Beispiele n. Wallesch, 2005, S. 230):

- *Globale Aphasie*: Dies ist die schwerste Aphasieform, bei der sowohl das Verstehen gesprochener oder geschriebener Sprache als auch das Sprechen bzw. der Sprachfluss selbst beeinträchtigt sind. Oft sind nur einzelne Worte möglich und diese sind, wie in Fallbeispiel 2-7, manchmal schwer zuzuordnen. Frau Richard verwendet als einziges Wort „Nein“, und zwar unterschiedlich langgezogen, je nachdem, ob sie „Ja“ oder „Nein“ meint.
- *Wernicke-Aphasie*: Bei dieser Aphasieform ist das Sprachverständnis besonders stark gestört. Der Sprachfluss ist in der Regel ungestört, manchmal sogar übermäßig stark. Die gesprochene Sprache ist durch Entstellungen der Grammatik (Paragrammatismus) oder Wortveränderungen (Paraphasien) bis zur Unverständlichkeit entstellt. Hierzu je ein Beispiel:
  - → Paragrammatismus: „Ich bin zu Hause ist es schön.“

→ (Semantische) Paraphasie: „Tisch" statt „Stuhl".
→ Bei ausgeprägter Wernicke-Aphasie mit weitgehend unverständlichem Sprachfluss spricht man von Jargon-Aphasie.

- *Broca-Aphasie*: Bei dieser Aphasieform ist der Sprachfluss stark gestört. Es kommt zu kurzen, abgehackten Sätzen unter Verkürzung bzw. Missachtung der Grammatik in einer Art Telegrammstil, dem Agrammatismus. Wörter werden häufig entstellt im Sinne phonematischer Paraphasien (Beispiel n. Wallesch [2005]: „Blude" für „Blume"). Das Sprachverständnis ist dagegen meist recht gut erhalten.
- *Amnestische Aphasie*: Kennzeichen dieser Aphasieform sind ausgeprägte Wortfindungsstörungen. Der Betroffene zeigt einen ungestörten Sprachfluss, bricht aber Sätze häufig ab, weil er nach einem Wort sucht.
- *Seltenere Aphasieformen* sind die Leitungsaphasie, bei der vor allem das Nachsprechen gestört ist, und die transkortikalen Aphasien, bei denen gerade das Nachsprechen sehr gut möglich ist, aber der spontane Sprachfluss durch eingeschränktes Sprachverständnis und/oder Schwierigkeiten, die Sprache herauszubringen, erheblich gestört ist.

Diese vielfältigen Formen von Sprachstörungen zeigen uns bereits, wie wichtig es ist, in der individuellen Situation genau zu analysieren, welche Ressourcen der sprachveränderte Mensch hat. Zu den beschriebenen Aphasien kommen die Sprechstörungen hinzu, bei denen die Sprache einfach nur undeutlich ist, manchmal allerdings so undeutlich, dass man sie nicht mehr verstehen kann.

Sprechstörungen. Während Sprachstörungen (Aphasien) durch Schädigung der Sprachzentren im Gehirn zustande kommen, arbeiten bei Sprechstörungen die am Sprechen beteiligten Muskeln nicht richtig. Die Sprechmuskulatur ist durch eine gestörte Muskelfunktion gelähmt. Ursachen können eine Störung der Muskulatur, z.B. im Rahmen einer Muskelerkrankung, oder eine gestörte neurale Steuerung der Muskulatur sein. Auf der Ebene der neuralen Steuerung können sowohl die Innervation als auch die Koordination der Sprechmuskulatur gestört sein.

Ein Beispiel für eine Sprechstörung aus dem Alltagsleben ist die lallende Sprache, wenn man viel Alkohol getrunken hat. Durch den Alkohol kommt es zu einer Störung der Kleinhirnfunktion. Das Kleinhirn ist u.a. für die Koordination der Sprechmuskulatur zuständig.

Wir sehen, wie kompliziert die Grundlagen von Sprach- und Sprechstörungen sind. Während der Sprechgestörte unsere Sprache gut versteht und sprechen kann, dies aber verwaschen, lallend und unverständlich tut, spricht der Sprachgestörte klar, zeigt aber so starke Veränderungen des Sprachflusses und der Sprachkomposition, dass die Sprache manchmal weitgehend unverständlich ist. Dies hat erhebliche Folgen für den Umgang mit dem Betroffenen.

2.7.2 Bedürfnisse Sprachgestörter erkennen

Ulrike Bornschlegel hat in ihrem Buch „Pflege und Aphasie" (Bornschlegel, 2010) untersucht, wie man die Bedürfnisse von Sprachgestörten gut erkennen kann. Sie kommt zu folgendem Fazit:

- Gesundheitsberufe müssen über Art und Eigenheiten von Sprachstörungen Bescheid wissen, um Einschränkungen und Ressourcen der Betroffenen einschätzen zu können.
- Sprachgestörte müssen trotz ihrer sprachlichen Einschränkungen als Kommunikationspartner betrachtet werden. Niemals darf ein sprachgestörter Mensch als bloßes Objekt betrachtet werden. Die Kommunikation mit ihm ist zwar schwieriger, aber nicht unmöglich. Nähe kann nonverbal über Blickkontakt, freundliche Mimik, freundliche Ansprache und den respektvollen Einsatz von Berührung hergestellt werden.

- Die Kommunikation mit Sprachgestörten ist zeitaufwändig. Wichtig ist, dass das, was man einfühlsam über die Möglichkeiten der Kommunikation mit dem Betroffenen herausbekommen hat, bei einem Wechsel der betreuenden Personen nicht verloren geht.
- In den Ausführungen von Bornschlegel (2010) finden wir erneut das Grundprinzip der suchenden Haltung, wie in Kapitel 2.5 und 2.6 besprochen. Es geht hier um die individuelle Betrachtung der besonderen Situation des jeweiligen sprachgestörten Menschen, den wir vor uns haben. Wir suchen auf Grund von Grundkenntnissen über Sprachstörungen, was das besondere Problem des Betroffenen ist, und versuchen, trotz erschwerter Bedingungen eine möglichst gute Kommunikation aufzubauen. Es gilt, in dieser suchenden Haltung den höchst individuellen sprachlichen Code des jeweiligen Menschen mit Sprachstörung, der mir gegenübersitzt, zu entschlüsseln. Zahlreiche Beispiele, wie dies gelingen kann, liefert Svenja Sachweh in ihren Büchern zur Kommunikation in der Altenpflege bzw. mit Demenzbetroffenen: „Noch ein Löffelchen?" (Sachweh, 2012) und „Spurenlesen im Sprachdschungel" (Sachweh, 2008). Sachweh (2012) nennt einige Grundregeln:
- Sie fordert, mit dem Sprachveränderten zu kommunizieren wie mit jedem anderen Menschen.
- Sie regt an, ständig Feedback zu geben, damit der verändert oder gar nicht mehr sprechende Mensch spüren kann, wie seine veränderte Kommunikation „ankommt".
- Sie fordert, sich ständig in den anderen einzufühlen.
- Sie schlägt den Small Talk über krankheitsferne Themen vor, um dem Betroffenen zu zeigen, dass er auch über seine Krankheit hinaus als Mensch mit Gefühlen und Lebensgeschichte wahrgenommen wird.
- Sie fordert übliche Gesprächsverhaltensweisen, wie den klaren Gesprächsbeginn in Form einer Begrüßung und ein klares Gesprächsende in Form einer Verabschiedung.

In diesen eigentlich selbstverständlichen wertschätzenden Verhaltensweisen, die wir in Gesprächen mit anderen Menschen regelhaft verwenden, zeigen wir, wie wir uns in den sprachveränderten Menschen einfühlen, ihn als Mitmensch akzeptieren. Wenn wir dies in einer suchenden Haltung tun, also seine individuellen sprachlichen Codes, z. B. die beiden unterschiedlichen „Neins" von Frau Richard in Fallbeispiel 2-7, zu entschlüsseln versuchen, können wir auch sprachveränderten Menschen mehr kommunikative Teilhabe ermöglichen. Es ist, wie wir sehen, vor allem eine Frage der Haltung, wie wir dem Betroffenen begegnen, wie wir ihn akzeptieren, wie wir nach dem, was hinter seinem veränderten sprachlichen Ausdruck steht, suchen. Diese Haltung macht aus, in welchem Ausmaß Kommunikation gelingt oder misslingt. Daran sehen wir, dass es hier, wie in der Palliativversorgung generell, vor allem auf die Haltung ankommt. Techniken und Fertigkeiten können uns dabei helfen. Da aber jeder sprachveränderte Mensch anders kommuniziert, führt eine allgemeine Regel oder Technik nicht immer weiter.

Hingewiesen sei auf unterstützende Hilfsmittel bei Sprechstörungen. Wenn sich Betroffene auf Grund von Lähmungen der Sprechmuskulatur nicht artikulieren können, gibt es mehrere Möglichkeiten, sie in ihrer Kommunikationsfähigkeit zu unterstützen:

- Buchstabentafeln
- Sprachcomputer mit Steuerung über die Hände oder Augenbewegungen.

Mittels moderner Sprachcomputer gelingt es auch, vollständig gelähmten Menschen mit Locked-in-Syndrom (eingeschlossen in den eigenen vollständig gelähmten Körper) über Augensteuerung mitzuteilen, was sie sagen wollen. Die Sprachcomputer sprechen dann die eingegebenen Wörter, was selbst Telefonieren ermöglicht. Da nicht nur Buchstaben, sondern auch Symbole verwendet werden können, gestaltet sich die Eingabe zunehmend einfacher. Ein prominentes Beispiel eines Menschen, der mit solchen Hilfsmitteln in einer „locked-in"-artigen Situation Bücher schrieb, Vorträge hielt etc., war der berühmte Physiker Stephen Hawking (Biographie in Kap. 5.2).

2.8 Lebensqualität

In der kurativen Medizin wird das Ergebnis medizinischer Bemühungen in der Regel in Variablen wie klinischen Befunden (z.B. Untersuchungsbefund), Laborbefunden oder Zusatzuntersuchungen beurteilt. So betrachtet man beispielsweise, ob ein Knochenbruch auf dem Röntgenbild sichtbar gut verheilt ist. Oder man betrachtet bei einer Lungenentzündung, ob sich der Befund beim Abhören der Lunge gebessert hat oder nicht und ob sich die Laborwerte, insbesondere die Entzündungswerte, gebessert haben oder nicht. Die Lebensqualität des Patienten spielt dabei eine eher nachrangige Rolle. In der palliativen Versorgung geht es hauptsächlich um die Lebensqualität der Betroffenen. In der WHO-Definition der Palliative Care heißt es: „Palliative Care dient der Verbesserung der Lebensqualität von Patienten und ihren Familien, die mit einer lebensbedrohlichen Erkrankung konfrontiert sind" (Radbruch et al., 2011, S. 2).

Lebensqualität wandelt sich je nach aktueller Verfassung ständig und ist mitunter etwas Flüchtiges, schwer zu Erfassendes (Neudert & Fegg, 2011). Unter dem Begriff „Zufriedenheitsparadox" werden widersprüchliche, für Außenstehende schwer nachvollziehbare Ergebnisse von Lebensqualitätserhebungen beschrieben (Neudert & Fegg, 2011). So war die Lebenszufriedenheit in einer Studie von Herschbach (2002) bei Patienten mit manchen Krebsarten besser als in der deutschen Allgemeinbevölkerung. Auch die bereits zitierte Studie von Lulé et al. (2008) zeigte bei Betroffenen mit amyotropher Lateralsklerose eine erstaunlich gute individuelle Lebensqualität. Im Rahmen von Anpassungsvorgängen sind Betroffene offenbar in der Lage, auch in negativ bewerteten Situationen eine positive Lebensqualität zu entwickeln, was dann zu diesem Zufriedenheitsparadox führt (**Fallbeispiel 2-8**).

Neudert und Fegg (2011) beschreiben Studienergebnisse, die zeigten, dass Ärzte und Pfle-

Fallbeispiel 2-8

Herr C. leidet an fortgeschrittener amyotropher Lateralsklerose und hat bereits Lähmungen am ganzen Körper sowie im Gesichtsbereich. Seine Sprache ist fast unverständlich. Einen Sprachcomputer hat er bisher abgelehnt. Er kann nicht mehr schlucken und ist ständig verschleimt. Die Therapie der Verschleimung gestaltet sich schwierig. Er leidet an Atemnot, die sich jedoch auf Opioidgaben hin gut bessert. Er sitzt im Rollstuhl oder liegt im Bett. Die Diagnose wird erst jetzt, in diesem bereits sehr fortgeschrittenen Stadium, gestellt. Das Team der neurologischen Station glaubt, er habe eine extrem schlechte Lebensqualität und wolle sicherlich keinerlei lebensverlängernde Therapien mehr haben.
Nach behutsamer Aufklärung über die Erkrankung und Diskussion der Vorsorgeplanung äußert er, zwar schwer verständlich und nur mit erheblichem Zeitaufwand entschlüsselbar, auch das Leben mit starker Lähmung sei für ihn schön und er möchte alles getan haben, um ein Leben in diesem Stadium zu verlängern.
Das neurologische Team ist sehr verwundert, hatte es doch gedacht, das Leben sei für ihn so qualvoll, dass er keine Lebensverlängerung wünsche. Hätte hier trotz Barrieren keine aufrichtige Kommunikation stattgefunden, so wären die stellvertretend Entscheidenden vielleicht zu völlig falschen Schlüssen gekommen. Die Lebensqualität wird hier von den „Gesunden" im Team und den Angehörigen viel schlechter eingeschätzt als vom Betroffenen selbst.

gende die Lebensqualität der Betroffenen, z.B. mit Krebserkrankungen, deutlich schlechter bewerteten als die Betroffenen selbst. Auf Grund von Mitteilungen Angehöriger und professionell Tätiger geht der Autor davon aus, dass diese Divergenz bei neurologisch Erkrankten auf Grund ihrer starken körperlichen und/oder kognitiven Funktionseinschränkungen noch größer sein dürfte. Dies wiegt besonders schwer, wenn wir betrachten, dass stellvertretende Entscheidungen bei neurologisch Betroffenen oft durch Angehörige bzw. professionell Tätige getroffen werden. Ist eine stellvertretende Entscheidung unter dem Blickwinkel der Lebensqualität angesichts dieser Ergebnisse überhaupt möglich? Besteht nicht ständig Gefahr, die Lebensqualität zu unterschätzen und deshalb vorschnell Entscheidungen zum Therapieabbruch zu erwägen?

Durch Erhebung der individuellen Lebensqualität Betroffener können wir versuchen, uns dieser unterschiedlichen Einschätzung im Alltag häufiger bewusst zu werden. Wenn wir dann öfters überrascht werden, wie gut Betroffene ihre Lebensqualität einschätzen, haben wir die Möglichkeit, achtsamer zu werden und auch bei kommunikativ veränderten Menschen, die zu ihrer Lebensqualität nicht mehr befragt werden können, auf subtile Zeichen zu achten, wie sie, vielleicht durch ein Lächeln, einen entspannt-zufriedenen Gesichtsausdruck, ihrer aktuell guten Lebensqualität Ausdruck verleihen oder nicht.

Zunächst betrachten wir Modelle zur Einschätzung der Lebensqualität. Klassische Methoden, wie etwa der 1949 in der Onkologie entwickelte Karnofsky-Index **(Tab. 2-1)**, versuchen, die Lebensqualität anhand allgemeiner Kriterien, wie z.B. des funktionellen Status und der Symptomlast, einzustufen. Für die Palliativbetreuung insbesondere auch neurologisch Erkrankter ist es sinnvoller, die individuelle Lebensqualität zu bestimmen, da dies eher auf den Betroffenen in seiner Einzigartigkeit eingeht.

Es wurden verschiedene Instrumente entwickelt, um die individuelle Lebensqualität zu erheben, u.a. der SEIQoL (Schedule for Evaluation of Individual Quality of Life) (O'Boyle et al., 1992). Er wird in drei Schritten erarbeitet:

Tabelle 2-1: Karnofsky-Index (Quelle: Gerhard, 2023a, S. 137)

[%]	Beschreibung
100	normaler Status, keine Beschwerden, kein Hinweis auf eine Erkrankung
90	normale Aktivität möglich, geringe Krankheitssymptome
80	normale Aktivität nur mit Anstrengung möglich, mäßige Krankheitssymptome
70	Selbstversorgung, aber unfähig zu normaler Aktivität oder Arbeit
60	gelegentliche Hilfe, aber noch weitgehend Selbstversorgung
50	häufige Unterstützung und medizinische Versorgung erforderlich
40	überwiegend bettlägerig, spezielle Hilfe und Pflege erforderlich
30	dauernd bettlägerig, eventuell Krankenhauseinweisung erforderlich, jedoch keine akute Lebensgefahr
20	schwer krank, aktive unterstützende Therapie, eventuell Krankenhauseinweisung erforderlich
10	moribund, rasches Fortschreiten der Erkrankung
0	Tod

1. Schritt: Der Befragte benennt die fünf für seine Lebensqualität wichtigsten Bereiche.

2. Schritt: Für jeden der fünf genannten Bereiche wird festgelegt, wie gut er vom Betroffenen bewerkstelligt werden kann (Funktionalität).

3. Schritt: Der Betroffene selbst legt fest, wie wichtig jeder der fünf Bereiche für seine Lebensqualität ist (Mountain et al., 2004).

2.9 Lebenssinn

Die Frage nach dem Lebenssinn ist für Palliativpatienten zentral (Fegg et al., 2008). Das Konzept des Lebenssinns wurde in der Psychotherapie erstmals von Viktor Frankl formuliert. Angestoßen durch seine Erfahrungen im Konzentrationslager zeigt Frankl (1998), dass jeder Mensch Sinn in seinem Leben finden kann, indem er ihm selbst Sinn gibt. Frankl begründete eine eigene Psychotherapierichtung, die sich schwerpunktmäßig mit dem „Lebenssinn" befasst und Logotherapie bzw. Existenzanalyse genannt wird (Frankl, 2005). Das Konzept des Lebenssinns, wie es u.a. von Frankl entwickelt wurde, eignet sich hervorragend für den palliativen Arbeitsbereich, zumal es tiefer gehend und etwas weniger flüchtig ist als das Lebensqualitätskonzept. Das Lebenssinnkonzept versucht spirituelle Ressourcen der Betroffenen aufzudecken.

Eine Münchener Arbeitsgruppe um Martin Fegg hat ein Erfassungsinstrument für den Lebenssinn entwickelt (Fegg et al., 2008), das SMiLE (Schedule for Meaning in Life Evaluation) genannt wird und sich stark an den SEIQoL (Kap. 2.8) anlehnt:

1. Schritt: Der Befragte definiert, welche drei bis sieben Bereiche seinem Leben Sinn geben, und zwar unabhängig davon, wie zufrieden er damit ist.

2. Schritt: Der Befragte legt auf einer Skala von +3 bis −3 fest, wie zufrieden er mit den jeweiligen Bereichen ist.

3. Schritt: Der Befragte legt auf einer Skala von 0 bis 7 (0 = nicht wichtig, 7 = äußerst wichtig) fest, wie wichtig jeder einzelne Bereich für den Lebenssinn insgesamt ist.

Interessant ist, dass sich sowohl bei stationär behandelten Krebspatienten als auch bei Patienten auf einer Palliativstation bezüglich des Lebenssinns im Vergleich zu einer Kontrollgruppe aus Studenten keine signifikanten Unterschiede fanden (Fegg et al., 2008).

Ergreifende Beispiele, wie viel Sinn schwerst neurologisch Betroffene in ihrem Leben sehen können, liefern literarische Zeugnisse, die nicht nur Bestseller, sondern auch Vorlagen für ergreifende Verfilmungen wurden. Als Beispiele seien „Dienstags bei Morrie" von Mitch Albom (2002) und „Schmetterling und Taucherglocke" von Jean-Dominique Bauby (1998) genannt. Interessant ist auch, dass beide Werke aus ganz unterschiedlichen Perspektiven verfasst wurden. Ist „Schmetterling und Taucherglocke" ein autobiographischer Bericht des Betroffenen, so handelt es sich bei „Dienstags bei Morrie" um den Bericht aus der Außensicht eines Freundes. Der Sportkolumnist Mitch Albom findet erst angesichts der Auseinandersetzung mit seinem schwer von amyotropher Lateralsklerose betroffenen ehemaligen Lieblingsprofessor, der sein Leben trotz Erkrankung mit Sinn erfüllt und genießt, zu einem tieferen Lebensgefühl. Betrachten Sie dazu auch Übung 2-1.

Übung 2-1

- Lesen Sie Mitch Alboms Buch „Dienstags bei Morrie" (Albom, 2002) oder schauen Sie alternativ die ergreifende Verfilmung mit Jack Lemmon in der Hauptrolle des ALS-Betroffenen an (Jackson, 2010).
- Betrachten Sie dieses Buch bzw. den Film aus ihrer eigenen Perspektive!
- Stellen Sie sich vor, ein naher Angehöriger wäre an amyotropher Lateralsklerose erkrankt. Wie viel Sinn hätte ein solches Le-

ben, wie es an Professor Schwartz in Mitch Alboms Buch „Dienstags bei Morrie" gezeigt wird, für Sie in der Rolle als Angehöriger?
- Stellen Sie sich vor, Sie wären selbst Betroffener. Wie viel Sinn hätte dann ein Leben mit ALS für Sie?

2.10 Resilienz

Mit Resilienz ist die Fähigkeit gemeint, sich selbst wieder ins innere Gleichgewicht zu bringen. Nach Wasner (2008) bedeutet Resilienz die Fähigkeit des Menschen, Krisen im Lebenszyklus (schwere Krankheiten, lange Arbeitslosigkeit, den Verlust Nahestehender oder ein Trauma, wie etwa eine Vergewaltigung) unter Rückgriff auf persönliche und sozial vermittelte Ressourcen zu meistern und als Anlass für seine Entwicklung zu nutzen. Die Betroffenen sind überzeugt, ihr Schicksal selbst bestimmen zu können und deshalb nicht auf Glück oder Zufall vertrauen zu müssen. Resiliente Menschen gehen oft gestärkt aus Krisensituationen hervor. Dass schwer ALS-Erkrankte z. B. in der oben genannten Studie von Lulé et al. (2008) dennoch eine so gute Lebensqualität angaben oder der Lebenssinn von Studenten sich in der Studie von Fegg et al. (2008) nicht von dem bei Palliativ- bzw. Krebspatienten unterschied, könnte auf Resilienz der Betroffenen hindeuten. Eine in der Palliativversorgung neurologisch Betroffener auftauchende, Resilienz fördernde Situation kann z. B. eine Nahtoderfahrung sein (Kap. 2.11). Betrachten Sie dazu auch Übung 2-2.

Übung 2-2

- Lesen Sie Jean-Dominique Baubys Buch „Schmetterling und Taucherglocke" (Bauby, 1998) oder schauen Sie sich die Verfilmung dieses Buchs von Julian Schnabel (2007) an.
- Betrachten Sie, worin Bauby trotz seiner schweren Erkrankung Lebenssinn findet und welche Ressourcen ihm dabei helfen.
- Betrachten Sie besonders genau, welche Angebote der professionellen Begleiter dabei besonders hilfreich und welche weniger hilfreich sind.
- Erstellen Sie eine Liste hilfreicher und weniger hilfreicher Vorgehensweisen.

2.11 Exkurs: Nahtoderfahrung

Als Nahtoderfahrung gelten Wahrnehmungen, die in Todesnähe, z. B. bei Herzstillstand vor der Wiederbelebung, auftreten können. Nach einer Nahtoderfahrung berichteten Betroffene über Wahrnehmungen, außerhalb des eigenen Körpers zu sein und ihr eigenes Tun zu beobachten, in einem Tunnel zu sein oder ein helles Licht zu sehen. Es wird über positiv oder negativ gefärbte Nahtoderfahrungen berichtet. Allerdings berichten nur ca. 20 % der nach einem Herzstillstand Wiederbelebten von einer Nahtoderfahrung (Lommel et al., 2001), während etwa 25 % der Bevölkerung Außerkörperlichkeitserlebnisse in Alltagssituationen angeben (Schroeter-Kunhardt, 1993). Dies zeigt, wie schwierig die Abgrenzung von Nahtoderfahrungen gegenüber anderen außersinnlichen Wahrnehmungen ist.

Eine Nahtoderfahrung kann folgende Elemente haben (Schroeter-Kunhardt, 2002):

- Stimmungsaufhellung (Gefühl der Leichtigkeit, Friede, Glück)
- außerkörperliches Ereignis
- Wahrnehmung einer tunnelartigen Übergangszone
- Wahrnehmung eines „weiß-goldenen Lichts, das Liebe ausstrahlt"
- Wahrnehmung einer paradiesischen Landschaft
- Begegnung mit Verstorbenen, Dämonen, Lichtwesen, religiösen Figuren etc.
- Rückkehr in den Körper
- Ablauf eines „Lebensfilms".

Beschreibungen von Nahtoderfahrungen sind sehr alt. Schon vor 5000 Jahren, im Gilgamesch-Epos der Sumerer, finden sich Beschreibungen von Nahtoderfahrungen. Schon hier tauchen erste Berichte über positive (Tunnel, Licht, Paradies) wie negative Nahtoderfahrungen auf (Schroeter-Kunhardt, 1993).

In der Bibel wird im Neuen Testament über Nahtoderfahrungen berichtet:

- Lichtvision des Saulus, der dann zu Paulus wird (Apostelgeschichte 9)
- Außerkörperlichkeitserlebnis des Apostels Paulus mit Paradiesvision (2. Korintherbrief 12).
- Im Jahre 500 nach Christus beschreibt Papst Gregor in seiner Fallsammlung folgende Elemente von Nahtoderfahrungen:
- negativ dämonische Visionen
- Engel und Heilige als Verwandte
- Konfrontation mit der eigenen Vergangenheit als Gerichtsszene oder Lebensbuch
- Rückkehr in den Körper.

Sehr kontrovers wird die Frage diskutiert, wie Nahtoderfahrungen entstehen. Gewisse Merkmale gleichen dem LSD-Rausch, sodass körpereigene Halluzinogene als Auslöser diskutiert werden. Es werden auch die Ähnlichkeit zu Träumen und die geringe Ähnlichkeit zu Erlebnissen bei Geisteskrankheit oder in Narkose (Schroeter-Kunhardt, 1993) angeführt. Im Gegensatz zu Psychosen kommt es bei Nahtoderfahrungen zu optischen statt vor allem zu akustischen Wahrnehmungen. Die erlebte Welt ist im Gegensatz zu Psychosen, die oft durch eine verworrene Welt gekennzeichnet sind, klar. Auffällig ist, wie ähnlich, fast gleich Nahtoderfahrungen bei verschiedenen Menschen oder in verschiedenen Kulturen sind. Ganz anders ist dies bei Psychosen, die stark zwischen Individuen und Kulturen schwanken (Schroeter-Kunhardt, 1993). Eine Beteiligung des rechten Schläfenlappens ist sehr wahrscheinlich, denn es gelang durch dessen elektrische Stimulation, außerkörperliche Erlebnisse hervorzurufen. Auch gibt es ähnliche Phänomene bei Epilepsien in dieser Region.

Nahtoderfahrungen können Grundlage neuer Sinnfindung sein (Schroeter-Kunhardt, 2002). Betroffene zeigten eine deutliche Änderung bezüglich des Lebenssinns in mehreren Bereichen. Statistisch belegbare Persönlichkeitsveränderungen durch Nahtoderfahrungen sind (Schroeter-Kunhardt, 2002):

- weniger Todesangst
- mehr Zuversicht im Leben, weniger Ängste
- Zunahme derjenigen, die an ein Leben nach dem Tod glauben
- Zunahme der inneren Religiosität (Existenz Gottes)
- mehr Liebe, Toleranz gegenüber sich selbst und anderen
- weniger psychische Erkrankungen, Suizide
- besseres Aushalten körperlicher Behinderungen.

Nahtoderfahrungen können bei neurologischen Palliativpatienten etwa im Rahmen einer Wiederbelebung vorkommen. Nahtoderfahrungen sind ein typisches Beispiel dafür, wie es erkrankungsbedingt zu neuer Sinnfindung kommt.

2.12 Die Rolle Angehöriger und Zugehöriger

Die Rolle der Angehörigen bzw. Zugehörigen im palliativen Kontext ist gekennzeichnet durch verschiedenste Erwartungen. Durch die besonders ausgeprägten körperlichen und kognitiven Veränderungen des fortgeschritten neurologisch Erkrankten verschärft sich diese Situation, denn die Angehörigen verlieren teilweise schon zu Lebzeiten ihres geliebten Menschen schrittweise das, was ihn ausmachte: seinen Intellekt, seine körperliche Stärke, seine Liebe und Fürsorge. So finden schon zu Lebzeiten erhebliche Verluste statt, wenn der Betroffene nicht mehr arbeiten, seinen Hobbys nicht mehr nachgehen, gewisse Hausarbeiten nicht mehr verrichten oder sich nicht mehr selbst körperlich versorgen kann und damit aus der Rolle als starker Partner, Versorger, anregender und vielfältig interessierter, körperlich selbstständiger Mensch herausfällt. Hier ist in erheblichem Maß Beziehungsarbeit erforderlich, um solche Änderungen gut aushalten zu können und dem gemeinsamen Leben eine neue Richtung und neuen Sinn zu geben. Es gibt sicher auch so etwas wie Resilienz in Freundschaften und Partnerschaften.

Betrachten wir nochmals das Buch „Dienstags bei Morrie" von Mitch Albom (2002). Dort begegnet der gesunde Sportkolumnist Mitch Albom, der ein Leben im Stress mit Beziehungsproblemen und zu hohem Arbeitspensum führt, seinem schwerst an amyotropher Lateralsklerose mit fortschreitenden Lähmungen erkrankten ehemaligen Lieblingsprofessor Schwartz. Es ist absolut mitreißend, wie viel Sinn Professor Schwartz in seinem optimistischen Umgang mit der schweren Erkrankung dem Autor M. Albom zu geben vermag, bis hin zu einem tieferen Umgang mit seinen beruflichen Herausforderungen und seiner Lebenspartnerschaft. Wir sehen daran, dass Partnerschaften und Freundschaften mit Schwerstbetroffenen keineswegs eine Einbahnstraße sind. Im Gegenteil: Hier wird der Kranke zum Gebenden und der Gesunde zum Empfangenden. Ein wesentlicher Faktor darf dabei jedoch nicht vergessen werden. Fortgeschritten neurologisch Kranke sind meist in erheblichem Umfang körperlich beeinträchtigt, was wir auch an Professor Schwartz sehen. Daher sind die Angehörigen und Freunde, das gesamte Umfeld der Zugehörigen, meist maximal in die Pflege eingebunden oder auf sich allein gestellt (Byrne et al., 2009). Gerade nähere Angehörige vereinsamen oft durch die anstrengende „Rund-um-die-Uhr"-Versorgung. Sie müssen häufig gänzlich neue Rollen übernehmen, die finanziellen Dinge regeln, stellvertretend entscheiden.

Eine Studie von Kristjanson et al. (2005) zeigte erhöhte Raten an depressiven Reaktionen und Angstzuständen bei betroffenen und versorgenden Angehörigen. Versorgende Angehörige mussten oft ihren Beruf aufgeben und gaben eine niedrige Lebensqualität an. Im Vergleich der vier Krankheitssituationen Multiple Sklerose, Parkinson-Krankheit, Chorea Huntington und amyotrophe Lateralsklerose gaben die Angehörigen der an einer amyotrophen Lateralsklerose Leidenden die schlechteste Lebensqualität an. Sie fühlten sich müde und erschöpft, wobei die starke körperliche Anstrengung beim Versorgen der stark gelähmten Betroffenen wohl auch eine nicht zu unterschätzende Rolle spielte. Angesichts dieser körperlichen Belastungen dürfen aber die seelischen Belastungen für An- und Zugehörige bei fortschreitender kognitiver Veränderung als nicht zu gering eingeschätzt werden.

Wie wir an obigem Literaturbeispiel von Mitch Albom (2002) gut sehen konnten, bleiben die kognitiven, intellektuellen Fähigkeiten bei Betroffenen mit amyotropher Lateralsklerose meist unbeeinträchtigt, sind mitunter sogar kompensatorisch verbessert. Ganz anders ist dies bei neurologischen Erkrankungen mit fortschreitenden geistig-kognitiven Veränderungen. Hier verliert der Zugehörige schon zu Lebzeiten mehr und mehr von seinem Intellekt und Charakter her den Menschen, der einst Partner, Freund, Angehöriger etc. war. Dies kann so weit gehen, dass der Betroffene nahe Angehörige nicht mehr erkennt, was extrem verletzend sein kann. Zugehörige stehen in Krankheitssituationen mit zunehmenden kognitiven Veränderungen häufig vor der schwierigen Aufgabe, als Vorsorgebevollmächtigte oder Betreuer stellvertretende Entscheidungen zu treffen. Rollen können sich dadurch massiv wandeln. Einst in der Rolle der Tochter, entscheidet z. B. eine Frau nun stellvertretend für ihren Vater.

In Institutionen des Gesundheitswesens werden sie mit ihrer Erschöpfung, ihren verzweifelten und für sie existenziellen Fragen, in ihrem Kampf für die Rechte des Betroffenen, in ihren Bedürfnissen nach einer Verschnaufpause oft misstrauisch beäugt. Sie finden für ihre schwierige Rolle meist wenig Verständnis, gelten häufig sogar als Kontrolleure, als Konkurrenz der Versorgenden in der Institution.

Nach Art einer freien Assoziation können nahe Angehörige u.a. folgende Rollen haben:

- ursprüngliche Rolle (Partner, Kind, Elternteil, Geliebter etc.)
- Pflegender (häufig sozial isoliert durch die 24-Stunden-Versorgung)
- stellvertretend Entscheidender
- Liebender
- für die Autonomie des Betroffenen Kämpfender
- den Alltag Regelnder
- Verlierender (Verlust auf Raten)
- Trauernder (um das, was er schon im Betroffenen verloren hat).

Diese Liste ist beliebig verlängerbar, der Leser möge daher seine Fantasie spielen lassen und in konkreten Situationen dafür offen sein, welche weiteren Rollen sich noch ergeben können. Besonders schwierig werden solche Rollenkonflikte beim Übergang aus der häuslichen Versorgung in ein Pflegeheim.

Ein wichtiges Ziel sollte für die professionell tätigen Gesundheitsberufe darin liegen, die Angehörigen aufzufangen und zu unterstützen. Schwierig wird es, wenn professionell Tätige in dem Ehrgeiz, es besser zu machen, mit den Angehörigen konkurrieren, da sie glauben, die Versorgung besser und professioneller leisten zu können. Im Extremfall kann dies sogar dazu führen, dass gegen die Angehörigen die „bessere“ Versorgung implementiert wird.

In palliativen Situationen haben immer wieder zahlreiche Personen mit einem fortgeschritten Erkrankten zu tun, z.B.:

- Hausarzt
- Facharzt
- Palliativarzt
- Zahnärztin
- Pflegedienst
- Palliativpflegedienst
- Fußpflege
- Seelsorger
- Sozialarbeiterin
- Hospizdienst
- Familie
- enge Freunde
- Nachbarn
- Vermieter
- Gerichtsvollzieherin
- Scheidungsanwalt
- Mitarbeiter des Sozialamts
- Hörgeräteakustiker
- Optikerin
- Mitarbeiter von „Essen auf Rädern“.

Diese Liste ließe sich noch verlängern. Mit jeder weiteren Person wird die Situation immer komplexer und schwerer zu koordinieren. Hier ist Case Management gefragt, eine Person, die sich verantwortlich fühlt, die gesamte Versorgung zu koordinieren und zu organisieren. Laut Polster (2010) hat Case Management in der palliativen Versorgung die Aufgabe, den Behandlungsweg des Patienten in seiner letzten Lebensphase bedürfnisorientiert und institutionsübergreifend zu begleiten. Dies geschieht durch Unterstützung des Patienten und seiner Angehörigen bzw. Zugehörigen bei der Klärung, Planung, Koordination und Organisation mit dem Ziel, eine stabile Versorgungssituation zu schaffen. Betrachten Sie dazu auch Übung 2-3.

Übung 2-3

Lesen Sie das Buch „Verdammte Stille“ des Ehepaars Vigand (Vigand & Vigand, 1999). Während im ersten Teil der Betroffene Philippe Vigand über seine Situation mit dem Locked-in-Syndrom (Kap. 5.8) berichtet, schildert im zweiten Teil die Ehefrau Stéphane Vigand ihre Situation als betroffene Angehörige.
Beschäftigen Sie sich besonders intensiv mit diesem zweiten Teil aus der Angehörigenperspektive unter dem Aspekt: Was können Gesundheitsberufe tun, um die Situation von Stéphane Vigand zu verbessern?

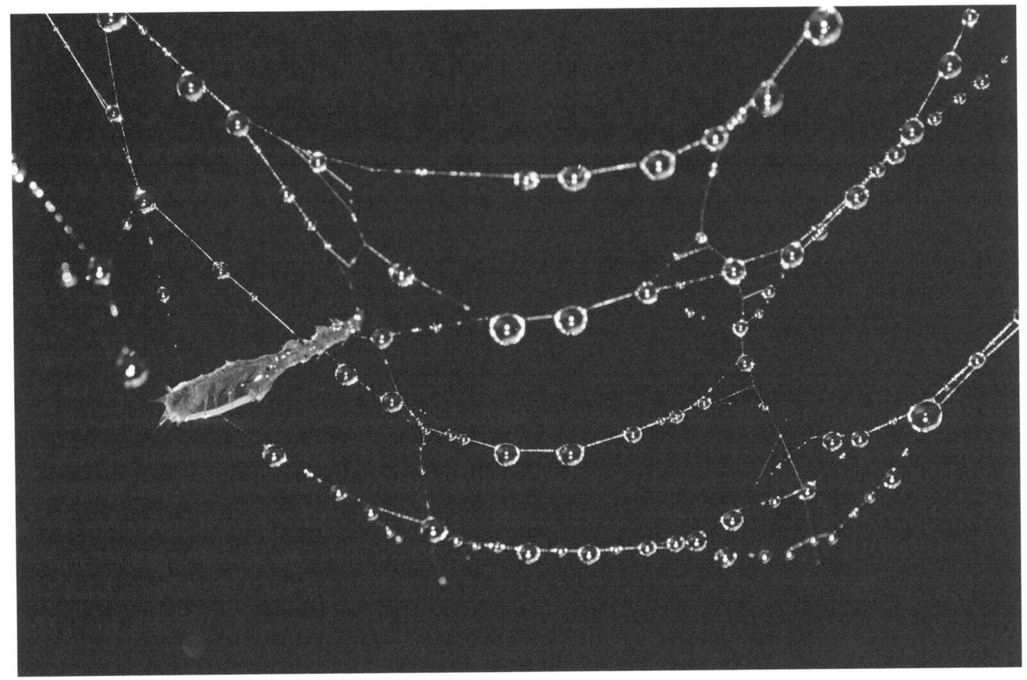

total pain

schwestern des schmerz
schwarze schafe
zu fangen nur mit offenheit
und spiegeln.
angst stärke acht
wunsch unerfüllt
brennend-drückend
stufenschema gegen
einsamkeit.

j. aufgebauer

3 Häufige Symptome

Dieses Kapitel über den Umgang mit Symptomen neurologischer Palliativpatienten ist das umfangreichste des Buches; es beschäftigt sich in 24 Unterkapiteln mit der ganzen Bandbreite möglicher Symptome. Dabei werden typische Symptome, die in der Palliativbehandlung neurologischer Erkrankungen häufig vorkommen, unabhängig von ihren Ursachen besprochen. Es geht dabei zunächst darum, diese Symptome in ihren verschiedenen Dimensionen wahrzunehmen. Anschließend wird die Behandlung des jeweiligen Symptoms in den verschiedenen Dimensionen beschrieben. Häufige Symptome, denen ein eigener Abschnitt gewidmet wird, sind u.a. Schmerz, Lähmungen, epileptische Anfälle, Verwirrtheit, Atemnot, Übelkeit, Verstopfung, Mundtrockenheit, Juckreiz, Schwindel und das Restless-Legs-Syndrom.

3.1 Vorbemerkung

Neuro-Palliative Care bedeutet entsprechend dem Paradigma der Palliative Care, die Bedürfnisse und Symptome der Betroffenen aufzuspüren und ihnen mit Konzepten der Symptomerfassung und -behandlung, der psychosozialen und spirituellen Begleitung zu begegnen. Dabei gilt das Paradigma der „radikalen Patientenorientierung“. Unabhängig von der Erkrankung gilt es, den Symptomen des jeweils einzigartigen Menschen, dem wir begegnen, gerecht zu werden. Eine Betrachtung der Neuro-Palliative Care nur anhand typischer Krankheitsbilder würde zu kurz greifen, denn jeder Betroffene hat auch bei gleicher Erkrankung andere Symptome. Neben den typischen Symptomen der Palliativversorgung wie z.B. Schmerz, Atemnot, Übelkeit, Obstipation und Fatigue, die hier ausgerichtet auf den fortgeschritten neurologisch Erkrankten dargestellt werden, finden sich Kapitel zu typischen neurologischen Symptomen wie beispielsweise Blasenstörung, Sprachstörung, Lähmung und Spastik.

3.2 Schmerz- und Symptomerfassung

Schmerz ist laut Mann und Carr (2024) anders als jede andere Empfindung. Er ist keine messbare Einzelreaktion, wie z.B. Blutdruck, Puls oder Temperatur. Für den Betroffenen ist es eine einmalige und höchst individuelle Erfahrung, Schmerzen zu haben. Sie lässt sich nicht objektiv messen. Schmerzerleben ist daher höchst subjektiv. Es hängt u.a. von der Stärke des Schmerzreizes, aber auch von der Schmerzwahrnehmung ab. Je nachdem, in welcher psychischen Verfassung der Betroffene ist, ob er soziale Probleme oder Geldsorgen hat oder mit seinem Schicksal hadert, ist der Schmerz für ihn unterschiedlich stark. Dies hat Saunders in ihrem Total-Pain-Modell hervorragend beschrieben (Saunders & Baines, 1991). Schmerz findet demnach auf vier Ebenen statt, nämlich auf der körperlichen, der psychischen, der sozialen und der spirituellen Ebene. Das Schmerzerleben hat aber auch eine jeweils ganz individuelle Geschichte individuell unterschiedlicher Begleitumstände, traumatischer Erfahrungen, unterschiedlicher Erfahrungen mit Schmerztherapien. All dies, die vier Dimensionen des Total-Pain-Modells und die Erfahrungen des Individuums, fließt im höchst subjektiven Schmerzerleben des Betroffenen zusammen. Mann und Carr (2024) formulieren ein umfassendes Modell des Schmerzes und berücksichtigen dabei, dass Schmerz von den genannten und weiteren Elementen abhängt, nämlich:

- Stimmung
- Erinnerung an frühere Schmerzerfahrungen
- Umgang mit früheren Schmerzepisoden und deren Kontrolle
- Ursache und deren Bedeutung
- kultureller Hintergrund
- Tageszeit
- Umfeld des Schmerzes
- genetische Konstellation.

Dieses umfassende Schmerzmodell lässt sich auf andere, in der Palliativbetreuung häufige Symptome wie Atemnot, Übelkeit etc. problemlos übertragen, denn auch hier ist das Erleben des jeweiligen Symptoms höchst subjektiv und von zahlreichen Erfahrungen und dem Erleben auf den anderen, nicht körperlichen Ebenen abhängig. Man kann daher das Total-Pain-Konzept von Saunders und Baines (1991) zum Total-Symptom-Konzept erweitern.

Der Expertenstandard Schmerzmanagement in der Pflege (DNQP, 2020) liefert relativ klare Vorgehensweisen, wie Schmerz erfragt und nach der Stärke eingeordnet werden kann. Dazu gibt es unterschiedliche Skalen, die im Anschluss vorgestellt werden und die auch für andere Symptome, z. B. Atemnot und unübliche Müdigkeit (Fatigue), verwendet werden können. Die Verwendung dieser Skalen ist jedoch nur möglich, wenn der Betroffene über entsprechende sprachliche und kognitive Kompetenzen verfügt. Bei Menschen, die etwa auf Grund einer neurologischen Erkrankung ihre Symptome und insbesondere ihre Schmerzen nicht in Worten ausdrücken können, wird oft fälschlicherweise davon ausgegangen, dass sie keine Schmerzen bzw. entsprechende andere Symptome haben. Die Suche nach möglichen Symptomen auf Grund des körpersprachlichen Ausdrucks, der Gestik und Mimik, der Emotionalität ist ein schwieriges Unterfangen. Einige spezielle Schmerzskalen für neurologisch Kranke (z. B. ZOPA, s. Kap. 3.2.2.1) und Demenzkranke (z. B. BISAD, BESD, Doloplus, s. Kap. 3.2.2.3) versuchen diese schwierige Suche zu systematisieren und praktikabler zu machen. Betrachten wir zunächst die etwas einfachere Aufgabe, nämlich die Einschätzung von Schmerzen und anderen Symptomen beim kognitiv nicht oder wenig beeinträchtigten Menschen, bevor wir uns der schwierigen Suche nach Symptomen beim kognitiv oder sprachlich veränderten Menschen zuwenden.

Studien zufolge ist eine Einschätzung des Schmerzes nur durch die Betroffenen selbst möglich (DNQP, 2020). Fremdeinschätzungen sind unzureichend, da sie die Schmerzstärke nur in weniger als 50 % der Fälle richtig treffen. Deshalb sollte die Schmerzeinschätzung bezüglich Art, Qualität und Stärke immer durch den Betroffenen selbst erfolgen. Dieses Paradigma gilt auch dann, wenn der Betroffene kognitiv beeinträchtigt ist. Demenzkranke können beispielsweise ihre Schmerzstärke bis zu einem Mini-Mental State von 10 meist noch sicher und reproduzierbar angeben (DNQP, 2020), auch wenn sie dies vielleicht schon nach wenigen Minuten wieder vergessen haben. Was ist nun zu tun, wenn ein neurologisch Erkrankter auf Grund von Einschränkungen der kognitiven, sprachlichen oder mimisch-gestischen Fähigkeiten nicht in der Lage ist, über seinen Schmerz zu berichten und dessen Stärke bzw. Qualität mitzuteilen?

Hier soll zunächst beschrieben werden, welche Möglichkeiten der Schmerzeinschätzung dann noch bestehen und welche bereits etablierten Skalen für diese Situation exemplarisch vorhanden sind. Dann wird dargestellt, dass eine einfühlsame Schmerz- und Symptomerfassung im Rahmen etwa der Palliative Care über das bloße Abfragen von Skalen im Sinne von Checklisten hinausgehen muss. Hier ist ein auf den betroffenen, bedürftigen Menschen zentrierter Gesamtansatz erforderlich, in den neben dem Betroffenen sein Umfeld, die Angehörigen und seine professionellen Begleiter einbezogen werden. Um dem Phänomen Schmerz mit seinen vier Dimensionen – körperlich, psychisch, sozial, spirituell – nach dem Total-Pain-Modell von Saunders (Saunders & Baines, 1991) gerecht zu werden, ist ein umfassender Ansatz nach Art einer „phänomenologischen" Schmerzerfassung notwendig.

Zirka 50 % der Patienten eines durchschnittlichen Krankenhauses an einem beliebigen Stichtag leiden an Schmerzen (Strohbücker et al., 2005). Altenheimbewohner sind sogar in ca. 45 bis 80 % der Fälle von Schmerzen betroffen (Stein, 2006); aber auch in ambulanten Settings sind Schmerzen keinesfalls selten. Eine Studie von Maier et al. (2010) bezüglich des Schmerzmanagements in Krankenhäusern zeigt, dass Patienten nach Operationen oder mit Tumorerkrankungen bezüglich ihrer Schmerzen deutlich besser versorgt werden als andere Krankenhauspatienten. Daraus kann abgeleitet werden, dass neurologische Patienten, da meist weder an einem Tumor erkrankt noch postoperativ bezüglich ihrer Schmerzen besonders schlecht versorgt werden, was auch der Erfahrung des Autors entspricht. Dies lässt sich nur ändern, wenn man überhaupt feststellt, wer Schmerzen hat, und dann versucht, die Betroffenen möglichst gut zu behandeln. Wartet man lediglich, bis jemand schreiend vor Schmerzen unsere Hilfe sucht, so erfasst man nur die Spitze des Eisbergs, das heißt, einen kleinen Bruchteil der von Schmerzen Betroffenen.

Schmerz ist eine der quälendsten Erfahrungen, die Menschen machen können. Viele fortgeschritten neurologisch Erkrankte haben Schmerzen, und dies wird oft nicht bemerkt. Ältere Menschen haben generell sehr häufig Schmerzen, gleichgültig, ob sie neurologisch erkrankt sind oder nicht (Ferell & Whiteman, 2003). Die häufigsten Ursachen für Schmerzen beim alten Menschen liegen zu ca. 25 % im Bewegungsapparat, etwa bei Arthritis oder Rückenschmerzen (Stein, 2006). Außerdem haben alte Menschen auch ohne spezielle neurologische Erkrankung oft neuropathische Schmerzen durch Diabetes, Gürtelrose etc. Ein sehr großer Teil der Betroffenen kann bei Anwendung der Prinzipien der Schmerztherapie gut behandelt werden (Klaschik, 2009b). Schmerzerfassung und -therapie spielen deshalb in der palliativen und hospizlichen Arbeit eine besonders große Rolle und gehören zu den wichtigsten Bereichen der Symptom„kontrolle".

Nicht selten herrscht große Unsicherheit in der Schmerzerkennung und -behandlung. Gesundheitsberufe haben im Umgang mit Schmerz oft mehrere Funktionen (Norlander, 2008). Einerseits benötigen sie Fähigkeiten und Fertigkeiten in der umfassenden Schmerz- und Symptomerfassung als Technik. Zum anderen treten sie mitunter als Anwalt des Betroffenen gegenüber anderen Mitarbeitern der Gesundheitsberufe, z. B. aus anderen Berufsgruppen, auf. Dies geschieht beispielsweise, wenn sie den Eindruck haben, eine verordnete Schmerztherapie oder Symptombehandlung sei nicht ausreichend oder werde dem Leiden des Betroffenen nicht gerecht. Zum Dritten leiten sie die Betroffenen und ihre Angehörigen an, möglichst gut mit ihrer Situation umzugehen. Wie bereits gesagt, zeigen Erhebungen in verschiedenen Einrichtungen, auch in der des Autors, dass etwa die Hälfte der Patienten in Krankenhäusern an Schmerzen leidet (DNQP, 2020; Gerhard, 2006). In Pflegeheimen ist diese Zahl mit 45 bis 80 % viel höher (Stein, 2006). Selbst in Hospizen, die sich eine sehr gute Schmerztherapie zum Ziel gesetzt haben, leidet mehr als ein Viertel der Gäste an Schmerzen (DNQP, 2020). Es gibt mehrere Gründe für diese Unterversorgung:

- Die Schmerzerfassung durch die Mitarbeiter der Gesundheitsberufe ist unzureichend oder unsystematisch.
- Schmerzmittel werden zu niedrig bzw. zu selten dosiert oder überhaupt nicht gegeben.
- Die Betroffenen halten sich in ihren Schmerzäußerungen und dem Einfordern von Schmerzmitteln zurück.

Bei allen Beteiligten (Patienten, Bewohner, Angehörige, Pflegende, Ärzte etc.) herrscht häufig eine unbegründete Angst vor schädigenden Folgen der Schmerztherapie. Besonders hartnäckig bestehen derartige Vorurteile gegenüber Opiaten. Man spricht hier von einem „Morphinmythos". Dieser beinhaltet die falsche Annahme, starke Schmerzmittel aus der Gruppe der Opioide seien zu gefährlich und machten abhängig. Dabei ist inzwischen klar, dass gerade Opioide keine Organschäden verursachen und, wenn sie nach klaren Konzepten verordnet werden, kaum ein Suchtrisiko haben. Hingegen können das Nichtbeachten und Nichtbehandeln von Schmerzen sehr schwere und schädigende Folgen haben (DNQP, 2020):

- Verminderte Beweglichkeit, ausgelöst durch Schonhaltungen, kann z.B. zu Thrombosen oder Lungenembolien führen.
- Durch starke Schmerzen atmen Betroffene weniger tief ein und aus. Dadurch kann es zu einer Minderbelüftung bestimmter Lungenabschnitte oder einer Lungenentzündung kommen.
- Bei bettlägerigen Menschen entstehen durch die Schonhaltung häufiger Druckgeschwüre (Dekubitalulzera).
- Schmerzen verursachen erhebliche Schlafstörungen.
- Die Rehabilitation ist durch starke Schmerzen beeinträchtigt. Beispielsweise können die Betroffenen bei Therapien (z.B. Krankengymnastik) schmerzbedingt nicht gut mitarbeiten.

Diese schädigenden Folgen unbehandelter Schmerzen sind nicht nur sehr unangenehm, sondern führen auch zu erheblichen Folgeproblemen, die durch zusätzliche medizinische Behandlungen, Krankenhausaufenthalte, vermehrten Pflegebedarf und geringere Erfolge von Rehabilitationsmaßnahmen viel Geld verschlingen. Eine gute Schmerztherapie erspart somit auch hohe Folgekosten.

3.2.1 Schmerzerfassungsskalen

Wie bereits erwähnt, können Schmerzen nur vom Betroffenen selbst gut beschrieben und eingeschätzt werden. Außenstehenden gelingt dies sehr viel schlechter. So unterschätzen Pflegende Schmerzen in fast 50 % und Ärzte sogar in 75 % der Fälle (DNQP, 2020). Auch Angehörige schätzen nur in etwa 50 % der Fälle Schmerzen richtig ein. Es steht daher niemandem zu, einem anderen Menschen Schmerzen abzusprechen. Deshalb muss in jedem Fall versucht werden, möglichst gute Angaben zu den Schmerzen vom Betroffenen selbst zu bekommen. Solche Schmerzerfassungsskalen formalisieren allerdings ein multidimensionales Phänomen auch und engen es dadurch ein. Sind sie demnach der richtige Zugang für eine radikal am Patienten orientierte Haltung im palliativen Kontext? Mann und Carr (2024) stellen die wesentlichen Vorteile dieser Schmerzerfassungsskalen dar (modifiziert vom Autor):

- Sie bieten dem Patienten Gelegenheit, Schmerzen zum Ausdruck zu bringen.
- Der Fragende bekundet sein Interesse an den Schmerzen des Patienten.
- Sie helfen, eine therapeutische Beziehung aufzubauen.
- Sie verleihen dem Patienten eine aktive Rolle im Schmerzmanagement.
- Sie liefern einen dokumentierten Nachweis für die Wirksamkeit oder das Versagen der Schmerztherapie (Medikamente und andere Therapieformen).
- Sie verringern die Gefahr der Überdosierung bestimmter Medikamente (z.B. Opioide).
- Sie ermöglichen die Dokumentation und Evaluation der Behandlung einschließlich eventueller Nebenwirkungen.
- Sie senken die Gefahr von Fehlern und Verzerrungen.
- Sie helfen in der Kommunikation innerhalb einer Berufsgruppe (Schichtwechsel) oder zwischen verschiedenen Berufsgruppen.

Eine einfühlsame Schmerz- und Symptomerfassung, etwa in der Palliative Care, benutzt zwar diese Schmerzskalen mit ihren Chancen, geht allerdings auch über dieses bloße Abfragen von Skalen im Sinne von Checklisten hinaus. Hier ist ein auf den betroffenen, bedürftigen Menschen zentrierter Gesamtansatz nach Art einer „phänomenologischen" Schmerzerfassung notwendig (Gerhard, 2010a) (Kap. 3.2). Neben den Betroffenen müssen ihr Umfeld, ihre Angehörigen, ihre professionellen Begleiter einbezogen werden. Kann eine Person ihre Schmerzen nicht gut mitteilen, muss die Art der Erfassung variiert werden, um dennoch Informationen vom Betroffenen zu bekommen. Dies ist vor allem bei verwirrten, dementen oder im Koma liegenden Menschen von Bedeutung. Zur Erfassung von Schmerzen haben sich verschiedene Skalen etabliert (DNQP, 2020), die im Folgenden beschrieben werden.

3.2.1.1 Verbale Rating-Skala

Bei der Anwendung einer Begriffsskala bzw. verbalen Rating-Skala (VRS) wird die befragte Person gebeten, die Stärke ihrer Schmerzen in Worten anzugeben. Dazu stehen ihr verschiedene Antwortmöglichkeiten zur Verfügung:

- 0 = kein Schmerz
- 1 = leichter Schmerz
- 2 = mittelstarker Schmerz
- 3 = starker Schmerz
- 4 = sehr starker Schmerz
- 5 = maximal vorstellbarer Schmerz.

Noch einfacher ist eine VRS von 0 bis 3 (0 = kein Schmerz, 1 = leichter Schmerz, 2 = starker Schmerz, 3 = sehr starker Schmerz). Selbst Personen mit fortgeschrittener Demenz können diese häufig noch benutzen. Wird eine VRS von 0 bis 5 verwendet, so werden die Angaben vor allem bei starken Schmerzen differenzierter. Wichtig ist, dass man sich in einer Einrichtung oder bei einem bestimmten Patienten auf jeweils eine VRS einigt, damit unter den angegebenen Werten das Gleiche verstanden wird.

3.2.1.2 Numerische Rating-Skala

Schmerzen können mit Hilfe von Zahlenwerten zwischen 0 und 10 beschrieben werden. Diese Art der Messung wird numerische Rating-Skala (NRS) genannt. Dazu bittet man die befragte Person, die Schmerzstärke mit Hilfe von Zahlenwerten zwischen 0 (kein Schmerz) und 10 (stärkster vorstellbarer Schmerz) anzugeben.

Sowohl die NRS als auch die VRS haben den Vorteil, dass sie jederzeit ohne Hilfsmittel und in anderen Sprachen, z. B. auch per Telefon, abfragbar sind.

3.2.1.3 Visuelle Analogskala

Als weiteres Hilfsmittel zur Schmerzerfassung dient die visuelle Analogskala (VAS), eine 10 cm lange Linie, auf der der Betroffene zeigen soll, an welcher Stelle zwischen dem linken (kein Schmerz) und dem rechten Ende (stärkster vorstellbarer Schmerz) sein Schmerzwert liegt (**Abb. 3-1**). Mit Hilfe eines Lineals können dann die Zentimeter gemessen werden. Hier entspricht der Abstand in Zentimeter der Schmerzstärke, ist also analog zum Schmerz. Meist finden sogenannte Schmerzschieber Verwendung.

Da mit den Augen auf einer Linie eingeschätzt wird, welcher Abstand dem aktuellen Schmerz am besten entspricht, heißt diese Skala visuelle Analogskala (VAS).

Abbildung 3-1: Visuelle Analogskala (VAS) (Quelle: Eigene Darstellung)

3.2.1.4 Numerische Analogskala

Bei der numerischen Analogskala (NAS) wird die Linie der VAS zusätzlich mit Zahlenwerten (1 bei 1 cm, 2 bei 2 cm etc.) markiert und man erhält eine Kombination aus NRS und VAS **(Abb. 3-2)**. Die Zahlenabstände in Zentimetern entsprechen den Schmerzstärken.

Alte Menschen haben häufig Einschränkungen des seitlichen Gesichtsfeldes. Für sie kann es hilfreich sein, wenn die Schmerzschieber groß und senkrecht wie ein Schmerzthermometer gestaltet sind. Für geriatrische Krankenhausabteilungen oder Einrichtungen der Altenpflege bieten sich große, gut lesbare Schmerzthermometer als senkrechte NAS an.

3.2.1.5 Smiley-Analogskala

Ältere, insbesondere verwirrte Menschen können die Stärke ihrer Schmerzen häufig leichter mit Hilfe von Gesichtern (von entspannt bis schmerzverzerrt) als mit Zahlen, Wörtern oder Abständen artikulieren. Die Smiley-Analogskala (SAS) verwendet solche unterschiedlichen Gesichter zur Schmerzeinschätzung **(Abb. 3-3)**. Dieses Einschätzungsinstrument kann auch bei stark verwirrten Menschen eingesetzt werden. Viele Einrichtungen verwenden statt der üblichen Smileys „ältere“ Gesichter.

Die Schmerzmessungen müssen ähnlich wie die Temperatur-, Puls- oder Blutdruckkontrolle fest im Alltag verankert werden. Dabei ist es für die Mitarbeiter in den Gesundheitsberufen gewöhnungsbedürftig, dass es um einen Zahlenwert geht, der nicht wie ein Laborwert, eine Röntgenuntersuchung oder ein EKG durch technische Geräte gemessen, sondern von den Betroffenen selbst angegeben wird.

3.2.1.6 Mehrdimensionale Skalen

Mit Hilfe mehrdimensionaler Skalen und Schmerzfragebögen kann nicht nur die Schmerzstärke gemessen werden. Andere Parameter wie die Beeinträchtigung durch Schmerzen, der Erfolg einer Schmerztherapie, Atemnot oder Müdigkeit etc. können mit den gleichen Skalen gemessen werden. Misst man mehrere Dimensionen von Schmerz, wie z. B. die Schmerzstärke, die Besserung durch Analgetika, die Einschränkungen im Alltag, so erhält man eine mehrdimensionale Skala.

Solche mehrdimensionalen Skalen sind beispielsweise Schmerzkurzfragebögen wie der englische „Brief Pain Inventory“. Es ist sinnvoll, zu Beginn einer Schmerzbehandlung einen solchen Schmerzfragebogen einzusetzen, um möglichst viele Aspekte des Schmerzes zu erheben. Der Patient soll in die Körperskizze ein-

0 1 2 3 4 5 6 7 8 9 10

kein Schmerz — stärkster vorstellbarer Schmerz

Abbildung 3-2: Numerische Analogskala (NAS) (Quelle: Eigene Darstellung)

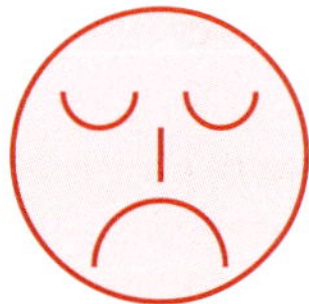
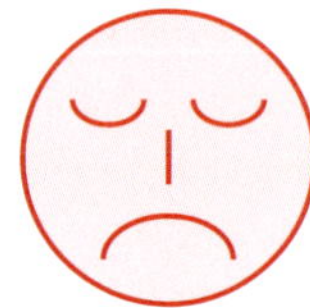
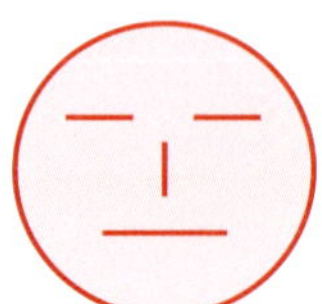

Abbildung 3-3: Smiley-Analogskala (SAS) (Quelle: Eigene Darstellung)

zeichnen, wo er Schmerzen hat. Das erleichtert es ihm, den genauen Ort des Schmerzes anzugeben.

Ferner gibt es umfangreichere Schmerzfragebögen, die zusätzliche Bereiche, wie z. B. Depressivität und Lebensqualität, abfragen. Ein solches ausführliches, mehrdimensionales Instrument ist der „Deutsche Schmerzfragebogen", den die Deutsche Gesellschaft für Schmerztherapie (Schmerztherapeutisches Kolloquium) und die Deutsche Gesellschaft zum Studium des Schmerzes gemeinsam entwickelt haben. Sowohl das Ausfüllen als auch die Auswertung sind sehr aufwändig, weshalb dieser Fragebogen vor allem in speziellen Schmerzambulanzen Verwendung findet.

3.2.2 Schmerzerfassung bei kognitiv Beeinträchtigten

Die besondere Situation neurologisch Erkrankter, die auf Grund kognitiver Einschränkungen oder Sprachstörungen ihre Schmerzen mitunter andersartig ausdrücken, muss besondere Berücksichtigung finden **(Fallbeispiel 3-1)**.

Bei Menschen, die an einer Demenz erkrankt sind, gelingt selbst in ausgeprägteren Stadien noch eine Schmerzerfassung. Am einfachsten ist dies mit Hilfe der verbalen Rating-Skala.

In der Praxis hat sich gezeigt, dass die Betroffenen Schmerzwerte angeben, an die sie sich auf Grund ihrer Demenz nach kurzer Zeit nicht mehr erinnern können. In Einzelfällen konnten sie sich bei erfolgreicher Schmerzbehandlung nicht mehr erinnern, jemals Schmerzen gehabt zu haben. Obwohl fortgeschritten an Demenz Erkrankte mit einer verbalen Rating-Skala oft noch gut umgehen können, haben sie manchmal das Wort „Schmerz" vergessen (s. Fallbeispiel 3-1). Andere Betroffene können auf Grund von Gesichtsfeldeinschränkungen mit einer vertikalen Skala besser umgehen als mit einer horizontalen Skala (Schmerzthermometer). Die Schmerzerfassung hat sich hier dennoch als zuverlässig erwiesen. Schwieriger wird die Symptomerfassung bei noch stärker kognitiv Beeinträchtigten.

Fallbeispiel 3-1

Schwester A. möchte Frau M., eine bettlägerige 86-jährige Patientin, die an einer Demenz leidet, aus dem Bett in einen Sessel setzen, damit Frau M. von dort aus den schönen Blick auf den Park genießen kann, was sie so gerne tut. Als Schwester A. Frau M. berührt, zuckt diese zusammen und wehrt sich gegen die Mobilisation. Schwester A. ist hilflos. Ihre Kollegin, Schwester B., hat kürzlich einen Palliativkurs besucht und fragt nach.

Schwester B.: „Frau M.,
haben Sie Schmerzen?"
Frau M. schweigt.
Schwester B. fragt weiter: „Aua?"
Frau M. (erleichtert): „Aua, ja."
Schwester B.: „Starkes Aua?"
Frau M.: „Oh ja."

Schwester B. spricht mit dem Hausarzt, der in seinen Unterlagen findet, dass Frau M. eine rheumatische Gelenkerkrankung hat. Wegen der Demenz war dieses Wissen jedoch verloren gegangen. Sie bekommt ein Schmerzmittel verordnet und kann eine Stunde später problemlos aufstehen und sich in den Sessel setzen. Auf die erneute Frage „Aua?" schaut sie entgeistert. Sie kann sich nicht mehr erinnern, Schmerzen gehabt zu haben.

Die emotionale Kompetenz bleibt im Rahmen einer fortschreitenden Demenzerkrankung im Gegensatz zur intellektuellen Kompetenz meist deutlich länger erhalten. Dies kann in der einfühlsamen Kommunikation mit kognitiv eingeschränkten Patienten genutzt werden. Schmerz kann sich hier z. B. in Depression, Aggressivität, Schlaflosigkeit und/oder Nahrungsverweigerung äußern (Kojer, 2021).

Mann und Carr (2024) nennen folgende für Außenstehende sichtbare Anzeichen von Schmerz bei Betroffenen, die nicht verbal kommunizieren können:

- Körpersprache: eingeschränkte Bewegungen oder sehr ruhiges Verhalten, das Schützen von Körperteilen, eine abnorme Haltung, eine Veränderung der Gangart oder eine Haltungsänderung, Hin- und Herschaukeln, Nesteln, Unruhe
- Gesichtsausdruck: verstärkter oder verminderter Blickkontakt, Tränen, Grimassieren, angespannte Muskulatur, ängstlicher Blick, zugekniffene Augen und zusammengebissene Zähne
- stimmlicher Ausdruck: Seufzen, Weinen, Stöhnen, spontane Geräusche, Wechsel der Tonlage, Fluchen, abgehackte Sprechweise, Rufen
- Distanz: still werden, in sich gekehrt sein
- Gefühl: besorgtes Aussehen, wütend oder traurig sein, Stimmungswechsel
- Sonstiges: fehlendes Interesse an Nahrung, an der Umgebung, Schlafstörungen.

Physische Anzeichen von Schmerz (mod. n. Mann und Carr 2024):

- Blutdruckänderung bzw. -anstieg
- Pulsänderung bzw. -anstieg
- veränderte, oft beschleunigte Atmung
- Schwitzen
- Blässe
- Übelkeit
- Veränderung der Temperatur und Farbe bzw. Atrophie der betroffenen Region
- Muskelspasmen
- marmorierte Haut.

3.2.2.1 Die ZOPA-Skala

Für neurologisch Erkrankte, die herkömmliche Skalen nicht mehr nutzen können, gibt es das Zurich Observation Pain Assessment (ZOPA) (Handel, 2010). Als Verhaltensmerkmale werden Lautäußerungen, Gesichtsausdruck, Körpersprache und physiologische Indikatoren beobachtet. Diese Skala sollte nur angewendet werden, wenn Alternativen der Schmerzerfassung auf Grund einer Bewusstseinsstörung und/oder kognitiver Einschränkungen undurchführbar sind. Es wird kein Summenscore gebildet, sondern eine schmerzreduzierende Maßnahme bereits eingeleitet und auf ihre Wirkung hin kontrolliert, wenn nur eines der 13 Verhaltensmerkmale festgestellt wird (Handel, 2010) **(Kasten 3-1)**. So wird der Schmerz des im Gesichtsausdruck oder in der Körpersprache veränderten Menschen nicht so leicht unterschätzt.

Kasten 3-1:

Zurich Observation Pain Assessment (ZOPA) Die 13 beobachteten Verhaltensmerkmale (Handel, 2010):

- Lautäußerungen
  1. Stöhnen/Klagen
  2. Brummen
- Gesichtsausdruck
  3. verzerrt, gequält
  4. starrer Blick
  5. Zusammenpressen der Zähne (Biss in den Tubus)
  6. Zukneifen der Augen
  7. Tränenfluss
- Körpersprache
  8. Ruhelosigkeit
  9. Massieren oder Berühren eines Körperteils
  10. angespannte Muskeln
- Physiologische Indikatoren
  11. Änderungen der Vitalzeichen Blutdruck, Puls und Atmung
  12. Veränderung der Gesichtsfarbe
  13. Schwitzen/Röte

3.2.2.2 Koma und Wachkoma

Die Schmerzerfassung bei Menschen im Koma oder Wachkoma gestaltet sich schwierig. Aus Erfahrungsberichten wissen wir, dass zahlreiche Betroffene nach überstandenem Koma bzw. Wachkoma angeben, Schmerzen gehabt zu haben (Gerhard, 2010d). Dies erfordert, vor schmerzhaften Maßnahmen (z.B. Lagerungen, Injektionen etc.) unbedingt Analgetika zu geben.

Gibt es aus der Krankenbeobachtung oder der Vorgeschichte Hinweise auf Schmerzprobleme (z. B. bekanntes Rheuma, Rückenschmerzen), sollte in jedem Fall eine Schmerzbehandlung durchgeführt werden. Die damit erzielten Veränderungen (z. B. entspanntere Gesichtszüge, langsamere Atmung, weniger Schwitzen etc.) sollten in der Verlaufsbeobachtung zur Anpassung der Schmerztherapie genutzt werden. Dabei kann der ZOPA-Bogen verwendet werden.

3.2.2.3 Demenz

Zahlreiche Beurteilungsskalen versuchen, das Ausdrucksverhalten des dementen Menschen in Scores einzuordnen. Damit werden Schmerzen anhand beobachtbarer Kriterien, wie z. B. Atmung, negative Lautäußerungen, Gesichtsausdruck, Körpersprache und Reaktion auf Trost, eingeschätzt. Solche Skalen sind die:

- PAINAD (Pain Assessment in Advanced Dementia) (USA)
- ECPA (Echelle comportementale de la douleur pour personnes âgées non communicantes) (Frankreich)
- Doloplus
- PACSLAC (Pain Assessment Checklist for Seniors with Limited Ability to Communicate) (Kanada).

Zwakhalen et al. (2006) haben diese Skalen auf Validität und Reliabilität untersucht. Die Skalen PAINAD, Doloplus, PACSLAC und ECPA erfüllten entsprechende Kriterien. Ein Vergleich der drei englischsprachigen Skalen PAINAD, Doloplus und PACSLAC ergab eine hohe Übereinstimmung der gewonnenen Messwerte. Die PAINAD-Skala wurde als BESD ins Deutsche übersetzt. Für die französischsprachige ECPA existieren mehrere deutsche Übersetzungen, zuletzt als BISAD. Auch die Doloplus-Skala liegt in deutscher Übersetzung vor. Diese Skalen wurden nur für das Krankheitsbild Demenz evaluiert. Wichtig ist, dass man sich nicht nur auf den Score dieser Schmerzerfassungsinstrumente verlässt, sondern das dort Gemessene immer auch mit der einfühlsamen Beobachtung, möglichst durch eine Pflegeperson, die den Bewohner schon lange kennt, vergleicht.

Wegen ihrer guten Handhabbarkeit wird die BESD-Skala in **Tabelle 3-1** wiedergegeben.

An einer fortgeschrittenen Demenz Erkrankte können ihre Schmerzen häufig nicht mehr in Worte fassen. Wie bereits geschildert, können sich Schmerzen bei ihnen z. B. in Unruhe, Depression, Aggressivität, Schlaflosigkeit oder Nahrungsverweigerung äußern. In einer Art Teufelskreis führen die dagegen verordneten Psychopharmaka oder Fixierungsmaßnahmen dazu, dass die Betroffenen ihre Schmerzen noch schlechter äußern können und sich die Situation weiter verschlimmert.

3.2.2.4 Parkinson-Krankheit

Betroffene mit Parkinson-Krankheit können meist bis in fortgeschrittenste Krankheitsstadien hinein über ihre Schmerzen berichten und diese mittels einfacher Skalen selbst einschätzen. Wichtig ist, dass man ihnen Zeit gibt, da sie auf Grund der Bradyphrenie (Denkverlangsamung) oft lange brauchen, um Angaben zu ihrem Schmerz zu machen (Gerhard, 2010a). Sie sind durch ihren Rigor, die Fehlbelastung des Bewegungsapparates sehr oft von teils starken Schmerzen betroffen. Auf Grund der deutlich reduzierten mimischen Ausdrucksbewegungen und der reduzierten Körpersprache im Rahmen der Akinese greift eine Schmerzeinschätzung auf Grund von Verhaltensmerkmalen oft zu kurz. Eine Anwendung der Items der BESD würde hier wesentliche Ausdrucksmerkmale falsch einschätzen.

3.2.2.5 Pseudobulbärparalyse

Ähnlich wie bei Patienten mit Parkinson-Krankheit kommt es bei Pseudobulbärparalyse durch Lähmungen der mimischen Muskulatur und des

Tabelle 3-1: Beurteilung von Schmerz bei Demenz (BESD) (Quelle: n. Basler et al., 2006, S. 519–526)

Item	Score	Beurteilung
Atmung (unabhängig von Lautäußerung)	0	• normal
	1	• gelegentlich angestrengtes Atmen • kurze Phasen von Hyperventilation
	2	• lautstarkes und angestrengtes Atmen • lange Phasen von Hyperventilation • Cheyne-Stokes-Atmung
Negative Lautäußerung	0	• keine
	1	• gelegentlich Stöhnen oder Ächzen • sich leise negativ oder missbilligend äußern
	2	• wiederholt beunruhigt rufen • laut stöhnen und ächzen • weinen
Gesichtsausdruck	0	• lächelnd • nichts sagend
	1	• traurig • ängstlich • sorgenvoll
	2	• grimassieren
Körpersprache	0	• entspannt
	1	• angespannt • nervöses Hin- und Hergehen • nesteln
	2	• starr • geballte Fäuste • angezogene Knie • sich entziehen oder jemanden wegstoßen • schlagen
Trost	0	• Trösten nicht notwendig
	1	• Ablenken oder Beruhigen durch Stimme oder Berührung möglich
	2	• Trösten, Ablenken, Beruhigen nicht möglich
Summen-Score von 0 bis 10:		

Körpers zu reduzierten oder fehlenden Ausdrucksbewegungen bzw. körpersprachlichen Äußerungen. Schlaganfallpatienten haben oft nur halbseitige Lähmungen, sodass die Beurteilung über die ungestörte Seite möglich ist, wenn man diese bewusst beobachtet (Gerhard, 2010a). Menschen mit Pseudobulbärparalyse haben überschießende mimische Ausdrucksbewegungen. Wenn sie jemanden anlächeln wollen, kommt es zu einem ausgedehnten, anhaltenden Lachen, oder wenn sie traurig schauen, erleben sie ein unsteuerbares, heftiges Weinen (sog. pathologisches Lachen und Weinen). Hier besteht die Gefahr, den Schmerz des Betroffenen ebenso zu über- oder unterschätzen wie seine Emotionen. Fatalerweise kann der Betroffene dieses emotionale Ausdrucksverhalten in seiner Stärke nicht steuern, daher der etwas abwertend klingende Begriff „Affektinkontinenz“.

3.2.2.6 Sprachstörungen

Menschen mit Sprachstörungen sind meist nicht in der Lage, ihre Schmerzen in eindimensionalen Skalen anzugeben. Es besteht die Gefahr, dass sie die Fragen auf Grund ihrer Sprachverständnisstörung falsch verstehen und falsch beantworten. Bei manchen Aphasien sind nur noch „Ja“ und „Nein“ verfügbar und alle Fragen werden mit dem jeweiligen Wort beantwortet. Hier besteht erhebliche Gefahr, Schmerzen falsch einzuschätzen, weshalb im einfühlsamen Dialog zunächst die Art der Sprachstörung und die Verwertbarkeit der dadurch erhältlichen Informationen überprüft werden müssen (Gerhard, 2010a). Diese Herangehensweise ist sehr anspruchsvoll und gleicht einem „Spurenlesen im Sprachdschungel“ (Sachweh, 2008) (**Fallbeispiel 3-2**).

Fallbeispiel 3-2

Herr M. ist 65 Jahre alt und hat vor einem Vierteljahr einen Schlaganfall mit halbseitiger Lähmung der rechten Körperhälfte und schwerer Sprachstörung erlitten. Er kann nur noch das Wort „Nein“ benutzen. Da seine Ehefrau auf Grund seines Verhaltens vermutet, dass er Schmerzen in der rechten Schulter hat, ruft sie den Hausarzt. Dieser fragt einfühlsam nach Schmerzen, die Herr M. ganz heftig verneint. Da Herr M. nur noch das Wort „Nein“ benutzen kann, gelingt es ihm nur durch heftiges Verneinen, seine starken Schmerzen mitzuteilen. Dies könnte völlig fehlgedeutet werden.

3.2.2.7 Gesamtkonzept

Anhand der beschriebenen Schmerzskalen lassen sich sicher viele, vielleicht sogar die meisten Schmerzsituationen bei kognitiv veränderten Betroffenen feststellen und im Verlauf einschätzen. Zusätzliche Informationen erhält man, wenn man sich klarmacht, dass sich Schmerz auch in Unruhe, Depression, Aggressivität, Schlaflosigkeit oder Nahrungsverweigerung äußern kann. Weitere wertvolle Hinweise liefern die Beobachtungen durch Menschen, die den Betroffenen seit langem kennen und in seiner Emotionalität und Ausdrucksweise daher am besten einschätzen können.

3.2.2.8 Grenzen

Gute Schmerz- bzw. Symptomerfassung ist eine verantwortungsvolle Aufgabe. Sie erfordert gute Zusammenarbeit zwischen den Gesundheitsberufen, den Betroffenen und ihren Angehörigen.

Es gibt verschiedene Hemmnisse, die Mann und Carr (2024) eindrucksvoll beschreiben. In Anlehnung an ihr Buch, aber auch aus der Perspektive des Autors, der selbst mit einer multiprofessionellen und interdisziplinären Arbeitsgruppe in seinem Krankenhaus ein berufsgruppenübergreifendes Schmerzmanagement einführte, werden im Folgenden Hemmnisse des Schmerz- bzw. Symptommanagements beschrieben.

- *Hemmnisse von Seiten der Betroffenen*:
  - → Patienten halten fälschlicherweise nicht sich selbst, sondern die Gesundheitsberufe für die Experten für ihre Schmerzen. Sie warten dann ab, dass diese ihre Schmerzen erkennen und behandeln.
  - → Patienten haben geringe Erwartungen an eine Schmerzlinderung. Sie erwarten sozusagen Schmerzen und werden darin von uns nicht enttäuscht.
  - → Patienten lehnen auf Grund kultureller oder religiöser Überzeugungen ein Schmerzmanagement ab. Sie betrachten es, z. B. für Männer, als Zeichen von

Schwäche, Schmerzen zu äußern. Gerade westeuropäische Kulturen haben in Bezug auf Schmerzen und andere Symptome oft die Haltung des „Zähne-Zusammenbeißens".

- *Hemmnisse von Seiten der Institutionen des Gesundheitswesens:*
  - → Die Arbeitsbelastung in Institutionen der Gesundheitsversorgung steigt durch ökonomische Zwänge und die damit einhergehende Arbeitsverdichtung stetig an. Die verschiedenen Berufsgruppen finden kaum mehr Zeit, miteinander zu kommunizieren. Pflegende und Ärzte wissen nicht, woher sie die Zeit zur Schmerzerfassung und -therapie nehmen sollen. Dabei ist ein schmerzgeplagter Patient durch seine Unzufriedenheit, seine eventuell häufigen Patientenrufe und seine Komplikationen sehr zeitaufwändig. Der Autor hat bei Einführung des Schmerzmanagements in seinem Krankenhaus sogar feststellen dürfen, dass es Zeit sparte.
  - → Falls es kein strukturiertes berufsgruppen- und schichtübergreifendes Schmerzmanagement mit klaren Verantwortlichkeiten gibt, besteht die Gefahr, dass jeder den Anderen für das Schmerzmanagement verantwortlich macht und nicht selbst Verantwortung übernimmt. Der Autor durfte in zahlreichen Palliative-Care-Kursen für Pflegende die Erfahrung machen, dass die Teilnehmenden oft der Ansicht waren, wenn nur andere, achtsamere Ärzte da wären, gelinge es problemlos, Schmerzen in den Griff zu bekommen. Umgekehrt waren die Teilnehmer der Ärztekurse der Meinung, dass Schmerzmanagement nicht gelänge, liege vor allem an unachtsamen Pflegenden.
  - → Damit es klare Regelungen und Zuständigkeiten gibt, sind interdisziplinäre und multiprofessionelle Verfahrensanweisungen erforderlich, die von der Leitung einer Institution vertreten werden. Häufig zögert man, solche Verfahrensanweisungen zu erlassen oder tut dies nur für eine Berufsgruppe oder einen Bereich.
  - → Gerade neue Haltungen, etwa dass der Patient und nicht die Gesundheitsberufe Experte für seine Schmerzen ist, stoßen leicht auf Widerstand.

Für den neurologischen Palliativpatienten ergeben sich einige Besonderheiten. Schmerzerfassung ist bei ihm schon insofern schwierig, als viele Menschen bei neurologischen Erkrankungen z. B. Lähmungen, Sprach-, Sensibilitäts- und Sehstörungen sowie kognitive Veränderungen, nicht aber Schmerzen erwarten. Ein Beispiel dafür ist der – fast überwundene – Mythos der Multiplen Sklerose als schmerzlose Erkrankung (Gerhard, 2008c). Es wird deshalb nicht in dem Umfang wie etwa bei Tumorpatienten oder postoperativen Patienten auf Schmerzen geachtet. Neurologische Palliativpatienten finden sich höchst selten in speziellen Palliative-Care-Einrichtungen, wie z. B. Hospizen oder Palliativstationen (s. a. Kap. 1.2). Gerade diese Einrichtungen haben aber meist ein entsprechendes Symptom- und Schmerzmanagement implementiert. Dass Menschen mit neurologischen Erkrankungen häufig keinen Zugang zu diesen Einrichtungen der Palliativversorgung finden, sondern eher in Settings versorgt werden, die nicht in diesem Umfang Schmerz- und Symptomerfassungen bzw. Schmerztherapien implementiert haben, ist für diese Patienten eine weitere Barriere in der Schmerz- und Symptomerfassung bzw. Therapie. Die größte Barriere dürften jedoch die häufigen Symptome im Bereich von Kognition, Sprache, Bewusstsein etc. sein, die eine Kommunikation über Schmerzen und andere Symptome deutlich erschweren und manchmal fast unmöglich erscheinen lassen.

3.3 Schmerztherapie

Nachdem wir uns in Kapitel 3.2 mit der Erfassung von Schmerzen und anderen Symptomen unter besonderer Berücksichtigung neurologisch erkrankter Menschen befasst haben, werden jetzt die Prinzipien der Behandlung von Schmerzen neurologisch erkrankter Palliativpatienten geschildert. Es folgen wichtige andere Symptome neurologisch erkrankter Menschen, z. B. Lähmungen, Spastik, Verwirrtheit, Sprachstörungen, aber auch typische Symptome, die wir aus der Palliativversorgung von Tumorpatienten kennen, nämlich Atemnot, Übelkeit, Obstipation, Fatigue sowie Bereiche wie Mundpflege, Lagerung etc.

Zunächst müssen wir uns fragen, warum neurologisch Betroffene überhaupt Schmerzen haben. Neurologische Erkrankungen lösen nur selten direkt durch die Läsion im zentralen oder peripheren Nervensystem Schmerzen aus. Dies geschieht nur dann, wenn die für Schmerz zuständigen Zentren im Gehirn oder die entsprechenden Nervenfasern im peripheren Nervensystem betroffen sind. Neurologische Erkrankungen sind oft von Lähmungen, Gleichgewichts- und Koordinationsstörungen sowie Spastiken bzw. Tonuserhöhungen der Muskeln begleitet, die dann zu einer Fehlbelastung des Bewegungsapparates führen. Deshalb haben die Betroffenen häufig Schmerzen in Gelenken sowie an Bändern, Sehnen etc. Aber auch die Muskeltonuserhöhungen selbst, die Spastik – z. B. bei Multipler Sklerose, nach einem Schlaganfall oder bei einem Hirntumor – oder der Rigor bei Menschen mit Parkinson-Krankheit, sind oft schmerzhaft.

Nach dem Total-Pain-Konzept von Saunders – der Begründerin der modernen Palliativbetreuung und für ihre Verdienste 1980 von Königin Elisabeth II. zur „Dame“ ernannt – haben Schmerzen immer vier Dimensionen (Saunders & Baines, 1991) **(Kasten 3-2)**.

Wir erleben dies im Alltag, wenn eine Person, die viel alleine ist oder starke psychische Probleme hat, mehr unter Schmerzen leidet als andere, die im psychosozialen Bereich keinerlei Belastungen haben. Aber auch wenn der Lebensentwurf für den Betroffenen keinen Sinn macht und er das Gefühl hat, alles im Leben falsch gemacht zu haben, wird er Schmerzen anders erleben als ein Mensch, der im spirituellen Bereich mit seinem Lebensentwurf rundum zufrieden ist. Das Besondere am Total-Pain-Modell ist, dass hier Schmerz nicht etwa als entweder körperlich oder psychisch oder sozial oder spirituell bedingt betrachtet wird, sondern als etwas gesehen wird, das immer – auch bei einem noch so körperlich bedingten Schmerz wie etwa einem Knochenbruch – in allen Dimensionen gleichzeitig erlebt wird.

Kasten 3-2:

Die vier Dimensionen des Total-Pain-Konzeptes (Saunders & Baines, 1991)

- körperliche Dimension
- psychische Dimension
- soziale Dimension
- spirituelle Dimension.

Die Antwort auf das Total-Pain-Konzept lautet „Total Care“: die Beachtung aller Bedürfnisse der Betroffenen auf den vier genannten Ebenen. Dabei gilt jedoch eine Hierarchie der Bedürfnisse, wie sie nacheinander befriedigt werden müssen, und zwar entsprechend dem Modell der Bedürfnispyramide nach Maslow (2002) **(Abb. 3-4)**. Zunächst sollte nämlich der körperliche Schmerz verringert werden, bevor weitere Bedürfnisse in den Mittelpunkt treten können. Wenn jemand von Schmerz zerfressen ist, sozusagen nur aus Schmerz besteht, muss dieser zunächst durch Medikamente auf der körperlichen Ebene verringert werden, bevor der Betroffene überhaupt psychische Dimensionen betrachten und wahrnehmen kann. Hat jemand extreme psychische Probleme, ist er z. B. von einer Verlusterfahrung, einer Trennung oder dem Tod eines geliebten Menschen so mitgenommen, dass es für ihn derzeit kein anderes Thema in seinem Leben gibt, ist er kaum in der Lage, soziale Dimensionen zu erleben und zu gestalten. Erst muss die psychische Not gelindert werden, bevor soziale Ebenen überhaupt in Augenschein genommen werden können. Ist jemand völlig vereinsamt, verarmt

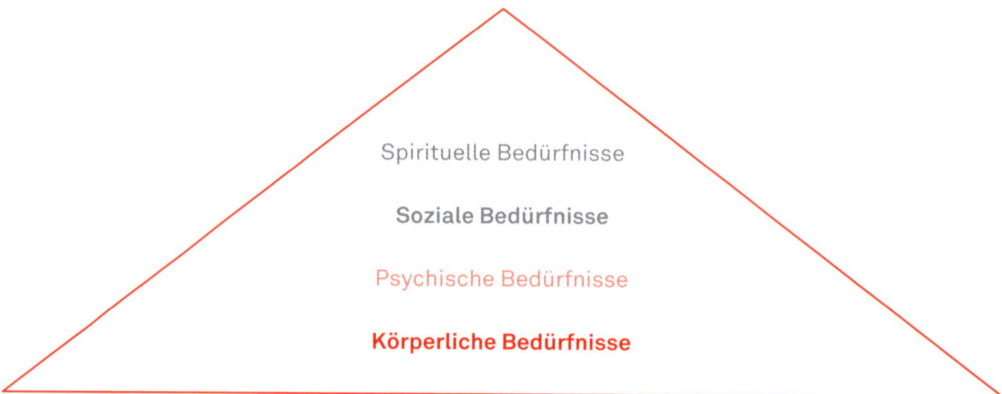

Abbildung 3-4: Die Bedürfnispyramide nach Maslow (2002), übertragen auf palliative Situationen (Quelle: Eigene Darstellung)

und zerrissen von Sorgen sozialer Art, so hat er gar nicht die Ruhe, seinen spirituellen Lebensentwurf, seinen Lebenssinn zu betrachten und zu bearbeiten. Erst muss seine soziale Situation geregelt sein, bevor er dies tun kann. Die Bedürfnispyramide von Maslow besagt keinesfalls, dass körperliche Bedürfnisse wichtiger sind als die anderen Bedürfnisse. Alle Bedürfnisse sind gleich wichtig. Sie müssen nur in einer gewissen Reihenfolge befriedigt werden. Es ist also nicht sinnvoll, bei einem „Schmerznotfall" in der Notfallsituation die psychischen Bedürfnisse anzusprechen. Erst muss der körperliche Schmerz gelindert werden. Die anderen Aspekte dürfen jedoch angesichts der körperlichen Bedürfnisse nicht ins Hintertreffen geraten, denn sie sind genauso wichtig. Im folgenden Kapitel zur Schmerzbehandlung stehen die körperlichen Ursachen von Schmerzen im Vordergrund. Die Behandlung des körperlichen Aspekts der Schmerzen stellt jedoch, wie bereits geschildert, eine wichtige Grundlage für die anderen Dimensionen dar.

3.3.1 Schmerzarten

Da verschiedene Schmerzarten unterschiedlich behandelt werden, ist es zunächst wichtig, diese genauer zu betrachten. Schmerzen können entstehen, indem Schmerzrezeptoren im Gewebe (Nozizeptoren; wörtlich übersetzt: Schadensmelder) gereizt oder Nervenbahnen beeinträchtigt werden. Im ersten Fall spricht man von einem Nozizeptorschmerz, im zweiten von einem neuropathischen Schmerz. Dazu einige Beispiele:

- Schlägt man sich mit dem Hammer auf den Finger, erleidet man einen Nozizeptorschmerz.
  → Somatische Nozizeptorschmerzen entstehen durch Reizung der Schmerzrezeptoren in der Haut, im Bindegewebe, im Knochengewebe, an den Sehnen oder den Gelenken. Dies geschieht z. B. bei äußeren Verletzungen, Knochenbrüchen, Fehlbelastungen durch Lähmungen etc. Diese Schmerzen sind meist stechend und gut lokalisierbar.
- Verdirbt man sich den Magen, hat man im Bauchraum Schmerzen durch Reizung der dortigen Nozizeptoren. Diese haben im Gegensatz zum ersten Beispiel einen anderen Charakter, nämlich den von Bauchkrämpfen.
  → Sind Schmerzrezeptoren im Bereich der Eingeweide betroffen, wie etwa bei Magenschmerzen, Menstruationsbeschwerden oder Gallenkoliken, so spricht man von viszeralen Nozizeptorschmerzen (lat. „viszera" = Eingeweide). Sie sind schlecht

lokalisierbar, dumpf drückend, teilweise kolikartig.
- Schlägt man sich den Ellenbogen an und reizt dabei den Ulnarnerv am „Musikantenknochen", handelt es sich um einen neuropathischen Schmerz.
  → Neuropathische Schmerzen entstehen, wenn das Nervengewebe, das den Schmerz vom Nozizeptor zum Gehirn leitet, an irgendeiner Stelle zwischen den Nervenendigungen im Körper und dem Gehirn beeinträchtigt wird. Dies kann im Verlauf der peripheren Nerven, im Rückenmark oder im Gehirn geschehen. So können beispielsweise eine schwere Nervenverletzung, ein Schlaganfall oder eine Querschnittlähmung zu neuropathischen Schmerzen führen.

Kasten 3-3:

Schmerzarten
- Somatischer Nozizeptorschmerz
- Reizung von Schmerzrezeptoren der Haut, Skelettmuskulatur, Sehnen, Faszien, Gelenke etc.
- Schmerzcharakter: gut lokalisierbar, scharf begrenzt, stechend
- Viszeraler Nozizeptorschmerz
- Reizung der Schmerzrezeptoren in den inneren Organen des Brust-, Bauch- und Beckenraums
- Schmerzcharakter: drückend, ziehend, schlecht lokalisierbar, übertragener Schmerz (Head-Zonen)
- Neuropathischer Schmerz
- Kompression/Irritation peripherer Nerven, Nervenwurzel, Rückenmark, Thalamus
- zwei verschiedene Schmerzcharaktere:
  - neuralgiformer Schmerz: einschießend, schneidend, stechend, Attacken von Sekundendauer
  - neuropathischer Dauerschmerz: brennend, bohrend, mit Sensibilitätsstörungen einhergehend.

Es gibt zwei Arten von Nervenschmerzen **(Kasten 3-3)**. Die einen heißen Neuralgien. Dabei schießen Schmerzen für Sekunden ein. Dies geschieht auch bei der oben beschriebenen Reizung des Ulnarnervs am Ellenbogen. Ein weiteres typisches Beispiel ist die Trigeminusneuralgie. Der Sekundenschmerz kann dabei von vernichtender Intensität sein.

Die andere Art des Nervenschmerzes ist der neuropathische Brenn- oder Dauerschmerz. Typische Beispiele für neuropathische Brennschmerzen sind:
- Schmerzen bei Polyneuropathie, z. B. bei Diabetikern
- Schmerzen nach Querschnittlähmung
- Schmerzen nach Schlaganfall in der betroffenen Körperhälfte
- Schmerzen bei Multipler Sklerose
- Phantomschmerzen nach Amputation einer Gliedmaße oder auch der Brust bzw. des Hodens.

Während nahezu jeder Mensch in seinem Leben somatische Nozizeptorschmerzen (wenn man sich in den Finger schneidet), viszerale Nozizeptorschmerzen (wenn man sich den Magen „verdirbt"), neuralgiforme Schmerzen (wenn man sich den „Musikantenknochen" anstößt) erleidet, kennen nur wenige den neuropathischen Brennschmerz aus eigener Erfahrung. Die Betroffenen beschreiben diesen Schmerz oft bizarr, z. B. als „brennend wie Feuer", „bohrend" oder „wie Tiere unter der Haut". Da sich diese Beschreibungen fremd anhören, werden Menschen mit dieser Schmerzart häufig missachtet. Hinzu kommt, dass neuropathische Schmerzen besonders schwer zu behandeln sind. Die daraus resultierende Frustration, zusammen mit der mangelnden eigenen Erfahrung mit dieser Schmerzart, kann leicht zu einer Fehleinordnung als „eingebildete" Beschwerden führen. Gerade neurologisch Kranke, die öfter neuropathische Schmerzen haben (s. Fallbeispiele 3-1 und 3-2), laufen Gefahr, dass ihr (neuropathischer) Schmerz nicht ernst genommen wird.

3.3.2 Schmerzursachen

Neurologische Palliativpatienten haben am häufigsten Schmerzen durch Fehlbelastungen des Bewegungsapparates (Gerhard, 2009b). Durch die häufigen körperlichen Einschränkungen, wie z. B. Lähmungen, Koordinations- und Sensibilitätsstörungen, kommt es zur Fehlbeanspruchung der gestörten Körperregionen mit entsprechendem somatischen Nozizeptorschmerz. Es kann aber auch in den nicht körperlich eingeschränkten, d. h. „gesunden" Körperregionen zu somatischen Nozizeptorschmerzen kommen, wenn die „gesunde" Region überbelastet wird, um Defizite wie z. B. eine Lähmung oder Koordinationsstörungen der anderen Körperhälfte auszugleichen **(Fallbeispiel 3-3)**.

Fallbeispiel 3-3

Herr Baum leidet seit 20 Jahren an Multipler Sklerose. Er hatte seit Beginn der Erkrankung eine leichte, im Verlauf zunehmende Lähmung der rechten Körperhälfte und jetzt auch des linken Beines mit Spastik. Über sehr viele Jahre hatte er Schmerzen in den gelähmten Extremitäten. Seit Jahren benutzt er einen Gehstock mit der „gesunden" linken Hand. Jetzt hat er zusätzlich zu den bereits bekannten krampfartigen Schmerzen in beiden Beinen und im rechten Arm auch stechende Schmerzen im linken Ellenbogen- und Handgelenk, die besonders ausgeprägt sind, wenn er umhergeht.

Kommentar: Die neuen Schmerzen im linken Arm waren durch eine chronische Überbelastung zum Ausgleich der gelähmten rechten Seite aufgetreten. Die „alten" Schmerzen in den gelähmten Extremitäten sind durch die Spastik bedingt. Beides sind somatische Nozizeptorschmerzen. Die Therapie ist dennoch etwas unterschiedlich, denn bei den durch Spastik bedingten Schmerzen kann man auch mit Antispastika behandeln.

Auch Erhöhungen des Muskeltonus, wie Spastik oder Rigor, die bei neurologischen Erkrankungen häufig anzutreffen sind, verlaufen schmerzhaft. Es handelt sich hier ebenfalls um einen somatischen Nozizeptorschmerz. Viszerale Nozizeptorschmerzen sind dagegen bei neurologischen Palliativpatienten eher selten. Sie treten beispielsweise auf, wenn ein neurologisch Erkrankter mit Blasenstörung auf Grund einer übervollen Blase heftige Unterbauchschmerzen hat. Zu bedenken ist, dass gerade bettlägerige Patienten, falls sie einen Dekubitus (Druckgeschwür) bekommen, heftige somatische Nozizeptorschmerzen erleiden können (Byrne et al., 2009).

Bei neurologischen Palliativpatienten sind neuropathische Schmerzen im Vergleich zu anderen Erkrankungen verständlicherweise häufiger. So kann es durch Befall einer Gehirn- oder Rückenmarkregion zu zentral-neuropathischen Schmerzen kommen. Man nennt sie zentralneuropathisch, weil die Schädigung im Zentralnervensystem liegt. Üblicherweise kann man diese Schmerzart gut feststellen, da anatomisch typische Strukturen, wie z. B. eine Körperhälfte oder der ganze Körper querschnittförmig ab einer gewissen Körperhöhe abwärts, von den Schmerzen betroffen sind. Hinzu kommt der typische Schmerzcharakter, der brennende Dauerschmerz (s. Kasten 3-3) oder der neuralgiform einschießende Sekundenschmerz oder eine Mischung aus beidem.

Ähnlich wie in der Allgemeinbevölkerung haben auch neurologische Palliativpatienten häufig Kopfschmerzen. Ursachen sind nicht nur in der Allgemeinbevölkerung, sondern auch hier meist Migräne und Spannungskopfschmerz. In **Tabelle 3-2** werden die Charakteristika dieser beiden häufigsten Kopfschmerzformen zusammengefasst. Die genannten Analgetika und nichtmedikamentösen Therapieverfahren werden in Kapitel 3.3.6 und 3.3.8 erläutert.

Neurologische Palliativpatienten können neben diesen alltäglichen Kopfschmerzen im Rahmen ihrer besonderen Erkrankung an ande-

Tabelle 3-2: Migräne und Spannungskopfschmerzen (Übersicht) (Quellen: DGN, 2014, 2022a)

Item	Migräne	Spannungskopfschmerz
Symptomatik	• häufig einseitiger Kopfschmerz • pulsierender Charakter • mäßige bis starke Schmerzintensität • Verstärkung bei körperlicher Aktivität	• meist beidseitiger Kopfschmerz • drückender, ziehender Charakter • leichte bis mäßige Schmerzintensität • keine Verstärkung durch körperliche Aktivität
Begleitsymptome	• Übelkeit • Erbrechen • Lichtscheu • Lärmempfindlichkeit	• selten Übelkeit • kein Erbrechen • sehr selten Lichtscheu • sehr selten Lärmempfindlichkeit
Akut-Therapie	• ASS • ASS + Paracetamol + Coffein • Ibuprofen • Diclofenac • Naproxen • Triptane (Almotriptan, Eletriptan, Frovatriptan, Naratriptan, Rizatriptan, Sumatriptan, Zolmitriptan)	keine klaren Evidenzen: • ASS • Paracetamol • Ibuprofen • Diclofenac • Naproxen • Metamizol
Prophylaxe, Therapie	Migräneprophylaxe: • Betablocker (Metoprolol, Propranolol) • Flunarizin • Topiramat • Valproinsäure • Amitriptylin	Therapie des chron. Spannungskopfschmerzes: • progressive Muskelrelaxation nach Jacobson • Antidepressiva (Amitriptylin, Mirtazapin, Venlafaxin) • Tizanidin

ren Formen des Kopfschmerzes leiden. Einige beispielhafte Situationen seien hier genannt:

- durch einen Hirntumor bedingte Kopfschmerzen
- morgendliche Kopfschmerzen durch nächtlichen Sauerstoffmangel bei schlechter Atemfunktion (z. B. bei amyotropher Lateralsklerose)
- Kopfschmerz bei Hirnblutung
- Kopfschmerz durch Nackenversteifung (Rigor) bei Parkinson-Krankheit
- Kopfschmerz bei depressiver Verstimmung.

3.3.3 Prinzipien der Schmerztherapie

Sowohl die Weltgesundheitsorganisation als auch die Arzneimittelkommission der deutschen Ärzteschaft (Aulbert et al., 2011) haben Prinzipien zur Tumorschmerztherapie erarbeitet. Die Behandlung von Tumorschmerzen ist sehr gut untersucht und kann daher als Modell für andere Schmerzsituationen dienen. Demnach soll eine Schmerztherapie möglichst einfach gestaltet sein. Um die Lebensqualität der Betroffenen nicht zusätzlich einzuschränken, sollen orale Medikamente (Tabletten, Tropfen, Lösungen) **(Kasten 3-4)** den Spritzen und dem Schmerzkatheter vorgezogen werden. Spritzen und Katheter wirken meist nicht besser, machen den Patienten aber verstärkt von der regelmäßigen Betreuung durch Ärzte abhängig und schränken ihn so zusätzlich ein.

Kasten 3-4:

DNA-Regel der WHO
D – durch den Mund
N – nach der Uhr
A – Analgetikastufenschema

Die Analgetika sollen nach einem festen Zeitplan eingenommen werden. Man muss dazu die Wirkdauer der einzelnen Medikamente kennen, um die nächste Dosis bereits zu geben, bevor die Wirkung nachlässt. Dies widerspricht unseren Alltagsgewohnheiten, Schmerzmittel erst nach dem Eintreten von Schmerzen einzunehmen.

Wichtig ist eine den individuellen Bedürfnissen des jeweiligen Patienten angepasste Dosierung. Mittels regelmäßiger Schmerzerfassungen wird kontrolliert, wann eine ausreichende Schmerzreduktion durch die Therapie erreicht ist. Dadurch werden Überdosierungen vermieden.

Weiterhin ist bekannt, dass es verschiedene Mechanismen gibt, über die sich Schmerz, wenn er unbehandelt bleibt, aufschaukeln kann (Mercadante, 2006). Schmerzneurone verstellen sozusagen ihre Empfindlichkeit. Man nennt dies „wind up" (Hochregulieren). Diese Mechanismen werden auch als Schmerzgedächtnis bezeichnet, obwohl der Begriff etwas vereinfachend ist. Ausschlaggebend ist, den Schmerz gleichmäßig über den Tag zu behandeln und möglichst nicht „durchbrechen" zu lassen, damit er sich eben gerade nicht „aufschaukeln" kann. Ideal ist die Kombination aus lang wirksamen Medikamenten, z. B. von 12 Stunden Wirkdauer, als Festmedikation, ergänzt durch eine Bedarfsmedikation für die sogenannten Schmerzspitzen mit kürzeren Wirkdauern.

Zur individuellen Schmerztherapie ist das Stufenschema der WHO **(Abb. 3-5)** hilfreich. Darin werden einfache Schmerzmedikamente, wie Paracetamol, Diclofenac und Ibuprofen, als Stufe 1 und Opioide, je nach Stärke, in zwei Stufen (Stufe 2 oder 3) eingeteilt. Zusätzlich werden Medikamente, die nicht primär als Schmerzmittel zugelassen sind (Koanalgetika), und Medikamente gegen Nebenwirkungen der Schmerztherapie (Adjuvanzien eingesetzt.

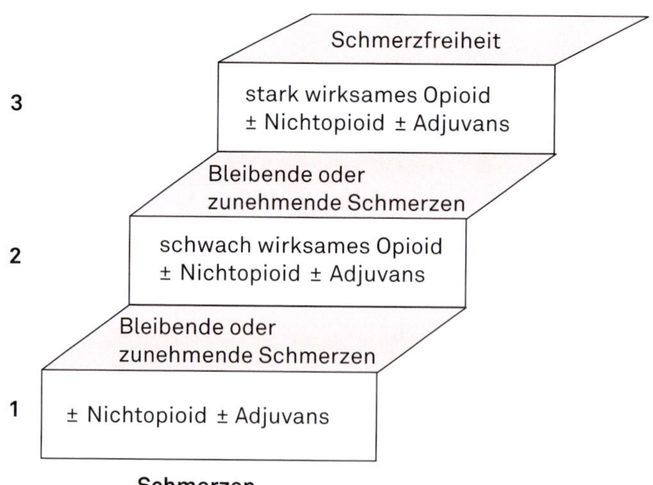

Abbildung 3-5: Schmerz-Stufenschema der Weltgesundheitsorganisation (Quelle: Eigene Darstellung)

Bei Beachtung dieser Prinzipien kann eine Schmerztherapie mit Opioiden jahrelang ohne schwere Nebenwirkungen oder Folgeschäden durchgeführt werden. Der Mythos, Opioide seien gefährliche Medikamente und müssten deshalb möglichst vermieden werden, ist – wie bereits beschrieben – falsch (Aulbert et al., 2011).

3.3.4 Nichtopioide

In Stufe 1 des WHO-Stufenschemas werden alle Schmerzmittel, die nicht zur Gruppe der Opioide gehören, zusammengefasst. Früher nannte man diese Gruppe auch „periphere Analgetika", weil man glaubte, dass diese Medikamente nicht im Zentralnervensystem, sondern in der „Peripherie" wirken. Schon lange ist indessen bekannt, dass Stufe-1-Analgetika sowohl peripher als auch zentral wirken (Diener & Maier, 2003). Es gibt mehrere Untergruppen mit unterschiedlichem Wirkmechanismus und verschiedener chemischer Struktur. Man unterscheidet nichtsaure fiebersenkende und saure, entzündungshemmende fiebersenkende Substanzen.

3.3.4.1 Nichtsaure fiebersenkende Analgetika

Paracetamol hat eine eher schwache schmerzstillende Wirkung und eine nur kurze Wirkdauer von ca. 4 Stunden. Es wirkt gut fiebersenkend, aber nicht entzündungshemmend. Die übliche Dosis liegt bei ca. 2–4 g/d. Diese Dosis ist nur geringfügig steigerbar, denn bei mehr als 6 g/d besteht die Gefahr von Leberzellnekrosen, bei mehr als 10 g/d droht ein möglicherweise tödliches Leberversagen.

Metamizol (z. B. Novalgin®) hat in Gruppe 1 die stärkste analgetische Wirkung. Es wirkt auch gut fiebersenkend, aber nicht entzündungshemmend. Zusätzlich besteht eine spasmolytische Wirkung, was bei viszeralen Nozizeptorschmerzen vorteilhaft ist. Die Wirkdauer ist mit ca. 4 Stunden kurz, sodass das Präparat (vier bis) sechs Mal täglich gegeben werden muss. Man kann auch die Abenddosis verdoppeln und so nachts ein Acht-Stunden-Intervall ermöglichen. Wegen Blutbildnebenwirkungen (Abfall bestimmter weißer Blutkörperchen) wurde das Medikament in einigen Ländern (z. B. Skandinavien, USA) aus dem Handel gezogen. Tatsächlich ist diese Nebenwirkung aber selten und nach Absetzen des Medikaments wieder rückläufig. Warnsymptom für diese Nebenwirkung kann eine Mandel- oder Lungenentzündung sein. Viele Patienten schwitzen unter diesem Medikament stark. Vor allem bei intravenöser Gabe kommt es mitunter zu Blutdruckabfällen oder Überempfindlichkeitsreaktionen, vor allem bei hoher Infusionsgeschwindigkeit. Manche Patienten kommen eher mit Tropfen, manche eher mit Tabletten zurecht.

3.3.4.2 Nichtsteroidale Antirheumatika

Die Gruppe der sauren, entzündungshemmenden fiebersenkenden Analgetika (auch NSAR = nichtsteroidale Antirheumatika genannt) hemmt ein Schmerz und Entzündung vermittelndes System, das Prostaglandinsystem, über das Enzym Zyklooxygenase. Dieses Enzym hat zwei Unterformen:

- Zyklooxygenase 1 (schützt Niere, Magen, Gefäße und aggregiert Blutplättchen)
- Zyklooxygenase 2 (wird nur bei Entzündungs- bzw. Schmerzzuständen ausgeschüttet).

Hemmt man beide Zyklooxygenasen, hat man schmerzstillende, entzündungshemmende Effekte über die Hemmung der Zyklooxygenase 2 und gleichzeitig Nebenwirkungen an Niere und Magen über die Hemmung der Zyklooxygenase 1. Um diese über die Zyklooxygenase 1 vermittelten Nebenwirkungen zu vermindern, hat man Medikamente entwickelt, die vor allem die Zyklooxygenase 2 hemmen. Da dann kompensatorisch verstärkt der Stoffwechselweg über die Zyklooxygenase 1 genutzt wird, aggregieren verstärkt Blutplättchen, was zu einem höheren Schlaganfall- und Herzinfarktrisiko führt. Deshalb wurden einige dieser Medikamente (Rofecoxib [Vioxx®], Valdecoxib [Bextra®]) wieder aus dem Handel gezogen. Andere, wie Celecoxib oder Etoricoxib, sind noch im Handel, weil diese Risiken bei ihnen (bisher?) nicht festgestellt wurden. Vorteilhaft ist die Entzündungshemmung dieser Analgetika bei rheumatischen Beschwerden. Als Beispiele werden einige Präparate, nämlich Zyklooxygenase-1- und -2-Hemmer mit längerer Wirkdauer genannt.

Diclofenac (z.B. Voltaren®) hat eine unterschiedlich lange Wirkdauer. Es gibt ein Retardpräparat mit 12 Stunden Wirkung (z.B. Voltaren Resinat®) und kurz wirksame Tabletten (z.B. Voltaren dispers®). Beträchtlich ist die Rate von Nebenwirkungen am Magen, weshalb oft gleichzeitig magenschützende Medikamente verordnet werden müssen. Vor allem bei Anwendung über mehr als ein halbes Jahr ist das Risiko von Nierenschäden deutlich erhöht.

Ibuprofen hat ebenfalls eine recht lange Wirkdauer (8 h). Die Nebenwirkungen sind denen von Diclofenac ähnlich.

Naproxen (z.B. Proxen®) hat ebenfalls eine recht lange Wirkdauer (12 h) und dem Diclofenac entsprechende Nebenwirkungen. Es wird u.a. in der Prophylaxe der menstruellen Migräne eingesetzt.

3.3.5 Opioide

Natürlich vorkommende Opioide werden direkt aus der Mohnpflanze extrahiert und Opiate genannt. Dies sind Codein und Morphin. Synthetisch hergestellte Medikamente aus dieser Gruppe heißen Opioide. Die Endsilbe „oid" steht für ähnlich. Wörtlich übersetzt bedeutet Opioid eine opiatähnliche Substanz. In diese Gruppe gehören alle Opioide, wie z.B. Dihydrocodein, Tramadol, Tilidin, Tapentadol, Buprenorphin, Hydromorphon, Fentanyl, Levomethadon, Oxycodon etc.

Alle Opioide wirken über verschiedene Untertypen von Opioidrezeptoren sowohl im Zentralnervensystem als auch im peripheren Gewebe. Sie haben grundsätzlich ähnliche Nebenwirkungen. Da jeder Mensch eine andere Ausstattung an Untertypen dieser Opioidrezeptoren hat, kann es sein, dass er ein Opioid besser als ein anderes verträgt, was bei einer anderen Person mit wiederum anderer Rezeptorausstattung wieder ganz anders sein kann. Als Vergleich kann man sich vorstellen, dass jeder von einem anderen Wein einen „Kater" bekommen kann. Die verschiedenen Opioide unterscheiden sich außerdem dadurch, dass sie entweder mehr über die Leber oder mehr über die Niere ausgeschieden werden. Dies ist wichtig, wenn ein Patient mit einer Leber- oder Nierenschwäche an Schmerzen behandelt wird.

Opioide werden in zwei Gruppen (Stufe 2 und 3) des WHO-Stufenschemas eingeteilt. In Stufe 2 stehen schwächer wirksame Opioide, deren Wirkung nicht beliebig durch Dosiserhöhung gesteigert werden kann. In Stufe 3 stehen Opioide, deren Wirkung nahezu beliebig durch Dosiserhöhung gesteigert werden kann. Stufe 2 unterliegt deshalb auch nicht dem Betäubungsmittelgesetz, das heißt, die Medikamente müssen nicht im „Giftschrank" gelagert werden (Ausnahme: Tilidin-Tropfen). Im Anschluss werden die einzelnen Substanzen und allgemeine Aspekte, wie Nebenwirkungen, ausführlich dargestellt. Der Autor greift dabei auf entsprechende Veröffentlichungen (DGP, 2020; Gerhard, 2023a) zurück.

3.3.5.1 Nebenwirkungen

Opioidnebenwirkungen sind – vor allem in den ersten 2 Wochen der Anwendung – Übelkeit, Erbrechen, Benommenheit und Schwindel. Deshalb sollte in den ersten 1 bis 2 Wochen ein Medikament gegen Übelkeit mitverordnet werden. Opioidübelkeit wird über eine bestimmte Zone im Gehirn (Chemorezeptoren-Triggerzone) vermittelt. Haloperidol wirkt dort gezielt und eignet sich deshalb am besten zur Behandlung dieser Nebenwirkung. Es sollte niedrig dosiert werden. Ebenfalls geeignet ist Metoclopramid, da es neben seiner propulsiven, antiemetischen Wirkung im Gastrointestinaltrakt auch an der Chemorezeptoren-Triggerzone wirkt.

Viele fürchten die atemhemmende Wirkung der Opioide. Da Schmerz ein sehr starker Atemantrieb ist, kann man bei noch bestehendem „Restschmerz" kaum eine Atemlähmung auslösen. Man merkt die durch eine erhebliche Überdosierung ausgelöste Atemhemmung auch an anderen Überdosierungszeichen, wie etwa einer verminderten Bewusstseinslage. Außerdem bewirken Opioide, wenn sie bei schon bestehender Schmerzfreiheit noch höher dosiert werden, zunächst eine Linderung der Atemnot und dann erst eine Atemhemmung. Dies wird zur Therapie der Atemnot in der Palliativmedizin eingesetzt. Man gibt dann schmerzfreien Patienten niedrig dosiert Opioide oder man erhöht die für die Schmerztherapie ausreichende Opioiddosis nochmals um 25 bis 50 %, um die Atemnot zu behandeln. Opioide, richtig eingesetzt mit regelmäßigen Schmerzerfassungen, haben also hinsichtlich einer Atemhemmung kaum Risiken und eignen sich hervorragend zur Therapie der Atemnot.

Opioide lösen dauerhaft Verstopfung aus, weshalb während der gesamten Anwendung Abführmittel gegeben werden sollten. Am besten eignen sich Macrogole oder Natriumpicosulfat. Lactulose ist auch möglich, aber wegen der häufig ausgelösten Blähungen nicht ganz so gut geeignet.

Seltenere Nebenwirkungen der Opioide sind Sedierung, Harnverhalt, Juckreiz, Schwitzen und Muskelzuckungen (Myoklonien).

Opioide führen, wenn sie als Schmerzmittel gegeben werden, zu einer Gewöhnung des Körpers an die jeweilige Substanz. Dies ist auch der Grund, weshalb Übelkeit, Benommenheit etc. nur in der Anfangsphase auftreten und dann meist verschwinden. Dieser Gewöhnungseffekt muss berücksichtigt werden, wenn man ein Opioid absetzt. Man muss dann den Körper durch langsames Ausdosieren wieder an die neue Situation ohne Opioid gewöhnen, sonst reagiert er mit Entzugserscheinungen. Diese körperliche Abhängigkeit bedeutet aber nicht gleichzeitig auch psychische Abhängigkeit (Sucht). Bei kontinuierlicher Gabe nach den Regeln der WHO ist eine Suchtentwicklung ausgesprochen selten. Die häufige Gabe kurz wirksamer Präparate nur bei Bedarf ist dagegen sowohl von der Qualität der Schmerztherapie als auch von der Suchtentwicklung her ungünstiger.

3.3.5.2 Schwach potente Opioide

Schwach potente Opioide der Stufe 2 des WHO-Schemas werden auch Opioide für schwache und mittelstarke Schmerzen genannt. Die Medikamente dieser Stufe zeichnen sich meist durch einen „Ceiling-Effekt" aus. Das heißt, die Dosis dieser Substanzen kann nicht beliebig gesteigert werden. Man erreicht ab einer Grenzdosis keine weitere Besserung der Schmerzen, als stieße man an die Zimmerdecke (engl. „ceiling"). Deshalb sind diese Medikamente für den Missbrauch nicht gut geeignet, da der Süchtige meist eine Dosissteigerung verlangt, die hier keinen Effekt hat. Daher unterliegen diese Medikamente nicht dem Betäubungsmittelgesetz. In der Schmerztherapie müssen Stufe-2-Opioide bei Erreichen der „Ceiling-Dosis" abgesetzt und gegen stärkere Opioide der Stufe 3 ausgetauscht werden. Würde man Stufe 2 parallel zu Stufe 3 weiter verordnen, wäre dadurch die Wirkung der stärkeren Stufe-3-Medikamente nur unnötig blockiert.

Tramadol ist kein reines Opioid, sondern wirkt auch über eine Wiederaufnahmehemmung von zwei Überträgerstoffen im Gehirn, die bei der Schmerzverarbeitung eine Rolle spielen, nämlich Noradrenalin und Serotonin. Diese beiden zusätzlichen Mechanismen sind bei der Behandlung neuropathischer Schmerzen von Vorteil. Tramadol hat etwa 1/10 der Schmerzwirksamkeit von Morphin. Es verursacht seltener Obstipation als Morphin. Daher muss nicht immer eine Obstipationsprophylaxe gegeben werden. Die Ceiling-Dosis, oberhalb der keine wesentliche Besserung der Schmerzen mehr zu erwarten ist, liegt bei 900 mg.

Tramadol gibt es als Tropfen mit nur 4 Stunden Wirksamkeit und als Retardtabletten mit 8 bis 12 Stunden Wirksamkeit. Die Tropfen verursachen mehr Übelkeit als die Retardtabletten, u.a. deshalb, weil so keine kontinuierliche Gewöhnung an das Medikament stattfindet. In der Anwendung empfiehlt es sich, eine Festmedikation mit Retardtabletten zu verordnen und bei Schmerzspitzen zusätzlich Tropfen zu geben.

Tilidin ist ein reines Opioid, das mit dem Opioidgegenspieler (Antagonisten) Naloxon kombiniert wird. Der Antagonist wird in der Leber verstoffwechselt. Möglicherweise führt dieses Prinzip zu weniger Obstipation. Die Schmerzwirksamkeit liegt bei etwa 1/10 der Schmerzwirksamkeit von Morphin. Die Ceiling-Dosis liegt bei 600–1000 mg. Es gibt Retardtabletten, die 8 (bis 12) Stunden wirken, und Tropfen, die ca. 4 Stunden wirken. Es empfiehlt sich eine Festmedikation mit Retardtabletten und bei Schmerzspitzen zusätzlich die Gabe von Tropfen.

Codein ist ein natürliches Opioid (Opiat), da es direkt aus der Mohnpflanze extrahiert wird. Es hat etwa 1/10 der Schmerzwirksamkeit von Morphin. Nachteilig ist die mit ca. 4 Stunden kurze Wirkdauer. Es ist außerdem erheblich obstipierend. Bei 10% der Bevölkerung ist die Umwandlung in Morphin genetisch bedingt nicht möglich. Daher hat Codein bei diesen Personen keine Wirkung.

Dihydrocodein gibt es in einer Retardform mit einer Wirkdauer von ca. 12 Stunden. Es hat etwa 1/6 der Schmerzwirksamkeit von Morphin. Wegen der erheblich obstipierenden Wirkung wird es kaum mehr eingesetzt.

3.3.5.3 Stark potente Opioide

Stark potente Opioide der WHO-Stufe 3 haben mit Ausnahme von Buprenorphin keinen Ceiling-Effekt, das heißt, man kann die Dosis je nach Schmerzstärke ohne obere Grenzdosis anpassen. Dies ist bei der Therapie stärkster Tumorschmerzen extrem wichtig. Wie schon beschrieben, sollten diese Opioide nicht untereinander oder mit Stufe-2-Opioiden kombiniert werden.

Morphin ist das älteste natürlich vorkommende Präparat dieser Gruppe. Es wurde bereits 1804 von dem Apotheker Sertürner aus der Mohnpflanze isoliert und gilt deshalb als Referenzopioid. Vorteilhaft ist, dass es in verschiedensten Darreichungsformen verfügbar ist. Es kann oral, rektal, intravenös, subkutan oder in den Rückenmarkskanal gegeben werden. Nach den Umrechnungsdosen (Äquivalenzdosen) entsprechen 30 mg oral 10 mg intravenös bzw. 30 mg oral 15 mg subkutan. Es sind außerdem Präparate verschiedenster Wirkdauer vorhanden. Es gibt kurz wirksame Tabletten oder Tropfen gegen den Durchbruchschmerz, die 4 Stunden wirksam sind (z.B. Sevredol®, Morphintropfen). Die Retardtabletten sind 8 bis 12 Stunden wirksam (z.B. MST®, das auch als Granulat für die Magensonde verfügbar ist). Es gibt auch Ultraretardtabletten, die 24 Stunden wirksam sind (MST continus®). Bei intravenöser Gabe beträgt die Wirkdauer nur 2 Stunden, bei subkutaner Gabe 4 Stunden.

Morphin wird vor allem über die Niere ausgeschieden. Es kumuliert daher bei Niereninsuffizienz.

Hydromorphon gibt es seit 1926. Es gibt Tabletten unterschiedlicher Wirkdauer: Retardtabletten wirken etwa 8 bis 12 Stunden (Palladon®), nichtretardierte Tabletten wirken ca. 3 bis 4 Stunden (Palladon 1,3® oder 2,6®); ultraretardierte Tabletten wirken 24 Stunden (Jurnista®). Ampullen (Palladon inject®) zur intravenösen oder subkutanen Gabe stehen ebenfalls zur Verfügung. Die Äquivalenzdosis zu Morphin beträgt bei subkutaner, intravenöser und oraler Gabe 5:1, das heißt, 4 mg Hydromorphontabletten entsprechen 20 mg Morphintabletten.

Oxycodon gibt es seit 1915. Es wird als Retardtablette (z.B. Oxygesic®) mit schnell wirksamer Komponente (8–12 h Wirkdauer), als kurz wirksame Tablette (Oxygesic akut®) und als Ampulle zur intravenösen oder subkutanen Gabe hergestellt. Die Äquivalenzdosis zu Morphin beträgt 1 : 1,5–2. Ein Kombinationspräparat von Oxycodon mit Naloxon (Targin®), das langsamer anflutet und vielleicht etwas weniger obstipierend sein könnte, wurde entwickelt.

Fentanyl wird als Pflaster mit einer Wirkdauer von 3 Tagen hergestellt. Nachteil ist der späte Wirkungseintritt nach 12 bis 24 Stunden (im Mittel 16 h!). Wegen dieses langsamen Wirkeintritts sind Fentanylpflaster daher nur bei stabilem Schmerzsyndrom gut einsetzbar. Sie sind auch bei Schluckstörungen gut geeignet. Schnell transmukosal wirkende Fentanylpräparate, z. B. Fentanyl-Buccaltabletten (Effentora®), Sublingualtabletten (Abstral®) oder Nasensprays (Instanyl®), wirken sofort, aber kurz. Besonders schnell wirken die Nasensprays (DGP, 2020). Sie sind daher besonders gut geeignet für durch Bewegung ausgelösten Schmerz („incident pain"; s. a. Kap. 3.3.7). Die Äquivalenzdosis von Fentanyl zu Morphin beträgt 1 : 100 **(Fallbeispiel 3-4)**.

Buprenorphin wird als sublinguale Tablette (z. B. Temgesic®) mit 6 bis 8 Stunden Wirkdauer und als Pflaster mit 3 bis 4 Tagen (Transtec®) oder einer Woche (Norspan®) Wirkdauer hergestellt. Ein fraglicher Ceiling-Effekt wird bei 3–5 mg beschrieben. Die Äquivalenzdosis zu Morphin wird mit 75 : 1 angegeben. Wegen der hohen Bindung an die Opioidrezeptoren lässt sich die Wirkung mit dem Antagonisten Naloxon schwer aufheben. Es wird nicht über die Niere ausgeschieden und kann daher auch bei Niereninsuffizienz eingesetzt werden. Bei speziellen neuropathischen Schmerzsyndromen (z. B. Gesichtsschmerzen) kann es im Sinne einer ganglionären lokalen Opioidanalgesie an die Nervenganglien gespritzt werden.

Levomethadon (Polamidon®) ist nicht nur ein starkes Opioid, sondern wirkt auch über zwei andere Überträgerstoffe im Gehirn und Rückenmark, Serotonin und NMDA, die für die Entstehung neuropathischer Schmerzen wichtig sind. Es ist daher zur Behandlung neuropathischer Schmerzen gut geeignet. Es hat eine sehr lange Verweildauer (10–75 h) im Körper und besonders im Fettgewebe, ist aber nur 6 bis 12 Stunden schmerzhemmend wirksam. Deshalb ist die Aufdosierung ausgesprochen kompliziert. Bei Überdosierung dauert es entsprechend lange, bis das Medikament wieder aus dem Körper ausgeschieden ist. Deshalb sollte es nur unter stationären Bedingungen oder durch entsprechend erfahrene Schmerztherapeuten unter Beobachtung eindosiert werden. Neben der Tropfenform gibt es auch Ampullen zur intravenösen Gabe.

Tapentadol (Palexia®) ist eine Kombination aus einem Opioid mit der Wirkung eines Noradrenalin-Wiederaufnahme-Hemmers. Es hat

Fallbeispiel 3-4

Herr M. ist 83 Jahre alt und leidet an Bauchspeicheldrüsenkrebs im fortgeschrittenen Stadium. Er hat krampfartige Bauchschmerzen, die sich bisher mit Metamizol und Fentanyl-Pflaster (75 µg/h) gut behandeln ließen. Nun nimmt die Schmerzintensität stark zu. Würde man die Pflasterdosis erhöhen, hätte man das Problem, dass die Dosiserhöhung erst nach 12 bis 24 (im Mittel 16) Stunden wirken würde. Man entscheidet sich daher, den Betroffenen bei stark ansteigendem Schmerz und künftig wohl höherem Opioidbedarf auf Morphin umzustellen (Umrechnungsfaktor 1 : 100, d. h. 75 µg/h Fentanyl × 24 h = 1800 µg Fentanyl/24 h × 100 [Umrechnungsfaktor zu Morphin] = 180 000 µg Morphin = 180 mg Morphin). Zunächst erhält Herr M. 120 mg (2/3 der umgerechneten Dosis) Retard-Morphin (zusätzlich bis zu 6 × 20 mg kurz wirksames Morphin als Bedarf bei NRS-Werten über 3). Rasch wird die Dosis entsprechend dem NRS-Wert auf 400 mg Retard-Morphin hochtitriert. Herr M. kann nicht mehr gut schlucken. Er erhält deshalb eine subkutane Dauerinfusion mit insgesamt 200 mg Morphin pro 24 Stunden (Umrechnungsfaktor 2 : 1, d. h. 400 mg p. o. = 200 mg s. c.).

damit sowohl Opioidwirkungen als auch Wirkungen nach dem Prinzip der die Noradrenalin-Wiederaufnahme hemmenden Antidepressiva, die in der Schmerztherapie gerne als Koanalgetika eingesetzt werden (Kap. 3.3.6.1). Ähnlich dem Levomethadon könnte Tapentadol daher gegen neuropathische Schmerzen gut geeignet sein. Es ist seit 2010 zur oralen Behandlung starker chronischer Schmerzen zugelassen. Tapentadol wurde als schnell freisetzende und als Retardform entwickelt.

3.3.5.4 Opioid-Eindosierung und -Rotation

Die Eindosierung der Opioide kann über eine schnelle Titration mit häufiger Gabe von unretardierten Tabletten, Tropfen oder Injektionen erfolgen, bis die Schmerzen ausreichend gelindert sind. Die langsame Titration erfolgt mit Retardtabletten, die bis zur deutlichen Schmerzreduktion täglich gesteigert werden. Bei Durchbruchschmerz wird jeweils 1/6 der Tagesdosis des Opioids als Bedarf gegeben. Diese Bedarfsmedikation darf bis zu sechs Mal täglich eingenommen werden.

Opioidrotation bedeutet, das Opioid bei ungünstigen Nebenwirkungen und unzureichender Analgesie durch ein anderes zu ersetzen **(Fallbeispiel 3-5)**. Man verwendet dann 50 (bis 75 %) der Äquivalenzdosis entsprechend **Tabelle 3-3** und dosiert erneut auf. Bei Levomethadon muss wegen der komplizierten Aufdosierung neu eindosiert werden.

Fallbeispiel 3-5

Frau Jürgens ist 87 Jahre alt und leidet an Brustkrebs mit Wirbelsäulenmetastasen. Bisher waren die Schmerzen nach dem WHO-Stufenschema durch 30 Tr. Metamizol alle 4 Stunden (außer nachts) sowie 2 × 200 mg Morphin retard gut zu behandeln. Jetzt nehmen die Rückenschmerzen bei Frau Jürgens erheblich zu und sie kann immer schlechter schlucken. Die Morphindosis wird schrittweise auf 3 × 200 mg erhöht. Frau Jürgens hat kaum noch Schmerzen, zeigt aber immer wieder Zuckungen am Körper. Sie leidet an einer ausgeprägten Niereninsuffizienz und wird deshalb und wegen des erschwerten Schluckens auf Fentanyl umgestellt. Sie erhält schließlich 250 µg/h Fentanyl und ist nun schmerzfrei, ohne die Zuckungen ertragen zu müssen.

Kommentar: Muskelzuckungen (Myoklonien) sind eine Nebenwirkung von Abbauprodukten des Morphins und des Hydromorphons. Sie kommen unter Fentanyl kaum vor. Insofern war die Umstellung sehr hilfreich.

Tabelle 3-3: Opioid-Äquivalenzdosen (Quelle: Eigene Darstellung)

Substanz	Äquivalenzdosen
Morphin oral oder rektal	60 mg
Morphin intravenös	20 mg
Morphin subkutan	30 mg
Fentanyl-Pflaster	25 µg/h (!)
Buprenorphin sublingual	1,2 mg
Buprenorphin-Pflaster	35 µg/h (!)
Oxycodon oral	40 mg
Hydromorphon oral	12 mg

In Zusammenhang mit hochdosierten Opioidgaben taucht immer wieder die Diskussion um indirekte Sterbehilfe auf. Letztere bedeutet die Gabe von Schmerzmitteln (oder anderen Medikamenten) zur Symptomlinderung in steigender Dosierung unter Inkaufnahme eventuell lebensverkürzender Nebenwirkungen. Eine solche Symptomlinderung ist nach der Rechtsprechung nicht nur erlaubt, sondern sogar geboten, wenn sie im Einklang mit dem Patientenwillen steht. Bei korrekter Medikamentenanwendung tritt diese Situation in der Praxis so gut wie nie auf. Nach entsprechenden Studien ist bei einer guten, hochdosierten Schmerztherapie eher eine Lebensverlängerung zu erwarten (Sykes & Thorns, 2003) (Kap. 4.8).

3.3.6 Koanalgetika

Koanalgetika sind Medikamente, die ursprünglich nicht gegen Schmerzen, sondern für andere Anwendungen entwickelt wurden, aber zur Schmerztherapie in speziellen Situationen eingesetzt werden (Gerhard, 2023a). Da manche Koanalgetika besonders gut bei neuropathischen Schmerzen wirken, die bei neurologischen Palliativpatienten häufiger vorkommen, ist die Neuro-Palliative Care ein besonderes Einsatzfeld für diese Medikamente.

3.3.6.1 Antidepressiva

Antidepressiva wirken im Zentralnervensystem. Sie hemmen vom Körper über das Rückenmark aufsteigende schmerzleitende Systeme, und zwar dadurch, dass absteigende schmerzdämpfende Systeme verstärkt werden (Diener & Maier, 2003). Diese Abschwächung der Schmerzsignale der aufsteigenden schmerzleitenden Systeme ist ein Effekt, der von der antidepressiven Wirkung völlig unabhängig besteht. In den Beipackzetteln wird darauf meist nicht hingewiesen. Die Betroffenen verstehen daher oft nicht, warum ihnen gegen Schmerzen ein Antidepressivum verordnet wird. Ausführliche Aufklärung über Sinn und Nutzen dieser Medikamentengruppe bei Schmerzen ist deshalb besonders wichtig. Nicht alle Antidepressiva wirken gleich gut gegen Schmerzen.

Antidepressiva wirken in der Regel über zwei Botenstoffsysteme: Serotonin und Noradrenalin. Manche Antidepressiva wirken nur über das Serotoninsystem, manche auch oder überwiegend über das Noradrenalinsystem. Es hat sich gezeigt, dass nur die auf das Noradrenalinsystem wirkenden Antidepressiva eine gute schmerztherapeutische Wirkung haben. Sie wirken dabei nicht gegen alle Schmerzarten, sondern vor allem gegen neuropathische Brennschmerzen (Kap. 3.3.1).

Amitriptylin (z. B. Saroten®) wirkt über eine Wiederaufnahmehemmung der Botenstoffe Serotonin und Noradrenalin bei neuropathischem Dauerschmerz. Zur Schmerztherapie wird nur etwa die Hälfte der antidepressiven Dosierung benötigt. Nebenwirkungen sind vor allem Müdigkeit, Mundtrockenheit, Obstipation und Harnverhalt, aber auch kognitive Störungen, Orthostaseprobleme und sexuelle Funktionsstörungen. Es darf bei Glaukom (grüner Star) und manchen Herzrhythmusstörungen nicht gegeben werden.

Da Müdigkeit eine Nebenwirkung dieser Substanzgruppe ist, empfiehlt es sich, eine abendliche Dosis zu geben oder einen abendlichen Dosisschwerpunkt zu setzen. Die Wirkung setzt frühestens nach 2 Wochen, oft sogar erst nach 4 Wochen ein. Die Nebenwirkungen sind allerdings gerade zu Beginn der Behandlung am stärksten. Der Patient kann daher den Eindruck bekommen, er nähme eine Substanz ein, die wirkungslos und nebenwirkungsreich ist. Nur wenn er erklärt bekommt, dass die Nebenwirkungen meist mit der längeren Einnahme abnehmen und dass die Wirkung auf sich warten lässt, kann er das nötige Durchhaltevermögen entwickeln und von dieser Substanzgruppe wirklich profitieren.

Moderne Antidepressiva. Wegen der gravierenden Nebenwirkungen und daraus resultierender Anwendungsbeschränkungen wurden neuere Antidepressiva mit weniger Nebenwirkungen hinsichtlich ihres Effekts bei (neuropathischem) Schmerz untersucht. Die modernen Antidepressiva Venlafaxin (z.B. Trevilor®), Duloxetin (z.B. Cymbalta®) und Mirtazapin (Remergil®) **(Tab. 3-4)** sind auf Grund ihres noradrenergen Wirkpotenzials bei (neuropathischem) Schmerz besonders gut wirksam. Mirtazapin wirkt nicht nur bei neuropathischen Schmerzen, sondern wird in der Palliativmedizin auch zur Behandlung von Übelkeit, Inappetenz, Juckreiz und bei Schlafstörungen eingesetzt.

3.3.6.2 Antikonvulsiva

Bestimmte Antikonvulsiva, d.h. Medikamente gegen epileptische Anfälle, z.B. Carbamazepin, Gabapentin, Oxcarbazepin und Pregabalin, wirken über die Stabilisierung von Nervenmembranen. Dies ist nicht nur bei epileptischen Anfällen im Gehirn von Nutzen. Es ist auch bei neuropathischen und besonders bei neuralgiformen (einschießenden) Schmerzen wirksam **(Tab. 3-5)**.

Carbamazepin und Oxcarbazepin sind dagegen bei neuropathischem Brennschmerz nicht gut geeignet. Zahlreiche Nebenwirkungen, wie Müdigkeit, Schwindel, Hyponatriämie (niedriger Natriumspiegel im Blut) und Allergien, müssen beachtet werden.

Gabapentin und Pregabalin (Lyrica®) haben weniger Nebenwirkungen als Carbamazepin und sind sowohl bei neuralgiformem als auch bei neuropathischem Dauerschmerz geeignet. Sie werden über die Niere ausgeschieden und können deshalb auch bei Leberfunktionsstörungen eingesetzt werden. Gabapentin muss alle 6 bis 8 Stunden, Pregabalin nur alle 12 Stunden gegeben werden.

3.3.6.3 Kortisonpräparate

Kortisonpräparate reduzieren Schmerz über ihre abschwellende Wirkung. Sie führen z.B. bei Behandlung eines MS-Schubs nach den Leitlinien der Deutschen Gesellschaft für Neurologie (DGN, 2023b) durch eine Methylprednisolon-Stoßtherapie (3–5 Tage 1 g/d i.v.) u.a. auch zu einer Schmerzlinderung.

Tabelle 3-4: Antidepressiva als Koanalgetika in der Schmerztherapie (Quelle: Eigene Darstellung)

Wirkstoff	Handelsname (Beispiel)	Übliche Dosierung [mg]
Amitriptylin	Saroten®	25–75
Nortriptylin	Nortrilen®	25–75
Venlafaxin	Trevilor®	37,5–75
Duloxetin	Cymbalta®	30–60
Mirtazapin	Remergil®	15–30

Tabelle 3-5: Antiepileptika als Koanalgetika in der Schmerztherapie (Quelle: Eigene Darstellung)

Wirkstoff	Handelsname	Übliche Dosierung [mg] (in Einzelfällen höher)
Carbamazepin	Tegretal®	600–1200 (Retardpräparate bevorzugen)
Oxcarbazepin	Trileptal®	900–1800
Gabapentin	Neurontin®	900–2400
Pregabalin	Lyrica®	150–600

Kortisonpräparate sind bei Hirntumoren wichtige Medikamente. Kopfschmerzen, an denen ca. 50 % der Hirntumorpatienten leiden, kommen häufig über eine Steigerung des Hirndrucks zustande (Golla et al., 2008). Die sinnvollste Maßnahme ist daher eine Hirndrucksenkung. Diese ist beim Tumorhirnödem am erfolgreichsten mit Kortisonpräparaten durchzuführen. Üblicherweise wird Dexamethason in einer Dosis von 16–24 mg gegeben. Eine ältere Studie von Vecht et al. (1994) an Hirntumorpatienten zeigte bereits, dass 4 mg Dexamethason genauso effektiv sind wie 8 oder 16 mg/d.

3.3.6.4 Invasive Verfahren

Invasive Verfahren, wie z.B. Schmerzkatheter, müssen heute nur noch in Ausnahmefällen eingesetzt werden. Bei der parenteralen Schmerztherapie sollte heute die subkutane Gabe bevorzugt werden.

3.3.7 Problemfall „Incident Pain"

Incident Pain ist laut Mercadante (2009) hauptsächlich durch Bewegung ausgelöster Schmerz bei Frakturen oder Knochenmetastasen, tritt aber auch bei degenerativen Veränderungen des Bewegungsapparates auf. Neurologische Palliativpatienten haben häufig Schmerzen durch chronische Fehlbelastungen des Bewegungsapparates infolge ihrer Lähmungen, Koordinationsstörungen, Muskeltonuserhöhung oder Lagesinnstörungen. Klassischerweise wurden bei Incident Pain bisher kurz wirksame Opioide oral verordnet. Problem ist hierbei die vergleichsweise lange Dauer bis zum Eintritt der Wirkung. Stellen wir uns einen Betroffenen mit Schmerzen in der gelähmten rechten Körperhälfte vor, der immer, wenn er zur Toilette gehen will, Schmerzen im Knie und Hüftgelenk bekommt. Ein kurz wirksames orales Opioid-Präparat braucht ca. 30 Minuten bis zum Wirkeintritt. So lange kann der Betroffene mit dem Toilettengang nicht warten. Abhilfe können hier schnell wirksame Fentanyl-Präparate, wie z.B. Sublingualtabletten (Abstral®), Nasensprays (Instanyl®), Buccaltabletten (Effentora®) etc. schaffen. Nachteil ist, dass diese Präparate in Deutschland nur für die Therapie von Tumorschmerzen zugelassen sind und daher in der Anwendung beim neurologischen Palliativpatienten einen sogenannten „Off-Label-Use" darstellen, d.h. einen nicht indikationsgemäßen Gebrauch.

Neurologische Palliativpatienten haben im Gegensatz zu vielen Tumorpatienten möglicherweise eine längerfristige, manchmal über viele Jahre gehende Incident-Pain-Problematik, weshalb sich hier bezüglich schnell wirkendem Fentanyl verstärkt die Frage nach Suchtentwicklung stellen könnte. Alternativ können Opioide bei Incident Pain auch intravenös oder subkutan verabreicht werden, allerdings mit dem Nachteil, dass die Wirkung später eintritt und dass die Betroffenen dabei stärker von den Gesundheitsberufen abhängig sind und die Schmerztherapie nicht in dem Maße selbst steuern können.

3.3.8 Nichtmedikamentöse Schmerztherapien

Es gibt zahlreiche nichtmedikamentöse Schmerztherapieverfahren. Beispielhaft werden hier die transkutane elektrische Nervenstimulation, die progressive Muskelrelaxation nach Jacobson, die Imagination und Yoga dargestellt. Außerdem wird die besondere Bedeutung von Patientenschulungsmaßnahmen im Hinblick auf ein gutes Selbstmanagement der Betroffenen unterstrichen (DNQP, 2020).

TENS. Bei der transkutanen elektrischen Nervenstimulation (TENS) wird mit einem batteriebetriebenen Gerät ein leichter Stromimpuls abgegeben. Mittels Klebeelektroden auf der Haut wirkt der Strom auf das Körpergewebe ein. Die Stromstärke wird so reguliert, dass der Strom spürbar, aber nicht schmerzhaft ist. Dies geschieht unter der Vorstellung, dass viele angenehme Reize in Konkurrenz zu den unangenehmen Schmerzreizen treten und diese dadurch dämpfen – in Anlehnung an die Gate-Control-Theorie, der zufolge nur eine gewisse Menge Reize gleichzeitig durch ein Tor (engl. „gate“) gehen kann. Die Wirkung von TENS scheint eher schwach zu sein.

Erfolgreich werden auch Massagen, Kälte- oder Wärmeapplikationen und Lagerungsmaßnahmen in der nichtmedikamentösen Schmerztherapie eingesetzt. Wichtig ist es, herauszubekommen, was dem Patienten jeweils am besten hilft. Die Therapie muss, wie die Palliativbehandlung überhaupt, an dessen individuelle Bedürfnisse und Voraussetzungen angepasst werden. Dies entspricht der Haltung von Palliativarbeit im Sinne der radikalen Patientenorientierung.

An der Schmerzverarbeitung im Gehirn setzen auch andere nichtmedikamentöse Therapieverfahren an. Sie greifen nach dem Total-Pain-Konzept auch in psychische und manchmal gar in soziale oder spirituelle Bereiche des Schmerzes ein.

PMR. Bei der progressiven Muskelrelaxation nach Jacobson werden systematisch Entspannung fördernde Instruktionen des Therapeuten eingeübt. Man soll sich möglichst mit geschlossenen Augen auf die Wahrnehmung der Anspannung und die dann folgende Entspannung in den angekündigten Muskelgruppen konzentrieren. Dies wird in mehreren Muskelgruppen nach einer bestimmten Reihenfolge durchgeführt, wie z. B. Hand, Unterarm, Oberarm, Stirn, Nasen- und Augenregion, Mund- und Kieferbereich, Nacken und Hals, Schultern, Brust, oberer Rücken, Bauchmuskulatur, Oberschenkel, Unterschenkel, Fuß. Nach vollständigem Durchgehen der einzelnen Muskelgruppen wird der Patient für einige Zeit der bewussten Wahrnehmung des Entspannungszustandes überlassen und danach langsam aus dem Zustand der Tiefenentspannung zurückgeführt. In einer Nachexplorationsphase werden positive und ggf. negative Wahrnehmungen während der Übung sowie das Ausmaß der erlebten Entspannung besprochen.

Die **Imagination** (lat. „imaginare“ = sich einbilden) nutzt eine angenehme Vorstellung als Ablenkungsstrategie und erzeugt damit eine positive emotionale Stimmung. Dabei werden auch innere Bilder angesprochen. Es wird zunächst ein ruhiger, entspannter Zustand angestrebt. Dann gibt der Therapeut dem Patienten z. B. ein Motiv vor und begleitet ihn während des „Bilderns“. Der Patient übt mit Motiven, die Erholung und Kraftschöpfung ermöglichen. Beispiele für Motive sind eine Wiese, Wasser (Bachlauf), ein Löwe, ein Ort der Ruhe und Kraft, Licht oder Sonne, ein Garten, ein Haus, das In-den-eigenen-Leib-Schauen, die Begegnung mit Helfern.

Die Hypnose hat ein ähnliches Ziel der Schmerzdistanzierung.

Beim **Yoga** werden sowohl der Wechsel von Anspannung und Entspannung als auch die imaginativen und meditativen Elemente eingesetzt (Kraft & Gerhard, 2011). Yoga ist eine Jahrtausende alte indische Haltung, Philosophie und Technik. Es kann Elemente der progressiven Muskelrelaxation nach Jacobson einschließen und Elemente der imaginativen Transformation enthalten, besteht aber vor allem aus Haltungs- und Atemübungen. Neben der Wirksamkeit in den Bereichen Muskelrelaxation, Imagination, Kraft, Ausdauer und Atmung ist es auch und vor allem eine eigene Haltung, die sich in manchen Elementen mit der palliativen Haltung überschneidet. Achtsamkeit spielt nämlich sowohl in der palliativen als auch in der Yoga-Haltung eine große Rolle. Gerade dem Problem, dass sich viele Betroffene im Kampf gegen ihre Erkrankung besonders stark belasten, ja vielleicht überbelasten, kann durch das Training der Achtsamkeit gegenüber dem eigenen Körper, wie es im Yoga gelehrt wird, begegnet werden (Kraft & Gerhard, 2011).

Die **Patientenschulung** ist ein weiterer wichtiger Bereich. Je besser ein Patient über seine Schmerzen, deren Entstehung, Behandlungs- und Einschätzungsmöglichkeiten sowie die Art und Notwendigkeit der Bedarfsmedikation, mögliche Dosiserhöhungen, Nebenwirkungen und deren Therapie informiert ist, desto eher kann er im Sinne eines guten Selbstmanagements mit den Schmerzen umgehen. In einigen Einrichtungen gibt es daher bereits spezielle Schulungskonzepte für Schmerzpatienten.

3.4 Lähmungen

Bei den meisten neurologischen Erkrankungen kommt es zu Lähmungserscheinungen. So haben z. B. Schlaganfallpatienten oft halbseitige Lähmungen. Aber auch an Multipler Sklerose Erkrankte leiden oft an Lähmungen. Und auch bei einem Hirntumor kommt es im Krankheitsverlauf meist zu mehr oder weniger ausgeprägten Lähmungserscheinungen. Auch peripher neurologische Erkrankungen (Erkrankungen der Nerven außerhalb von Gehirn und Rückenmark, z. B. Polyneuropathien) und Muskelerkrankungen führen meist zu Lähmungen. Diesem extrem häufigen Symptom neurologischer Erkrankungen ist deshalb ein eigener Abschnitt gewidmet, in dem es in erheblichem Umfang auch um Hilfsmittelversorgung geht. Diese Hilfen sind durchaus auch bei anderen Symptomen, wie z. B. Koordinationsstörungen, sinnvoll. In den entsprechenden Kapiteln wird daher auf dieses Kapitel verwiesen.

Man unterscheidet, je nach dem Ort der Schädigung, zentrale und periphere Lähmungen. Zentral meint in diesem Zusammenhang, dass die Lähmung durch eine Schädigung im Zentralnervensystem (Gehirn oder Rückenmark) zustande kommt. Mit peripher ist eine Schädigung von Nerven, Nervengeflechten oder -wurzeln außerhalb des Zentralnervensystems gemeint, wie z. B. beim Bandscheibenvorfall oder bei der Durchtrennung eines peripheren Nervs. Zentrale Lähmungen betreffen in der Regel eine ganze Extremität oder eine Körperhälfte mit distalem (vom Körperstamm entfernten) Schwerpunkt. Häufig kommt es zur Erhöhung des Muskeltonus in Form einer Spastik. Man spricht auch vom „Taschenmesserphänomen“, denn wenn man eine spastische Gliedmaße bewegt, fühlt sich das an, als klappe man ein Taschenmesser auf. Periphere Lähmungen zeigen dagegen in der Regel einen schlaffen Muskeltonus und führen zur Abnahme der Muskelmasse in den gelähmten Muskeln (Atrophie).

Gerade im Umgang mit gelähmten Menschen ist eine ressourcen- statt defizitorientierte Sichtweise von überragender Bedeutung, die dem Betroffenen nach dem Prinzip „Das Glas ist nicht halb leer, sondern halb voll“ verbliebene Ressourcen aufzeigt. Wenn dieser sich als jemanden zu begreifen vermag, der trotz Lähmung die „ungelähmten“ Körperfunktionen nutzen kann, lässt sich eine ganz andere Lebensqualität erreichen, als wenn er ständig die vorhandene Lähmung bedauert und betont, was alles nicht funktioniert. Am Beispiel von Patienten mit amyotropher Lateralsklerose wurde gezeigt, wie Menschen mit Lähmungen dennoch eine recht hohe Lebensqualität erreichen können. Sie wechseln einfach die Bereiche, die ihre Lebensqualität ausmachen. Waren es vormals z. B. Sport und handwerkliche Tätigkeiten, so hören sie heute vielleicht Musik, schauen Filme oder sitzen im Garten.

3.4.1 Hilfsmittel

In Palliativsituationen ist die Beseitigung oder deutliche Besserung von Lähmungen durch Reha-Maßnahmen auf Grund der meist fortgeschrittenen Krankheit eher selten. Dennoch sollten die Betroffenen krankengymnastische und ergotherapeutische Maßnahmen bekommen. Ziel ist häufig nicht die Beseitigung der Lähmung, sondern das Erlernen von Ausgleichsbewegungen bzw. des Umgangs mit Hilfsmitteln.

Solche Hilfsmittel sind (Hesse, 2008):

- Rollstühle. Rollstühle sind ein Fortbewegungsmittel und keine Sitzgelegenheit. Es muss auf ausreichende Sitzbreite geachtet werden. Bei zu großer Sitzbreite wird allerdings das Bedienen der Greifreifen zunehmend schwieriger. Es sollte daher die ge-

ringstmögliche, aber gerade auch mit Winterkleidung noch ausreichende Sitzbreite gewählt werden (Hesse, 2008). Auch die Sitztiefe ist wichtig und sollte sowohl eine gute flächige Oberschenkelauflage und guten Bodenkontakt ermöglichen. Für den Bodenkontakt noch wichtiger ist die Sitzhöhe. Die Höhe des Rückenteils und der Seitenteile darf Bewegungen im Oberkörper nicht einschränken. Seitenteile und Beinstützen sollten abnehmbar sein (Hesse, 2008).
  → Gehhilfen, wie z. B.:
    - Unterarmgehstützen
    - 4-Punkt-Gehstützen
    - Stöcke
    - Rollatoren
    - Deltaräder.
    - Gehstützen können zu einem asymmetrischen Gangmuster führen. Sie mindern die Gewichtsübernahme der betroffenen Seite um ca. 15 % (Hesse, 2008). Rollatoren bieten wegen der vier Räder mehr Sicherheit als dreirädrige Deltaräder.
- Orthesen. Sie dienen zur Repositionierung von Gelenken, die auf Grund von Lähmungserscheinungen eine deutliche Fehlstellung zeigen. Beispiele sind Sprunggelenk- oder Knieorthesen.
- Adaptationshilfen, wie z. B.:
  → Anziehhilfen
  → Badewannenlifter
  → Antirutschmatten und -folien
  → Haltegriffe
  → Duschschemel
  → Toilettensitzerhöhungen
  → Platz für Rollstühle.
- Kommunikationshilfen, wie z. B.:
  → Schreibtafel
  → Sprachcomputer.
- Pflegebett
- Stehpult
- Kipptisch.

Wichtig ist auch die Haltung im Umgang mit und bei der Einführung von Hilfsmitteln. Sie dürfen nicht als „Krücken" betrachtet werden, ohne die nichts mehr möglich ist, sondern sollten als sinnvolle Ergänzungen gesehen werden, weil noch mehr oder weniger viel verblieben ist. In der Praxis werden aus Stolz sonst viele Hilfsmittel nie benutzt werden **(Fallbeispiel 3-6)**.

Fallbeispiel 3-6

Frau Kaiser ist 49 Jahre alt und leidet an einer leichten Lähmung beider Beine infolge eines Motorradunfalls, den sie vor 24 Jahren erlitt. Anlässlich eines Rehabilitationsaufenthalts hat man ihr einen Rollator verordnet, weil die dortigen Krankengymnasten feststellten, dass sie damit das bestmögliche funktionelle Ergebnis erreichen kann. Frau Kaiser lehnt den Rollator aber ab. Sie denkt, er sei ein Hilfsmittel für alte Menschen. Mit Unterarmgehstützen kommt sie zwar nur mühsam voran, fühlt sich damit aber attraktiver und von der Umgebung mehr als Frau wahrgenommen. Alle Versuche der Therapeuten, Ärzte und des Pflegeteams, sie vom Rollator zu überzeugen, bleiben ohne Wirkung.

Kommentar: Das Fallbeispiel zeigt eindrücklich, dass es nicht darum geht, das fachlich betrachtet optimale, sondern das am besten zum Betroffenen passende Hilfsmittel zu verordnen. Auch in der Hilfsmittelversorgung gilt das palliative Paradigma der radikalen Patientenorientierung.

3.4.2 Querschnittlähmungen

Eine besonders schwerwiegende Situation körperlicher Lähmung sind Querschnittlähmungen, wie in **Fallbeispiel 3-6** gezeigt. Da beide Beine oder sogar alle vier Gliedmaßen gelähmt sind, gelingt der Ausgleich über die gesunde Körperhälfte, wie ihn ein halbseitig gelähmter Mensch vollziehen kann, nicht mehr. Meist ist der Betroffene außerdem unfähig, Urin und Stuhl zu halten, und sexuell deutlich eingeschränkt. Mit diesen Verlusten umzugehen, ist für die Betroffenen eine schwierige Aufgabe.

Typische Ursachen für eine Querschnittlähmung sind laut Ceranski (2004):

- Rückenmarktrauma (z.B. nach einem Motorrad- oder Reitunfall)
- Schlaganfall im Rückenmark
- Druck auf das Rückenmark durch eine Wirbelmetastase, Verengungen des Rückenmarkkanals (Spinalkanalstenose oder osteoporotisch bedingte Wirbelfrakturen)
- Entzündungen im Rückenmark, z.B. bei Multipler Sklerose.

Um zu prüfen, ob eine Wohnung behindertengerecht ist, empfiehlt sich eine Checkliste für die Wohnungsbegehung **(Tab. 3-6)**.

Tabelle 3-6: Checkliste für die Wohnungsbegehung (Quelle: mod. n. Hesse, 2008, S. 960–969)

Checkliste für die Wohnungsbegehung	
Außerhalb der Wohnung	• Ein- und Ausstiegsmöglichkeiten beim Auto • Parkmöglichkeit • Wegstrecke • Aufgang zum Haus (Geländer, Stufen) • Lage der Wohnung (Einkaufszentrum, Praxis, Fahrstuhl) • Kontaktpersonen (Nachbarn, Hausmeister, Verwandte) • Briefkasten
Wohnung allgemein	• Anfertigung einer Skizze
Alle Räume	• Bodenbeläge (alle Teppichläufer entfernen – Stolpergefahr) • Breite der Türen (rollstuhlgerecht) • Türschwellen entfernen (mit Vermieter abklären, wird von der Krankenkasse nicht übernommen) • vorhandene Stufen (Rampe) • Treppen (Treppenlifter) • Bedienung von Heizkörpern und Lichtschaltern • Gangbreite • scharfe und gefährliche Ecken und Kanten • Erreichbarkeit des Sicherungskastens • Fensterhöhe • Haustür/Schloss leicht zu öffnen/schließen? • Sprechanlage
Bad/Toilette	• Bodenbelag (Teppichläufer) • rollstuhlgerecht, Wegstrecke • Transfermöglichkeiten • Badewanne (Badebrett, Badewannenlifter, Haltegriff) • Dusche (Rutschfolie, Duschklappsitz bzw. Hocker, Haltegriff) • Temperaturregler bei Durchlauferhitzer (bei Sensibilitätsstörungen) • Armaturen einhändig bedienbar • Waschbecken (alles erreichbar: Schrank, Pflegebedarf, Wasserhahn) • Hocker, Schemel zur Sicherheit • Spiegelhöhe

Checkliste für die Wohnungsbegehung	
	• Steckdosen • Toilette freistehend/erreichbar, Spülung • Toilettensitzerhöhung ohne Armlehnen, Sicherheitsgriff auf der nicht betroffenen Seite • alle nicht fest montierten Regale entfernen (Sicherheit)
Küche	• Skizze anfertigen • Art der Küche (unterfahrbar, höhenverstellbar) • Bedienung von Kühlschrank, Herd, Waschmaschine, Gefrierschrank, Spülmaschine • alle wichtigen Geräte ausprobieren bzw. öffnen lassen; Geschirr aus dem Schrank holen, Herd bedienen, Wasser aufsetzen, Wasserhahn bedienen lassen • evtl. Abklemmen von elektrischen Geräten oder ggf. Zeitschaltuhr für den Herd • Transportmöglichkeiten • Temperaturregler • Abstellflächen (Arbeitsflächen vorhanden) • häufig benötigte Teile in erreichbare Höhe stellen
Schlafzimmer	• Lichtquelle und Telefon am Bett • Betthöhe/eventuell Pflegebett • Notrufanlage neben dem Bett empfehlenswert • Bettposition • nächtlicher Toilettengang (Toilettenstuhl ohne Rollen, Urinflasche mit Halterung) • Lagerung • Schränke erreichbar (häufig benötigte Kleider in greifbarer Nähe) • ggf. Möglichkeiten zum Festhalten beim Anziehen (Hose hochziehen)
Wohnzimmer	• Sitzen am Tisch möglich • eventuell festes Sitzkissen als Erhöhung im „Lieblingssessel" • Bedienung von Fernsehen/Radio
Balkon/Terrasse	• Türbreite • Schwelle
Sonstiges	• mobiler Mittagstisch • Notfallpiepser • Sozialdienst/-station
Eventuell	• Behindertenführer • Selbsthilfegruppe • rollende Werkstatt • ambulante Therapien • Freizeitgestaltung

3.5 Spastik

In Kapitel 3.4 wurde bei den Lähmungen bereits beschrieben, dass Spastiken in der Regel bei zentralen Lähmungen, d.h. durch Läsionen im Gehirn und Rückenmark, zustande kommen. Das Wort „Spastik" leitet sich vom griechischen Wort „spasmos" (Krampf) her. Gemeint ist damit eine erhöhte Muskelspannung. Wenn man einen spastischen Muskel bewegt, fühlt sich das an, als öffne man die Klinge eines Taschenmessers. Der Widerstand ist erst hoch und sinkt dann im Laufe der Bewegung ab. Man spricht deshalb auch vom „Taschenmesserphänomen". Spastiken werden durch eine Schädigung im Gehirn oder Rückenmark verursacht. Es fehlen dem Zentralnervensystem dämpfende Impulse. Dies führt dazu, dass die Muskelspannung sozusagen ungebremst einschießen kann, und zwar im Reflexbogen, der von Muskelfühlern über das entsprechende Rückenmarksegment zum Muskel zurück verläuft. Genau dieser Reflexbogen wird normalerweise durch Impulse des Gehirns gedämpft.

Es gibt zahlreiche verstärkende Faktoren einer Spastik. Zunächst ist dies die Dehnung des Muskels selbst. Außerdem können Angst, Ärger, Depressivität, Schmerz, eine volle Harnblase, unangenehme Berührungen und unangenehme Umgebungsbedingungen, wie ausgeprägte Wärme oder Kälte, zur Verstärkung einer Spastik führen. Sie kann auch bei psychischer Anspannung zunehmen. Spastiken können für den Betroffenen extrem schmerzhaft sein. Hinzu kommt die Fehlbelastung von Muskeln, Sehnen und Gelenken, die Schmerzen auslösen kann. Eine langfristige Folge sind Fehlhaltungen und Fehlstellungen in Gelenken. So können durch die Muskelsteife und ihre Folgen erhebliche Schmerzen ausgelöst werden, die wiederum in einer Art Teufelskreis die Spastik verstärken. Eine Therapie der Spastik kann den Schmerz dann deutlich dämpfen.

Therapie. Die Therapie ist mitunter schwierig. Oft ist daher zusätzlich oder ausschließlich eine Schmerztherapie nach den in Kapitel 3.3 beschriebenen Prinzipien erforderlich. Es handelt sich hierbei um einen somatischen Nozizeptorschmerz. Basis der Therapie einer Spastik ist die krankengymnastische Behandlung. Man vermeidet damit Gelenkversteifungen und kann krankhafte Reflexmuster unterdrücken. Angehörige können die Übungen erlernen und so den Therapieprozess unterstützen.

Außerdem gibt es einige medikamentöse Behandlungsmöglichkeiten. Folgende Medikamente sind zugelassen (DGN, 2018):

- Baclofen (z. B. Lioresal®)
- Tizanidin (z. B. Sirdalud®)
- Dantrolen (z. B. Dantamacrin®)
- Tolperison bei Schlaganfall (z. B. Mydocalm®)
- Cannabisspray bei Multipler Sklerose (Sativex®).

Durch die Dämpfung auch anderer Bereiche des Zentralnervensystems ist die Hauptnebenwirkung Müdigkeit. Außerdem kann ein gewisses Maß an Spastik für einen Betroffenen notwendig sein, um auf den Muskeln stehen oder mit ihnen sitzen zu können. Eine zu starke Therapie der Spastik kann so auch Schaden anrichten, weil der Betroffene bei ausgeprägter Therapie vielleicht nicht mehr auf den spastischen Muskeln stehen kann. Wenn die Spastik zu stark gedämpft wird, können die Muskeln so weich werden, dass die Beine z. B. beim Umlagern keine Stabilität mehr geben. Die Therapie der Spastik ist deshalb immer eine Gratwanderung zwischen erwünschter Wirkung und Nebenwirkungen. Man kann neben diesen im ganzen Körper wirkenden Medikamenten versuchen, gezielt nur betroffene Muskeln zu behandeln, und zwar, indem man in einen spastischen Muskel ein starkes Gift, Botulinumtoxin, in niedrigen Dosen einspritzt. Damit wird die Spastik in diesem speziellen Muskel sehr intensiv behandelt. Nachteil ist, dass die Therapie nur an diesem speziellen Muskel wirkt. Sie muss alle 3 bis 6 Monate wiederholt werden. Außerdem kann man mit einer Pumpe Baclofen in die Ventrikel des Gehirns einbringen. Obwohl deren Wirkung wissenschaftlich klar erwiesen ist, soll sie wegen der Invasivität jedoch erst eingesetzt werden, wenn andere Medikamente auch in hoher Dosierung nicht wirken oder nicht vertragen werden.

Man kann ferner versuchen, die Spastik z.B. durch eine angenehme Umgebung, angenehme Berührungen (etwa bei der Basalen Stimulation®) oder eine gute Schmerztherapie zu reduzieren.

3.6 Sensibilitätsstörungen

Sensibilitätsstörungen sind sehr häufige Symptome neurologischer Erkrankungen. Sie treten bei Schädigungen einer Hirnhälfte auf der entgegengesetzten Körperseite auf. Bei Querschnittlähmungen treten sie ab der Höhe der Lähmung abwärts auf. Schädigungen des peripheren Nervensystems, wie z.B. Polyneuropathien, führen zu Sensibilitätsstörungen, die von den Füßen, später auch den Händen aufsteigen (**Fallbeispiel 3-7**).

Fallbeispiel 3-7

Frau Gerdes leidet seit 20 Jahren an Diabetes mellitus. Seit etwa 10 Jahren hat sie zunehmend Sensibilitätsstörungen in den Beinen, neuerdings auch in den Fingerspitzen. Es fing alles mit tauben Großzehenspitzen an. Später wurden auch die anderen Zehenspitzen taub, dann der ganze Vorfuß, später der gesamte Fuß. Jetzt ist auch der gesamte Unterschenkel taub. Ihr Internist sagt ihr, dies sei eine durch den Diabetes hervorgerufene Nervenschädigung, eine sogenannte Polyneuropathie. Sie spürt kaum, wenn sie einen Schuh anzieht und muss aufpassen, dass sie sich keine Blasen läuft, da sie das Reiben der Füße im Schuhwerk nicht spürt. Sie hilft sich mit sehr weiten Schuhen und im Sommer mit Sandalen. Ständig hat sie ein Kribbeln wie Ameisenlaufen, teilweise auch wie Stromschläge in den Füßen. Wenn sie im Dunkeln nachts in der Wohnung herumschleichen möchte, um die Familie nicht zu wecken, kann sie mit den Füßen nicht spüren, wo sie entlangläuft. Sie schwankt dann auch, weil ihr die Rückmeldungen aus dem Körper fehlen. Im Haushalt hat sie Schwierigkeiten, feinere Dinge, wie z.B. Gemüse, zu schneiden, denn sie fühlt nicht gut. Sie muss aufpassen, dass sie sich nicht schneidet. Wenn sie ihren Mann streichelt, spürt sie gar nicht mehr so gut, wie er sich unter ihren Fingerspitzen anfühlt. Das größte Problem für sie ist aber, dass sie sich nicht ernst genommen fühlt, wenn sie anderen von ihren Sensibilitätsstörungen erzählt. Meist bekommt sie dann zu hören, dass anderen auch schon mal ein Arm oder Bein im Schlafen oder bei längerem Sitzen einschlafe. Manchmal versuchen ihre Freundinnen auch, sie aufzumuntern, wie gut es sei, dass sie noch keine Lähmungen von der Zuckerkrankheit habe. Sie fühlt sich dann nicht ernst genommen, weil sie das Gefühl hat, dass niemand ihre Einschränkungen durch die Sensibilitätsstörungen versteht.

Sensibilitätsstörungen werden bei neurologischen Untersuchungen nicht in dem Maße beachtet wie z.B. Lähmungen, weil sie nicht so augenfällig sind. Sensibilitätsstörungen sind für die Betroffenen mitunter sehr qualvoll, auch wenn der Untersucher sie nicht so direkt beobachten kann. Man stelle sich nur vor, man selbst habe dauerhaft eine eingeschlafene Körperhälfte. Falls einem ein Bein einschläft, ist man beruhigt und erleichtert, wenn dies nach wenigen Sekunden wieder nachlässt. Es ist kaum vorzustellen, dass dies über Jahre, manchmal sogar Jahrzehnte anhalten könnte. Wie wir sehen, ist hier, wie in der Palliativversorgung generell, das einfühlsame Verständnis, das Ernstnehmen der Störung der erste Schlüssel zum Umgang mit dem Symptom. Sensibilitätsstörung ist eben das, was der Betroffene beschreibt, und hier zeigt sich erneut das Paradigma der radikalen Patientenorientierung in der Palliativversorgung.

Therapie. Die Therapie von Sensibilitätsstörungen gestaltet sich außerordentlich schwierig. Zunächst gilt es natürlich die Ursache der Sensibilitätsstörung herauszubekommen und zu behandeln. Häufige neurologische Erkrankungen in der Palliativversorgung, die mit Sensibilitätsstörungen einhergehen, sind Schlaganfälle, Multiple Sklerose, Tumoren des Nervensystems und Erkrankungen des peripheren Nervensystems. In palliativen Situationen ist die Grunderkrankung in der Regel nur sehr begrenzt oder gar nicht mehr behandelbar. Es gilt also, die Sensibilitätsstörung symptomatisch zu behandeln. Nur falls diese schmerzhaft ist, können Medikamente für Nervenschmerzen (neuropathischen Schmerz) hilfreich sein, z. B. Gabapentin, Pregabalin oder Amitriptylin (zu Details sei auf Kap. 3.3 zur Schmerztherapie verwiesen). In anderen Fällen, in denen die Sensibilitätsstörung nicht mit Schmerzen einhergeht, helfen Medikamente nicht. Hilfreich bei Sensibilitätsstörungen können folgende Maßnahmen sein:

- die Sensibilitätsstörung akzeptieren und mit ihr leben lernen, so schwer das auch sein mag
- sich gezielt ablenken und nicht ständig an die Sensibilitätsstörung denken oder prüfen, ob sie noch da ist
- Verletzungen, z.B. durch heiße oder sehr kalte Gegenstände wie Kochtöpfe oder Gefrorenes, vermeiden.
- Eng anliegendes Schuhwerk bzw. Kleidung kann bei manchen Betroffenen die Sensibilitätsstörung verstärken. Es gilt herauszubekommen, was angenehm und was unangenehm ist.

Im Umgang mit den Betroffenen gilt es, deren Angaben ernst zu nehmen und das Symptom zu beachten, auch wenn es von außen nicht beobachtbar bzw. einschätzbar ist. Sensibilitätsstörungen gleichen hier anderen häufigen Symptomen in der Palliative Care, wie z. B. Schmerzen, Fatigue oder Übelkeit. Wichtig ist, im Umgang auf Sensibilitätsstörungen zu achten, gezielt danach zu fragen und dem Betroffenen achtsam zu begegnen. Der Betroffene sollte sich mit dieser Störung ernst genommen fühlen und nicht den Eindruck haben, dass seine Sensibilitätsstörungen wegerklärt werden.

3.7 Koordinationsstörungen

Koordinationsstörungen können vielfältige Ursachen haben. Sie treten u. a. im Rahmen von Kleinhirnerkrankungen auf, die sehr unterschiedliche Ursachen haben können. Kleinhirnerkrankungen führen in der Regel zu Störungen der Koordination fein abgestimmter Bewegungsabläufe. Es kommt zu:

- Störungen der Sprechbewegungen, wie sie sich an der verwaschenen, undeutlichen, lallenden Sprache zeigen können
- Störungen der Feinmotorik, die sich in unsicheren, ungeschickten, ausfahrenden Bewegungen zeigen
- unsicherem Gang mit Ausfallschritten und erhöhter Sturzgefahr, der torkelnd wirkt (typisch).

Man nennt den „torkelnden", unsicheren Gang Gangataxie, die Schwierigkeiten, sicher zu sitzen, Rumpfataxie, die lallende Sprache (zerebelläre) Dysarthrie und die groben, ausfahrenden Armbewegungen, vor allem beim Zeigen auf einen Gegenstand bzw. die eigene Nasenspitze, Zeigeataxie. Man kann sich in die Auswirkungen einer solchen Kleinhirnschädigung anhand des Alkoholrausches gut einfühlen und sich diese dann besser vorstellen. Beim Alkoholrausch werden nämlich neben den psychisch verändernden Effekten vor allem die Kleinhirnfunktionen beeinträchtigt.

Ursachen. Hinsichtlich der Ursachen unterscheidet man gefäßbedingte von entzündungsbedingten oder degenerativen (Zelluntergang) bzw. toxischen (durch Giftstoffe verursachten) Kleinhirnerkrankungen. Bei gefäßbedingten Kleinhirnerkrankungen kommt es im Rahmen eines Schlaganfalls oder einer Hirnblutung plötzlich zu den genannten Kleinhirnfunktions-

bzw. -koordinationsstörungen, die oft nur halbseitig ausgeprägt sind.

Unter den entzündlichen Ursachen steht die Multiple Sklerose an vorderster Stelle. Neben den Koordinationsstörungen haben die Betroffenen allerdings oft noch viele andere neurologische Symptome.

Bei den degenerativen Kleinhirnerkrankungen kommt es meist durch genetische Ursachen zum langsam fortschreitenden Verfall der Kleinhirnfunktionen und damit zunehmenden Koordinationsstörungen. Da oft bereits Vorfahren betroffen waren, sind hier nicht nur Einzelne, sondern oft ganze Familien betroffen.

Zu den toxischen Ursachen gehört neben anderen Giften letztlich auch der Alkohol. Er verursacht in entsprechenden Dosen eine vorübergehende Kleinhirnstörung, die sich im Verlauf zumindest anfänglich vollständig zurückbildet.

Wenn bei Sensibilitätsstörungen besonders die Tiefensensibilität gestört ist, können ebenfalls Koordinationsstörungen entstehen. Denn durch die Tiefensensibilität nehmen wir wahr, in welcher Position sich unsere Gliedmaßen gerade befinden, wie der Untergrund beschaffen ist etc. Stellen wir uns vor, wir schleichen im Dunkeln durch eine fremde Wohnung oder ein fremdes Hotelzimmer, um niemanden zu stören. Würden wir das Licht anmachen und damit andere wecken, bräuchten wir uns nicht so stark auf unsere Tiefensensibilität verlassen. Der Erkrankte mit starken Sensibilitätsstörungen kann durch die gestörte Tiefensensibilität seine Umgebung nicht ertasten und bewegt sich ungelenk, unkoordiniert. Seine Koordinationsstörung kann Ausmaße wie bei einer Kleinhirnerkrankung annehmen. Der große Unterschied ist, dass sich die Koordinationsstörung bei gestörter Tiefensensibilität durch Augenkontrolle bessern, oft sogar aufheben lässt, während sie sich bei einer Kleinhirnerkrankung durch Augenkontrolle nicht ändert.

Therapie. Eine gezielte medikamentöse Therapie der Koordinationsstörungen ist leider kaum möglich. Wichtig sind physiotherapeutische Maßnahmen, bei denen Ausgleichsbewegungen erlernt werden. Besonders wichtig ist aus palliativer Sicht ein guter Umgang mit dem Symptom von Seiten des Betroffenen und der Umgebung. Die Ähnlichkeit der Symptome zu einem Alkoholrausch haben wir anfangs zum Erspüren der Situation der Betroffenen beispielhaft genutzt. Diese Ähnlichkeit führt aber auch dazu, dass Menschen mit Koordinationsstörungen häufig als betrunken disqualifiziert werden, was einen hohen Leidensdruck erzeugt. Eine offene Kommunikation der Situation kann für alle erleichternd sein. Dies erfordert jedoch eine intensive Auseinandersetzung mit dem Symptom.

Im Alltag hilfreich sind sowohl geeignete Hilfsmittel als auch eine entsprechende Gestaltung des Wohnumfeldes. Entsprechende Möglichkeiten werden in Kapitel 3.4 bei den Lähmungen dargestellt.

3.8 Depressionen

Depressive Verstimmungen sind die häufigsten psychischen Störungen bei neurologisch Kranken überhaupt (Creutzfeld et al., 2018; Schmidt & Berger, 2005). Depressionen sind gekennzeichnet durch:

- niedergedrückte (depressive) Stimmungslage
- Schuldgefühle
- Interessensverlust
- Bestrafungsüberzeugung
- Entscheidungsambivalenz
- Selbstwertverlust
- Hoffnungslosigkeit
- Suizidgedanken.

Es gibt aber auch einige körperliche Symptome, wie z. B. Schlafstörungen, Appetitlosigkeit, Energieverlust, starke Erschöpfbarkeit und Schmerz, die im Rahmen von Depressionen auftreten können.

Depressionen können bei neurologisch Erkrankten zunächst durch die Erkrankung selbst und die veränderte Hirnfunktion in Arealen, die für emotionale Reaktionen zuständig sind, ausgelöst werden. Sie treten aber häufig auch als Reaktion auf die schwere Erkrankung und die verloren gegangenen Körperfunktionen bzw. das verloren gegangene Körperbild auf. Im Einzelfall sind diese beiden Auslöser kaum voneinander abzugrenzen und können sich durchaus überlagern.

Schwierig ist in palliativen Settings die Abgrenzung zwischen Depression und Trauer: Ist es noch die Trauer über eine verlorene Körperfunktion oder bereits eine reaktive Depression? Deshalb ist eine Depression im Rahmen der Palliative Care besonders schwer zu diagnostizieren, da sie häufig einer Trauerreaktion zugeordnet wird. Mit Depressionserfassungsinstrumenten ließe sich versuchen, diese Frage zu entscheiden: Sie sind für die Betroffenen aber oft zu belastend und helfen damit im Alltag nur selten weiter. Aus pragmatischer Sicht wichtig ist es für unseren Alltag, klar zu erkennen, wann Antidepressiva indiziert sind.

Maydell und Voltz (1996) stellten bezüglich Depressionen in der Palliativversorgung fest, dass

- die Häufigkeit bei schweren körperlichen Erkrankungen von der Untersuchungsmethode abhängt,
- die Häufigkeit im Vergleich zur Allgemeinbevölkerung bei schweren somatischen und damit auch schweren neurologischen Erkrankungen auf das Zwei- bis Vierfache erhöht ist,
- depressive Syndrome mit der Schwere und dem Fortschreiten der Erkrankung zunehmen.

Depressionen treten vor allem bei Patienten nach einem Schlaganfall oder Schädel-Hirn-Trauma und hier jeweils bei einem Drittel der Betroffenen auf. Aber auch bei Parkinson-Krankheit sind Depressionen sehr häufig. 70 % der Betroffenen erleben irgendwann im Krankheitsverlauf depressive Symptome. Auch bei Multipler Sklerose sind es im gesamten Krankheitsverlauf immerhin ca. 50 % der Betroffenen (Schmidt & Berger, 2005).

Therapie. Zur Therapie der Depressionen eignen sich sowohl medikamentöse als auch nichtmedikamentöse Verfahren. Gesundheitsberufe können Betroffene beispielsweise durch Empathie und Vermeiden sozialer Isolation unterstützen. Man kann versuchen, ungünstige Denkschemata aufzulösen und eine positivere Denkweise zu fördern.

In der medikamentösen Therapie werden die klassischen trizyklischen Antidepressiva (trizyklisch genannt wegen ihrer chemischen Struktur) von neueren Substanzen, den Wiederaufnahmehemmern, unterschieden. Die neueren Substanzen hemmen die Wiederaufnahme der bei Depressionen wichtigen Botenstoffe Serotonin bzw. Noradrenalin an den Übertragungsstellen des Zentralnervensystems, dem synaptischen Spalt, und erhöhen damit deren Konzentration.

Die trizyklischen Antidepressiva haben den Nachteil teilweise ausgeprägter anticholinerger Nebenwirkungen, wie z. B. Obstipation, Mundtrockenheit und Blasenentleerungsstörungen. Sie verstärken damit Symptome, die Palliativpatienten oft schon ohne diese Therapie haben. Klassische Antidepressiva haben außerdem Nebenwirkungen an verschiedenen Organsystemen, wie z. B.:

- Veränderungen der Reizleitung am Herzen
- Verschlechterung der Blasenfunktion bei Prostatavergrößerung
- Erhöhung des Augeninnendrucks.

Somit können sie bei den häufig an Begleiterkrankungen leidenden (multimorbiden) neurologischen Palliativpatienten nicht gegeben werden. Daher werden neuere Antidepressiva aus der Gruppe der Serotonin- und/oder Noradrenalin-Wiederaufnahme-Hemmer meist bevorzugt. Wenn gleichzeitig ein neuropathischer Schmerz vorliegt, können Noradrenalin-Wiederaufnahme-Hemmer vorteilhaft sein, weil sie auch gegen den neuropathischen Schmerz helfen (**Kasten 3-5**). Nachteil all dieser Antidepressiva ist, dass sie erst nach einigen Wochen wirken. Gerade bei depressiven Symptomen in der Sterbephase kommt dann die Therapie zu spät.

Kasten 3-5:

Medikamente zur Behandlung von Depressionen (Auswahl)
- Citalopram (Cipramil®)
- Paroxetin (Seroxat®)
- Sertralin (Zoloft®)

Auch bei neuropathischem Schmerz wirksam
- Mirtazapin (Remergil®)
- Venlafaxin (z. B. Trevilor®)
- Duloxetin (z. B. Cymbalta®)

3.9 Verwirrtheit und Delir

Delirien sind häufig und werden sehr oft verkannt. Verwandte Begriffe zu Delirien sind Verwirrtheitszustände oder Enzephalopathien (griech. „encephalon“ = Gehirn, „pathein“ = leiden, d.h. Gehirnleiden). Meist wird der Begriff „Delir“ im Rahmen des Alkoholentzugsdelirs verwendet. Dabei wird übersehen, dass Delirien unabhängig vom Alkoholkonsum auch bei schwerer Krankheit und am Lebensende häufig sind (Medicus, 2017). Nach Caraceni und Bosisio (2004) sind typische Ursachen Erkrankungen des Zentralnervensystems, allgemein körperliche Erkrankungen, Vergiftungen und Entzugssyndrome. Die Häufigkeit am Lebensende wird nach Caraceni und Bosisio (2004) mit 30 bis 40 % angegeben. Da neurologische Erkrankungen schon unabhängig vom Lebensende zu Delirien führen können, dürften diese gerade in der Neuro-Palliative Care häufig sein.

Nach der Confusion-Assessment-Methode (CAM) (Inouye et al., 1990) ist ein Delir gekennzeichnet durch:
- akute Veränderung im mentalen Status des Patienten
  und/oder
- fluktuierender Verlauf
  und
- Aufmerksamkeitsstörung
  und
- formale Denkstörung
  oder
- veränderte Bewusstseinslage.

Symptome. Bei einem Delir kann es zu folgenden Symptomen kommen (mod. n. Medicus, 2017):
- verändertes Bewusstsein von Schläfrigkeit bis hin zum Koma
- verminderte Aufmerksamkeit und dabei insbesondere Schwierigkeiten, die Aufmerksamkeit auf etwas zu richten und aufrechtzuerhalten
- Umstellungserschwernis
- verminderte Gedächtnisleistung
- eingeschränkte Orientierung
- verminderte Sprechfähigkeit
- veränderte, verzerrte Wahrnehmungen in Form von Sinnestäuschungen, vor allem bei der optischen Wahrnehmung (illusionäre Verkennungen, optische Halluzinationen)
- eingeschränktes abstraktes Denken
- Überaktivität oder reduzierte Aktivität (Psychomotorik)
- veränderte Emotionalität (vermehrte Ängstlichkeit, Reizbarkeit, Aggressivität, Euphorie, Apathie)
- Umkehr des Schlaf-Wach-Rhythmus.

Häufige Erstsymptome eines Delirs sind emotionale Labilität mit Ängstlichkeit und Unruhe (Medicus, 2017).

Unter den Formen des Delirs findet das hyperaktive Delir mit Agitiertheit und Halluzinationen die meiste Beachtung, da es für die Umgebung sehr störend ist. Häufig treten aber auch hypoaktive Delirien mit Apathie und Schläfrigkeit auf. Sie werden oft nicht festgestellt. Anders als für die betreuenden Gesundheitsberufe ist das hypoaktive Delir für den Betroffenen und seine Zugehörigen mindestens ebenso einschränkend wie das hyperaktive Delir. Insgesamt ist die Belastung für Betroffene und Zugehörige ohnehin groß. Für die Zugehörigen entsteht Leidensdruck dadurch, dass sie Verhaltensweisen an einem geschätzten, geliebten Menschen feststellen müssen, die sie so bislang nicht gekannt haben, wodurch sich auch ihre bisherige Rolle als Partner, Kind, Freund verändern kann, da das Verhalten des Betroffenen nicht immer als nachvollziehbar oder verstehbar erlebt werden kann. Dies geschieht vor allem beim hyperaktiven Delir. Auch beim hypoaktiven Delir ist die Belastung für das (familiäre) Umfeld groß, weil der Betroffene kaum mehr ansprechbar ist.

Therapie. Die Therapie besteht medikamentös aus Neuroleptika, wie etwa Haloperidol (z. B. Haldol®). Begleitend ist häufig ein Benzodiazepin wie Lorazepam (z. B. Tavor®) sinnvoll. Bei sehr starker Agitiertheit ist die Gabe eines eher beruhigenden Neuroleptikums wie Melperon (z. B. Eunerpan®) oder Pipamperon (z. B. Dipiperon®) sinnvoll.

Nichtmedikamentöse Maßnahmen sind ebenso wichtig wie medikamentöse. Nach Regnard und Dean (2010) wird Folgendes empfohlen:

- *Für Sicherheit sorgen*: Dafür sorgen, dass der Betroffene nicht allein umherirrt und in Gefahrenbereiche kommt. Sitzwachen stellen.
- *Besuche fördern*: Freunde und Familie zu Besuchen ermutigen.
- *Aufklären*: Auch im Delir sind Menschen oft noch Erklärungen zugänglich. Sie müssen wegen der Konzentrationsstörungen jedoch einfach sein und u. U. mehrfach wiederholt werden.
- *Herumgehen* (eventuell unter Aufsicht) erlauben.
- *Nicht fixieren*: Fixierungsmaßnahmen verstärken die Unruhe meist.
- *Für Brille bzw. Hörgerät* sorgen bei Sehbehinderung oder Schwerhörigkeit.
- *Sichere, konstante Umgebungsbedingungen*: Bettbereich hell und ruhig, wenig Personalwechsel, keine unnötigen Verlegungen.
- *Tagesaktivitäten* einplanen (z. B. Spazierengehen, Reden, Musikhören, Fernsehen).
- *Schlafgewohnheiten* beachten.

Prophylaxe. Wichtig ist es, ein Delir nicht nur zu behandeln, sondern für eine Prophylaxe zu sorgen, und zwar durch folgende Maßnahmen (mod. n. Pretto & Hasemann, 2006):

- Schmerzen vermeiden
- Sauerstoffversorgung verbessern
- Stress reduzieren
- Wahrnehmung fördern
- Kommunikation ermöglichen
- Ausscheidung (Urin, Stuhlgang) normalisieren
- Ernährung und Elektrolyt-/Flüssigkeitshaushalt normalisieren
- Infektionen vermeiden
- Mobilität zurückgewinnen
- frühzeitig Risikopatienten ermitteln
- frühzeitig mit der Behandlung von Risikofaktoren beginnen
- Früherkennung durch systematisches Screening kognitiver Fähigkeiten
- frühzeitige Behandlung bei Anzeichen eines beginnenden Delirs.

Wichtig ist ferner die Gestaltung der Umgebung mit bekannten Gegenständen, Orientierungsgebern (z. B. große Uhren oder Kalender) und gleichbleibenden Kontaktpersonen. Auch gutes Informieren der Zugehörigen hat einen erheblichen Stellenwert. Maßnahmen der Validation, wie sie in Kapitel 2.5 angesprochen werden, haben ebenfalls eine große Bedeutung im Umgang mit Delirien. All diese Maßnahmen werden unter dem Begriff „Delirmanagement“ zusammengefasst (Pretto & Hasemann, 2006).

3.10 Epileptische Anfälle

Epileptische Anfälle sind bei fortgeschritten neurologisch Erkrankten häufig und für die Betroffenen meist sehr belastend. Der erschreckende Anblick des Anfallsgeschehens schockiert oft die Angehörigen. Für den Patienten sind die Anfälle mitunter mit Schmerzen verbunden, etwa wenn er Verkrampfungen im Rahmen der Anfälle bewusst erlebt. Das Gefühl, dass ein Stück Zeit fehlt, indem der Betroffene etwas getan haben könnte, an das er sich nicht erinnern und das er auch nicht kontrollieren kann, geht für viele mit einem Ohnmachtserleben einher. Wichtig ist daher, dass man sich in palliativen Situationen stets neu fragt, was epileptische Anfälle für den Betroffenen und sein Umfeld bedeuten, was für Einschränkungen der Lebensqualität sie mit sich bringen. Im Gegenzug müssen natürlich auch die möglichen Nachteile einer antiepileptischen Therapie betrachtet werden, wie sie im Folgenden exemplarisch geschildert werden. An **Fallbeispiel 3-8** soll die individuelle Bedeutung epileptischer Anfälle und deren Therapie dargestellt werden.

Fallbeispiel 3-8

Herr Johann ist 45 Jahre alt. Vor einem halben Jahr wurde bei ihm ein Glioblastom (bösartiger Hirntumor) diagnostiziert. Er erhielt eine operative Behandlung, Strahlen- und Chemotherapie. Trotzdem hat er mit dieser Erkrankung nur eine Lebenserwartung von wenigen Jahren. Aktuell hat er nur eine leichte Lähmung der linken Körperhälfte, kann aber normal laufen. Vor 2 Monaten hatte er den ersten großen epileptischen Anfall mit Zungenbiss, Einnässen und Einkoten sowie Verkrampfungen am ganzen Körper. Er selbst war während des Anfalls bewusstlos. Seine Ehefrau, die den Anfall beobachtete, war schockiert von dem Anblick. Herr Johann hatte anschließend heftigen Muskelkater und fühlt sich sehr schlecht. Beiden ist es sehr wichtig, dass das Bestmögliche getan wird, damit er keine weiteren Anfälle erleidet. Das erste Antiepileptikum hat bei Herrn Johann leider zu Potenzstörungen geführt. Das war für das Paar besonders schlimm, da beide gerade in der jetzigen Krankheitssituation die gemeinsame Intimität, Sexualität besonders wichtig fanden und genossen. Er wurde auf ein anderes Medikament umgestellt, das leider zu Zittern führte. Erst das dritte Antiepileptikum wurde ohne gravierende Nebenwirkungen vertragen. Im weiteren Krankheitsverlauf hatte er glücklicherweise keine Anfälle mehr.

An Fallbeispiel 3-8 wird deutlich, dass der erste Anfall ein schwerwiegender Einschnitt für Betroffene sein kann. Es stellte sich daher überhaupt nicht die Frage, ob die Anfälle behandelt werden sollten oder nicht, denn das war für das Paar sofort klar. Vielmehr wird deutlich, wie schwierig sich die Therapie gestalten kann. Stellen wir uns vor, Herr Johann hätte nicht offen über die Nebenwirkung Impotenz gesprochen – ein Bereich, in dem sich viele Patienten und Mitarbeiter der Gesundheitsberufe mit offenen Gesprächen schwertun. Fallbeispiel 3-8 zeigt uns, dass auch bei der Behandlung epileptischer Anfälle, so formalisiert und standardisiert sie z.B. nach Leitlinien stattfinden kann, stets der Blick auf den Betroffenen, auf die Fragen, was die Anfälle für ihn bedeuten und was die Therapie ihm an Vor- und Nachteilen bringt, entscheidend ist. Das Prinzip der radikalen Patientenorientierung muss auch bei klassisch-kurativen Therapieverfahren angewendet werden.

Epileptische Anfälle treten dann auf, wenn es in einer Hirnregion oder im ganzen Gehirn gleichzeitig zu anfallsweise auftretenden elektrischen Entladungen kommt. Je nach betroffener Region kommt es zu unterschiedlichen Anfallsformen. Treten die plötzlichen elektrischen Entladungen im gesamten Gehirn gleichzeitig auf, so resultiert beim Erwachsenen in der Regel ein großer Anfall, auch Grand-mal-Anfall genannt (frz. „grand mal" = großes Übel). Treten die elektrischen Entladungen in einer umschriebenen Hirnregion auf, so hängt es von der Funktion der jeweiligen Hirnregion ab, was für Anfälle auftreten. So zeigen sich etwa beim Befall der für Bewegung zuständigen motorischen Hirnrinde im Rahmen des Anfalls rhythmische Verkrampfungen der entsprechenden Körperregion, für die diese Hirnregion zuständig ist. Analog kommt es:

- bei Befall der Sehrinde zu Lichtblitzen
- bei Befall der für Sensibilität zuständigen Hirnregionen zu eigenartigen Empfindungen in der jeweiligen Hautregion

- bei Befall der Sprachregion zu anfallsweisem unkontrolliertem Hervorbringen von Lauten.

Derartige Anfälle nennt man fokale Anfälle, weil eine bestimmte Hirnregion (Fokus) betroffen ist. Es kann aber auch vorkommen, dass sich die epileptische Erregung von dieser Region auf die Umgebung und eventuell sogar das ganze Gehirn ausbreitet (sekundäre Generalisierung).

Anfälle, bei denen die epileptische Erregung von Anfang an gleichzeitig im gesamten Gehirn stattfindet, werden durch schädigende Einflüsse ausgelöst, die das gesamte Gehirn gleichzeitig betreffen, wie z. B. eine Stoffwechselentgleisung, eine schwere Leber- und/oder Nierenfunktionsstörung, erbliche anfallsfördernde Faktoren oder einen Alkohol- bzw. Schlafmittelentzug. Anfälle, die in einer umschriebenen Gehirnregion stattfinden oder beginnen, treten bei umschriebenen Hirnerkrankungen, wie z. B. Hirntumoren, Hirnmetastasen, Schlaganfällen, Fehlbildungen und Entzündungen (Abszesse oder Meningoenzephalitiden), auf.

3.10.1 Diagnostik

Für die Abklärung epileptischer Anfälle entscheidend ist die Schilderung des Anfallsereignisses. Hilfreich sind Laborwerte, um eine eventuelle Stoffwechselentgleisung nachzuweisen oder auszuschließen. Mittels bildgebender Untersuchungen des Gehirns, der Computer- oder Kernspintomographie, wird nach einer umschriebenen Hirnerkrankung, z. B. einem Hirntumor, einer Hirnmetastase, einer umschriebenen Entzündung oder einem Schlaganfall, gefahndet. Im Elektroenzephalogramm (EEG) werden die „Hirnströme" abgeleitet. Dort finden sich bei epileptischen Anfällen eventuell epilepsietypische elektrische Entladungen, die dann, je nachdem, ob es sich um umschriebene, fokale oder generalisierte Anfälle handelt, nur an umschriebenen Stellen oder über der gesamten Hirnrinde gleichzeitig ableitbar sind. Mittels provozierender Faktoren, wie Schlafentzug, Lichtblitzreize unterschiedlicher Frequenz (Fotostimulation) oder kräftiger Atmung (Hyperventilation), die anfallsauslösend wirken, können die EEG-Veränderungen deutlicher zum Vorschein gebracht und dann klarer zugeordnet werden. In manchen Fällen kann ein Langzeit-EEG über 24 Stunden erforderlich sein, um das diagnostische Vorgehen zu ergänzen. In palliativen Situationen wird man sich häufig auf die Anfallsbeobachtung beschränken und nur in unklaren Fällen erst einmal eine einfache Diagnostik durchführen und sich dabei zunächst auf Labor, EEG und Computertomogramm des Gehirns beschränken. Da der Schlafentzug für eine Nacht vor dem Schlafentzugs-EEG recht belastend ist, kernspintomographische Untersuchungen nicht überall verfügbar sind und außerdem die lange, einengende Kernspintomographie-Untersuchungsröhre für viele belastend ist, werden diese Untersuchungen in palliativen Settings eher selten durchgeführt. Im Sinne der Parallelität kurativer und palliativer Maßnahmen können sie aber durchaus sinnvoll sein. Wichtig ist, sich jeweils zu überlegen, welche Untersuchungen im Sinne der Lebensqualität für den Betroffenen wirklich sinnvoll sind.

3.10.2 Therapie

Zur Therapie epileptischer Anfälle gibt es mittlerweile sehr viele Substanzen. Es sind Notfalltherapien von der Dauertherapie zu unterscheiden. Wenn ein Betroffener mehrere Anfälle hintereinander hat, die entweder direkt ineinander übergehen (Anfallsstatus) oder getrennt hintereinander auftreten (Anfallsserie), so ist eine Akutbehandlung erforderlich. In palliativen Settings gilt es zu beachten, dass Anfälle u. U. sehr schmerzhaft sind, zu Verletzungen mit entsprechenden Folgen führen können und für die Zugehörigen mitunter schwer auszuhalten sind. Deshalb bedeutet eine Anfallsbehandlung in der Regel eine deutliche Verbesserung der Lebensqualität und sollte auch in palliativen Situationen im Sinne einer „Symptomlinderung" durchgeführt werden.

Die meisten epileptischen Anfälle gehen von selbst zu Ende und bedürfen keiner Therapie. Die Umstehenden sind häufig sehr schockiert und neigen zu übermäßigem Aktionismus. Wichtig ist es, den Betroffenen vor Verletzungen geschützt zu lagern und das Anfallsereignis genau zu beobachten. Ein Mundkeil ist nicht sinnvoll, da der Zungenbiss in der Regel in der tonischen Phase eines großen Anfalls (Grand-mal-Anfall) und damit in den ersten Sekunden erfolgt. Wenn man danach in der klonischen Phase versucht, den Kiefer zu öffnen und einen Mundkeil einzuführen, kann dies zu Kieferverrenkungen, Zahnverlusten etc. führen, ohne irgendeinen Nutzen zu haben.

Zur **Notfallbehandlung** des Anfallsstatus (Status epilepticus) bzw. der Anfallsserie sind Midazolam (Dormicum®) und Lorazepam (z. B. Tavor®) die Medikamente der 1. Wahl (DGN, 2020a). Lorazepam kann intravenös, subkutan oder unter die Zunge (sublingual) verabreicht werden. Bei Gabe unter die Zunge kommt es allerdings erst nach der Magen-Darm-Passage zu einem zögerlichen Wirkeintritt. Midazolam kann intranasal, intravenös und subkutan verabreicht werden. Es hat zwar eine kürzere Wirkdauer als Lorazepam, eignet sich in der häuslichen Palliativversorgung aber besonders gut, da es auch intranasal mit sehr rascher Wirkung dank transmukosaler Resorption z. B. von den Angehörigen verabreicht werden kann. Auch Clonazepam (Rivotril®) kann eingesetzt werden, auch wenn die Studienlage hierzu schlechter ist. Ist das Medikament der 1. Wahl – vorzugsweise Lorazepam, Midazolam oder alternativ Diazepam bzw. Clonazepam – nicht wirksam, sollten Medikamente der 2. Wahl gegeben werden. Dies sind nach der Leitlinie der Deutschen Gesellschaft für Neurologie (DGN, 2020a) Levetiracetam (z. B. Keppra®), das intravenös und subkutan gespritzt werden kann, oder Valproinsäure (z. B. Ergenyl vial®), das intravenös gespritzt werden kann.

Für die **Dauertherapie** von Epilepsien gibt es zahlreiche Medikamente. Sie haben unterschiedliche Nebenwirkungen und lassen sich unterschiedlich rasch aufdosieren. Sie sollten verordnet werden bei wiederholten Anfällen oder falls nach einem einzigen Anfall ein hohes Wiederholungsrisiko besteht. Dies ist dann der Fall, wenn sich eine Ursache für den epileptischen Anfall in den Untersuchungen des Gehirns zeigte oder wenn sich in den elektroenzephalographischen Untersuchungen (EEG) viele epilepsietypische Potenziale finden. Nur wenige Substanzen sind auch für die intravenöse Gabe verfügbar. Leider gibt es nur eine einzige Substanz, nämlich Lorazepam, die sich für die in der Palliativversorgung vorteilhafte subkutane Gabe eignet. Bei Lorazepam muss in der Dauertherapie bedacht werden, dass es auch ein starkes Beruhigungs- bzw. angstlösendes Mittel ist und die Wirkung mit der Zeit nachlässt. Die Sedierung und Anxiolyse können in palliativen Situationen mitunter von Vorteil sein. Der allmähliche Wirkverlust ist bei Situationen mit recht kurzer Lebenserwartung unproblematisch.

Die Medikamente zur Dauertherapie finden sich in **Tabelle 3-7**; alle sind in der Therapie von fokalen, d. h. von einer bestimmten Stelle im Gehirn ausgelösten Epilepsien einsetzbar. Nach der Leitlinie der DGN (2023c) sind Lamotrigin und alternativ Levetiracetam empfohlen gegen fokale Epilepsien. Levetiracetam und Lacosamid können auch über die Vene oder subkutan (eine in der Palliativmedizin besonders bevorzugte Darreichungsform) verabreicht werden, wenn der Betroffene nicht schlucken kann. Bei Epilepsien mit gleichzeitiger Erregung des gesamten Gehirns (primär generalisierte Epilepsien) ist laut Leitlinie der DGN (2023c) Valproinsäure die 1. Wahl. Es können aber auch Lamotrigin und Levetiracetam eingesetzt werden.

Tabelle 3-7: Antiepileptika der 1. Wahl zur Dauertherapie gemäß DGN-Leitlinie (Quelle: DGN, 2023c; Beschreibung der Substanzen stark mod. n. Hacke, 2010, S. 381)

Substanz	Merkmale
Lamotrigin	• Muss ganz langsam in 25-mg-Schritten aufdosiert werden. • Vor allem bei zu schneller Aufdosierung finden sich Nebenwirkungen wie Hautausschläge oder Schwindel, Doppelbilder und Koordinationsstörungen. Langfristig ist das Medikament nebenwirkungsarm und in der Regel recht gut verträglich. Es bewirkt vor allem keine Konzentrationsstörungen. • Die üblichen Dosierungen liegen zwischen 100 und 600 mg Tagesdosis. In der Schwangerschaft oder bei gleichzeitiger Einnahme oraler Kontrazeptiva muss das Medikament wegen der hormonellen Situation deutlich höher dosiert werden.
Levetiracetam	• Kann relativ rasch aufdosiert werden. Ähnlich dem Lamotrigin ist es relativ nebenwirkungsarm. • Häufige Nebenwirkungen sind Müdigkeit und kognitive Störungen. • Vorteilhaft für die Palliativversorgung ist, dass das Medikament auch in Ampullenform zur intravenösen oder subkutanen Gabe verfügbar ist.
Lacosamid	• Ähnlich dem Lamotrigin und Levetiracetam ist es recht nebenwirkungsarm. • Relevante Nebenwirkungen sind Müdigkeit, Schwindel, Übelkeit, Schläfrigkeit, Ataxie, Diplopie. • Vorteilhaft für die Palliativversorgung ist, dass das Medikament auch in Ampullenform zur intravenösen oder subkutanen Gabe verfügbar ist.
Valproinsäure	• Ist das Medikament der 1. Wahl bei primär generalisierten Epilepsien, wirkt aber auch sehr gut bei fokalen Epilepsien. • Häufige Nebenwirkungen sind Gewichtszunahme, Zittern, Haarausfall und kognitive Störungen.

3.11 Koma und Wachkoma

Koma und Wachkoma wurden bereits in Zusammenhang mit der defizit- bzw. ressourcenorientierten Sichtweise in Kapitel 1.6 dargestellt. Wie bereits angesprochen, ist es von größter Wichtigkeit, mit welcher Sichtweise wir dem Betroffenen begegnen. Sehen wir ihn als „Defektkreatur mit zerstörtem Gehirn", die „sowieso nichts mehr mitbekommt", so hat dies mitunter fatale Folgen im Alltag, wie das **Fallbeispiel 3-9** demonstriert.

Fallbeispiel 3-9

Schwester Ulla und Schwester Jasmin haben gemeinsam Frühdienst auf der Intensivstation. Sie versorgen gerade zwei Patienten, die beide nach Wiederbelebung im Koma liegen. Sie unterhalten sich fröhlich über private Dinge, u.a. die Filme, die sie gestern im Fernsehen gesehen haben. Als Schwester Ulla einwendet: „Pass auf, wenn die beiden etwas mitbekommen!", antwortet Jasmin: „Die kriegen sowieso nichts mit, bei denen ist doch der größte Teil des Gehirns zerstört […] zu spät wiederbelebt worden. Wenn mir so was passiert, wäre ich lieber tot, als so dahinzuvegetieren wie die […]!"

Stellen Sie sich vor, einer der beiden Betroffenen würde auch nur einen Teil des Gesagten hören! Wir wissen, dass Menschen im Koma bisweilen solche Szenen mitbekommen (Geremek, 2009). Folgendes kann einem Patienten im Koma helfen:

- Sehen Sie seine Ressourcen und nicht nur seine Defizite.
- Gehen Sie achtsam mit ihm um.
- Lassen Sie vertraute Menschen um ihn sein.
- Geben Sie ihm Schmerzmittel, falls Sie Anzeichen von Schmerzen wahrnehmen.
- Berühren Sie ihn behutsam nach den Konzepten der Basalen Stimulation®.
- Halten Sie bedrohlichen Lärm von ihm fern.

Basale Stimulation. Schon das Wort „Basale Stimulation" beschreibt, dass auf einer ganz einfachen, basalen Ebene stimuliert, also die Wahrnehmung gefördert wird. Dabei werden verschiedene Wahrnehmungsbereiche angeregt: der akustische und der optische Bereich, die Wahrnehmung von Berührungen und Gerüchen, das Schmecken etc. Dadurch kann eine nonverbale Kommunikation aufgebaut werden. Die Basale Stimulation® stammt ursprünglich aus der Sonderpädagogik. Sie wurde dann auf den Bereich der Versorgung von Menschen im Wachkoma übertragen. Grundsätzlich eignet sie sich aber auch für alle neurologischen Palliativpatienten, z. B. mit fortgeschrittener Demenz, schwerem Schlaganfall, fortgeschrittener Parkinson-Krankheit, Multipler Sklerose oder Hirntumor. Die Betroffenen sind oft auch in ihrer nonverbalen Kommunikation erheblich verändert. Sie können sich auf Grund von Lähmungen in ihrer Körpersprache nur andersartig und schwerer ausdrücken. Ein achtsamer, behutsamer Dialogaufbau kann hier versuchen, trotzdem in einen körpernahen Dialog zu gelangen.

Es wird dabei je nach stimuliertem Bereich unterschieden (mod. n. Kostrzewa & Kutzner, 2022):

- Stimulation des Tast- und Berührungssinnes (taktil-haptische Stimulation)
  - → gezielte Berührungen, wie z. B. die Initialberührung, die bei der Kontaktaufnahme nahe am Körperstamm wie ein Begrüßungsritual gegeben wird
  - → unterschiedliche Wassertemperaturen (z. B. beim Waschen)
- Stimulation der optischen Wahrnehmung (visuelle Stimulation)
  - → Gestaltung der Umgebung des Krankenbettes, sodass sie interessant aussieht und stimuliert, aber auch einen schönen Eindruck macht
  - → Fotos mit vertrauten Personen oder wichtigen Szenen aus dem Leben des Betroffenen
- Stimulation des Hörsinns (auditive Stimulation)
  - → Abspielen der Lieblingsmusik
  - → bekannte Stimmen
- olfaktorische Stimulation (Anregung des Geruchssinnes)
  - → Duftstoffe, wie z. B. Parfüm, Duftöle, Duftlampen
  - → Gerüche und Geruchsstoffe, die an den Alltag erinnern
- gustatorische Stimulation (Anregung des Geschmackssinnes)
  - → vertraute Geschmacksstoffe
  - → Lieblingsspeisen
  - → Lieblingsgetränke (z. B. Lieblingswein)
- Erfahrung von Körpertiefe mittels vibratorischer Stimulation
  - → z. B. durch Vibrationsmassagen an Körperstellen (Bauch, Rücken), gezieltes Bewegen und Einnehmen von Haltungen.

Wir sehen, dass wir zunächst viel über den Betroffenen herausbekommen müssen, um Basale Stimulation® überhaupt sinnvoll leisten zu können. Wir müssen seine Lieblingsgewohnheiten, Speisen, Gerüche etc. kennen lernen. In einer suchenden Haltung können wir erproben, ob der Betroffene mit eher positiven Körpersignalen, wie z. B. vermehrter Wachheit, entspannten Gesichtszügen und entspannter Körperhaltung, reagiert oder sich eher verschließt und verkrampft. Wir können dadurch im einfühlsamen, körpernahen Dialog versuchen, herauszubekommen, was ihm guttut und was nicht. Wir können so die Basale Stimulation® sogar dazu nutzen, um etwas über den Willen des Betroffenen herauszufinden. Die Basale Stimulation® ist insofern eher eine Haltung und Kommunikationsform, die in den gesamten Alltag mit dem Betroffenen integriert werden kann. Zu Details sei auf die einschlägigen Fachbücher, etwa von Buchholz und Schürenberg (2009), verwiesen.

3.12 Atemnot

Bei neurologischen Erkrankungen kommt es immer wieder auch zu Atemnot. Sie ist eine subjektive Wahrnehmung des Betroffenen, und die damit einhergehende Panik führt oft zu einem Aktionismus, der die Angst noch verstärkt. Teil dieses Aktionismus sind fragwürdige Sauerstoffgaben. Dieser Abschnitt beschäftigt sich mit dem Umgang mit Atemnot in Palliativsituationen bei neurologischen Erkrankungen. Beispiele sind neuromuskuläre Erkrankungen, wie z. B. die amyotrophe Lateralsklerose (Kap. 5.2), oder andere Muskelerkrankungen.

3.12.1 Ursachen

Die bei neuromuskulären Erkrankungen eintretende Schwäche der Atemmuskulatur bewirkt eine zunehmende Atemlähmung mit eventueller Atemnot. Neurologisch Erkrankte haben als Komplikation oft Atemwegsinfekte, die Auslöser der Atemnot sein können. Hinzu kommt, dass viele neurologisch Erkrankte betagt sind und zahlreiche andere, nichtneurologische Begleiterkrankungen haben (Multimorbidität), die ihrerseits zu Atemnot führen, etwa Asthma, Lungenemphysem oder eine Herzschwäche. Man teilt diese vielfältigen Auslöser der Atemnot ein in:

- pulmonale Auslöser (Ursache ist eine Lungenerkrankung)
- kardiale Auslöser (Ursache ist eine Herzerkrankung)
- neuromuskuläre Auslöser (im Rahmen von Nerven- oder Muskelerkrankungen) (Klaschik, 2009b).

Betrachten wir zunächst die *pulmonalen Ursachen*. Hier stehen Erkrankungen, die das Luftröhrensystem einengen, wie z. B. Asthma oder die chronisch-obstruktive Lungenerkrankung (COPD), an erster Stelle. Aber auch ein Tumorwachstum kann das Luftröhrensystem einengen. Hinzu kommen Lungenerkrankungen, bei denen sich die Lunge nicht richtig ausdehnen kann, z. B. durch:

- eine Flüssigkeitsansammlung in der Pleura (Pleuraerguss)
- eine Lungenentzündung
- Tumorwachstum in oder um die Lunge
- Luft im Lungenraum (Pneumothorax)
- eine Verhärtung nach Bestrahlungstherapie (Strahlenfibrose)
- einen Zustand nach einer Lungenoperation mit Vernarbungen und reduzierter Gasaustauschfläche.

Der Mechanismus *kardialer Ursachen* der Atemnot ist ein anderer. Herzerkrankungen führen über den mangelnden Transport von Sauerstoffträgern zur Atemnot. Hierbei stehen an vorderster Stelle:

- die Herzinsuffizienz (Herzschwäche)
- der Perikarderguss (Erguss im Herzbeutel, der das Herz einengt)
- die Einflussstauung, bei der das Venenblut nicht so gut zum Herzen gelangt.

Wie oben bereits angeführt, kann es sowohl durch Muskelerkrankungen, Erkrankungen mit Nervenzelluntergang wie auch den Muskelschwund bei körperlicher Schwäche und mangelnder Ernährung im Rahmen anderer Erkrankungen zu *neuromuskulär bedingter Atemnot* durch mangelnde Atemarbeit kommen. Ein As-

Tabelle 3-8: Ursachen der Atemnot (Quelle: n. Gerhard, 2008a, S. 59)

Ursachen	Krankheit
neuromuskulär	• Muskelschwäche durch Muskelerkrankungen • Muskelschwäche bei Kachexie • amyotrophe Lateralsklerose (Nervenzelluntergang, der zu fortschreitenden Lähmungen auch der Atemmuskulatur führt)
pulmonal:	
obstruktiv (Einengungen des Luftröhrensystems)	• Asthma • chronisch obstruktive Lungenerkrankung (COPD) • Einengung durch Tumorwachstum
restriktiv (Schwierigkeiten der Lunge, sich auszudehnen)	• Pleuraerguss • Lungenentzündung • Pneumothorax • Zustand nach Lungenoperation • Tumorwachstum • Strahlenfibrose
kardial	• Herzinsuffizienz (-schwäche) • Perikarderguss (Erguss im Herzbeutel, der das Herz einengt) • Perikardinfiltration • Einflussstauung (Venenblut gelangt nicht gut zum Herzen)
sonstige	• Anämie (Blutarmut) • Aszites (Bauchwassersucht) • Lebervergrößerung • ausgeprägtes Fieber • psychische Ursachen

zites (Bauchwassersucht) kann ebenso wie eine Lebervergrößerung von unten auf die Lunge drücken und dadurch zu Atemnot führen. Psychische Probleme können Atemnot auslösen, aber auch eine vorhandene Atemnot verstärken. In **Tabelle 3-8** werden die Ursachen der Atemnot systematisch gegliedert.

Atmung ist im Normalzustand ein „automatischer" Vorgang, den wir nicht bewusst wahrnehmen (Klaschik, 2009b). Sie wird über sogenannte Chemorezeptoren für den Sauerstoff- und Kohlendioxidgehalt im Blut und das Atemzentrum im Hirnstamm gesteuert. Während schon ein geringer Anstieg von Kohlendioxid zu ausgeprägter Atemnot führt, können niedrige Sauerstoffsättigungen länger toleriert werden.

3.12.2 Diagnostik

Ähnlich wie Schmerz ist Atemnot ein subjektives Symptom, das sich nur durch den Betroffenen selbst einschätzen lässt, etwa anhand von Skalen (Kap. 3.2). Gut geeignet sind z. B. die Numerische Rangskala (NRS) oder die verbale Rangskala (VRS). Bei der NRS wird Atemnot auf einer Skala von 0 bis 10 je nach Schwere von dem Betroffenen beurteilt. Dabei bedeutet 10 maximal vorstellbare Atemnot und 0 keine Atemnot. Ebenso eignet sich die Wortskala (VRS), in der der Betroffene die Atemnot mit vorgegebenen Begriffen, wie keine, leichte, mäßige, schwere, sehr schwere oder unaushaltbare Atemnot, einschätzt.

Atemnot wird von den Betroffenen als Lufthunger, Kurzatmigkeit, Beklemmungs- oder Engegefühl beschrieben. Sie führt oft zu Erstickungs- bis hin zu Todesangst. Diese Panik überträgt sich sehr leicht auf die Umgebung. Vor allem Zugehörige, oft aber auch professionell Tätige sind davon betroffen. Wichtig ist, Ruhe zu bewahren und nicht selbst in Panik zu verfallen. Ruhe auszustrahlen kann für die Betroffenen schon für sich genommen sehr erleichternd wirken.

3.12.3 Therapie

Zur Therapie der Atemnot ist zunächst wichtig zu klären, ob die Ursache der Atemnot zielgerichtet behandelbar ist. Zum Beispiel kann eine Herzinsuffizienz medikamentös behandelt werden. Bei COPD können Bronchodilatatoren (Bronchien erweiternde Medikamente) gegeben und ein Pleuraerguss kann abpunktiert werden.

Als **medikamentöse Maßnahmen** zur Therapie der Atemnot in der Palliativbetreuung können Opioide und Beruhigungsmittel (Clemens & Klaschik, 2007) eingesetzt werden. Viele fürchten die atemhemmende Wirkung der Opioide. In leichter Form kann genau diese Wirkung zur Herabsetzung der Atemnot genutzt werden. Opioide bewirken nämlich zunächst eine Linderung der Atemnot und erst bei höherer Dosis eine deutlich herabgesetzte Atmung. Genau dieser Effekt wird zur Therapie der Atemnot in der Palliativmedizin eingesetzt. Man gibt schmerzfreien Patienten niedrig dosiert Opioide oder erhöht bei gleichzeitigen Schmerzen die für die Schmerztherapie ausreichende Opioiddosis nochmals um 30 bis 50 %, um die Atemnot zu behandeln **(Tab. 3-9)**. Opioide haben also in der Schmerztherapie bei richtigem Einsatz, mit regelmäßigen Schmerzerfassungen, hinsichtlich einer Atemhemmung nicht nur kaum Risiken, sondern eignen sich sogar hervorragend zur Therapie der Atemnot.

Tabelle 3-9: Medikamente zur palliativen Therapie der Atemnot (Beispiele) (Quelle: Eigene Darstellung)

Substanz	Handelsname (Beispiele)	Dosierung
Opioide (z. B. Morphin, Hydromorphon oder andere Opioide analog)	MSI®, MST®, Sevredol®, Palladon®	Ohne gleichzeitige Schmerztherapie mit Opioiden: • Morphin: → 2,5–5 mg i. v. oder 5–10 mg s. c. oder → 10–20 mg p. o. (nicht retardiert 4-stdl., ret. 8- bis 12-stdl.) → je nach Bedarf steigern • Hydromorphon: → 1 mg i. v. oder 1–2 mg s. c. → 1,3–2,6 mg nicht retardiert 4-stdl., 4 mg ret. 12-stdl. p. o. Bei gleichzeitiger Schmerztherapie mit Opioiden: • Dosis um 25–50 % erhöhen
Lorazepam	Tavor®	• 0,5–2 mg s. c. oder p. o. (sublingual) • alle 8 h
Midazolam	Dormicum®	• 2,5–10 mg s. c. als Dauerinfusion oder intranasal

Dieser Effekt der Opioidtherapie wurde in mehreren Studien nachgewiesen (Clemens & Klaschik, 2011). Ihr Haupteffekt ist eine „Ökonomisierung“ der Atmung, denn bei ruhigerer Atmung kann wesentlich mehr Kohlendioxid aus dem Körper transportiert werden als bei einer durch Atemnot ausgelösten hektischen, schnellen Atmung. Beruhigungsmittel wie Lorazepam (z.B. Tavor®) oder Midazolam (z.B. Dormicum®) wirken vor allem auf die Panik, die die Atemnot begleitet. Auch dadurch wird eine ruhigere, effektivere Atmung erreicht, was sich wiederum positiv auf das Abatmen von Kohlendioxid auswirkt.

Sehr wichtig sind **nichtmedikamentöse Maßnahmen** im Umgang mit der Atemnot. Wie bei allen Symptomen in der Palliativbetreuung müssen gerade bei Atemnot die körperliche, psychische, soziale und spirituelle Dimension des Total-Pain-Konzepts von Saunders (Saunders & Baines, 1991) beachtet werden.

Entscheidend ist es im Sinne der psychischen, sozialen und eventuell auch spirituellen Dimension, den Betroffenen nicht einzuengen und nicht alleine zu lassen (Clemens & Klaschik, 2011). Wichtig ist es, durch Öffnen von Fenstern und durch Ventilatoren sofort für frische Luft zu sorgen. Unterstützende Berührungen sollten vor allem von der Seite oder im Rücken ausgeführt werden, um nicht weiter zu beengen. Einengende Kleidung sollte gelockert werden. Atemnot kann durch Hochlagern des Oberkörpers **(Praxistipp 3-1)** gelindert werden. Da Atemnot in einer Art Teufelskreis zu Panik führt und diese wiederum eine schnellere, ineffizientere Atmung auslöst, ist eine beruhigende Umgebung entscheidend. Panik wirkt auch „ansteckend“ auf die Umgebung, was die soziale Dimension des Symptoms nur noch deutlicher macht. Der Pflegende kann auf seinen eigenen Atem achten und seiner Angst durch bewusst langsame und tiefe Atmung begegnen. Oft wird diese langsamere Atmung vom Betroffenen „übernommen“. Entscheidend ist, dass der Pflegende dabei Ruhe und Sicherheit ausstrahlt.

Praxistipp 3-1

Atemnot kann durch Hochlagern des Oberkörpers auf Luftballons, ohne Einengung von der Seite, gelindert werden.

Zur Linderung von Atemnot wird sehr häufig Sauerstoff eingesetzt. Thöns und Sitte (2010) haben die Situation der Sauerstofftherapie gegen Atemnot sehr anschaulich dargestellt. Aus der Flugmedizin, von Tauchunfällen und von der Höhenkrankheit wissen wir, dass eine niedrige Sauerstoffsättigung des Blutes meist unbemerkt bleibt und Warnzeichen fehlen. Diese an sich ungünstige Situation ist für den Palliativpatienten günstig, denn er leidet in der Regel nicht wegen mangelnder Sauerstoffsättigung an Atemnot. Die Atemnot ist, von Ausnahmen abgesehen, durch eine erhöhte Kohlendioxidkonzentration des Blutes bedingt. Die unkritische Sauerstoffgabe bei Atemnot, wie sie leider noch immer in vielen Einrichtungen des Gesundheitswesens praktiziert wird, ist demnach in den allermeisten Fällen von Atemnot in der Palliativbetreuung paradox (Clemens & Klaschik, 2007; Klaschik, 2009b). Der gegebene Sauerstoff ist also nicht nur gegen die Atemnot unwirksam, sondern hat bei fortgeschritten neurologisch Erkrankten einen weiteren Nachteil: Sauerstoff trocknet die Schleimhäute stark aus, sodass der unkritische Einsatz hier nicht nur unnötig, sondern sogar schädlich sein kann.

Manche neurologischen Palliativpatienten leiden sowohl unter Hustenattacken als auch unter Erstickungsanfällen (Byrne et al., 2009), und zwar besonders häufig bei amyotropher Lateralsklerose (Kap. 5.2) und bei Infekten der Atemwege, für die chronisch neurologisch Kranke besonders anfällig sind. Menschen mit fortgeschrittenen neurologischen Erkrankungen können oft schlecht abhusten und fühlen sich dadurch gequält. Mit physiotherapeutischen Übungen kann es gelingen, den Hustenstoß zu verbessern (ebd.). Sekretolytika wie z.B. Acetylcystein helfen, den zähen Schleim zu verflüssigen und erleichtern das Abhusten. Opioide reduzieren den Hustenreflex und schaffen dadurch Erleichterung. Ein sogenannter Hustenassistent (Cough Assistent) kann das Abhusten technisch unterstützen und damit deutlich erleichtern (Gerhard, 2023b).

3.13 Terminales Lungenrasseln

Terminales Rasseln (auch „Lungenrasseln“ oder engl. „death rattle“) bezeichnet eine geräuschvolle Atmung, die meist in der Sterbephase entsteht, und zwar durch die mangelnde Fähigkeit, Sekret abzuhusten oder Speichel zu schlucken. Etwa 75 % der Sterbenden sind von diesem Symptom betroffen. Terminales Lungenrasseln ist bei sterbenden neurologisch Kranken besonders häufig. Ursächlich sind die ausgeprägte körperliche Schwäche, die Bewusstseinseinschränkung und der abgeschwächte Hustenreflex. Man unterteilt je nach Lokalisation in Typ 1, der vor allem durch Speichelsekretion entsteht, und Typ 2, der vor allem durch bronchiale Sekretionen bedingt ist. Absaugen ist für die Betroffenen extrem unangenehm, verstärkt durch den gesetzten Reiz die Schleimproduktion und kann daher nach Art eines Teufelskreises die Situation verschlechtern. Deshalb sollte Absaugen möglichst vermieden werden, das von Befragten überdies als eine der unangenehmsten Prozeduren geschildert wird (Volicer, 2004). Statt Absaugen sollten eher die Flüssigkeitsmenge reduziert und Substanzen gegeben werden, die die Schleimproduktion hemmen (Klaschik, 2009b), und zwar:

- Scopolamin (Scopoderm-TTS®)
- Butylscopolamin (z. B. Buscopan®)
- Glycopyrroniumbromid (z. B. Rubinol®)
- Atropin.

Mit diesen Substanzen kann prophylaktisch die Schleimproduktion vermieden bzw. verringert werden. Vorhandene Sekretionen werden dadurch jedoch nicht beseitigt.

In **Kasten 3-6** wird die Therapie des terminalen Lungenrasselns zusammengefasst.

Kasten 3-6:

Therapie des terminalen Lungenrasselns

- Absaugen vermeiden
- Flüssigkeitszufuhr gering halten
- Medikamente:
  - → Scopolamin (Scopoderm-TTS®; hilft nur in leichten Fällen)
  - → Butylscopolamin (Buscopan®) 60–120 mg
  - → Glycopyrroniumbromid (z. B. Rubinol®) 0,3–0,6 mg.

Das terminale Lungenrasseln ist sehr geräuschvoll. Das „Brodeln“ hört sich sehr unangenehm an und wird oft mit Leiden verbunden. Es entsteht durch das Pendeln des Sekrets im Bronchialsystem. Für den Betroffenen mag es mitunter gar nicht leidvoll sein, ist aber für die Umgebung, die An- bzw. Zugehörigen, die Hospizbegleiter und die Gesundheitsberufe oft schwer zu ertragen. Indem wir uns die Ohren zuhalten und beobachten, was uns die Betroffenen durch Körpersprache mitteilen, können wir uns fragen, für wen das Symptom leidvoll ist: für die Betroffenen selbst oder für die Umgebung oder für beide?

3.14 Übelkeit und Erbrechen

Übelkeit und Erbrechen sind bei neurologisch Erkrankten nicht selten. Beispielsweise haben Hirntumorpatienten häufig Übelkeit durch den erhöhten Hirndruck.

3.14.1 Ursachen

Bei neurologisch Erkrankten können Übelkeit und Erbrechen vielfältige Ursachen haben, da sie neben ihrer neurologischen Erkrankung oft zahlreiche nichtneurologische Erkrankungen haben (Multimorbidität).

Übelkeit bzw. Erbrechen können sowohl im Gleichgewichtssystem des Gehirns als auch durch Reizung von Rezeptoren (Messfühlern) im Verdauungstrakt ausgelöst werden. Im Hirnstamm gibt es eine „Chemorezeptoren-Triggerzone“, die wie ein Giftwarnsystem vor allem auf Medikamente und Giftstoffe reagiert. All diese Informationen werden an das Brechzentrum weitergeleitet, wo reflexartig Erbrechen ausgelöst wird. Die Kenntnis der unterschiedlichen an diesem Symptom beteiligten Strukturen ist für die Praxis wichtig, da jeweils unterschiedliche Medikamente wirken. Im Folgenden werden Erkrankungen oder Situationen beschrieben, bei denen Rezeptoren in den genannten Strukturen erregt werden (Gerhard, 2023a).

- erhöhter Hirndruck
  → Hirntumore oder -metastasen können ebenso wie Hirnblutungen oder andere Hirnerkrankungen zu erhöhtem Hirndruck führen. Typischerweise sind Übelkeit und Erbrechen dabei von der Nahrungsaufnahme unabhängig und treten oft morgens auf. Erregt wird direkt das Brechzentrum im Stammhirn.
- Störung des Gleichgewichtsnervs
  → Störungen oder abnorme Erregungen des Gleichgewichtsnervs führen, wie Betroffene es von der „Seekrankheit“ kennen, zu Übelkeit und Erbrechen. Das Gleichgewichtssystem wird stark erregt und sendet entsprechend Informationen an das Brechzentrum im Stammhirn, das dann den Brechakt auslöst.
- psychische Ursachen
  → Jede Situation von ausgeprägtem Stress, starker Angst, Niedergeschlagenheit und Ekel kann zu Übelkeit und Erbrechen führen. Diese Reaktion, die jedem vom Anblick Ekel erregender, abschreckender Situationen oder sehr unangenehmer Gerüche bekannt sein dürfte, findet direkt im Gehirn statt.
- Medikamente und Giftstoffe
  → Hierbei wird die Giftwarnzentrale der „Chemorezeptoren-Triggerzone“ erregt, und zwar u.a. durch:
  - *Schmerzmittel:* Sämtliche Schmerzmittel aus der Gruppe der Opioide (Stufen 2 und 3 des WHO-Stufenschemas) verursachen in den ersten 1 bis 2 Wochen bei vielen Betroffenen Übelkeit. Dies gilt auch während erheblicher Dosissteigerungen. Deshalb empfiehlt sich für diese Zeit eine entsprechende Prophylaxe. Auch Medikamente aus Stufe 1 des WHO-Stufenschemas (nichtsteroidale Antiphlogistika, z.B. Diclofenac®, Ibuprofen®, ASS®) und Koanalgetika (z.B. Carbamazepin) können Übelkeit auslösen. Diese Übelkeit ist meist unabhängig von der Nahrungsaufnahme.
  - *Giftstoffe:* Verdorbene Nahrungsmittel, Infekte mit Toxinbildung und Giftstoffe durch Nieren- oder Leberstoffwechselstörungen können ausgeprägte Übelkeit und Erbrechen auslösen.
- Erkrankungen des Verdauungstrakts
  → In der Regel kommt es zu einer Erregung von Rezeptoren im Verdauungstrakt, und zwar
  - *in der Speiseröhre:* Entzündungen (z.B. durch Pilze), Einengungen (z.B. durch umliegende Tumore), Spasmen etc. können ausgeprägte Übelkeit und Erbrechen meist direkt nach der Nahrungsaufnahme auslösen;
  - *im Magen:* Magentumore, Magen(schleimhaut)entzündungen oder -geschwüre (z.B. durch Schmerzmittel aus der Gruppe der nichtsteroidalen Antiphlogistika wie Ibuprofen®, Diclofenac®, ASS®) und Druck auf den Magen von außen (z.B. durch Lebermetastasen oder Aszites) können Übelkeit und Erbrechen spät nach der Nahrungsaufnahme verursachen;

- *im Darm:* Verstopfung oder Darmverschluss führen zu ausgeprägter Übelkeit und zum Erbrechen ggf. auch von Kot, je nach Höhe des Darmverschlusses (Dünn- oder Dick- bzw. Enddarm).

3.14.2 Erfassen und Messen

Vor der zielgerichteten Behandlung steht die Diagnostik (Gerhard, 2023a). Zunächst muss geklärt werden, in welchen Situationen Übelkeit und Erbrechen auftreten. Außerdem sollte, ähnlich wie beim Schmerzmanagement, die Stärke des Symptoms vom Betroffenen selbst eingeschätzt werden. Eine Fremdeinschätzung ist hier unzureichend. Zu beachten ist die unterschiedliche Bedeutung von Übelkeit für den Betroffenen und seine jeweilige Umgebung. Während Übelkeit eine für den Betroffenen ausgesprochen quälende Erfahrung ist, kann es ihm Erleichterung verschaffen, sich zu übergeben. Für die Umgebung ist Erbrechen dagegen sehr unangenehm und u.U. mit Ekel verbunden. Die Übelkeit des Betroffenen bleibt der Umgebung hingegen oft verborgen (Schuler & Schubert, 2017).

Wichtig ist, eine offene Kommunikation zu pflegen, zuzuhören und immer wieder gezielt nach störenden Symptomen zu fragen. Ebenso muss auf begleitende Zeichen, wie Blässe, Würgen, Nahrungsvermeidung, kalten Schweiß und schnellen Puls, geachtet werden. Palliativstationen und Hospize verwenden wie bei der Schmerzerfassung teilweise Skalensysteme. Der Betroffene soll die Stärke seiner Übelkeit in Zahlenwerten von 0 (keine Übelkeit) bis 10 (stärkste vorstellbare Übelkeit) angeben (NRS). Ebenso können auch alle anderen Skalen aus der Schmerzmessung übertragen werden, wie z.B. die verbale Rating-Skala (VRS) mit den Begriffen:

- „keine Übelkeit“ (VRS = 0)
- „leichte Übelkeit“ (VRS = 1)
- „starke Übelkeit“ (VRS = 2)
- „sehr starke Übelkeit“ (VRS = 3).

Bei Menschen mit Demenz, im Koma oder Wachkoma ist man manchmal ausschließlich auf die Beobachtung der Begleitzeichen angewiesen. Wichtig sind außerdem Fragen nach:

- auslösenden Ursachen,
- dem Beginn der Übelkeit,
- vorübergehendem oder dauerhaftem Auftreten und
- den Begleitumständen.

Bei Erbrechen sind Informationen wie die Art des Erbrochenen, der Zeitpunkt des Erbrechens (u.a. im Verhältnis zur Nahrungsaufnahme) und die Befindlichkeit (Erleichterung?) nach dem Erbrechen nützlich.

3.14.3 Therapie

Im Gegensatz zur Schmerztherapie gibt es in der Therapie von Übelkeit und Erbrechen kaum auf Studien basierende Erkenntnisse, welche Maßnahmen wann am besten sind. Die Empfehlungen beruhen auf Erfahrungswissen von Experten und pathophysiologischen Überlegungen (Bausewein et al., 2021). In den pathophysiologischen Überlegungen spielen die in Kapitel 3.14.1 genannten Strukturen eine große Rolle. Wir kennen von den gängigen Medikamenten gegen Übelkeit und Erbrechen in der Regel den Wirkort und können sie daher gezielt einsetzen, wenn wir eine Vorstellung davon haben, was die Ursache ist. Wichtig ist, wie in der Schmerzbehandlung, für den Betroffenen die richtige, „individuelle“ Dosierung zu finden. Die Medikamente müssen bei dauerhafter Übelkeit entsprechend der Wirkdauer (nach der Uhr) gegeben werden. Bedarfsmedikamente sollen bei Durchbruch der Übelkeit zusätzlich zur Dauermedikation verabreicht werden.

Die wichtigsten Zentren im Gehirn und Verdauungstrakt, die an der Auslösung von Übelkeit und Erbrechen beteiligt sind, werden in **Abbildung 3-6** zusammengefasst.

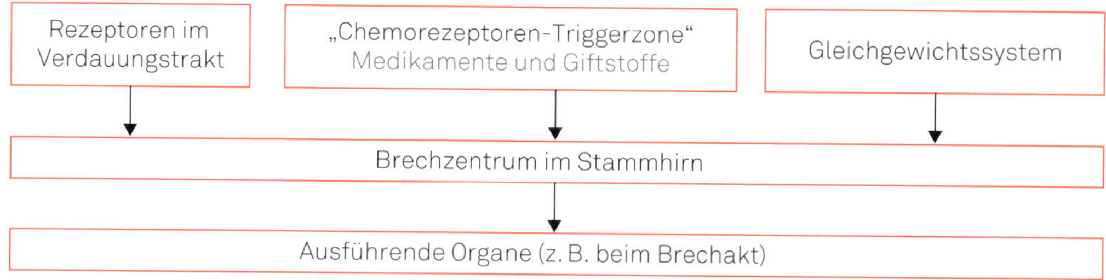

Abbildung 3-6: Zentren für Übelkeit und Erbrechen (Quelle: n. Gerhard, 2023a, S. 71)

3.14.3.1 Medikamente gegen Übelkeit

Substanzen. Zur Behandlung von Übelkeit und Erbrechen gibt es viele Substanzen:

- Metoclopramid (z.B. Paspertin®) wirkt sowohl in der Giftwarnzentrale „Chemorezeptoren-Triggerzone" als auch an den Rezeptoren im Verdauungstrakt. Es eignet sich daher sowohl für medikamenteninduzierte (z.B. Opioide) als auch für im Verdauungstrakt ausgelöste Formen. Als „Prokinetikum" fördert es auch die nahrungsweiterleitenden Bewegungen (Peristaltik) im Verdauungstrakt.
- Domperidon (z.B. Motilium®) wirkt ähnlich wie Metoclopramid, allerdings ausschließlich im Verdauungstrakt. Es eignet sich daher sehr gut bei Patienten mit Parkinson-Krankheit, bei denen andere Medikamente gegen Übelkeit, wie Metoclopramid oder Haloperidol, über ihre Wirkung im Gehirn eine Verschlechterung der Parkinsonsymptomatik auslösen können.
- Haloperidol (z.B. Haldol®) wirkt in der „Chemorezeptoren-Triggerzone" und eignet sich daher hervorragend für die medikamentenbedingte Übelkeit, etwa bei Opioiden.
- Setrone (z.B. Zofran®, Kevatril®, Anemet®) wirken vor allem in der „Chemorezeptoren-Triggerzone", aber auch im Verdauungstrakt. Sie werden meist gegen Übelkeit im Rahmen einer Chemotherapie eingesetzt.
- Dimenhydrinat (z.B. Vomex®) wirkt vor allem im Gleichgewichtssystem sowie auf das Brechzentrum im Stammhirn.
- Levomepromazin (z.B. Neurocil®) wirkt auf zahlreiche Rezeptorsysteme vor allem im Gleichgewichtszentrum, im Brechzentrum und in der „Chemorezeptoren-Triggerzone". Es eignet sich daher für viele Formen von Übelkeit, ist aber auch relativ nebenwirkungsreich.
- Olanzapin (z.B. Zyprexa®) eignet sich ähnlich wie Levomepromazin für viele Formen der Übelkeit und gilt daher auch als Breitspektrum-Antiemetikum. Vorteil sind die geringeren Nebenwirkungen und die Appetit anstoßende Wirkung (Gerhard, 2023a).
- Steroide (z.B. Kortison) senken einen erhöhten Hirndruck und bessern dadurch bedingte Übelkeit und Erbrechen.
- Butylscopolamin (z.B. Buscopan®) dämpft das Brechzentrum und die Motilität im Verdauungstrakt.
- Tranquilanzien (z.B. Tavor®) dämpfen das Zentralnervensystem. Sie wirken deshalb gut bei Erregungszuständen und verringern Stress, Ekel und Aufregung, die mit Übelkeit und Erbrechen verbunden sein können.

Die beschriebenen Medikamente und ihre Angriffspunkte werden in **Abbildung 3-7** zusammengefasst. Die meisten der genannten Substanzen können sowohl oral als auch subkutan verabreicht werden.

Während Metoclopramid und Domperidon am Verdauungstrakt die Beweglichkeit erhöhen, wird sie durch Butylscopolamin gehemmt.

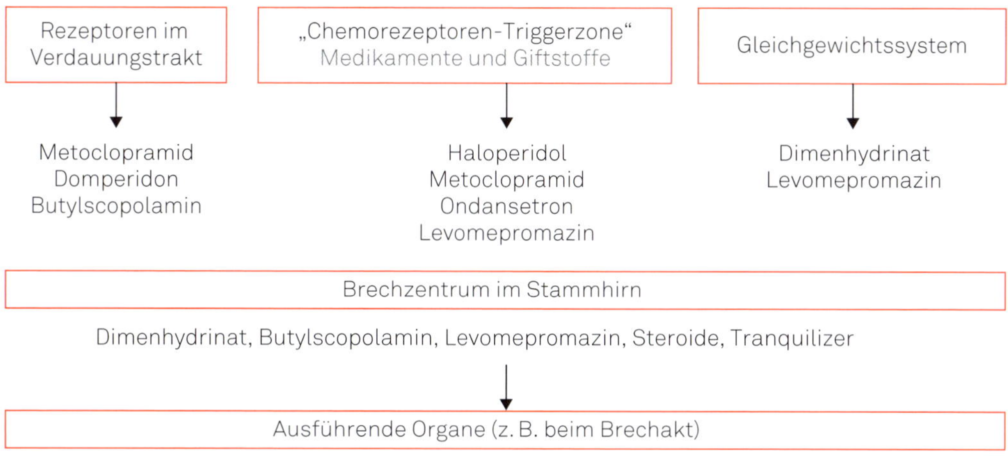

Abbildung 3-7: Angriffspunkte von Medikamenten gegen Übelkeit und Erbrechen (Quelle: n. Gerhard, 2023a, S. 71)

Deshalb sollten diese beiden Wirkprinzipien nicht gleichzeitig verfolgt werden.

Nebenwirkungen. Typische Nebenwirkungen von Metoclopramid, Domperidon, Haloperidol und Levomepromazin, geringgradig auch von Olanzapin, sind Benommenheit, seltener auch Schwindel, Gangunsicherheit oder extrapyramidale Bewegungsstörungen (Blickkrämpfe, Zungenschlundkrämpfe etc.), da sie auch an anderen Stellen des Zentralnervensystems angreifen. Dies ist für Levomepromazin, das an vielen Rezeptorsystemen angreift, am ausgeprägtesten. Gegen extrapyramidale Bewegungsstörungen gibt es ein Gegenmittel, nämlich Biperiden (z.B. Akineton®), mit dem diese Nebenwirkung aufgehoben werden kann. Mit Ausnahme von Domperidon können diese Substanzen bei Parkinson-Krankheit auch zu einer Verschlechterung der Symptomatik führen. Deshalb sollte bei diesen Patienten zur Behandlung von Übelkeit Domperidon und nicht etwa Haloperidol bzw. Metoclopramid eingesetzt werden. Typische Nebenwirkungen von Metoclopramid und Domperidon sind außerdem Durchfälle, und zwar durch ihre die Darmbewegung (Peristaltik) fördernde Wirkung.

Nebenwirkungen des Dimenhydrinat sind Schläfrigkeit, Trägheit, selten Agitiertheit und Unruhe. Die Setrone führen häufig zu Obstipation und Kopfschmerzen, selten zu Hitzewallungen, Schluckauf und Bewegungsstörungen. Tranquilanzien sind das Zentralnervensystem dämpfende Medikamente, die deshalb ausgeprägte Müdigkeit hervorrufen. Sie schirmen daher den Betroffenen sehr stark von seiner Umgebung ab, was in einer palliativen Situation manchmal problematisch, gelegentlich aber auch erwünscht sein kann. Ziel ist es oft, eine möglichst gute Kommunikation des Betroffenen mit seiner Umgebung zu erhalten. Hierbei kann der Tranquilizer deutlich stören.

Häufig verwendete Medikamente gegen Übelkeit und Erbrechen in palliativen Situationen werden in **Tabelle 3-10** zusammengefasst.

3.14.3.2 Das Stufenschema

Der Palliativmediziner Klaschik hat ein Stufenschema der Behandlung von Übelkeit bei Opioidgabe erstellt **(Kasten 3-7)**.

Es entspricht langjähriger, praktischer Erfahrung, lässt sich aber zurzeit nicht durch Studien stützen. Studien existieren vor allem zur Therapie der durch Chemotherapie induzierten Übelkeit mit Setronen.

Tabelle 3-10: Häufige Substanzen zur Behandlung der Übelkeit (Quelle: mod. n. Gerhard, 2023a, S. 71)

Substanz	Handelsname (Beispiele)	Übliche Dosierungen
Haloperidol	Haldol®	• 0,5–1 mg (5–10 Tr.) alle 8 h oder • 1,5–3 mg (15–30 Tr.) abends • 10–20 mg s.c./24 h Nicht bei M. Parkinson einsetzen!
Dimenhydrinat	Vomex®	• 1–2 Tbl. (50–100 mg) p.o. alle 6–8 h • 1 Supp. (150 mg) alle 6–8 h rektal • 100–300 mg s.c./24 h
Metoclopramid	Paspertin®	• 1–2 Tbl. oder ca. 30–60 Tr. alle 4–6 h p.o. • 40–100 mg s.c./24 h Nicht bei M. Parkinson einsetzen!
Domperidon	Motilium®	• 20–40 Tr. oder 1–2 Tbl. alle 6–8 h Bei M. Parkinson gut geeignet!
Butylscopolamin	Buscopan®	• 1 Supp. oder 1 Drg. alle 8 h • max. 120 mg s.c./24 h
Levomepromazin	Neurocil®	• 1–5 Tr. abends oder alle 12 h
Olanzapin	Zyprexa®	• 2,5–7,5 mg abends
Ondansetron	Zofran®	• 8 mg p.o. oder i.v. alle 8–12 h
Lorazepam	Tavor®	• 0,5–1 mg alle 8 h p.o.

Bei Parkinson-Krankheit muss von diesem Stufenschema abgewichen werden. Hier ist Domperidon das Medikament der 1. Wahl, als 2. Wahl können Setrone oder Dimenhydrinat eingesetzt werden (eigene theoretische Überlegungen und Erfahrungen des Autors).

Kasten 3-7:

Stufenschema der Behandlung von Übelkeit unter Opioiden (Klaschik, 2009b)

- Haloperidol
- Metoclopramid
- Haloperidol und Metoclopramid
- Haloperidol und Domperidon
- Haloperidol und Domperidon und Ondansetron.

3.14.3.3 Nichtmedikamentöse Maßnahmen

Die Grundlage des Umgangs mit Übelkeit und Erbrechen sind nichtmedikamentöse Maßnahmen. Zunächst ist es wichtig, nach Ursachen und Begleitumständen der Übelkeit zu fragen. Hierbei spielt die Selbsteinschätzung des Betroffenen eine große Rolle. Es sollte sofort auf Übelkeit reagiert und nicht erst abgewartet werden, bis sich der Betroffene übergeben muss.

Auslösende Ursachen, wie unangenehme Gerüche, sollten beseitigt werden. Hier helfen einfache Maßnahmen wie Duftstoffe (Duftkerzen, geruchsbeseitigende Substanzen), regelmäßiges Lüften und eine ansprechende Gestaltung der Umgebung. Unangenehme Gerüche durch offene Wunden oder offenen Tumorzerfall sollten geruchsbindend behandelt und ggf. gut abgedichtet werden.

Eine ruhige Umgebung reduziert den Stress des Betroffenen. Hektische Bewegungen, lautes Rufen, Anwesenheit vieler Menschen und Ähnliches sollten vermieden werden. Pflegehilfsmittel (z.B. Zellstoff) sollten unmittelbar greifbar sein. Den Patienten nicht alleine zu lassen und Beruhigen sind wichtige unterstützende Maßnahmen.

Eine gute Lagerung in sitzender Position oder, falls nicht möglich, in Seitenlage kann helfen. Meist weiß der Betroffene selbst am besten, welche Lagerung ihm am angenehmsten ist. Er sollte darin unterstützt werden, diese Position einzunehmen, wenn er selbst dazu nicht mehr in der Lage ist. Bei Menschen, die fortgeschritten dement oder komatös sind, muss ggf. im Rahmen der Biographiearbeit nach vergangenem Verhalten in vergleichbaren Situationen gesucht werden.

Die Nahrung sollte in kleinen appetitlichen Portionen angereicht werden. Zur Geruchsdämpfung sollte z.B. die Abdeckung bei vorportioniertem Essen außerhalb des Zimmers abgenommen werden.

Je besser der Betroffene und seine Angehörigen über Entstehung und Behandlungsmöglichkeiten der Übelkeit bzw. des Erbrechens, die Art und Notwendigkeit der Bedarfsmedikation sowie mögliche Dosiserhöhungen und Nebenwirkungen informiert sind, desto eher können sie mit der Situation umgehen. In einigen Einrichtungen bestehen daher bereits spezielle Schulungskonzepte oder Patienteninformationszentren. Wichtig ist insbesondere eine gute Information der meist sehr besorgten Angehörigen. Hierzu gehört auch die Anleitung zu Maßnahmen der Lagerung und Diätetik. Dies führt zur Deeskalation und Verbesserung des Selbstmanagements. Angehörige werden bezüglich Übelkeit und Erbrechens oft zwischen Mitleid und Ekel hin- und hergerissen. Das Ansprechen ihrer emotionalen Situation kann sie in ihrer Sorge für den Betroffenen entlasten (Schuler & Schubert, 2017).

Nur indem man eine gute Erfassung von Übelkeit und Erbrechen nebst der Begleitumstände mit der Suche nach den Ursachen und dem Ineinandergreifen medikamentöser und nichtmedikamentöser Maßnahmen kombiniert, kann ein palliativer Umgang mit diesen Symptomen gelingen. Dabei ist nicht ein Einzelkämpfer, sondern ein gutes Team gefragt. Die Grenzen zwischen den Berufsgruppen müssen mit dem Ziel einer guten interprofessionellen Zusammenarbeit überwunden werden.

3.15 Obstipation

Obstipation ist in der Palliativbetreuung ein viel zu wenig beachtetes, oft quälendes Symptom. Neurologisch Erkrankte sind häufig betroffen. So führt die Parkinson-Krankheit durch die geringe Motilität (Beweglichkeit) des Verdauungstrakts zur Obstipation. Menschen mit Querschnittlähmungen sind häufig chronisch obstipiert. Aber auch bei vielen anderen häufigen neurologischen Erkrankungen, wie z.B. Schlaganfällen, Multipler Sklerose, Hirntumoren und Demenzen, kommt es auf Grund abnehmender Beweglichkeit infolge von Lähmungen, Gangstörung und körperlicher Behinderung zu Obstipation. Der Bewegungsmangel des fortgeschritten (neurologisch) Erkrankten fördert nämlich generell die Darmverstopfung. Zahlreiche in der Palliativversorgung häufig eingesetzte Medikamente, wie z.B. Analgetika oder Psychopharmaka, können Obstipation auslösen oder verstärken.

Bereits die Festlegung, wann Obstipation vorliegt und wann nicht, ist schwer zu treffen, da es keine einheitliche Definition gibt. In der Behandlung ist eng abgestimmte Teamarbeit gefragt, da Pflegende und Ärzte dieses Symptom nur gemeinsam gut therapieren können. Nicht alle allgemein üblichen Therapiemaßnahmen sind auch in der Palliativbetreuung anwendbar, da sie zum Teil eine viel zu starke Belastung für den Betroffenen darstellen.

3.15.1 Definition

Schätzungen zufolge leiden ca. 30 % der Bevölkerung der westlichen Welt an Obstipation. Frauen und betagte Menschen sind besonders oft davon betroffen (Klaschik, 2009b). In fortgeschrittenen (neurologischen) Krankheitsstadien dürfte die Häufigkeit noch wesentlich höher sein. Nach Schätzungen haben über 90 % der mit starken Schmerzmitteln (Opioiden) Behandelten Probleme mit Obstipation (Klaschik, 2009b).

Schwierig ist die Abgrenzung zwischen Obstipation und Normalzustand. Stuhlunregelmäßigkeiten allein reichen nicht aus, um von einer behandlungsbedürftigen Obstipation auszugehen. Wichtig ist der persönliche Eindruck des Betroffenen, dass er nicht oft genug, nicht in ausreichender Menge, in zu harter Konsistenz und/oder nur unter Beschwerden ausscheiden kann. Dies zu erfassen ist eine schwierige, sensible Aufgabe, da es sich um ein sehr persönliches, geradezu intimes Symptom handelt.

Systematische Definitionen gehen von einer normalen Stuhlentleerung aus, wenn folgende Bedingungen erfüllt sind:

- Es finden mehr als drei Entleerungen pro Woche statt.
- Das Stuhlgewicht beträgt 35–150 g/d.
- Das Stuhlwassergewicht macht etwa 70 % aus.
- Die Verweilzeit des Stuhls im Verdauungstrakt betrug 2 bis 5 Tage.

Diese sehr technische, aus der kurativen Medizin stammende Definition von Goerg (zit. n. Klaschik, 2003) dürfte für den Palliativbereich kaum anwendbar sein, da allein die notwendigen Untersuchungen zur Bestimmung dieser Parameter in der Regel nicht durchgeführt werden.

Auf einem internationalen Kongress in Rom zu funktionellen Darmerkrankungen wurden 1988 die „Rom-Kriterien“ (zit. n. Sykes, 2004a) erstellt; sie finden zunehmend Beachtung. Nach dieser Definition der Obstipation müssen bei mindestens 25% der Stuhlentleerungen über mehr als 3 Monate zwei der folgenden Kriterien erfüllt sein:

- heftiges Pressen
- knollige und harte Stühle
- Gefühl der unvollständigen Entleerung
- Gefühle der Blockierung am Darmausgang
- manuelle Manöver zur Stuhlentleerung erforderlich
- zwei oder weniger Stuhlentleerungen pro Woche.

3.15.2 Ursachen

Die Ursachen einer Obstipation können gerade beim neurologisch Erkrankten ausgesprochen vielfältig sein (Sykes, 2004b). Bei der Parkinson-Krankheit findet sich als vegetative Symptomatik eine reduzierte Darmmotilität. Ähnliches gilt bei Polyneuropathien mit vegetativer Beteiligung. Aber auch andere neurologische Erkrankungen führen über Bewegungsmangel auf Grund körperlicher Veränderungen, wie Lähmungen, Gleichgewichtsstörungen etc., zu einer Obstipation. Andere chronische Begleiterkrankungen, Tumore oder Stoffwechselstörungen können ebenfalls Verstopfung auslösen. Hinzu kommen die zahlreichen, Obstipation auslösenden Medikamente, allen voran die in der Palliativbetreuung sehr häufig eingesetzten Opioide und Koanalgetika aus der Antidepressivagruppe. Auch der reduzierte Allgemeinzustand des fortgeschritten Erkrankten fördert Verstopfung.

Chronische Erkrankungen, die durch eine reduzierte Darmbeweglichkeit zu Obstipation führen können, sind Schilddrüsenunterfunktion und Depressionen. Darmerkrankungen, wie z.B. Divertikulose und Hämorrhoiden, lösen ebenfalls Verstopfung aus. Kommt es zu massiven Stoffwechselentgleisungen, etwa zu einem abnormen Anstieg des Kalziums im Blut durch raschen Kalziumabbau aus dem Knochen in Skelettmetastasen, so entsteht u.a. Obstipation. Dies gilt auch für die Erhöhung harnpflichtiger Substanzen im Blut bei Nierenversagen und bei erniedrigtem Kaliumspiegel im Blut.

Tumore können durch zweierlei Mechanismen Obstipation auslösen: Entweder kommt es zu einer Einengung des Darms durch die Tumormassen, was letztlich zum Darmverschluss führen kann, oder der Tumor schädigt Nervenstrukturen, die für die Darmbeweglichkeit mitverantwortlich sind, z.B. Rückenmark, Nervengeflechte oder -wurzeln.

Die Zahl der Medikamente, die Obstipation auslösen, ist ausgesprochen hoch (Sykes, 2004b). Viele der häufig in der Palliativmedizin eingesetzten Substanzen fallen in diese Gruppe. Wie schon erwähnt, führen Opioide während der gesamten Anwendungsdauer zu Obstipation. Alle Opioide aus den Stufen 2 und 3 des WHO-Stufenschemas der Schmerztherapie haben diese Nebenwirkung dauerhaft. Natürlich vorkommende Opiate, wie die aus der Mohnpflanze extrahierten Stoffe Morphin und Codein, sind vermutlich besonders stark obstipierend. Opioide mit fixer Naloxon-Beimengung, wie z.B. Tilidin/Naloxon (Valoron® N), Oxycodon/Naloxon (Targin®) und eventuell auch Fentanyl-Pflaster (z.B. Durogesic®), sind vermutlich schwächer von dieser Nebenwirkung betroffen. Nahezu alle Psychopharmaka, seien es Antidepressiva (in der Palliativbetreuung als Koanalgetika eingesetzt), Sedativa oder Neuroleptika, führen als Nebenwirkung ebenfalls zu Verstopfung. Butylscopolamin (z.B. Buscopan®) und andere Anticholinergika hemmen den Nahrungstransport im Darm. Auch die Setrone (z.B. Zofran®), die man gegen Übelkeit durch Chemotherapie einsetzt, haben diese Nebenwirkung.

Der reduzierte Allgemeinzustand mit Immobilität, Inaktivität, körperlicher Schwäche, verminderter Ballaststoff- und Flüssigkeitszufuhr sowie seltener und ggf. unregelmäßiger Nahrungsaufnahme kann Ursache von Verstopfung sein. Nicht zuletzt kann eine ungewohnte Umgebung, die Unterbringung in einem Mehrbettzimmer, die mangels Mobilität fehlende Möglichkeit, eine Toilette aufzusuchen, das Angewiesensein auf Nachtstuhl oder Steckbecken, die Anwesenheit Pflegender oder die Versorgung mit Windelhosen den Patienten davon abhalten, Stuhl zu entleeren.

3.15.3 Erfassung

Da es sich bei Stuhlgewohnheiten um einen sehr persönlichen und intimen Bereich handelt, erfordert das Erfragen dieses Symptoms viel Taktgefühl. Manchmal erhält ein gleichgeschlechtlicher Ansprechpartner detailliertere Informationen. Zu fragen ist nach Häufigkeit, Festigkeit und Menge der Stuhlentleerung ebenso wie nach begleitenden Schmerzen, Krämpfen und erforderlichen Hilfsmaßnahmen. Auch Informationen über psychosoziale Faktoren und Gewohnheiten, z.B. wo und wann üblicherweise die Darmentleerung erfolgte und ob für diesen Körperbereich eventuell traumatische Vorerfahrungen bestehen, können von Nutzen sein.

Bei der Untersuchung des Enddarms wird geklärt, ob verhärtete Kotballen den Darmausgang blockieren. Sie müssen ggf. ausgeräumt werden. Nur sehr selten sind aufwändigere technische Untersuchungen notwendig. In der Regel genügt die körperliche Untersuchung auf Darmgeräusche, tastbare Kotballen oder Kotsäulen, eventuell ergänzt durch eine Übersichtsröntgenaufnahme des Abdomens und Laboruntersuchungen des Kalzium- und Kaliumspiegels und der Schilddrüsenwerte (Schilddrüsenunterfunktion).

Bei Betroffenen, die sich nicht oder nur schlecht verbal äußern können, ist zu beachten, dass sich Obstipation beispielweise in Verwirrtheit, Unruhe und Nahrungsverweigerung äußern kann. Es sind aber auch andere Reaktionen und Anzeichen von Unbehagen denkbar. Es benötigt viel Einfühlungsvermögen und Fantasie, um aus diesen vagen Zeichen auf das Vorliegen von Obstipation zu schließen. Die sorgfältige Dokumentation der erfassten Stuhlgewohnheiten und Untersuchungsbefunde ist für die Informationsweiterleitung von entscheidender Bedeutung. In der Regel verwenden stationäre

Einrichtungen oder ambulante Dienste entsprechende Dokumentationsbögen.

Eine individuelle Behandlung der Obstipation ist nur möglich, wenn ausreichend Informationen über Ursachen, Schwere und Begleitumstände vorhanden sind. Professionell Pflegende und pflegende Angehörige erfahren vom Betroffenen im Rahmen ihrer täglichen Fürsorge meist sehr viel mehr als behandelnde Ärzte. Sie haben deshalb in der Erfassung dieses Symptoms eine Schlüsselfunktion.

3.15.4 Therapie

Zur Behandlung der Obstipation gibt es medikamentöse und nichtmedikamentöse Maßnahmen. Darüber hinaus bestehen weitere sehr hilfreiche alternative Therapieformen.

3.15.4.1 Nichtmedikamentöse Maßnahmen

Übliche nichtmedikamentöse Maßnahmen, wie körperliche Bewegung und ballaststoffreiche Ernährung, können vom fortgeschritten Erkrankten in palliativer Betreuung oft nicht mehr angewandt werden, da er häufig immobil ist und entsprechende Kost nicht mehr toleriert. Man ist deshalb meist auf eine rein medikamentöse Therapie angewiesen.

3.15.4.2 Medikamentöse Maßnahmen

Medikamente gegen Obstipation lassen sich in folgende Gruppen einteilen (Schubert & Schuler, 2017):

- stimulierende (propulsive) Laxanzien
- Wasser bindende (osmotisch wirksame) Laxanzien
- Gleitmittel
- Quell- und Faserstoffe.

Wichtig ist die vorausschauende, prophylaktische Verordnung von Medikamenten, um eine schwere Obstipation zu vermeiden (Daeninck & Crawford, 2005). Dies betrifft insbesondere die Obstipationsprophylaxe bei Schmerztherapie mit Opioiden (Kap. 3.3.5). Ferner müssen die Stuhlgewohnheiten und die Medikamentengaben regelmäßig erfasst und überprüft werden. Regelmäßige Dosisanpassungen sollten zeitnah erfolgen. Zurückhaltung in der Verordnung von Laxanzien bei fortgeschritten Erkrankten ist meist nicht sinnvoll, da Obstipation gerade in dieser Phase ein ausgesprochen quälendes Symptom ist.

Stimulierende (propulsive) Laxanzien hemmen die Wasseraufnahme im Dickdarm (antiresorptiv) und steigern gleichzeitig die Wasser- und Elektrolytausscheidung im Darm (sekretagog). Dadurch kommt es zur Anregung der Darmbeweglichkeit. Bei einem starken mechanischen Hindernis, wie z. B. einer Darmeinengung oder einem Darmverschluss, kann ein solches Abführmittel zu kolikartigen Schmerzen führen.

Typische Substanzen dieser Gruppe sind:

- Senna (z. B. Liquidepur®)
- Natriumpicosulfat (z. B. Laxoberal®)
- Bisacodyl (z. B. Dulcolax®)
- Rizinusöl (z. B. Rizinuskapseln Pohl®)
- Neostigmin (z. B. Prostigmin®)
- Ceruletid (z. B. Takus®).

Bedacht werden muss, dass Senna und Natriumpicosulfat ca. 6 bis 12 Stunden brauchen, um zu wirken, während der Wirkbeginn bei Rizinusöl, Neostigmin und Ceruletid schon nach ca. 2 bis 4 Stunden eintritt. Wegen der schonenderen Wirkung wird in der Palliativbetreuung aus dieser Substanzgruppe meist Natriumpicosulfat oder Bisacodyl und dann in einer nächsten Stufe erst Senna eingesetzt. Rizinusöl, Neostigmin und Ceruletid sind besonders hartnäckigen Fällen vorbehalten (Klaschik, 2009b).

Osmotisch wirksame (Wasser bindende) Laxanzien weichen den Darminhalt bzw. Stuhl auf. Dies erleichtert die Passage bzw. Entleerung. Außerdem erhöhen sie durch die Wasserbindung das Stuhlvolumen und dehnen die Darmwand. Dies fördert wiederum sekundär die Darmbeweglichkeit. Typische Substanzen sind:

- Lactulose (z. B. Bifiteral®)
- Macrogol (z. B. Movicol®)
- Magnesiumsulfat (z. B. Bittersalz)
- Natriumsulfat (z. B. Glaubersalz)
- Sorbit (z. B. Mikroklist®).

Magnesiumsulfat und Natriumsulfat sind durch ihre starke, rasche Wirkung nach ca. 2 bis 3 Stunden und den dadurch bedingten Wasser- bzw. Elektrolytverlust für den Palliativpatienten zu belastend. Lactulose, die erst nach ca. 8 bis 10 Stunden wirkt, wird von den Darmbakterien verstoffwechselt und kann deshalb zu sehr unangenehmen Blähungen führen. Macrogol dagegen hat diese Nebenwirkung kaum und führt durch die mitgegebene Flüssigkeit auch zu keinen nennenswerten Flüssigkeitsverlusten. Es ist daher derzeit das in der Palliativbetreuung bevorzugte osmotische Laxans (Klaschik, 2009b). Es wirkt anfänglich erst nach 2 bis 3 Tagen, bei fortgesetzter Gabe aber bereits nach einem halben bis einem Tag. Es kann auch in höherer Dosis (z. B. 8 Beutel in 1 Liter Flüssigkeit) bei sehr hartnäckiger Obstipation in palliativen Situationen gegeben werden und ist dann immer noch schonender als z. B. Magnesiumsulfat oder Schwenkeinläufe. Amidotrizoesäure (Gastrografin®) ist ein Röntgenkontrastmittel: Wenn man es trinkt, wirkt es als Nebeneffekt stark osmotisch laxierend. Es ist schwer behandelbaren Ausnahmefällen vorbehalten (Klaschik, 2009b).

Gleitmittel sind ölige Substanzen, die die Stuhloberfläche benetzen und gleitfähiger machen. Sie weichen außerdem den Stuhl auf. Werden diese öligen Substanzen in den Körper aufgenommen, können sie als Fremdkörper wirken und zu Entzündungsreaktionen (Fremdkörpergranulomen) führen. Gelangen sie versehentlich, z. B. durch Verschlucken, in die Lunge (Aspiration), so können sie eine Lungenentzündung (Lipidpneumonie) auslösen. Typische Wirkstoffe sind Paraffin (z. B. Obstinol®), Docusat (z. B. Norgalax®) und Glyzerin. Sie wirken meist innerhalb einiger Stunden.

Quell- und Faserstoffe (z. B. Weizenkleie oder Flohsamen) erfordern eine hohe Flüssigkeitsaufnahme, um wirken zu können. Da diese Flüssigkeitsmengen in der Palliativbetreuung meist nicht erreichbar sind, erscheint diese Substanzgruppe hier eher ungeeignet.

Opioidantagonisten sind eine ganz andere Substanzart, die nur in der Peripherie wirkt. Schon länger wurde versucht, die obstipativen Nebenwirkungen der Opioide durch Beimengungen von Naloxon (z. B. Tilidin/Naloxon oder Oxycodon/Naloxon) zu verringern.

Die Opioidantagonisten Naloxegol (Moventig®) und Methylnaltrexon (Relistor®) wirken an den Opioidrezeptoren des Darms gegen Obstipation und hemmen nicht die analgetische Wirkung der verordneten Opioide (Daeninck & Crawford, 2009; DGP, 2020). Nebenwirkungen sind Bauchkrämpfe, Blähungen, Übelkeit und Schwindel (Daeninck & Crawford, 2009; DGP, 2020).

In der Palliativbetreuung häufig eingesetzte Laxanzien werden in **Tabelle 3-11** zusammengefasst.

3.15.4.3 Stufenschemata

Leider gibt es kaum wissenschaftliche Untersuchungen zu Therapiemaßnahmen bei Obstipation. Es handelt sich bei den geschilderten Prinzipien um breites Erfahrungswissen von Experten aus dem Bereich der Palliativmedizin. Dabei fließen selbstverständlich pathophysiologische Überlegungen mit ein. Daraus wurden mehrere Stufenschemata entwickelt, von denen eins hier vorgestellt wird.

Die S3-Leitlinie Palliativmedizin für Patienten mit einer nicht-heilbaren Krebserkrankung (DGP, 2020, S. 283) empfiehlt:

- Stufe 1: osmotisches oder stimulierendes Laxans (z. B. Macrogol, Natriumpicosulfat, Bisacodyl)
- bei Nichterfolg der Stufe 1:
- Stufe 2: Kombination aus einem stimulierenden und einem osmotisch wirksamen Laxans

Tabelle 3-11: Häufig verwendete Laxanzien (Quelle: mod. n. Gerhard, 2023a, S. 77)

Laxans	Handelsname (Beispiele)	Übliche Dosierung	Wirkungseintritt nach
Osmotisches Laxans			
• Macrogol	Movicol®	1–3 Beutel	anfangs 2–3 Tage, später 8–24 h
• Lactulose	Bifiteral®	10–30 ml	8–10 h
• Sorbit	Microklist®	1 Klistier	15–60 min
Stimulans			
• Natriumpicosulfat	Laxoberal®	10–40 Tr.	6–12 h
• Bisacodyl	Dulcolax®	10 mg (2 Drg.) p.o. oder 1–2 Supp.	8–12 h 15–60 min
• Senna	Liquidepur®	2–4 Drg. p.o. 5–20 ml p.o.	8–12 h
Gleitmittel			
• Paraffin	Obstinol®	10–30 ml p.o.	8–12 h
• Docusat	Norgalax®	1 Klistier rektal	
Opioidantagonist			
• Naloxegol	Moventig®	12–25 mg p.o.	
• Methylnaltrexon	Relistor®	8–12 mg alle 48 h s.c.	

- bei weiterem Nichterfolg:
- Stufe 3: Kombination aus einem stimulierenden und einem osmotisch wirksamen Laxans sowie einem Opioidantagonisten (z.B. Naloxegol oder Methylnaltrexon)
- bei weiterem Nichterfolg:
- Stufe 4: Medikamente der Stufe 3 und ein Therapieversuch mit z.B. Rizinusöl oder Amidotrizoeessigsäure.

3.15.4.4 Alternative Maßnahmen

Neben den genannten Maßnahmen gibt es weitere sehr hilfreiche Therapieformen (Student & Napiwotzky, 2011), die in einem Gesamtkonzept unbedingt berücksichtigt werden sollten:

- Die Kolonmassage ist eine schonende, in Verlaufsrichtung des Dickdarms kreisende Massagetechnik, die die Peristaltik anregt und bei Blähungen und Obstipation sehr hilfreich ist.
- Der Milch-und-Honig-Einlauf (½ l lauwarme Milch mit 1 El. Honig als hoher Einlauf) ist eine sehr schonende Abführmaßnahme, gerade im Vergleich zu den Hebe-Senk-Einläufen.
- Bestimmte Tees (Faulbaumbeerentee, Sennesblättertee, Schlehenblütentee) wirken ebenso wie manche Säfte (Apfel, Orangen, Trauben, Pflaumen, Rhabarber, Sauerkraut) schonend abführend.

Wichtig ist die Einbettung aller Therapiemaßnahmen in ein Gesamtkonzept, das offen ist für alle vier Dimensionen eines Symptoms, nämliche nicht nur die körperliche, sondern auch die psychische, soziale und spirituelle Dimension nach dem Total-Pain-Konzept von Saunders (Saunders & Baines, 1991). Dieses richtungweisende Konzept lässt sich problemlos von der Schmerztherapie auf die Symptombehandlung, z. B. der Obstipation, übertragen. Man könnte dann vom „Total-Symptom"-Konzept sprechen.

3.16 Fatigue

Im Gegensatz zur „normalen" Müdigkeit, die wir alle im Alltag erleben, ist Fatigue eine unübliche Müdigkeit (Glaus, 2011). Unüblich ist daran, dass die Maßnahmen, die wir üblicherweise gegen Müdigkeit ergreifen und die Sie in Übung 3-1 selbst erarbeitet haben, nicht helfen. Außerdem fehlt bei dem Betroffenen oft ein üblicher Auslöser für die Müdigkeit. Bei Fatigue handelt es sich um ein völlig subjektives Gefühl der Müdigkeit. Es ist, wie viele andere Symptome in der Palliativbetreuung, nicht von außen einschätzbar. Dies führt oft dazu, dass der Betroffene in seinen Beschwerden missachtet wird.

Übung 3-1

Was tue ich bei Müdigkeit?
Schreiben Sie die Antworten auf!

Fallbeispiel 3-10

Frau Körner ist 65 Jahre alt und lebt in einem Pflegeheim. Sie leidet an fortgeschrittener Multipler Sklerose, hat Lähmungen an beiden Beinen, sieht schlecht und ist unsicher in ihren Bewegungen. Nachdem sie die Nacht gut geschlafen hat, klagt sie morgens im Frühdienst, sie sei schon wieder so müde. Die Altenpflegerin ist selbst sehr müde, da sie heute Morgen um 4.00 Uhr aufstehen musste, um pünktlich zum Frühdienst zu kommen. Sie versucht Frau Körner aufzumuntern, indem sie ihr erzählt, dass sie auch müde sei. Sie macht Frau Körner Hoffnung, nach einem Mittagsschlaf sei schon alles besser. Die Altenpflegerin fährt nach dem Frühdienst nach Hause, macht zwei Stunden Mittagsschlaf und kann anschließend erholt und hellwach mit ihrem Lebensgefährten den Abend verbringen. Frau Körner hält sogar drei Stunden Mittagsschlaf, und das Pflegeteam achtet darauf, dass sie nicht gestört wird, da es aus der Übergabe weiß, wie müde sie ist. Aber beim Abendessen klagt Frau Körner schon wieder über ihre Müdigkeit.

Fallbeispiel 3-10 zeigt uns deutlich, dass der erste und wichtigste Schritt im Umgang mit dieser unüblichen Müdigkeit darin besteht, das Symptom zu akzeptieren und ernst zu nehmen. Eben dies geschieht jedoch in der Regel nicht und die Betroffenen erhalten bagatellisierende Antworten. Vor allem ihr Problem, dass die Müdigkeit bei Fatigue durch Ruhe und Schlaf nicht zu beheben ist, wird nicht berücksichtigt, wie man in Fallbeispiel 3-10 sieht. Müdigkeit kann im Gegensatz zu Fatigue durchaus auch angenehm sein, etwa in Zusammenhang mit Wellness. Zum Beispiel ruht man sich nach mehreren Saunagängen wohlig müde aus.

Es gibt mehrere Dimensionen, in denen sich die Betroffenen unüblich müde fühlen. Diese Müdigkeit äußert sich im körperlichen Bereich als reduzierte Leistungsfähigkeit bzw. Kraftlosigkeit, aber auch im emotionalen Bereich als Lustlosigkeit oder im Bereich des Denkens als Konzentrationsstörungen (Glaus, 2017).

Wie Schmerzen und andere Symptome kann man auch Fatigue mittels Skalen messen. Dies ist wichtig, weil wir nur so erfahren können, wie schwer das Symptom aktuell ist. Gut eignet sich eine einfache verbale Rangskala mit den Begriffen:

- „keine Müdigkeit" = 0,
- „leichte Müdigkeit" = 1,
- „mittelschwere Müdigkeit" = 2 und
- „schwere Müdigkeit" = 3.

Auch eine numerische Rangskala von 0 = „keine Müdigkeit“ bis 10 = „maximal vorstellbare Müdigkeit“ eignet sich und lässt feinere Abstufungen zu.

Es gibt zahlreiche Erkrankungen, die zu Fatigue führen können. Am häufigsten wird sie bei Multipler Sklerose, aber auch bei Herz- und Lungenerkrankungen oder bei Krebs beobachtet. Ursachen der Fatigue liegen in folgenden Bereichen bzw. Mechanismen:

- Immunsystem
- gestörte Energieumwandlung
- Einwirkung von Medikamenten (z. B. Analgetika oder Psychopharmaka)
- Mangel an Sauerstoffträgern, etwa bei Anämie
- schlechte Sauerstoffzufuhr (z. B. bei Herz- und Lungenerkrankungen)
- starke Schmerzen
- psychosoziale Ursachen wie Angst oder Isolation.

Wegen dieser vielfältigen Ursachen ist es zunächst wichtig, die behandelbaren unter ihnen zu bekämpfen. Eine Herz- oder Lungenerkrankung sollte besser therapiert werden, unnötige Medikamente sollten weggelassen werden. Ein Mangel an Blutsalzen, Hormonen etc. sollte behoben werden. Bei Anämie (Blutarmut) haben Bluttransfusionen manchmal einen (geringen) Effekt auf die Müdigkeit.

Therapie. Es gibt einige Strategien zum besseren Umgang mit dem Symptom. Wichtig ist, dass das Symptom ernst genommen und nicht wegerklärt wird. Für den Betroffenen ist es wichtig, das Symptom anzunehmen und nicht dauerhaft dagegen anzukämpfen. Es gibt für sie eine Art Energiekonto, das sehr viel kleiner ist als bei Gesunden. Lernen sie, dieses Energiekonto gut zu verwalten, so können sie mit diesem Symptom besser umgehen. Zum Beispiel kann ein Betroffener sich den ganzen Tag schonen, um beim Besuch des Sohnes am Abend möglichst wenig müde zu sein.

Gezielte medikamentöse Therapien wie die Gabe von Amphetaminen, Modafinil oder Kortikosteroiden können laut S3-Leitlinie Palliativmedizin für Patienten mit einer nicht-heilbaren Krebserkrankung (DGP, 2020) versucht werden, haben aber nur einen moderaten Effekt und können daher das Symptom nicht vollständig beheben. Dennoch sind die genannten Strategien wichtig. Die folgende Aufzählung zur medikamentösen Therapie von Fatigue bei Palliativpatienten gibt einen Überblick über Medikamente, die bei Fatigue angewendet werden können:

- Amphetamine (z. B. Ritalin®)
- Modafinil (z. B. Vigil®)
- Kortison (z. B. Dexamethason®).

Kaum Wirknachweise gibt es für:

- antriebsteigernde Antidepressiva (z. B. Cipramil®, Zoloft®)
- das Demenzmedikament Donepezil (z. B. Aricept®)
- das Parkinsonmedikament Amantadin (z. B. PK-Merz®).

Andere, vor allem bei Patienten mit Multipler Sklerose und Tumoren nachweisbar wirksame Ansätze sind gezieltes Ausdauertraining und Yoga. Studien zufolge haben Aufbautraining, Walking-Programme und Turnübungen in sitzender Position einen günstigen Effekt auf Fatigue (Courneya et al., 2006). Yoga ist ebenso gut wirksam (Oken et al., 2004). Bei fortgeschritten neurologisch Erkrankten müssen diese Übungsprogramme und sportlichen Aktivitäten natürlich an die besondere Situation angepasst werden, was gerade bei Yoga auf Grund der Kultur der Achtsamkeit besonders gelingen kann (Kraft & Gerhard, 2011). Wichtig ist, sich von der falschen Vorstellung zu lösen, der Kranke müsse sich schonen und dürfe keinen Sport treiben. In der Praxis ist eine Zusammenarbeit mit Therapeuten, die zu einem guten Palliativteam dazugehören sollten, erstrebenswert.

Trotz aller medikamentösen und physiotherapeutischen Verfahren wird der Betroffene nicht umhinkommen, Strategien zu entwickeln, um möglichst gut mit der unüblichen Müdigkeit zurechtzukommen. Es empfiehlt sich, eine Aktivitäts-Ruhe-Balance einzuhalten und stark ermüdendes, überanstrengendes Verhalten zu vermeiden. Ein Problem für die Betroffenen ist die schnelllebige Zeit. Daher müssen sie besonders intensiv und entgegen dem Trend Ruhepausen planen. Sie sollten so viel körperlich aktiv sein, wie sie als wohltuend empfinden. Eine Schonhaltung sollten sie vermeiden. Wie bereits dargestellt, können hier individuelle Bewegungsprogramme und Achtsamkeit gegenüber dem eigenen Körper (Kraft & Gerhard, 2011) helfen.

Wichtig ist, die begleitenden psychosozialen Faktoren zu bearbeiten. So sollte die individuelle Krankheitsverarbeitung unterstützt werden. Relaxation, Ablenkung, gezieltes Vergnügen sind ebenso wichtig wie das gezielte Fördern von Aufmerksamkeit. Naturerlebnisse sind hilfreich. Falls eine Depression vorliegt, muss sie diagnostiziert werden, um eventuell gezielte und mehr Erfolg versprechende antidepressive Therapieverfahren einsetzen zu können. Auch soziale Entlastung und spirituelle Hilfsangebote sind für die Betroffenen bedeutsam. Sie müssen letztlich mit Fatigue sterben lernen, die Gratwanderung zwischen Aktivität und Seinlassen vollbringen und dabei ihre Energie sparen und einteilen, ihr individuelles Energiekonto verwalten und lernen, müde sein zu dürfen. Darin sollten wir sie und ihre Angehörigen möglichst gut unterstützen.

3.17 Durst, Mundtrockenheit und spezielle Mundpflege

In der Palliativversorgung neurologisch Erkrankter spielt gute Mundpflege eine herausragende Rolle. Wir wissen, dass das Durstgefühl weitgehend von einer guten, den Mund feucht haltenden Mundpflege und nicht so sehr von der zugeführten Flüssigkeitsmenge abhängt (Kojer, 2011). Mundtrockenheit und Durst sind häufige Symptome im Sterbeprozess. Der berühmte englische Palliativmediziner Twycross, einer der Begründer der Palliative Care in England, der in Oxford wirkte, schrieb 1997 (zit. n. Nagele & Feichtner, 2009, S. 121): „Eine intensive Mundpflege ist eine der wichtigsten Maßnahmen, die wir sterbenden Menschen anbieten können."

Dies gilt auch für fortgeschritten neurologisch Erkrankte. Mundpflege ermöglicht uns nicht nur, das Durstgefühl zu mindern, sondern kann auch ein wichtiger Prozess im Aufbau eines körpernahen Dialogs mit Hilfe der Basalen Stimulation® sein. Als Beispiel sei genannt, bei der Mundpflege den Lieblingswein des Betroffenen zu verwenden und damit ganz anders auf ihn, seine Gewohnheiten und möglichen Wünsche einzugehen.

Gleichzeitig ist der Mund eine sehr intime Region. Bedenken Sie, welche Lust und intime Nähe wir bei einem Zungenkuss spüren, oder wen wir an unseren Mund lassen und wen nicht. Mundpflege ist daher gleichzeitig pflegerische Verrichtung auf der körperlichen Ebene und Kontaktaufnahme auf körpernaher Ebene einschließlich entsprechender basaler Kommunikationsmöglichkeiten auf psychosozialer und vielleicht sogar spiritueller Ebene. Nur wenn wir uns klarmachen, wie intim die Verrichtung der Mundpflege ist, können wir den Betroffenen mit der nötigen Achtsamkeit begegnen.

Wie bereits beschrieben, wäre es ein fataler Fehler, davon auszugehen, dass ein Mensch im Koma die Mundpflege „sowieso nicht mehr mitbekommt"! Im Gegenteil: Seine Wahrnehmung ist auf basale Ebenen des Körperselbst zurückgenommen, wie z. B. die Wahrnehmung der Mundpflege als achtsam oder unachtsam, als angenehm, da Lieblingsgerüche bzw. -geschmäcker berücksichtigend, oder unangenehm. Deshalb gilt unsere besondere Aufmerksamkeit der Mundpflege beim komatösen Menschen.

3.17.1 Ursachen

Mundtrockenheit bei fortgeschritten neurologisch Erkrankten hat zahlreiche Ursachen. Gerade die in Palliativsituationen sehr häufig eingesetzten Medikamente aus der Gruppe der Opioide, die wir bei Schmerz und/oder Atemnot geben, der Anticholinergika, die wir gegen Verschleimung und Todesrasseln anwenden, und der Antidepressiva, die bei Nerven- oder neuropathischen Schmerzen und Depression Einsatz finden, trocknen den Mund stark aus. Auch andere Medikamente zur Behandlung neurologischer Erkrankungen, wie z. B. Kortikosteroide, die wir zur Behandlung von Schüben bei Multipler Sklerose oder bei erhöhtem Schädelinnendruck bei Hirntumoren geben, führen zu Mundtrockenheit.

Die (oft unkritischen) Sauerstoffgaben (Kap. 3.12.3) trocknen die Mund- und Nasenschleimhäute extrem aus. Deshalb sollte Sauerstoff nur in seltensten Fällen, in denen wirklich eine mangelnde Sauerstoffsättigung vorliegt, gegeben werden, und dann auch nur, wenn mit der Verbesserung der Sauerstoffsättigung ein sinnvolles Ziel erreicht werden kann.

Viele fortgeschritten neurologisch Erkrankte sind multipel erkrankt, haben z. B. überdies Diabetes mellitus oder eine Hypothyreose (Schilddrüsenunterfunktion). Auch diese Begleiterkrankungen begünstigen Mundtrockenheit. Ständige Mundatmung, Infektionen der Mundhöhle, ein schlechter Zahnstatus, Mangelernährung und Alkoholkonsum fördern die Entwicklung von Mundtrockenheit ebenfalls (Rousseau, 2004).

3.17.2 Prophylaxe, Mundpflege

Wichtigste Maßnahme der Prophylaxe gegen Mundtrockenheit ist die häufige und regelmäßige Befeuchtung des Mundes. Medikamente sollten, falls möglich, angepasst werden.

Bei der Mundpflege können nach Knipping (2017) sowie nach Kostrzewa und Gerhard (2010) folgende Prinzipen Anwendung finden:

- Fruchtsäfte: Viele Fruchtsäfte enthalten reichlich Fruchtsäure und regen die natürliche Speichelsekretion an. Auch im gefrorenen Zustand kann man dem Erkrankten diese als Fruchteisstückchen in die Wangentasche legen. Bei Aspirationsgefahr kann man eine Mullkompresse zu Hilfe nehmen. Man faltet sie auseinander und legt das Eisstückchen in die Mitte. Die vier Enden werden zusammengeführt und etwas gedreht, sodass ein kleines Säckchen entsteht, in dessen Mitte das Eis ruht. Dieses Säckchen legt man dem Erkrankten, nachdem man es befeuchtet hat, vorsichtig in den Mund und hält dabei das andere Ende gut fest. Der Patient wird anfangen, an dem Säckchen zu saugen. Seine Zunge wird über die raue Oberfläche der Kompresse streichen, sodass überflüssige Hautpartikel entfernt werden. Sind die normalen Eisportionierer aus dem Kühlschrank zu groß, kann man auch Einsätze aus leeren Pralinenschachteln mit Säften füllen, um sie dann ins Gefrierfach zu stellen.
- Alkohol: Verschiedene alkoholische Getränke lassen sich gut in die Mundpflege integrieren. Hochprozentige Getränke desinfizieren besonders gut. Alkohol ist wohlschmeckend und löst je nach Lebensgewohnheiten vertraute Eindrücke aus. Bier und Weine lassen sich einfrieren und dann wie die Eisstückchen aus Fruchtsäften verwenden.
- Tee: Kamillen- und Salbeitee lassen sich gut in die Mundpflege integrieren. Sie sind u. a. entzündungshemmend und beruhigen eventuell entzündete Schleimhäute. Wenn man sie zuvor noch mit Honig einsüßt, können sie noch schmackhafter werden.
- Obst: In Stückchen geschnitten und zur Mundpflege verwendet, ist Obst ein wohlschmeckender Flüssigkeitsspender. Im Sommer bieten sich Melone, Erdbeere, Kiwi oder Ananas an. Kleine Obststückchen lassen sich ebenfalls einfrieren bzw. in eine Mullkompresse wickeln, die als Aspirationsschutz dient.
- Paravitstäbchen: Häufig lehnen Patienten die Watteträger ab. Gute Erfahrungen wurden in der Praxis gemacht, wenn sie ins Ge-

frierfach (nicht in den Kühlschrank) gelegt werden. Zu dem Limonengeschmack kommt somit noch die festere Konsistenz hinzu, sodass die Paravitstäbchen sich dann wie Stoß- oder Kratzeis anfühlen. **Vorsicht:** Kein Glyzerin, Thymol oder Lemonsticks verwenden, da diese den Mund austrocknen können!

- Vitamintabletten: Haben sich an der Mundschleimhaut hartnäckige Borken gebildet, die sich nur schwierig lösen, kann man dem Erkrankten kleine Stückchen von Vitamintabletten auf die Zunge legen.
- Butter, Sonnenblumenöl, Sahne: Viele Menschen mögen zur Mundpflege Butter, mit der die Schleimhaut ausgepinselt wird. Alternativ kann Sahne eingesetzt werden, aber auch geschmacksneutrales Sonnenblumenöl, das ggf. mit etwas Zitrone angereichert wird.
- Honig: Für die Nachbehandlung der Lippen, aber auch zum Einpinseln der Mundschleimhaut bietet sich Honig an – am besten Rosenhonig. Er beruhigt außerdem und ist entzündungshemmend.
- Mundsuspension: Aus wenigen Tropfen hundertprozentiger ätherischer Öle (z. B. 1 Tr. Pfefferminzöl, 1 Tr. Teebaumöl und 2 Tr. Zitrone) auf 1 l Wasser kann man selbst eine erfrischende Mundspülung herstellen. Zur besseren Durchmischung der Flüssigkeiten hilft eine Prise Salz als Emulgator. Mit dieser Lösung kann der Patient gurgeln oder spülen. Damit keine Gewöhnung eintritt und Betroffene stets neue Reize erleben, kann man im Sinne der Basalen Stimulation® nach einigen Tagen die Zusammensetzung wechseln. Bei Aspirationsgefahr lässt sich aus dieser Lösung ein Pumpspray fertigen, von dem der Patient nach den Mahlzeiten 2 bis 3 Hübe erhält. Die hier beschriebenen Mischungen wirken entzündungshemmend, erfrischend, desinfizierend, bakterizid und sind für viele Betroffene wohlschmeckend.

Wie jede andere Maßnahme im palliativen Kontext sollten sich die Prophylaxe der Mundtrockenheit und die Mundpflege an den individuellen Wünschen des Betroffenen orientieren. Bei Menschen, die ihre Bedürfnisse sprachlich mitteilen können, hilft einfaches Erfragen. Bei Menschen, die auf Grund von Sprachstörungen, kognitiven Veränderungen oder da sie im Koma bzw. Wachkoma leben, andersartig kommunizieren, müssen oft andere Wege gegangen werden, um nach ihren Bedürfnissen zu suchen. Neben dem einfühlsamen Erspüren dieser Bedürfnisse kann Biographiearbeit vergangene Wünsche und Vorlieben aufdecken. Es muss dann überprüft werden, ob sie noch aktuell sind, denn auch diese Bedürfnisse können sich geändert haben.

Da die regelmäßige Mundbefeuchtung auf Grund schlechter personeller Ressourcen in vielen Settings schwer zu bewerkstelligen ist, können Zugehörige und ehrenamtliche Hospizhelfer in die Mundpflege eingewiesen werden. Dabei muss darauf geachtet werden, sie nicht zu überfordern. Durch Fragen und Beobachten sollte man überprüfen, ob den Betroffenen diese intime Verrichtung durch die jeweilige Person angenehm ist oder nicht.

Eine besondere Herausforderung ist die Pilzinfektion der Mund- und Rachenschleimhaut. Typische Symptome sind brennende Schmerzen der Zunge und Mundhöhle. Zur Behandlung sollten spezielle Medikamente wie Amphotericin (z. B. Amphomoronal®) als Tropfen oder Lutschtabletten bzw. Fluconazol (z. B. Diflucan®) als Tabletten zur systemischen Therapie gegeben werden. Symptomatisch helfen Salbeitee und Lokalanästhetika gegen das schmerzende Brennen, etwa als Anästhetika-Lutschtabletten (z. B. Trachisan®).

Die Pilzinfektion mit ihren sichtbaren weißlichen Belegen muss bei der Krankenbeobachtung sehr genau vom Nüchternbelag abgegrenzt werden. Beim Nüchternbelag kommt es durch fehlenden Abrieb der Zungenschleimhaut zu einem pelzigen, weißen, manchmal auch haarigen Zungenbelag, der allerdings im Gegensatz zur Pilzinfektion weder schmerzt noch brennt.

3.18 Flüssigkeit und Ernährung

In der Palliativbetreuung kann Flüssigkeitszufuhr Leiden je nach Situation lindern oder verstärken (**Fallbeispiel 3-11** und **3-12**).

Fallbeispiel 3-11

Frau Wagner leidet an mittelgradiger Demenz. Sie hat einen Harnwegsinfekt, ist zunehmend müde und trinkt immer weniger. Die sonst gut gelaunte, fröhliche Bewohnerin liegt den ganzen Tag apathisch und schlafend im Bett. Nach Anlage einer Infusion ins Unterhautfettgewebe (Subkutaninfusion), unterstützt von Antibiotikagaben, wird sie wieder wacher und erreicht ihre alte Lebensqualität.

Fallbeispiel 3-12

Herr Schulz befindet sich im Endstadium der Demenz. Er wird über eine PEG-Sonde ernährt. Durch die große Menge zugeführter Flüssigkeit ist er ständig verschleimt und schwitzt viel. Ein Palliativmediziner reduziert die Flüssigkeitsmenge auf 500 ml und gibt Butylscopolamin (Buscopan®) gegen die Verschleimung. Herr Schulz kann nach ein paar Tagen viel freier atmen und muss nicht mehr abgesaugt werden.

Wir sehen an Fallbeispiel 3-11 und 3-12, dass die mangelnde Flüssigkeitszufuhr (Dehydratation) die Lebensqualität je nach Situation verringern oder erhöhen kann. Wenn in palliativen Situationen, wie bei Herrn Schulz, die Flüssigkeitszufuhr verringert wird, führt dies oft zu einem schlechten Gewissen bei Angehörigen, Pflegenden und Ärzten. Wir müssen uns deshalb fragen, für wen wir die Flüssigkeit geben. Hilft sie tatsächlich dem Betroffenen, wie in Fallbeispiel 3-11, oder dient sie nur der Gewissensberuhigung der Umgebung und schadet dem Betroffenen vielleicht sogar? Gerade das Gefühl, jemanden eventuell verhungern oder verdursten zu lassen, führt oft zu erheblichen Schuldgefühlen. Hier hilft nur die Information, dass Flüssigkeitszufuhr nicht automatisch zu weniger Durst führt, sondern Durst vor allem vom Feuchtigkeitszustand der Mundschleimhäute abhängt. Mundpflege ist also die adäquate Reaktion auf die Angst, dass Betroffene verdursten, und diese kann sogar von Angehörigen mit übernommen werden. Wie viele von uns aus eigenen Erfahrungen mit Diäten wissen, verschwindet das Hungergefühl bei unzureichender Ernährung schon nach kurzer Zeit.

McCann et al. (1994) haben bereits vor 30 Jahren das Verhalten und Leiden schwerstkranker Sterbender bezüglich der Flüssigkeitszufuhr untersucht: 27 von 32 Betroffenen nahmen weniger als ein Viertel des Flüssigkeitsbedarfs zu sich, fast keiner klagte über Durst und fast alle fühlten sich wohl. Diese Studie zeigt, dass die Flüssigkeitsreduktion in der Sterbephase ein normaler Vorgang ist.

Nach den Grundsätzen der Bundesärztekammer zur ärztlichen Sterbebegleitung (Bundesärztekammer, 2011) besteht die Pflicht zum Stillen von Hunger und Durst, nicht zur Ernährung und Flüssigkeitsgabe um jeden Preis. Wie wir gesehen haben, sind Durst und Hunger in der Sterbephase gar nicht direkt von der zugeführten Flüssigkeits- oder Nahrungsmenge abhängig, sondern werden eher durch gute Mundpflege beeinflusst. Ängsten der Angehörigen, ob ihr Angehöriger verdursten, schneller sterben, mehr leiden wird und ob das Personal ihn aufgegeben hat, da er keine Flüssigkeit mehr bekommt, kann mit diesen inhaltlichen Informationen einfühlsam begegnet werden.

3.18.1 Schluckstörungen und Ernährung

Fortgeschritten neurologisch Erkrankte leiden oft an Schluckstörungen, z. B. nach einem Schlaganfall, bei fortgeschrittener Parkinson-Krankheit, Multipler Sklerose oder amyotropher Lateralsklerose. Zunächst muss geprüft werden, ob eine Schluckdiagnostik und -therapie sinnvoll sind. Neben dem Schluckversuch mit Wasser gibt es ein spezielleres diagnostisches Verfahren, nämlich die Analyse des Schluckakts mittels Röntgenverfahren oder Videoendoskopie. In überwiegend palliativen Situationen kommen diese aufwändigeren Verfahren häufig nicht in Betracht. Maßnahmen der Schlucktherapie umfassen:

- die Essensbegleitung mit entsprechenden Hilfestellungen
- die Optimierung der äußeren, das Schlucken beeinflussenden Bedingungen
- das individuelle Schlucktraining mit Muskelaufbau der am Schlucken beteiligten Muskulatur.

Begleitet wird dies durch Beratung und Anleitung der An- und Zugehörigen. Schlucktherapie wird üblicherweise von Sprachtherapeuten mitangeboten.

Durch die Schluckstörungen kommt es zur verminderten Nahrungs- und Flüssigkeitsaufnahme und zur Gefahr der Gewichtsabnahme. Da besonders das Schlucken von Flüssigkeiten und krümeligen Speisen Probleme bereitet, ist die Umstellung der Speisenkonsistenz eine wesentliche Hilfe. In Krankenhäusern gibt es meist eine spezielle Dysphagiediät. Für den häuslichen Bereich wurde am Beispiel der amyotrophen Lateralsklerose ein eigenes Kochbuch konzipiert (Borasio & Husemeyer, 2003). Wichtig ist, das Therapieziel der Krankheitsphase anzupassen. In frühen bis mittleren Krankheitsstadien ist es besonders wichtig, den drohenden Gewichtsverlust frühzeitig zu verhindern. In fortgeschrittenen Krankheitsstadien ist eine forcierte Ernährungstherapie oft nicht mehr sinnvoll. Leider erhalten in unseren Gesundheitssystemen oft die falschen Patienten Ernährungssonden. Sie werden oft bei schwerstem Schlaganfall oder Demenz gelegt. Wie im Folgenden gezeigt wird, haben sie dabei leider meist keinen positiven Effekt. Bei amyotropher Lateralsklerose oder leichterem Schlaganfall mit vorrangigen Schluckstörungen, bei Multipler Sklerose mit vorrangigen Schluckstörungen oder bei Patienten mit Parkinson-Krankheit, die ihre Medikamente nicht mehr schlucken können, ist eine Ernährungssonde dagegen oft sehr sinnvoll. Wenn Ernährungssonden meist bei fortgeschrittener Demenz gelegt werden, wo sie überwiegend Nachteile haben (Gerhard, 2023a), zeigt dies die Gefahr deutlich, dass die falschen Personen eine Ernährungssonde erhalten.

3.18.2 Wann sind Flüssigkeitsgaben sinnvoll?

Flüssigkeitsgaben sind selbst in fortgeschrittenen Krankheitsphasen oder gar in der Sterbephase aus palliativer Sicht manchmal sinnvoll. Typische Situationen sind:

- rasche Flüssigkeitsverluste durch anhaltendes Erbrechen oder Durchfälle mit Einschränkung der Lebensqualität des Betroffenen durch Bewusstseinsminderung
- plötzliche Eintrübung bei einem fortgeschritten Erkrankten im Rahmen eines Infekts
- Einengung des oberen Verdauungstrakts.

In solchen Fällen muss natürlich nicht sofort eine perkutane endoskopische Gastrostomie (PEG) gelegt werden. Viel schonender ist die Flüssigkeitszufuhr über eine subkutane Infusion.

3.18.3 Die subkutane Infusion

Die subkutane Infusion erlaubt auch in fortgeschrittenen Krankheitsphasen eine schonende Gabe von Flüssigkeit und manchen in der Palliativbetreuung erforderlichen Medikamenten ins Unterhautfettgewebe (Montag, 2009). Eingreifende und ärztliche Anwesenheit erfordernde Anlagen von Magensonde, PEG oder Venenverweilkathetern oder -kanülen können unterbleiben. Die Subkutannadel kann von einer Pflegekraft gelegt und muss meist nur einmal pro Woche erneuert werden. Typische Einstichstellen sind:

- mittleres äußeres Oberschenkeldrittel
- mittlere äußere Oberarmregion
- Bauchdecke (nicht direkt am Bauchnabel)
- oberhalb der Brust (Knipping, 2017).

Der Autor selbst bevorzugt die Anlage oberhalb der Brust, da der Patient so normale Straßenkleidung tragen kann. Der Infusionsschlauch kommt unter dem Hals aus der Kleidung heraus. Bei Verwendung kleiner Pumpen mit Gasdruck ist der Betroffene völlig mobil.

Es können sowohl Butterfly-Kanülen als auch kleine Venenverweilkanülen gelegt werden. Zu achten ist auf eine streng subkutane Injektion. Mit einem durchsichtigen Pflaster lassen sich Entzündungszeichen an der Einstichstelle frühzeitig feststellen. Die Subkutannadel darf nicht bei schweren Gerinnungsstörungen, in ein Lymphödem, in die Nähe von Aszites oder exulzerierenden Wunden gelegt werden. Über die Subkutannadel können problemlos 500 bis 1000 ml Flüssigkeit gegeben werden. Am besten eignen sich Ringerlösung oder Glucose 5 %. Da die Flüssigkeit nicht direkt ins Venensystem gelangt, kann es nicht zur plötzlichen Überwässerung kommen. Das Fettgewebe dient sozusagen als Filter.

Folgende Medikamente können über eine Subkutannadel zur Palliativtherapie gegeben werden:

- Opioide wie Morphin (z. B. MSI®) oder Hydromorphon (z. B. Palladon®)
- Metamizol (z. B. Novalgin®)
- Butylscopolamin (z. B. Buscopan®)
- Haloperidol (z. B. Haldol®)
- Metoclopramid (z. B. MCP®)
- Midazolam (z. B. Dormicum®).

Falls Medikamente als Dauerinfusion gegeben werden, muss dies über eine Infusionspumpe oder eine andere Form der Flussregulierung (z. B. Reguflow®) gesteuert werden.

3.18.4 Vorteile der Dehydratation

In palliativen Situationen hat die geringe oder fehlende Flüssigkeitsgabe in vielen Situationen einige entscheidende Vorteile (Gerhard, 2023a). Durch die geringere Urinproduktion sind der schwierige Toilettengang und das Umlagern auf die Bettpfanne seltener notwendig. Eine Blasenkatheteranlage kann vielleicht unterbleiben. Durch verringerte Sekretionen in das Lungen- und Bronchialsystem sind die Betroffenen weniger verschleimt, müssen oft nicht abgesaugt werden und zeigen weniger terminales Rasseln. Auch ein störender Aszites, Pleuraergüsse und Ödeme sind unter der geringen oder fehlenden Flüssigkeitsgabe schwächer ausgeprägt. Durch das geringere Ödem kommt es beispielsweise bei (Hirn-)Tumoren zu weniger Druck des Tumors auf die Umgebung und damit zu geringeren Symptomen. Deshalb kann die symptomorientierte Medikation in der unmittelbaren Sterbephase manchmal sogar reduziert werden. Außerdem führt die geringere Körperflüssigkeit zu vermehrter Ausschüttung der Endorphine, die ähnlich wie Opioide wirken.

3.18.5 Flüssigkeit und Ernährung am Lebensende

Oft wird in diesem Zusammenhang argumentiert, man könne alle medizinischen Maßnahmen absetzen, aber Flüssigkeit und Ernährung müsse man jedem Menschen unabhängig von seinem Willen geben. Ganz im Gegensatz zu dieser Meinung handelt es sich bei künstlicher Ernährung und Flüssigkeitsgaben über Sonden oder Venenverweilkatheter um medizinische Therapien, die der Zustimmung des Betroffenen bedürfen. Es ist insofern sogar umgekehrt: Eine unkritische künstliche Ernährung oder Flüssigkeitsgabe gegen den erklärten Willen des Betroffenen ist unzulässig. Ärzte sind nach den Richtlinien zur Sterbebegleitung der Bundesärztekammer (2011) verpflichtet, Hunger und Durst zu lindern. Wie wir gesehen haben, ist der entscheidende Faktor für das Durstgefühl die Mundpflege und nicht die zugeführte Flüssigkeitsmenge. Ein guter Kompromiss kann es sein, in der Sterbephase 500 ml Flüssigkeit über eine Subkutannadel zu geben.

3.18.6 PEG-Anlage ja oder nein?

Ein häufiges Dilemma bei fortgeschritten neurologisch Erkrankten ist die Versorgung mit der PEG-Sonde. Angehörige bekommen oft zu hören: „Wir müssen eine PEG-Sonde legen, oder wollen Sie, dass Ihr Vater verhungert?" Unter diesem Druck stimmen sie in fast allen Fällen zu (Ridder, 2008). Dabei erhöht die Sondenernährung, wie wir noch sehen werden, nur in ausgewählten Situationen die Lebensqualität der Betroffenen. Essen und Trinken haben in den meisten Gesellschaften eine erhebliche soziale, familiäre, mitunter sogar religiöse Funktion. Die Sinnlichkeit des gemeinsamen Essens bildet einen wesentlichen Rahmen für gemeinsam gelebtes Leben. Diese soziale Lebensqualität wird jedoch durch eine Ernährungssonde in keiner Weise erreicht. Dennoch ist die Umgebung sehr beunruhigt, wenn ein Mensch in der Sterbephase nicht mehr isst und trinkt. Die Angst vor dem Verhungern ist gerade in einer Kultur, die in den letzten 100 Jahren zwei Weltkriege und dabei Hungersnöte erlebt hat, verständlicherweise groß.

Auf Grund der guten Datenlage zum Thema „Demenz und PEG" wird das PEG-Dilemma zunächst anhand der Situation bei Demenzkranken, dann bei ausgewählten neurologischen Krankheitsbildern und schließlich unter ethischen Aspekten betrachtet.

3.18.6.1 PEG bei fortgeschrittener Demenz

Zu unserem Vorteil gibt es zahlreiche wissenschaftliche Untersuchungen zu der Frage, ob und wann eine PEG-Sonde wirklich die Lebensqualität des Betroffenen erhöht oder ihr schadet (Cervo et al., 2006; Finucane et al., 1999; Gillick, 2000; Mitchell, 2007; Plonk, 2005; Ridder, 2008; Synofzik & Marckmann, 2007). Viele dieser Artikel beschäftigen sich mit der Frage der PEG-Versorgung bei fortgeschrittener Demenz. Warum erhalten Menschen mit fortgeschrittener Demenz eine PEG? Eine Befragung von 195 Ärzten ergab 2001 (zit. n. Mitchell, 2007), dass die behandelnden Ärzte glauben, durch eine PEG-Anlage bei fortgeschrittener Demenz eine Aspirationspneumonie zu verhindern (76 %), das Überleben zu verlängern (61 %) oder die Ernährung zu verbessern (94 % der Befragten).

Die PEG-Anlage wird meist als technisch einfacher, komplikationsarmer Eingriff dargestellt. Doch stimmt das? Cervo et al. (2006) zeigen, dass es unmittelbar im Zusammenhang mit der PEG-Anlage wirklich selten zu Komplikationen kommt. Doch gibt es viele Langzeitkomplikationen (32 bis 70 %) wie lokale Infektionen, Peritonitis, Durchfälle, Fixierungsmaßnahmen und ihre Folgen.

Doch haben die Befragten wirklich Recht, dass eine PEG bei fortgeschrittener Demenz zu weniger Aspirationspneumonien, besserer Ernährung und verlängertem Überleben führt? Wie sieht es wirklich aus mit der verbesserten Ernährung? Studien (zit. n. Cervo et al., 2006) konnten zeigen, dass es bei PEG-ernährten Patienten mit fortgeschrittener Demenz sogar vermehrt zu Gewichtsverlust und Dekubitalulzera kommt. Auch kam es nicht zu einer Verbesserung der Labormarker des Ernährungsstatus wie Hämoglobin, Hämatokrit, Albumin und Cholesterol. PEG-Ernährung führte also nicht zu einer verbesserten Ernährung dieser Bewohnergruppe.

Aspirationsgefahr? Wie sieht es mit der Aspirationsgefahr aus? Verhindern PEG-Sonden Aspirationen? Studien (zit. n. Cervo et al., 2006) zeigen, dass es bei fortgeschritten an Demenz Erkrankten unter PEG-Sonden sogar recht häufig (50 %) zu Aspirationen kommt. Ursächlich scheint der durch die Sonde reduzierte Druck im unteren Ösophagussphinkter, der normalerweise das Zurücklaufen des Mageninhalts in die Speiseröhre verhindert, eine Rolle zu spielen. Jedenfalls verhindern PEG-Sonden nach dieser Studienlage Aspirationen nicht.

Wie sieht es mit der Lebensqualität der Betroffenen aus? Aus Kapitel 3.17.2 wissen wir, dass Hunger und Durst durch geringe Flüssigkeitsmengen, Eisstückchen und Mundpflege besserbar sind. PEG-Sonden verhindern die sinnliche Geschmackserfahrung! Oft ist eine Fixierung des PEG-versorgten Patienten erforderlich. Dies alles dürften Faktoren sein, die die Lebensqualität eher einschränken als verbessern.

Längeres Überleben? Kommt es durch die PEG-Sonde bei fortgeschritten an Demenz Erkrankten wirklich zu einem verlängerten Überleben? Die PEG-Versorgung verbesserte in zwei Kohortenstudien (zit. n. Cervo et al., 2006) die Überlebensrate nicht. Es kam auch nicht zu einer Verbesserung der Aktivitäten des täglichen Lebens, des geistigen Zustands oder der Sprache. Diese Studien zeigen, dass die PEG-Sonde bei diesen Bewohnern mit fortgeschrittener Demenz weder die Ernährung, das Überleben und die Lebensqualität verbessert noch Aspirationen verhindert.

Marina Kojer (2011) bringt diese Situation auf den Punkt:

- Demenzkranke (alle Hochbetagten) in der letzten Lebensphase können mit minimaler Kalorienzufuhr Monate bis Jahre überleben.
- PEG bringt in dieser Phase keine Verbesserung der Lebensqualität und kein längeres Überleben.
- Ketose und Dehydratation sind im Alter nicht mit Leiden verbunden, sondern gewähren Palliation.
- Sind therapierbare Ursachen ausgeschlossen, ist Nahrungsverweigerung selbst bei schwer dementen Menschen als verbindliche Willensäußerung zu akzeptieren (Kojer, 2011).

3.18.6.2 PEG und amyotrophe Lateralsklerose

Bei amyotropher Lateralsklerose wird eine (frühzeitige) PEG-Versorgung vorgeschlagen (DGN, 2021a), die möglicherweise sogar lebensverlängernd wirkt.

3.18.6.3 PEG und schwerer Schlaganfall

Patienten mit schweren Schlaganfällen und Schluckstörung sollen zunächst mit einer nasogastralen Sonde und erst nach 14 bis 28 Tagen mit einer PEG-Sonde versorgt werden, da die frühe Anlage einer PEG zu komplikationsträchtig ist (DGN, 2022c). Die Frage der PEG-Versorgung hängt auch von entsprechenden Vorausverfügungen und den darin enthaltenen Regelungen ab.

3.18.6.4 PEG ja oder nein – eine ethische Frage?

Welche ethischen Prinzipien sind bei der Entscheidung für oder gegen eine PEG-Sonde zu berücksichtigen? Wir wollen dem Betroffenen Gutes tun (Benefizienz), keinen Schaden zufügen (Non-Malefizienz) und seine Selbstbestimmung fördern bzw. respektieren (Respekt vor der Autonomie). Zu den Prinzipien der medizinischen Ethik nach Beauchamp und Childress (2019) sei auf Kapitel 4.3 verwiesen, wo sie detailliert dargestellt werden. Betrachtet man diese Prinzipien, dann sollte eine PEG-Ernährung nur dann durchgeführt werden, wenn sie dem Patienten mehr Nutzen als Schaden bietet und dem Patientenwillen entspricht **(Kasten 3-8)**. Nicht der Verzicht auf eine PEG-Sonde muss begründet werden, sondern deren Anlage! Die Entscheidung über die Einleitung einer PEG-Ernährung muss unbedingt den Patientenwillen beachten, wie er aktuell festgestellt wurde, gemutmaßt wird und/oder in einer Patientenverfügung niedergeschrieben ist. Fehlt eine kla-

Kasten 3-8:

Entscheidungsalgorithmus PEG-Anlage
Synofzik und Marckmann (2007) haben einen praxisorientierten Entscheidungsalgorithmus vorgestellt, um die Anwendung der PEG im Alltag zu erleichtern. Sie schildern abhängig vom jeweiligen Nutzen-Schaden-Verhältnis unterschiedliche Situationen:

- Übersteigt der Nutzen die Schadensrisiken deutlich, sollte man eine PEG-Ernährung anbieten und empfehlen (z. B. bei amyotropher Lateralsklerose, wenn die Vitalkapazität noch über 50 % liegt).
- Halten sich Nutzen und Schadensrisiken die Waage, sollte man eine PEG-Ernährung als Behandlungsoption zwar anbieten, aber nicht explizit empfehlen.
- Übersteigt das Schadensrisiko den Nutzen, sollte man eine PEG-Ernährung zwar anbieten, von der Anwendung jedoch abraten (z. B. bei schwerem Schlaganfall).
- Sofern die PEG-Ernährung keinen Nutzen (mehr) für den Patienten bietet, sollte sie auch nicht angeboten werden (z. B. bei fortgeschrittener Demenz).

re Begründung für die PEG-Anlage, wird eine prinzipiell strafbare Körperverletzung begangen (Synofzik & Marckmann, 2007).

3.19 Blasenstörungen

Blasenstörungen treten bei neurologischen Erkrankungen häufig auf, und zwar laut DGN-Leitlinie zur Diagnostik und Therapie von neurogenen Blasenstörungen (DGN, 2020b) bei:

- 27 bis 70 % der Patienten mit Parkinson-Krankheit, abhängig vom Krankheitsstadium
- 50 bis 90 % der an Multipler Sklerose Erkrankten, meist nach längerem Krankheitsverlauf
- 10 bis 90 % der demenziell Erkrankten, je nach Ursache und Krankheitsstadium
- 20 bis 50 % der Schlaganfallpatienten.

Bei Blasenstörungen infolge neurologischer Erkrankungen sind in der Regel entweder der Detrusor, d. h. der Harn austreibende Muskel, der die Blase umgibt und sie zusammenzieht, oder die Sphinkter (Blasenschließmuskeln) betroffen. Die häufigsten Unterformen der Blasenstörung sind:

- die Detrusorhyperaktivität (Überaktivität des harnaustreibenden Muskels)
- die Detrusor-Sphinkter-Dyssynergie, bei der Schließmuskel und harnaustreibender Muskel nicht richtig zusammenarbeiten
- der hypokontraktile Detrusor, d. h. ein sich schlecht zusammenziehender harnaustreibender Muskel.

Betrachten wir diese verschiedenen Störungen nun differenzierter.

3.19.1 Detrusorhyperaktivität

Durch die Überaktivität des harnaustreibenden Muskels kommt es zu Pollakisurie bzw. häufigem Wasserlassen, das dann auch nachts (Nykturie) stattfindet. Der Betroffene wird von einem lästigen Gefühl des ständigen Harndrangs geplagt. Ursache ist das Fehlen hemmender Impulse aus dem Zentralnervensystem, ähnlich wie bei der Spastik. Die Detrusorhyperaktivität tritt vor allem bei Demenz, Parkinson-Krankheit, Schlaganfall und Multipler Sklerose auf. Die Therapie umfasst:

- Methoden des Blasentrainings, bei denen der Patient gezielt versucht, den Urin trotz des Harndrangs länger zu halten
- Medikamente aus der Gruppe der Anticholinergika, die den „Blasenkrampf" mindern, wie z. B. das spasmolytische Butylscopolamin (Buscopan®), Atropin oder Scopolamin (Scopoderm®)
- Injektion muskelschwächender Substanzen, wie Botulinumtoxin, in die Detrusor-Blasenmuskulatur.

3.19.2 Detrusor-Sphinkter-Dyssynergie

Bei der Detrusor-Sphinkter-Dyssynergie kommt es sowohl zu einer Hyperaktivität des die Blase austreibenden Muskels (Detrusor) als auch des Blasenschließmuskels (Sphinkter). Im Extremfall versucht der überaktive Detrusor, den Urin gegen den stark verschlossenen Schließmuskel auszutreiben. Durch den übermäßig angespannten Schließmuskel kommt es zu einem häufig unterbrochenen Harnstrahl und Startschwierigkeiten bei der Blasenentleerung. Gleichzeitig kann durch die überaktive Detrusorfunktion ständiger Harndrang bestehen. Diese Blasenstörung findet sich bei Rückenmarkschädigungen (Querschnittlähmung), bei Multipler Sklerose (6 bis 30 %), aber auch bei atypischen Parkinson-Syndromen, wie den Multisystematrophien, bei denen über die Parkinson-Störung hinaus weitere „Systeme" des Nervensystems betroffen sind (Kap. 5.6).

Zur Therapie empfiehlt sich die wiederholte Einmalkatheterisierung, vor allem, um einen Urinstau mit Infektionsrisiko zu vermeiden. Wie bei der Detrusorhyperreflexie helfen Medikamente aus der Gruppe der Anticholinergika, den „Blasenkrampf" zu mindern, wie z. B. das spasmolytische Butylscopolamin (Buscopan®), Atropin oder Scopolamin (Scopoderm®), oder die Injektion muskelschwächender Substanzen, wie Botulinumtoxin, in den Detrusor. Die Sphinktermuskulatur kann durch Antispastika (Kap. 3.5) gehemmt werden.

3.19.3 Hypokontraktiler Detrusor

Beim hypokontraktilen Detrusor kommt es durch eine zu schwache Funktion des Harn austreibenden Detrusors zu einem schwachen Harnstrahl. Es kann nicht aller Urin aus der Blase ausgetrieben werden, wodurch sich Restharn bildet. Der Rückstau in das Nierenbecken kann zu wiederholten Harnwegsinfekten führen. Diese Blasenstörung findet sich vor allem bei Erkrankungen des peripheren Nervensystems, wie z. B. Nervenwurzelschädigungen infolge von Bandscheibenvorfällen, oder nach Operationen im Becken, aber auch bei Multipler Sklerose.

Zur Therapie werden eine Dauerableitung des Urins, detrusorstimulierende Cholinergika, wie z. B. Distigminbromid (Ubretid®), oder Alphablocker, wie z. B. Tamsulosin (Alna®), zur Öffnung des Blasenhalses eingesetzt.

Mischformen. Komplexe neurologische Erkrankungen können zu Mischformen der genannten Störungen führen. Insbesondere bei Patienten mit Multipler Sklerose können schlaffe und spastische Störungsmuster u. U. gleichzeitig auftreten. Gerade bei älteren Patienten müssen nichtneurogene Blasenstörungen, wie sie mit Stressinkontinenz bei Prostatavergrößerung oder Beckenbodenschwäche auftreten, von den genannten neurogenen Blasenstörungen abgegrenzt werden.

Zur diagnostischen Unterscheidung dieser sehr unterschiedlichen Blasenstörungen stehen verschiedene komplizierte urodynamische Verfahren einschließlich Harnstrahlmessung, Muskeluntersuchung des Beckenbodens, Videountersuchung und Untersuchung des Blasendrucks zur Verfügung. Diese komplizierten und teils eingreifenden Verfahren dürften beim fortgeschritten erkrankten, neurologischen Palliativpatienten selten durchgeführt werden. Als Orientierungshilfe, um welche Blasenstörung es sich handeln könnte und welche Therapie damit die richtige ist, kann als ganz grobe Richtschnur die Untersuchung der Blase vor und nach der Blasenentleerung, z. B. mittels Ultraschall, dienen. Bei einer Detrusorhyperaktivität ist vor der Blasenentleerung die maximale Blasenkapazität reduziert, nach der Blasenentleerung besteht kaum Restharn. Bei der Detrusor-Sphinkter-Dyssynergie ist die maximale Blasenkapazität ebenfalls reduziert, aber nach der Blasenentleerung besteht Restharn. Beim hypoaktiven Detrusor ist die maximale Blasenkapazität erhöht und es wird viel Restharn gespeichert.

Wichtig ist, auf beeinflussbare Faktoren, die die Blasenstörung verstärken können, zu achten. So können eine übervolle Blase, Kälte, körperliche Anstrengung, Infekte etc. die Blasenstörung verstärken und damit für den Betroffenen unangenehmer machen. Schon allein das Vermeiden oder Reduzieren dieser Faktoren kann für den Betroffenen das Leben mit der Blasenstörung erträglicher machen.

3.20 Sexualität

Sexualität wird in unserer Kultur häufig mit dem Geschlechtsverkehr gleichgesetzt (Zettl, 2017). Alle übrigen Ausdrucksformen von Sexualität als ganzkörperliches sinnliches Erleben werden dabei ausgeblendet. Ebenso wird ausgeblendet, dass auch alte, kranke oder behinderte Menschen sexuelle Bedürfnisse haben. Alten Menschen, Menschen mit kognitiven Veränderungen oder Lähmungen wird demzufolge ein Recht auf Sexualität gar nicht erst zugesprochen. Es wird so getan, als seien sie asexuelle Wesen. Reduziert man hingegen Sexualität nicht nur auf den Geschlechtsverkehr, die Sexualorgane und den Orgasmus, können fortgeschritten neurologisch Erkrankte trotz Veränderungen der Sexualfunktion als sexuelle Wesen gesehen werden.

3.20.1 Auswirkungen neurologischer Erkrankungen

Betrachten wir die Auswirkungen neurologischer Erkrankungen unter Berücksichtigung gängiger Literatur – z. B. Beier und Ahlers, 2004 – differenzierter, so zeigt sich:

- Bei Patienten mit Multipler Sklerose sind häufig die sexuelle Appetenz und Erregung sowie die Möglichkeit, einen Orgasmus zu erleben, vermindert. Nach Beier und Ahlers (2004) sind etwa 40 % der Männer und 30 % der Frauen betroffen.
- Patienten mit Parkinson-Krankheit (50 % Männer, 30 % Frauen) klagen über sexuelle Funktionsstörungen, die häufig in Zusammenhang mit den Symptomen und der dadurch gestörten Beweglichkeit, aber auch im Rahmen der medikamentösen Therapie entstehen.
- Menschen mit Querschnittlähmungen haben sehr oft Störungen der Sexualfunktion, können jedoch manchmal trotzdem Orgasmen erleben.
- Menschen mit amyotropher Lateralsklerose haben in der Regel eine völlig ungestörte Sexualfunktion, selbst bis in Endzustände mit völliger Lähmung des Körpers hinein.
- Neurologische Erkrankungen mit schweren körperlichen Einschränkungen können zu einem veränderten Körperbild, dem Gefühl, nicht mehr so attraktiv zu sein, und verringertem Selbstwertgefühl führen, was sich negativ auf das Erleben der Sexualität auswirken kann.

Vergegenwärtigen wir uns die Situation von Menschen mit amyotropher Lateralsklerose, die bei schwersten Lähmungen eine ungestörte Sexualfunktion als Ressource haben. Auf Grund ihrer Lähmungen können sie meist nicht mehr den aktiven Part beim Geschlechtsverkehr übernehmen oder eventuell gar keinen Geschlechtsverkehr mehr erleben. Sie können aber völlig ungestört sexuelle Erregung spüren und befriedigende Orgasmen erleben. Wir sehen daran, dass der wichtigste Schritt ist, Sexualität nicht mit „gewöhnlichem“ Geschlechtsverkehr gleichzusetzen. Oder betrachten wir Menschen mit Parkinson-Krankheit oder Multipler Sklerose, die Schwierigkeiten haben, einen Orgasmus zu erreichen. Für sie ist es sehr wichtig, Sexualität nicht mit Orgasmen gleichzusetzen, sondern die vielen anderen ganzkörperlichen Aspekte der Lust erleben zu können. Für Betroffene und ihre Partner ist es daher hilfreich, offen über diese Themen zu kommunizieren oder dies zu entwickeln und eine erweiterte Sichtweise der Sexualität zu teilen. Manchmal helfen praktische Tipps, wie sie z. B. in dem Buch „Praktische Palliativmedizin“ von Regnard und Dean (2010) zu finden sind, in diesem Fall für Sexualität und Blasenkatheter (**Kasten 3-9**).

Kasten 3-9:

Beispiel „Sexualität und Blasenkatheter" (Regnard & Dean, 2010)

Manche Menschen mit Blasenkatheter möchten trotz des Katheters Sexualität und vor allem Geschlechtsverkehr erleben, haben aber Angst davor, dies mit Blasenkatheter zu tun. Regnard und Dean (2010) zeigen Möglichkeiten, wie sie trotz Blasenkatheter vorsichtig Geschlechtsverkehr versuchen können. Sie empfehlen Frauen, den Blasenkatheter am Bauch festzukleben, und Männern, den Katheter abzustöpseln und ein Kondom über Penis und Katheter zu ziehen. Sie weisen darauf hin, dass das Erleben insbesondere der Ejakulation beim Mann durch den Katheter verändert sein kann.

3.20.2 Das PLISSIT-Modell

Sexualität ist in unserer Gesellschaft noch immer ein Tabuthema, und viele scheuen sich davor, selbst mit ihrem Partner offen darüber zu sprechen. Aber auch im medizinischen Kontext fällt es Betroffenen wie professionell Tätigen extrem schwer, sexuelle Themen anzusprechen. Der Verhaltenstherapeut Jack Annon entwickelte ein interessantes Modell zur Beratung von Betroffenen mit sexuellen Funktionsstörungen (Kern, 2011). In vier Stufen werden in einer Hierarchie beratende Interventionen angeboten, zunächst das offene Gespräch, dann Informationen, dann gezieltere Beratung und erst in der letzten Stufe eine intensivere Sexualtherapie. Nur wenn die vorangehende Intervention nicht erfolgreich war, wird eine Stufe höher gegangen. Nach diesem Modell ist nur selten eine intensivere Therapie erforderlich. Das Modell wird PLISSIT genannt, in **Kasten 3-10** dargestellt und an Fallbeispielen aus der neurologischen Palliativversorgung erläutert.

Kasten 3-10:

Das PLISSIT-Modell (mod. n. Kern, 2011), ergänzt durch Fallbeispiele aus der neurologischen Palliativversorgung

P = „permission" (Erlaubnis). Das Tabuthema wird gelüftet. Es besteht die Gelegenheit, über sexuelle Themen zu sprechen. Ein gelähmter Patient kann z.B. sagen, er fühle sich nicht mehr als Mann, da er die aktivere Rolle beim Geschlechtsverkehr nicht mehr ausführen könne und daher den Geschlechtsverkehr vermeide, da er sich nicht blamieren wolle. Schon allein das Gespräch darüber kann zur Entlastung führen, da der Betroffene aus dem Teufelskreis aus überhöhten Anforderungen an sich selbst, Versagensängsten und Schuldgefühlen herauskommt und vielleicht auch ohne Leistungsdruck mit der neuen, passiveren Rolle zurechtkommt.

LI = „limited information" (begrenzte Information). Oft genügen wenige Informationen und kurze Erläuterungen, um gravierende Missverständnisse aufzulösen. Dies sei am Beispiel einer an Multipler Sklerose Erkrankten erläutert, die an Spastik in den Beinen leidet. Die Patientin erlebt mit ihrem Ehemann eine auch sexuell sehr befriedigende Paarbeziehung. Seit es kürzlich beim Geschlechtsverkehr während des Orgasmus zu einer einschießenden Spastik in den Beinen kam, vermeidet ihr Ehemann jede körperliche Annäherung, da ihn dies sehr erschreckte und er sich schuldig fühlte. Schon die Erklärung, dass es durch Orgasmen zur Verstärkung der Spastik kommen kann, hilft den Betroffenen. Dabei wird ihnen auch geraten, ggf. in solchen Situationen die Spasmolytika zu erhöhen: Die Betroffene kann Sexualität trotz einschießender Spastik gelassener erleben. Und der Ehemann verliert seine Schuldgefühle, die Spastik verursacht zu haben, und kann wahrnehmen, dass der Geschlechtsverkehr für seine Frau trotz Spastik sehr lustvoll ist.

SS = „specific suggestions" (spezifische Verhaltensanweisungen). Ein an M. Parkinson Erkrankter kann beim Geschlechtsverkehr nicht mehr zum Höhepunkt kommen. Wenn er sich selbst befriedigt, hingegen schon. Krampfhaft versucht er beim Geschlechtsverkehr dennoch, zum Orgasmus zu kommen. Er erhält die Anweisung, den Geschlechtsverkehr zunächst zu meiden und Intimität in gegenseitigem Streicheln auch der Intimregionen zu erleben. Die neue Form der Intimität erlebt das Paar als befreiend und sehr lustvoll. Die Verhaltensanweisung führte zu einer Entlastung von Erwartungsängsten.

IT = „intensive therapy" (intensive Therapie). Nur wenn die vorherigen Schritte des PLISSIT-Modells nicht erfolgreich waren, ist eine spezifische Sexualtherapie durch einen Fachtherapeuten erforderlich.

Das Modell und die Beispiele zeigen, dass schon allein die offene Kommunikation und Information über das Thema hilfreich sind. Dies ist oft der erste Schritt zu einer anderen Haltung und einer komplexeren Wahrnehmung von Sexualität. Zusammengefasst können nämlich Betroffene trotz neurologischer Erkrankung eher eine befriedigende Sexualität entwickeln, wenn sie Sexualität:

- als etwas den ganzen Körper und nicht nur die Geschlechtsorgane Betreffendes erleben
- als etwas betrachten, das nicht zwangsläufig in einen Orgasmus münden muss, sondern auch ohne Orgasmus schön sein kann
- als etwas sehen, bei dem man nicht nur aktiv sein muss, sondern auch ganz passiv genießen kann.

3.21 Juckreiz

Juckreiz, auch Pruritus (lat. „pruire" = jucken) genannt, ist ein häufiges, unangenehmes und vor allem wenig beachtetes Symptom. Nur selten findet man in Lehrbüchern der Palliative Care oder der Neurologie entsprechende Kapitel. Es ist das Verdienst des führenden britischen Palliativmediziners, Robert Twycross, gemeinsam mit anderen Autoren ein eigenes Werk dazu herausgegeben zu haben (Zylicz et al., 2009). Wie bei vielen anderen in der palliativen Versorgung wichtigen Symptomen kann man nur etwas über Juckreiz erfahren, wenn man den Betroffenen wertschätzend zuhört. Lenkt man seinen Fokus nicht gezielt auf dieses schwer zu erfassende Symptom und beachtet es, wird man den Betroffenen nicht gerecht. Georg (2010) schreibt, Pruritus sei für Betroffene mitunter schlimmer als Schmerz, er sei zum Verrücktwerden.

3.21.1 Ursachen

Welches sind die Ursachen für Juckreiz bei fortgeschritten neurologisch Erkrankten? In der Literatur ist wenig bekannt, dass neurologische Erkrankungen, wie Schlaganfälle, Multiple Sklerose und Hirntumore, zu Juckreiz führen können (Lidstone & Thorns, 2006). Da Pruritus ähnlich wie Schmerz durch ein aufsteigendes Fasersystem über den Tractus spinothalamicus im Rückenmark zum Thalamus und von dort zur sensorischen Hirnrinde geleitet wird, kann durch Störungen auf dieser Wegstrecke ähnlich wie beim zentral-neuropathischen Schmerz ein „neuropathischer" Pruritus entstehen. Besonders tückisch ist dann, dass man noch nicht einmal durch juckende Hautveränderungen darauf aufmerksam wird und das Symptom daher oft nicht ernst genommen wird.

In der Palliativversorgung neurologisch Betroffener häufig eingesetzte Medikamente wie Opioide, aber auch nichtsteroidale Antiphlogistika und die als Koanalgetika häufig genutzten Antidepressiva (z. B. Amitriptylin) können Pruritus auslösen. Der Effekt dieses medikamenteninduzierten Pruritus ist noch unklar. Für Opioide wird eine zentrale Genese vermutet (Zylicz et al., 2009). Während nur etwa 1 % der Patienten, die Opioide systemisch erhalten (p.o., s.c. oder i.v.), einen Pruritus erleidet, sind dies bei rückenmarknaher Gabe 90% (Lidstone & Thorns, 2006). Als Ursache des Juckreizes bei rückenmarknahen Gaben wird eine vermehrte Histaminfreisetzung angeführt (Zylicz et al., 2009). Morphin scheint häufiger zu Pruritus zu führen als andere Opioide. Eine weitere häufigere Ursache ist der im Alter auftretende senile Pruritus. Zylicz et al. (2009) sehen ihn als Unterform des neuropathischen Pruritus an und gehen von einer Verursachung durch eine periphere Nervenschädigung in der alternden Haut aus.

Häufige Ursachen für Pruritus bei neurologisch Erkrankten in der Palliativversorgung sind:

- periphere oder zentrale Nervenschädigung
  → Schlaganfall
  → Multiple Sklerose
  → Hirntumor
  → Gürtelrose
  → Polyneuropathie
- in der Palliativversorgung häufige Medikamente
  → Opioide, besonders Morphin
  → nichtsteroidale Antiphlogistika
  → Amitriptylin
- seniler Pruritus.

3.21.2 Anamnese

Die geschilderten unterschiedlichen Pruritusformen lassen sich manchmal durch eine gute Anamnese unterscheiden. Führt eine Schädigung im Zentralnervensystem zu Pruritus, so wird dieser vorrangig in einem umschriebenen Innervationsgebiet, z.B. halbseitig auf der Gegenseite zur Läsion, auftreten. Medikamenteninduzierter oder seniler Pruritus wird dagegen in der Regel am ganzen Körper auftreten, es sei denn, ein Medikament wurde nur an einer bestimmten Stelle, z.B. als Salbe, Spritze etc., verabreicht.

3.21.3 Therapie

Die Therapie des Pruritus unterteilt sich in nichtmedikamentös und medikamentös. Georg (2010) beschreibt zahlreiche nichtmedikamentöse Maßnahmen:

- Vermeiden von Hauttrockenheit
- Vermeiden von heißen Gerichten und Getränken sowie Alkohol
- Vermeiden von Aufregung und Stress
- Verwenden milder alkalischer Seifen, rückfettender Dusch- und Badeöle, nur lauwarmes Wasser, kurze Badezeit, anschließendes Eincremen der Haut
- Tragen luftiger Kleidung.

Lidstone und Thorns (2006) empfehlen bei zentral-neuropathischem Schmerz, etwa bei Multipler Sklerose oder Schlaganfall, Antiepileptika wie Carbamazepin oder Gabapentin (Kap. 3.3.6). Zur Therapie des opioidinduzierten Pruritus nach systemischer Gabe empfehlen sie den Wechsel auf ein anderes Opioid (Opioidrotation). Dann besteht die Chance, dass das neue Opioid ggf. keinen Pruritus auslöst. Falls dies nicht erfolgreich ist, kann ein Opioidantagonist (z.B. Naloxon, s. Kap. 3.3.5) versucht werden – mit dem Nachteil, dass eventuell auch die schmerztherapeutische Wirkung des Opioids abnimmt. Ondansetron, das in Kapitel 3.14 zur Behandlung von Übelkeit genauer beschrieben wird, hat sich laut Lidstone und Thorns (2006) in üblichen Dosen bei opioidinduziertem Pruritus ebenfalls als hilfreich erwiesen. Mirtazapin ist ebenso bei verschiedenen Formen von Pruritus hilfreich (Gerhard, 2023a).

3.22 Schwindel

Schwindel ist eines der häufigsten Symptome in der Medizin, entsprechend lang ist die Liste der Ursachen. In diesem Buch beschränkt sich der Autor auf in der neurologischen Palliativversorgung häufige Ursachen.

An erster Stelle kann Schwindel durch entsprechende neurologische Erkrankungen selbst ausgelöst werden. Häufig von Schwindel begleitet sind Erkrankungen mit Befall des Hirnstamms, wie z. B. bestimmte Schlaganfallformen oder Multiple Sklerose. Es entsteht dann ein Lagerungsschwindel mit Drehschwindel in bestimmten Lagen. Typischerweise haben Betroffene auch andere für eine Hirnstammerkrankung typische Symptome, wie z. B. Störungen der Augenbeweglichkeit, Gesichtslähmung, Schluckstörungen, undeutliche Sprache etc.

Viele in palliativen Situationen eingesetzte Medikamente können als Nebenwirkung Schwindel verursachen. Dieser zeigt sich meist als Schwankgefühl und Benommenheit und kann u. a. auftreten bei (Gerhard, 2020):

- Antidepressiva und Antiepileptika (Kap. 3.3.6)
- Medikamenten gegen Übelkeit (Kap. 3.14)
- Analgetika, vor allem aus der Gruppe der Opioide (Kap. 3.3.5)
- Beruhigungsmitteln.

Auch internistische Begleiterkrankungen, an denen gerade betagtere neurologische Palliativpatienten häufig gleichzeitig leiden (Multimorbidität), können zu Schwindel führen. Allen voran seien hier Blutdruckstörungen bzw. deren Therapie und Herzschwäche genannt. Typischerweise bestehen auch hier Schwankschwindel und Benommenheitsgefühl.

Letztlich kann auch Angst zu sogenanntem phobischem Schwindel führen. Typischerweise tritt dieser Schwindel dann nur in bestimmten, Angst auslösenden Situationen auf und geht oft mit einem Panikgefühl einher.

Wichtig ist, die Ursache des Schwindels herauszubekommen, eventuell verantwortliche Medikamente ab- oder umzusetzen und Ursachen von Seiten des Herz-Kreislauf-Systems gezielt zu behandeln. Während die Betroffenen den unangenehmen Schwindel verständlicherweise durch Vermeiden auslösender Situationen zu bekämpfen versuchen, ist gerade ein Training durch Lagerungsübungen und viel Bewegung wichtig, um den Schwindel zu bessern. Hier gilt es, mit viel Achtsamkeit im palliativen Setting die richtige Balance zwischen Ermutigung zum Training und Vermeiden zu stark beeinträchtigender Übungen zu finden. Medikamente sind nur in der Anfangsphase sinnvoll, da sie Trainingseffekte eher verhindern.

Man beachte, dass auch fortgeschritten neurologisch Erkrankte zusätzlich zu ihrer Grunderkrankung, deren Begleiterkrankungen und Therapien Erkrankungen des Gleichgewichtssystems selbst erleiden können (Hacke, 2016). Die beiden häufigsten Erkrankungen des Gleichgewichtssystems mit Schwindel, nämlich der benigne paroxysmale Lagerungsschwindel und die Neuropathia vestibularis, werden daher in **Tabelle 3-12** dargestellt.

3.23 Schlafstörungen

Schlafstörungen sind laut S3-Leitlinie Palliativmedizin (DGP, 2020) bei Palliativpatienten häufig. In der Bevölkerung leiden ca. 16,5 % an mittelschweren bis schweren Schlafstörungen und bei mit dem Alter zunehmender Häufigkeit sind es nach dem 50. Lebensjahr bereits 25 % (Georg, 2010). Bei Palliativpatienten können laut Bausewein et al. (2004b) Schlafstörungen durch die Grunderkrankung selbst, durch quälende Symptome oder durch den veränderten Tag-Nacht-Rhythmus entstehen. Übliche nichtmedikamentöse Maßnahmen, wie z. B. mehr Aktivitäten auf den Tag zu verlegen, um dann nachts müde zu sein, sind auf Grund der oft bettlägerigen, „inaktiven" Situation fortgeschritten neurologisch Erkrankter kaum möglich.

3.23.1 Epidemiologie, Diagnostik und Therapie

Byrne et al. (2009) beschreiben, dass Schlafstörungen bei fortgeschritten neurologisch Erkrankten häufig vorkommen, oft sehr ausge-

Tabelle 3-12: Benigner paroxysmaler Lagerungsschwindel und Neuropathia vestibularis (Quelle: Eigene Darstellung)

Erkrankung des Gleichgewichtssystems	Beschreibung
Benigner (gutartiger) paroxysmaler (anfallsweiser) Lagerungsschwindel	• nur wenige Sekunden dauernde Drehschwindelattacken • vor allem durch Kopfbewegungen, Bücken und immer die gleiche Bewegung auslösbar • Ursache: Spontan oder nach Kopftrauma lösen sich Partikel im Gleichgewichtsorgan, die dann zu einer fehlerhaften Auslenkung der „Bewegungsfühler" führen. • Therapie: Lagerungstraining, in der Regel rasche Rückbildung → Manchmal hilft ein „Befreiungsmanöver", bei dem die Partikel herausgeschleudert werden.
Neuropathia vestibularis (Erkrankung des Gleichgewichtsnervs)	• über Tage Drehschwindel, Übelkeit, Erbrechen, Fallneigung • vor allem durch Kopfbewegungen, auch bei Lagewechsel zum Stehen oder Sitzen sich verstärkend, im Liegen Besserung • Ursache: Erkrankung des Gleichgewichtsnervs mit plötzlichem Funktionsausfall • Therapie: → ursächlich: Kortisonpräparate verbessern die Heilung (Strupp, 2008) → symptomatisch: zu Anfang Dimenhydrinat (z. B. Vomex® 100–300 mg/d) → Lagerungstraining

prägt sind und zu wenig beachtet werden. Sie beschreiben als typische Ursachen:

- Schmerzen
- Angst
- Depressionen
- Husten durch Verschleimung
- nächtliche Hypoxien (z. B. bei neuromuskulären Erkrankungen)
- einen gestörten Tag-Nacht-Rhythmus mit Tagesschläfrigkeit.

Zu ergänzen wären:

- Delirien
- anhaltende Übelkeit und Erbrechen
- ungewohnte Umgebung (z. B. Hospitalisierung)
- Medikamentennebenwirkungen, z. B. bei antriebsteigernden Antidepressiva, Steroiden etc.
- Stoffwechselstörungen wie z. B. eine Schilddrüsenüberfunktion.

Ein Beispiel dafür, wie stark bereits die Auseinandersetzung mit einer schwerwiegenden neurologischen Diagnose den Schlaf einschränken kann, liefert die an Multipler Sklerose erkrankte Pflegefachfrau Claudia Torre in einem eindrucksvollen Bericht. Sie schreibt: „Mit einem Schlag war alles anders [...]. Meine Gedanken kreisten um Tausende von Fragen, alles war ungewiss und ich bekam Schlafstörungen [...]. Meine MS-Symptome wurden stärker" (Torre, 2009, S. 33). Sie beschreibt allerdings auch den Ausweg: Ihr Arzt verordnete ein beruhigendes Antidepressivum, und sie fand wieder Schlaf (Torre, 2009). Das Beispiel zeigt deutlich, dass es zunächst um die Diagnose des dahintersteckenden Problems, hier einer reaktiven Depression, geht.

Schlafstörungen haben gravierende Folgen, bei Claudia Torre war es die Verschlechterung ihrer Symptome – ein häufiges Problem. Ferner äußern Betroffene am häufigsten Müdigkeit, Konzentrationsstörungen und vermehrte Tagesschläfrigkeit. Schlafstörungen haben gerade bei neurologisch Erkrankten gravierende somatische und psychosoziale Folgen. Sie entscheiden mit, ob Betroffene noch ihren Beruf, ihre familiäre Rolle etc. einnehmen können oder nicht. In fortgeschritteneren Stadien geht es dann vor allem um Einschränkungen der Lebensqualität.

Schlafstörungen spielen bei vielen neurologischen Erkrankungen eine große Rolle. Nach der DGN-Leitlinie für Insomnie bei neurologischen Erkrankungen (DGN, 2020c) finden sich Schlafstörungen bei:

- neurodegenerativen Erkrankungen wie z. B. Parkinson-Krankheit
- entzündlichen ZNS-Erkrankungen wie z. B. der Multiplen Sklerose
- Schlaganfällen
- Hirntumoren
- Schädel-Hirn-Traumata
- Epilepsien
- speziell den Schlaf störenden Erkrankungen wie z. B. dem Restless-Legs-Syndrom (Kap. 3.23.2).

Wie wir bei Torre (2009) gesehen haben, sollte zunächst an auslösende Ursachen, wie unzureichend behandelte Schmerzen, Angst, Depression, Verschleimung, Übelkeit, Erbrechen etc. gedacht werden. Diese Symptome müssen gezielt nach den Prinzipien behandelt werden, die in Kapitel 3.3 (Schmerz), 3.8 (Depressionen), 3.12 (Atemnot) und 3.14 (Übelkeit) beschrieben wurden.

Einige typische Schlafprobleme neurologisch Erkrankter werden nun am Beispiel der Parkinson-Krankheit (Werner, 2009) genauer betrachtet, und zwar:

- verlängertes Einschlafen
- verkürzte Schlafdauer
- häufigeres Erwachen
- längere Wachzeiten
- mehr oberflächliche und weniger tiefe Schlafstadien, was den Schlaf weniger erholsam macht
- nächtliche Bewegungsunruhe
- verminderte Beweglichkeit in der Nacht
- Erregung in den Abend- und Nachtstunden („Sundowning“)
- Medikamentennebenwirkungen wie Albträume und Halluzinationen.

Von der Parkinson-Krankheit Betroffene leiden also unter besonderen Belastungen im Schlaf. Schwierig ist es, die nächtliche Bewegungsunruhe zu ertragen (Werner, 2009). Was solche nächtlichen Bewegungsstörungen für den Schlaf der Betroffenen bedeuten, wird in Kapitel 3.23.2 genauer betrachtet. Neben diesen „Ruhelosigkeiten“ haben von M. Parkinson Betroffene oft nächtliche Bewegungsschwierigkeiten und können sich daher nicht im Bett drehen. Abends verabreichte, lang wirksame Parkinsonpräparate, wie z. B. L-Dopa-Retardpräparate und lang wirksame Dopaminagonisten (Kap. 5.6), können hier helfen. Die Medikamente selbst können jedoch als Nebenwirkungen zu nächtlichen Albträumen bzw. Halluzinationen führen und damit den Schlaf stören.

Menschen mit neurodegenerativen Erkrankungen, wie z. B. Demenz, zeigen nach Clarenbach (2005) einen erhöhten Anteil oberflächlicher Schlafstadien und einen verringerten Anteil von Tiefschlafstadien, wie bei der Parkinson-Krankheit. Dieses Störungsmuster verringert die Schlafeffizienz. Typisch ist bei älteren Menschen – vor allem mit neurodegenerativen Erkrankungen – das „Sundowning“ (engl. „sundown“ = Sonnenuntergang), eine Erregung in den Abend- und Nachtstunden. Menschen mit neurodegenerativen Erkrankungen leiden häufig an einer Störung der Schlaf-Wach-Regulation mit ineffizientem Schlaf, die zu vermehrter Tagesschläfrigkeit führt.

Therapie. Wichtig sind nichtmedikamentöse Maßnahmen gegen diese Schlafstörungen. Sie richten sich gegen Faktoren, die sie aufrechterhalten können, wie z. B. körperliche Anspannung, geistige Anspannung, schlafbehindernde Gedanken und ungünstige Schlafgewohnheiten. Von Bausewein et al. (2021), Clarenbach (2005) und Sitzmann (2009) werden u. a. folgende Maßnahmen beschrieben:

- Vermeiden von Unterbrechungen des Nachtschlafs
- Vermeiden anregender Genussmittel wie Kaffee oder aufputschende Medikamente
- abends nur leichte Mahlzeiten
- regelmäßige Einschlafzeiten und Rituale
- Entspannungstraining (z. B. Autogenes Training, Yoga)
- Meditation
- das Bett nur zum Schlafen nutzen
- die Zeit im Bett begrenzen
- keinen Alkohol zu sich nehmen
- die Tagesaktivität ausklingen lassen
- die Uhr im Schlafzimmer nicht im Blickfeld haben
- beruhigende Musik
- für innere Zeichen der Schlafbereitschaft empfänglich werden
- Verlagern von Aktivitäten, die an Wachsein gebunden sind, aus dem Schlafzimmer und den Schlafzeiten heraus.

Speziellere verhaltensmedizinische Strategien sind laut DGN-Leitlinie (DGN, 2020c):

- Muskelentspannung
- sich in ein „Ruhebild“ versetzen
- beruhigende Fantasiereisen
- angenehme, schlaffördernde Gedanken
- Einhalten von Regeln für einen gesunden Schlaf
- Kontrolle über Stimuli, die Schlaf stören
- Schlafrestriktion, das heißt, vor allem tagsüber Schlaf vermeiden, um dann richtig müde zu sein bzw. zu lange Schlafzeiten vermeiden, um in der nächsten Nacht wieder müde zu sein
- Grübeln aus dem Bett und der Schlafenszeit verlagern an einen Ort fürs Grübeln, wie z. B. einen „Grübelstuhl“
- Abbrechen grübelnder, negativer und schlafstörender Gedanken (Gedankenstopp)
- Ersetzen negativer Gedanken und Erwartungen in Bezug auf Schlaf durch schlaffördernde Gedanken.

Die medikamentöse Therapie besteht aus Benzodiazepin-Rezeptor-Agonisten, sedierenden und daher schlafanstoßenden Antidepressiva oder Neuroleptika (Clarenbach, 2005). In **Tabelle 3-13** werden typische Medikamente und Dosierungen dargestellt. Beim „Sundowning“, einer Erregung in den Abend- bzw. Nachtstunden, können atypische Neuroleptika, wie Risperidon (z. B. Risperdal®) und Qetiapin (z. B. Seroquel®), eingesetzt werden (Lorenzl, 2010). Bei ausgeprägter nächtlicher Verwirrtheit und gestörtem Tag-Nacht-Rhythmus ist u. a. Clomethiazol (z. B. Distraneurin®) hilfreich.

3.23.2 Unruhige Beine – Restless-Legs-Syndrom

Eine Bewegungsstörung, die in aller Regel zu heftigen Schlafstörungen führt und deshalb hier aufgeführt wird, ist das Restless-Legs-Syndrom (RLS). Mehr als 5 % der Bevölkerung leiden unter diesem „Syndrom der unruhigen Beine“. Da es besonders bei bettlägerigen Patienten auftritt, dürfte es gerade bei körperlich eingeschränkten neurologischen Palliativpatienten häufig sein. Patienten in Palliativbetreuung erhalten häufig Opioide zur Schmerz- und/oder Dyspnoetherapie. Da Opioide auch sehr gut beim Restless-Legs-Syndrom helfen, dürften bei Palliativpatienten seltener RLS-Probleme auftreten. Neurologische Palliativpatienten erhalten jedoch im Gegensatz zu Tumorpatienten in der Palliativbetreuung öfter keine Opioide. Deshalb dürfte das RLS hier häufiger sein, was auch der Beobachtung des Autors entspricht. Das RLS tritt im Alter und bei Frauen häufiger auf. Es ist eine häufige Ursache von schwer zuzuordnenden nächtlichen Beinschmerzen (Ferell & Whiteman, 2003). Trotzdem ist diese

Tabelle 3-13: Typische Medikamente zur Behandlung von Schlafstörungen (Quelle: Mayer, 2008, S. 75–80; mod. n. DGN, 2020c)

Substanz	Handelsname (Beispiel)	Dosierung [mg]
Benzodiazepin-Rezeptor-Agonisten		
• Zopiclon	Ximovan®	3,75–7,5
• Zolpidem	Stilnox®	10–20
• Zaleplon	Sonata®	5–10
Benzodiazepine		
• Lorazepam	Tavor®	0,5–2
• Flurazepam	Dalmadorm®	15–30
• Nitrazepam	Mogadan®	5–10
• Triazolam	Halcion®	0,125–0,25
Sedierende Antidepressiva		
• Amitriptylin	Saroten®	5–50
• Doxepin	Aponal®	5–50
• Mirtazapin	Remergil®	15–30
• Trimipramin	Stangyl®	5–50
Sedierende Neuroleptika		
• Levomepromazin	Neurocil®	10–50
• Melperon	Eunerpan®	25–75
• Pipamperon	Dipiperon®	20–60

sehr häufige Erkrankung noch recht unbekannt. Oft dauert es mehrere Jahre, bis die Diagnose gestellt wird.

3.23.2.1 Symptomatik

Die Erkrankung ist durch erheblichen Bewegungsdrang charakterisiert. Im Vordergrund stehen kribbelnde Missempfindungen bis hin zu Schmerzen in beiden oder – seltener – einem Bein, gelegentlich auch den Armen. Die Unterschenkel sind in der Regel besonders betroffen. Die Beschwerden treten meist in körperlicher Ruhe auf. Deshalb sind sie abends und nachts am stärksten. Sie nehmen bei ruhigem Sitzen am Fernseher oder bei Bettruhe zu. Bewegung, Herumlaufen, Massagen, Kalt- oder Warmbäder lindern die Beschwerden. Sehr häufig ist durch die nächtlichen Beinbewegungen der Schlaf empfindlich gestört. Dies kann die Einschlafphase betreffen, aber durch mehrfaches Aufwachen und weniger Tiefschlafphasen auch das Durchschlafen erheblich stören. Das RLS tritt in jedem Lebensalter, gehäuft aber mit zunehmendem Alter auf. Frauen sind häufiger betroffen als Männer.

Die Beschwerden des RLS wurden bereits 1685 von dem englischen Arzt Thomas Willis erwähnt (Trenkwalder, 2005). Schon Willis erkannte die lindernde Wirkung von Opium, eine heute etablierte Therapie des RLS. Im Jahre 1861 bezeichnete der Arzt Theodor Wittmaack diesen Beschwerdekomplex als „Anxietas tibiarum“. Aus dem Lateinischen, der damaligen medizinischen Fachsprache, übersetzt, bedeutet dies etwa „ängstliche Unruhe in den Unterschenkeln“, womit er die unruhigen Beine bereits treffend beschrieb, sie aber leider den hysterischen Erkrankungen zuordnete. Die englische Bezeichnung „restless legs syndrome“ prägte 1945 der schwedische Neurologe Karl Ekbom mit seiner Veröffentlichung in einer skandinavischen medizinischen Fachzeitschrift (Trenkwalder, 2005).

3.23.2.2 Diagnostik

Für die Diagnosestellung sind nach den Leitlinien der Deutschen Gesellschaft für Neurologie (DGN, 2022b; Trenkwalder, 2012) vier Kriterien entscheidend:

- der Bewegungsdrang der Beine, begleitet von Missempfindungen
- die Verschlimmerung in Ruhe
- die Besserung durch Bewegung
- der abendliche oder nächtliche Schwerpunkt der Beschwerden.

Zusätzlich wurden folgende Kriterien aufgestellt:

- Häufung in einer Familie
- Ansprechen auf einen Therapieversuch mit dem Medikament Levodopa
- periodische Beinbewegungen im Schlaf.

Leider gibt es bis heute kein medizinisches Untersuchungsverfahren, mit dem sich ein Restless-Legs-Syndrom nachweisen ließe. Auch deshalb dauert es manchmal so lange, bis diese sehr häufige Erkrankung festgestellt wird. Die Diagnose wird auf Grund der Beschwerden des Betroffenen anhand der oben genannten Kriterien gestellt. Der neurologische Untersuchungsbefund ist beim RLS in aller Regel normal. Finden sich Auffälligkeiten, spricht dies für andere Ursachen der Beschwerden, wie z. B. eine Polyneuropathie, eine Verengung des Wirbelkanals oder einen Bandscheibenvorfall. Durch Zusatzuntersuchungen werden solche Erkrankungen dann ggf. ausgeschlossen, z. B. durch eine elektrische Untersuchung der Nervenleitung und Muskulatur (Elektroneurographie und -myographie) oder ein Computertomogramm der Wirbelsäule (Gerhard, 2008b).

Die meisten RLS-Betroffenen haben ein idiopathisches RLS, das heißt, es lässt sich keine spezielle Ursache feststellen. Bei einigen wenigen Patienten findet sich ein Eisenmangel oder eine Nierenfunktionsstörung als Ursache des RLS. Mittels Blutuntersuchung der Nierenwerte, des Eisens und der Eisenspeichereiweiße können diese Ursachen festgestellt werden. Die Therapie des Eisenmangels oder der Nierenschwäche steht dann zunächst im Vordergrund.

Während der Schwangerschaft kommt es oft zur Verschlechterung des RLS. Frauen, die viele Schwangerschaften bzw. Geburten hinter sich gebracht haben, erkranken häufiger an RLS. Es wird darüber spekuliert, ob gehäufte Blutverluste bei Geburten oder Regelblutungen das Auftreten eines RLS über Eisenmangelzustände im Gehirn fördern. Dies würde die Häufung bei Frauen und insbesondere Mehrfachgebärenden erklären. Für diese Hypothese spricht auch die Tatsache, dass Blutspender häufiger an einem Restless-Legs-Syndrom erkranken. In wissenschaftlichen Untersuchungen konnte man mittels spezieller kernspintomographischer Aufnahmen bei einigen RLS-Patienten tatsächlich einen erniedrigten Eisengehalt im Gehirn finden. Ebenso fand man in anderen Untersuchungen im Liquor cerebrospinalis verminderte Werte für Eisenspeichereiweiße (Stiasny-Kolster & Oertel, 2005).

Die Ursache des RLS ist bis heute ungeklärt (DGN, 2022b; Trenkwalder, 2008). Therapeutische Erfolge mit Substanzen, die in den Stoffwechsel der Botenstoffe Dopamin bzw. der Opioide eingreifen, sprechen für eine Störung in diesen Übertragungssystemen. Bei einem Teil der Betroffenen wird die Erkrankung vererbt. Genetische Untersuchungen haben bereits mehrere Gene gezeigt, die mit dem Auftreten eines RLS in Zusammenhang stehen. Erbliche Faktoren scheinen bei einem großen Teil der Erkrankten eine zusätzliche Rolle zu spielen. Bei manchen Betroffenen muss, wie bereits erwähnt, eine weitere Erkrankung, z. B.

Nierenschwäche, Eisenmangel oder Rheuma, auftreten, damit die Krankheit ausbricht (Stiasny-Kolster & Oertel, 2005). Diese Formen werden „sekundäres RLS" genannt. Psychopharmaka können ein RLS verschlechtern. Deshalb ist es für Betroffene besonders unangenehm, wenn vor der Diagnosestellung zur Behandlung der „Unruhe" derartige Substanzen verschrieben werden.

Das RLS kann die Lebensqualität Betroffener stark beeinträchtigen. Glücklicherweise sind bleibende Schäden weder im Rahmen der Erkrankung noch der Therapie beschrieben worden. Das RLS gilt deshalb als unangenehme, aber ungefährliche Erkrankung. Besonders störend sind der verminderte Nachtschlaf, die daraus resultierende Tagesmüdigkeit und die Bewegungsunruhe.

3.23.2.3 Therapie

Die medikamentöse Therapie kann die Lebensqualität der Betroffenen erheblich verbessern, und zwar auf der Grundlage, die gestörte Funktion an Transmitter- bzw. Übertragungssystemen im Zentralnervensystem zu beeinflussen (DGN, 2022b). Da der Dopaminstoffwechsel für die Entstehung des RLS offenbar eine überragende Rolle spielt, kommen in erster Linie Dopaminergika, d.h. Medikamente, die die Dopaminwirkung verstärken, zum Einsatz. Dies sind in aller Regel Medikamente gegen die Parkinson-Krankheit, weil dabei die gestörte Signalübertragung im Gehirn mittels Dopamin ebenfalls eine entscheidende Rolle spielt. Trotzdem muss immer wieder betont werden, dass das Restless-Legs-Syndrom und die Parkinson-Krankheit ganz verschiedene Krankheiten sind.

Tritt das RLS nur beim Einschlafen auf, behandelt man nach den Leitlinien mit kurz wirksamem Levodopa, einer Vorstufe des Dopamins. Treten Symptome in der zweiten Nachthälfte auf, sollte man ein länger wirksames Präparat aus der Gruppe der Dopaminagonisten verordnen. Arzneimittelrechtlich in Deutschland zugelassene Levodopapräparate für den Einsatz beim Restless-Legs-Syndrom sind das kürzer wirksame Restex® und das länger wirksame Restex retard®, Kombinationen aus Levodopa und Benserazid. Andere Levodopapräparate sind nur für die Behandlung der Parkinson-Krankheit zugelassen. Die kürzer wirksame Form kann, falls vorübergehend Symptome am Tag bestehen, bei Bedarf z.B. vor Kino- oder Theaterbesuchen eingenommen werden. L-Dopa sollte danach nicht mehr zur Dauertherapie des Restless-Legs-Syndroms eingesetzt werden (DGN, 2022b). Zu beachten ist, dass eiweißreiche Lebensmittel (Käse, Milch, Jogurt etc.) die Wirkstoffaufnahme im Darm hemmen können. Sie sollten daher nicht kurz vor oder nach Levodopa eingenommen werden.

Bei Krankheitssymptomen, die über den ganzen Tag verteilt sind, eignen sich nach den Leitlinien der Deutschen Gesellschaft für Neurologie (DGN, 2022b) Dopaminagonisten für die Therapie, allerdings nicht als Bedarfsmedikation. Für den Einsatz beim Restless-Legs-Syndrom zugelassen sind gegenwärtig Pramipexol (z.B. Sifrol®), Ropirinol (z.B. Adartrel®) und Rotigotin (Neupro®). Andere Dopaminagonisten sind nur für die Behandlung der Parkinson-Krankheit zugelassen. Dopaminagonisten sollten, um Übelkeit zu vermeiden, langsam aufdosiert werden. Sollte in der Eindosierungsphase trotzdem Übelkeit auftreten, kann sie mit Domperidon (z.B. Motilium®) gelindert werden. Sollte die Therapie mit einem Dopaminagonisten nicht ausreichen, kann dazu Gabapentin oder Pregabalin bzw. ein Opioid (Oxycodon/Naloxon) gegeben werden (DGN, 2022b).

Medikamente zur Behandlung des Restless-Legs-Syndroms sind:

- L-Dopa + Decarboxylasehemmer
  → kurz wirksam (z.B. Restex®)
  → lang wirksam (z.B. Restex retard®)
- Pramipexol (z.B. Sifrol ®)
- Ropinirol (z.B. Adartrel®)
- Rotigotin (z.B. Neupro-Pflaster®)
- Gabapentin oder Pregabalin (s. Kap. 3.3.6)

- Opioide, z. B. Oxycodon/Naloxon (s. Kap. 3.3.5).

Unter Levodopapräparaten kann es zu Augmentationen (lat. „augmentare" = vermehren) kommen. Damit ist ein früherer Beginn der Symptome im Tagesverlauf, ein schnelleres Einsetzen der Beschwerden, wenn sich die Patienten in Ruhe befinden, oder eine Ausdehnung der Beschwerden auf andere Körperbereiche unter medikamentöser Therapie gemeint. Da das Risiko für Augmentationen bei Levodopadosen hoch ist, sollte dies eben nicht mehr zur Dauertherapie, sondern nur als Bedarfsmedikation verordnet werden (DGN, 2022b).

Opioide sind starke Schmerzmittel (Kap. 3.3.5), die neben ihrer überragenden Rolle in der Schmerztherapie auch beim Restless-Legs-Syndrom mit Erfolg eingesetzt werden. Die meisten Opioide (Morphin, Hydromorphon, Oxycodon, Fentanyl, Buprenorphin) unterliegen der Betäubungsmittelverschreibungsverordnung und können daher nur mit BTM-Rezept verschrieben werden. Nur wenige Opioide sind ohne ein solches Spezialrezept verfügbar. Unter diesen schwächer wirksamen Opioiden der Stufe 2 eignet sich wegen der recht langen Wirkdauer das retardierte Tilidin am besten. Tramadol ist wegen seiner psychopharmakaähnlichen Begleitwirkung auf Serotoninrezeptoren hier nicht so gut geeignet. Das Opioid Oxycodon/Naloxon (z. B. Targin®) ist zur Behandlung des Restless-Legs-Syndroms zugelassen. In der Palliativbetreuung dürften viele Restless-Legs-Patienten durch die zur Schmerztherapie gegebenen Opioide zufällig gegen ihr RLS mitbehandelt werden.

3.24 Palliative Sedierung

Mit palliativer Sedierung ist die Gabe sedierender (beruhigender) Medikamente zur Symptombehandlung bei Sterbenden gemeint. Früher sprach man von terminaler Sedierung, da man die Gefahr sah, durch die Sedierung das Leben des Betroffenen zu verkürzen. Da es nicht Absicht der Sedierung ist, das Leben zu verkürzen (DGP, 2020), spricht man heute von palliativer Sedierung. Die Sorge, es könnte zu einer Lebensverkürzung kommen, bestand vor allem deshalb, weil man befürchtete, der sedierte Patient könne keine Nahrung oder Flüssigkeit aufnehmen. Müller-Busch et al. (2006) beschreiben jedoch, dass zwei Drittel ihrer Patienten unter der palliativen Sedierung auch in ihren letzten Stunden noch in der Lage waren, Flüssigkeit aufzunehmen; 13 % nahmen sogar feste Nahrung zu sich. In der Palliativversorgung gilt die palliative Sedierung deshalb als fester Bestandteil der Symptombehandlung, der bei Beachtung heutiger Standards nicht zur Lebensverkürzung führt und insofern zu Unrecht in die Nachbarschaft illegaler Patiententötungen gestellt wird.

Wozu dient die palliative Sedierung? Bei der palliativen Sedierung werden Medikamente verabreicht, die das Bewusstsein sterbender Patienten dämpfen oder völlig ausschalten, um belastende Symptome, wie Schmerzen oder Angst, in der letzten Lebensphase zu lindern. Ziel ist es, die Zeit bis zum Eintritt des Todes annehmbarer und erträglicher zu gestalten. Somit ist die Symptombehandlung das einzige Ziel der palliativen Sedierung. Die Sedierung kann jedoch auch Nebenwirkung einer palliativen Therapie anderer Symptome, z. B. der Therapie der Atemnot mit Opioiden und sedierenden Medikamenten, sein.

Eine palliative Sedierung wird immer dann erwogen, wenn auf andere Weise keine Symptomlinderung zu erzielen ist. Wichtig ist die Unterscheidung zwischen schwer behandelbaren und nicht behandelbaren Symptomen. **Fallbeispiel 3-13** aus der „klassischen" Palliativbehandlung von Tumorpatienten soll dies verdeutlichen.

Aus ethischer Sicht handelt es sich um eine Maßnahme der Symptombehandlung, die, wie alle Therapiemaßnahmen, der Zustimmung des Betroffenen bedarf. Prinzip ist es, der Autonomie des Betroffenen zu folgen (Kap. 4.3.1). Durch die Symptomlinderung ist die palliative

Fallbeispiel 3-13

Herr Schmidt liegt im Sterben. Er leidet an einem fortgeschrittenen Lungentumor und hat starke Atemnot. Er bekommt schon 3000 mg Morphin pro Tag und ist damit nahezu schmerzfrei. Der behandelnde Hausarzt erwägt eine palliative Sedierung, um die Atemnot zu behandeln. Er traut sich nicht, die hohe Morphindosis weiter zu erhöhen. Um Atemnot mit Opioiden gut zu behandeln, muss jedoch die zur Schmerztherapie eingesetzte Opioiddosis um 30 bis 50 % gesteigert werden (Kap. 3.12 und 3.3.5). Es hätte daher eine Dosiserhöhung auf 4000 mg Morphin versucht werden können.

Sedierung ein Akt, in dem Gutes getan wird (Kap. 4.3.2). Der früher befürchtete Schaden (Kap. 4.3.3) einer möglichen Lebensverkürzung spielt oben genannten Studien zufolge eine geringe Rolle.

Wichtig ist die Feststellung, für wen das Symptom unaushaltbar ist: für den Betroffenen, für die Angehörigen, für das Pflegeteam oder für andere? Hierzu **Fallbeispiel 3-14** aus der Neuro-Palliative Care.

Fallbeispiel 3-14

Frau Kraft leidet an einer sehr weit fortgeschrittenen amyotrophen Lateralsklerose. Sie kann ihre Arme und Beine gar nicht mehr bewegen und schafft es nur mit Mühe, selbst zu atmen. Mit Mimik und Augenbewegungen versucht sie angestrengt zu kommunizieren. Sie erleidet komplizierend eine Lungenentzündung und ist von ständigem Husten geplagt. Teilweise hat sie schwere Erstickungsanfälle, die mit Todesangst einhergehen. Sie ist ständig verzweifelt und weint viel angesichts dieser Situation, da sie sich auch nicht richtig verständlich machen kann. Das Team wünscht eine palliative Sedierung, da man solch einen Zustand niemandem zumuten und selbst nicht ertragen könne. Frau Kraft möchte jedoch wach bleiben. Mit Opioiden gelingt es, Hustenreiz und Atemnot abzuschwächen und die angstauslösenden Erstickungsanfälle zu mildern. Obwohl es dem Team schwerfällt, dies auszuhalten, bleiben immer Mitarbeiter bei ihr, wenn sie solche schweren Phasen durchmacht, was Frau Kraft ungemein hilft. Zusätzlich erhält sie, wenn sie es wünscht, das Beruhigungsmittel Lorazepam (Tavor®), das ihr die Angst und Panik etwas nimmt. Eine Sprachtherapeutin baut mit Frau Kraft eine Spezialsprache auf, mit deren Hilfe sie sich durch Mimik und Augenöffnen verständlich machen kann. Es wird versucht, einen Sprachcomputer, der durch Augenbewegungen steuerbar ist, zu besorgen. Frau Kraft schätzt die neuen Kommunikationsmöglichkeiten mit den Angehörigen sehr. Sie ist froh, wach sein zu können, und fordert daher auch nur ganz selten Lorazepam an.

Fallbeispiel 3-14 zeigt, dass die Situation für das Team unaushaltbar war. Eine palliative Sedierung hätte lediglich das Team entlastet und wäre nicht im Interesse der Betroffenen gewesen.

Wie wird eine palliative Sedierung durchgeführt? Man unterscheidet die kontinuierliche Gabe eines sedierenden Medikaments von der Bolusgabe. Man unterscheidet nach Therapieziel, das heißt, ob nur Schläfrigkeit (Somnolenz) oder ein tiefes Koma angestrebt wird. Eine palliative Sedierung sollte immer in regelmäßigen Abständen (z. B. alle 24 Stunden) unterbrochen werden. Es wird dann geklärt, ob eine weitere Sedierung gewünscht und notwendig ist. Diese regelmäßigen Unterbrechungen der Sedierung sind unbedingt erforderlich, da der Zustand des Patienten, der Patientenwille und die Angemessenheit dieser Therapiemaßnahme sonst in der Bewusstlosigkeit kaum überprüft werden können. Am besten eignet sich das kurz wirksame Benzodiazepin Midazolam (z. B. Dormicum®) für die kontinuierliche Sedierung, da es am besten steuerbar ist. Lorazepam (z. B. Tavor®) hat eine längere Wirkdauer und ist daher auch für drei Mal tägliche Bolusgaben geeignet **(Tab. 3-14)**.

Tabelle 3-14: Typische Medikamente zur palliativen Sedierung (Quelle: Eigene Darstellung; n. Cowen et al., 2009, S. 984)

Substanz	Handelsname (Beispiel)	Anmerkungen
Midazolam	Dormicum®	• Anfangsdosis 0,5–2 mg • Erhaltungsdosis 1–5 mg/h • Vorteil: wirkt auch gegen epileptische Anfälle • subkutane oder intravenöse Gabe
Lorazepam	Tavor®	• Anfangsdosis 1–2 mg • Erhaltungsdosis 0,5–1 mg/h bei kontinuierlicher Dosierung • Erhaltungsdosis 0,5–2 mg alle 2–6 Stunden bei Bolusgaben • Vorteil: wirkt auch gegen epileptische Anfälle • subkutane, intravenöse, sublinguale Gabe
Levomepromazin	Neurocil®	• Anfangsdosis 25 mg • Erhaltungsdosis 50–300 mg/24 h • auch bei Zuständen anwendbar, bei denen Benzodiazepine kontraindiziert sind, wie z. B. Myasthenia gravis • subkutane oder intravenöse Gabe möglich
Propofol	Disoprivan® Diprivan®	• Anfangsdosis 10 mg • Erhaltungsdosis 5–20 mg/h • nur intravenöse Gabe

Wann ist eine palliative Sedierung notwendig? Von einer internationalen Expertengruppe wurden Richtlinien zur Indikation und zur Durchführung der palliativen Sedierung veröffentlicht (Müller-Busch et al., 2006). Darin wurden auch Kontroversen um die palliative Sedierung diskutiert, wie z. B.:

- Soll die palliative Sedierung nur als letzte Möglichkeit in der Symptomlinderung oder auch bei psychosozialer Belastung eingesetzt werden?
- Darf die palliative Sedierung nur am Lebensende oder auch schon früher im Verlauf schwerer Erkrankungen eingesetzt werden?

Wo ist die Grenze zur Sterbehilfe? In Zusammenhang mit der palliativen Sedierung wird immer wieder diskutiert, ob und wann Sedierung als aktive, passive oder indirekte Sterbehilfe einzuordnen ist. Dies hängt vor allem von dem Ziel des Behandlers ab, ob er wirklich Leiden lindern oder aktiv das Leben und damit das Leiden verkürzen will, etwa durch eine unangemessen hohe Dosis an Sedativa und Schmerzmitteln, die auch im Verlauf nicht mehr überprüft wird. Solche Sedierungen mit der Absicht, den Patienten schneller sterben zu lassen, werden häufig in den Niederlanden durchgeführt. Eine jüngere Untersuchung von Murray et al. (2008) zeigt, dass zwischen 2001 und 2005 die Zahl der im Rahmen einer „terminalen“ Sedierung in den Niederlanden Verstorbenen zu- und die Zahl der an aktiver Sterbehilfe Verstorbenen abnahm. Dies legt nahe, dass diese Sedierung dort zunehmend als Alternative zur Sterbehilfe gilt.

3.25 Die Sterbephase

Es gibt einige grundsätzliche Richtlinien für die Sterbephase, die z. B. im Liverpool Care Pathway for the Dying (Ellershaw & Wilkinson, 2003) **(Tab. 3-15)** niedergelegt wurden. Ziel ist es, die palliative Behandlung gut vorzubereiten und vorausschauend die notwendigen Maßnahmen vorzubereiten. In einem Plan sollte festgelegt werden, welche Symptome erwartet und mit welchen Medikamenten sie behandelt werden (inkl. Bedarfsmedikationen). Unnötige Medikamente oder Pflegemaßnahmen (z. B. unbequeme Lagerung) sollten abgesetzt werden. Die palliativen Medikamente sollten regelmäßig nach der Uhr gegeben werden, am besten subkutan. Der Liverpool Care Pathway kam nach einigen Fehlanwendungen stark in die Kritik. Es wurde unter dem Motto „More Care less Pathway" mehr Fachexpertise angemahnt (Gerhard, 2023a). Wesentliche Elemente des Pathway finden sich z. B. in der S3-Leitlinie Palliativmedizin für Patienten mit einer nicht-heilbaren Krebserkrankung (DGP, 2020) wieder.

Aus dem Liverpool Care Pathway for the Dying lässt sich sehr gut ableiten, an was man in der Sterbephase bei der Palliativbetreuung besonders denken muss. Häufige Symptome in der Sterbephase sind (Nauck et al., 2000):

- Somnolenz (55 %)
- Rasselatmung (45 %)
- Unruhe (43 %)
- Schmerzen (26 %)
- Atemnot (25 %)
- Übelkeit/Erbrechen (14 %).

Tabelle 3-15: Liverpool-Care-Pathway-Modul in HOPE (Quelle: DGP, 2024, o. S.)

Hauptdiagnose:	
Ausgangslage	• Die aktuelle Medikation ist überprüft worden; nicht unbedingt notwendige Medikamente wurden abgesetzt. • Subkutane Bedarfsmedikamente wurden für die unten aufgeführten Symptome entsprechend den vereinbarten Richtlinien verordnet (Schmerz, Übelkeit und Erbrechen, Agitiertheit, bronchiale Sekretion, Atemnot). • Unangebrachte medizinische Maßnahmen/Interventionen wurden beendet (Blutentnahme, Antibiotikum, intravenöse Flüssigkeit/Medikamente, kardiopulmonale Reanimation). • Unangebrachte pflegerische Maßnahmen/Interventionen wurden beendet. • Subkutane Spritzenpumpe wurde innerhalb von 4 Stunden nach ärztlicher Anordnung begonnen.
Psychologische Einsicht	• Die Fähigkeit, auf Deutsch zu kommunizieren, wurde als ausreichend beurteilt (Patient, Familie/Andere). • Die Einsicht des Patienten in seinen Gesamtzustand (sich der Diagnose bewusst sein, sich des Sterbens bewusst sein) wurde beurteilt.
Religiöse/Spirituelle Unterstützung	• Religiöse/Spirituelle Bedürfnisse wurden definiert (Patient, Familie/Andere).

Hauptdiagnose:	
Kommunikation mit Familie/Anderen und Pflegeteam	• Es wurde geklärt, wie die Familie/andere nahestehende Personen über den Tod des Patienten informiert werden sollen. • Die Familie/andere nahestehende Personen haben folgende Informationen erhalten: Anfahrt/Parkplätze, Unterkunftsmöglichkeiten, Getränke, Telefon, Waschräume und Toiletten, Besuchszeiten, Sonstiges. • Der Hausarzt wurde über den Zustand des Patienten informiert. • Der Betreuungsplan wurde erklärt und diskutiert (Patient, Familie/Andere). • Die Familie/andere nahestehende Personen bestätigten, dass sie den Betreuungsplan verstanden haben.
Betreuung nach dem Tode	• Der Hausarzt wurde über den Tod des Patienten informiert. • Prozeduren für die Aufbahrung wurden entsprechend den hausinternen Vorgaben durchgeführt. • Prozeduren nach dem Tod wurden diskutiert und durchgeführt (z. B. wenn der Patient eine infektiöse Krankheit hatte, wenn der Patient besondere Bedürfnisse im Hinblick auf religiöse Rituale hatte). Eine Autopsie wurde abgeklärt. • Die Familie/andere nahestehende Personen wurden über die Prozeduren informiert. • Die Richtlinien bezüglich Wertsachen, Eigentum des Patienten wurden befolgt. • Die notwendige Dokumentation und Hinweise wurden an die entsprechende Person weitergegeben. • Ein Faltblatt mit Trauerinformationen wurde ausgehändigt.
Dokumentation	• Wurden folgende Symptome regelmäßig (d. h. alle 4 h oder bei jedem Patientenkontakt) beurteilt: Schmerzen, Agitiertheit, bronchiale Sekretion, Übelkeit/Erbrechen, Atemnot? • Wurden folgende medizinische und pflegerische Maßnahmen regelmäßig (d. h. alle 4 Stunden oder bei jedem Patientenkontakt) ausgeführt bzw. beurteilt: Mundpflege, Urinausscheidung, alle Medikamente auf sichere und genaue Weise verabreicht, s. c. Spritzenpumpe, Darmtätigkeit?

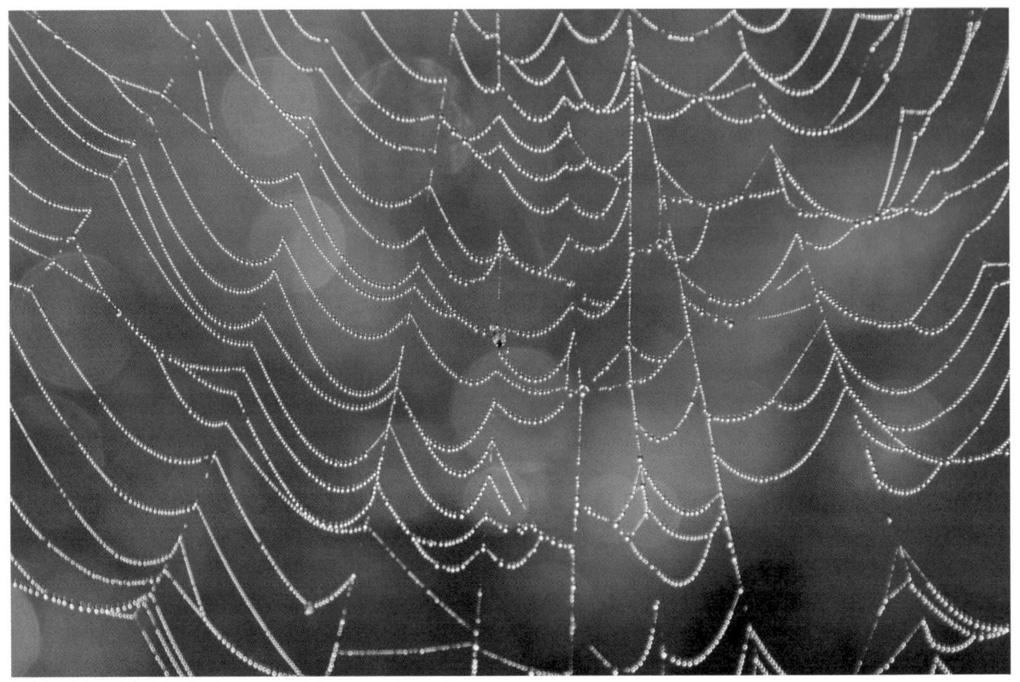

ethik

mein wille geschehe
auf station und zu hause
wär ich mir nur drüber klar
was noch auf mich zukommt.

tut mir ein gutes
und macht es im mantel des mitleids.
erleichtert die last
auf der letzten runde.

macht bitte nichts falsches,
zerstecht nicht die letzten tage
wenn es auch anders geht,
wenn ich auch anders gehen kann.

j. aufgebauer

4 Ethische Fragen in der Neuro-Palliative Care

Warum ist Ethik so wichtig in der Palliativversorgung neurologisch erkrankter Menschen? Mancher Leser fragt sich, warum er ein Ethikkapitel lesen soll. Ist das denn nicht ein Thema für Philosophen? Geht es denn in der Palliativversorgung nicht vorrangig um den einfühlsamen Umgang mit dem leidenden Menschen, die gute Schmerz- und Symptombehandlung? Nein, ethische Fragen stellen sich in der Palliativversorgung neurologisch erkrankter Menschen ganz besonders häufig. Sie sind oft in ihrer Kognition und vom Bewusstsein her eingeschränkt, sodass eventuell eine stellvertretende Entscheidung ansteht. Dabei kommen gerade bei neurologischen Palliativpatienten häufiger Patientenverfügungen zur Anwendung.

Aus den genannten Gründen sollte das Ethikkapitel in einem Werk über Neuro-Palliative Care besonders umfassend sein. Es sollte aber auch sehr an der Praxis ausgerichtet und gut verständlich sein. Wichtig ist, dass ethisches Wissen an der Basis im einfühlsamen Dialog mit den Betroffenen gelebt wird und nicht nur zu patientenfernen Sachdiskussionen führt. Andernfalls wird der Zugewinn an ethischer Perspektive durch den Verlust der „radikalen Patientenorientierung“, dem eigentlichen Herzstück der Palliativversorgung, erkauft. Dieses Kapitel geht daher nur zur Förderung des allgemeinen Verständnisses auf grundlegende ethische Modelle ein, um dann vor allem verschiedene Modelle für die Praxis an der Basis, im direkten Umgang mit dem betroffenen Menschen und seinen Zugehörigen, zur Verfügung zu stellen. Wichtig ist, dass sich jeder Leser aus diesem „bunten Strauß“ an Modellen das jeweils für seine Berufspraxis geeignetste Modell heraussucht. Wichtigstes Ziel ist dabei die Einbindung und Beteiligung der Betroffenen und Tätigen an der Basis und nicht etwa die patientenferne Fachdiskussion.

4.1 Vorbemerkung

Das folgende Beispiel aus der Praxis zeigt einleitend eine typische, ethisch schwierige Situation, wie sie in der Palliativversorgung neurologisch Erkrankter gar nicht so selten auftreten kann **(Fallbeispiel 4-1)**. Sie wird hier bewusst aus der Perspektive derjenigen dargestellt, die mit den Betroffenen beruflich am nächsten zu tun haben, und nicht aus der Perspektive der Fachleute für Ethik. Interessanterweise wird mancher diese Situation zunächst nicht als ethisch schwierig wahrnehmen, sondern nur ein Unbehagen verspüren.

Fallbeispiel 4-1

Frau Schirmer ist 88 Jahre alt. Sie erlitt vor 3 Jahren einen Schlaganfall mit linksseitiger Lähmung und ist seither bettlägerig. Außerdem besteht ein Gelenkverschleiß mit Schmerzen. Kürzlich hat der Hausarzt zudem noch eine Herzschwäche festgestellt. Frau Schirmer lebt seit ihrem Schlaganfall bei ihrer ältesten Tochter und wird von einem ambulanten Pflegedienst intensiv mitversorgt. Sie wünscht beinahe täglich, bald sterben zu dürfen. Sie äußert mehrfach klar, dass sie nie wieder ins Krankenhaus möchte. An einem Wochenende verschlechtert sich Frau Schirmers Zustand. Sie hat hohes Fieber und hustet. Weil Wochenende ist, sind im Frühdienst des ambulanten Pflegedienstes unglücklicherweise vor allem Teilzeitkräfte tätig, die Frau Schirmer nicht gut kennen. Der Hausarzt ist nicht erreichbar. In ihrer Hilflosigkeit ruft die Pflegekraft den ärztlichen Notdienst. Der Notarzt stellt eine Krankenhauseinweisung aus und bestellt einen Krankenwagen ins nächste Krankenhaus. Da die Pflegekraft die Situation von Frau Schirmer von Übergaben her etwas kennt, fragt sie mehrfach nach, ob man den Infekt nicht auch zu Hause behandeln könne. Der Arzt lehnt dies mit dem Hinweis ab, er könne dafür keine Verantwortung übernehmen. Frau Schirmer ist so schwach, dass sie nicht widersprechen kann, und wird ins Krankenhaus gebracht. Pfleger Rolf hat Spätdienst. Als er bei der Übergabe von der Krankenhauseinweisung Frau Schirmers erfährt, spürt er ein großes Unbehagen. Bei der Übergabe fragt er, warum das denn sein musste. Sich verteidigend berichtet der Frühdienst, ein Verbleiben zu Hause wäre auch nach Meinung des Arztes nicht zu verantworten gewesen. Pfleger Rolf geht nach seinem Spätdienst noch mit einem Kollegen, Pfleger Michael, der in einem anderen ambulanten Pflegedienst arbeitet, ein Bier trinken. Er erzählt ihm von Frau Schirmers Krankenhauseinweisung und ihren früheren Äußerungen dazu. Der Kollege weist darauf hin, man sei ja rechtlich gesehen verpflichtet, in einer solchen Situation den Arzt zu holen, der auch das Bestmögliche für den Patienten tun müsse. Alles andere sei unverantwortlich. Pfleger Rolf ist weiter unbehaglich zu Mute, er kann aber den Argumenten seines Kollegen Michael nicht widersprechen.

In Fallbeispiel 4-1 geht es um einen ethisch schwierigen Konflikt. Frau Schirmer kann ihren Willen aktuell nicht äußern, da es ihr durch den Infekt zu schlecht geht. Früher hat sie sich wiederholt gegen eine Krankenhausbehandlung ausgesprochen, aber würde sie das auch jetzt tun? Der Notarzt möchte das in seinen Augen medizinisch Bestmögliche tun, nämlich die Krankenhausbehandlung erwirken. Bei einem ethischen Konflikt spüren wir oft ein Unbehagen. Wir haben das Gefühl, jemandem geschehe Unrecht. Wenn wir begründen sollen, warum wir so empfinden, fällt es uns oft schwer, Argumente für dieses Unbehagen zu finden. So geht es auch Pfleger Rolf bei der Übergabe und im Gespräch mit seinem Kollegen nach Feierabend.

Derartige ethische Konfliktsituationen sind in der Versorgung fortgeschritten neurologisch Erkrankter häufig, und zwar unabhängig davon, wo sie leben, ob im Pflegeheim, zu Hause oder im Hospiz. Denken wir neben der Frage der Krankenhauseinweisung an die Frage der PEG-Versorgung, der Fixierung, der Medikamenten- und vor allem Psychopharmakagabe gegen den Willen des Betroffenen: Wie entscheiden wir, wenn er seinen Willen nach einem Schlaganfall mit Sprachstörungen oder bei Demenz nur noch bruchstückhaft erklären kann? Bei Betrachtung dieser Fragen muss jedoch genau differenziert werden, welche Entscheidungen wirklich ethisch schwierig und welche medizinisch schwierig sind. Regnard und Dean (2010) weisen darauf hin, dass nicht jede schwierige medizinische Entscheidung einen ethischen Hintergrund hat.

Zunächst wollen wir uns jedoch eingehender damit beschäftigen, warum wir in ethischen Konfliktsituationen ein solches Unbehagen empfinden. Anschließend sollen einige Grundbegriffe der Ethik gut verständlich und praxisnah dargestellt werden. Ausführlich werden dann Möglichkeiten und Modelle beschrieben, wie wir in unterschiedlichen Settings besser mit ethischen Fragen umgehen können, z. B. durch Fallbesprechungen, Ethikberatungen, Familiengespräche etc.

Zum Abschluss werden die Sterbehilfedefinitionen und ihre Anwendung – bei fortgeschritten neurologisch Erkrankten häufig unklar – in Beispielen dargestellt.

4.2 Gewissen, Moral und Ethik

Warum spürt Pfleger Rolf in Fallbeispiel 4-1 ein Unbehagen wegen der Krankenhauseinweisung von Frau Schirmer? Er hat, wie jeder Mensch, ein Gewissen, fühlt, dass hier Unrecht geschieht und macht sich deshalb Gewissensbisse. Ob wir in einer Situation „Gewissensbisse" bekommen oder nicht, hängt von unseren Moralvorstellungen ab. Offensichtlich hat Pfleger Michael, da er andere Moralvorstellungen als Pfleger Rolf hat, in der gleichen Situation kein schlechtes Gewissen. Wir sehen also, unserem jeweils völlig individuellen, persönlichen Gewissen liegen ganz unterschiedliche Moralvorstellungen zu Grunde. Wir können dies weiter verdeutlichen, wenn wir noch stärker divergierende moralische Positionen betrachten. Halten wir uns die Situation eines vehementen Euthanasiebefürworters vor Augen. Er hätte wahrscheinlich eher Gewissensbisse, weil man Frau Schirmer nicht schon längst die Todesspritze gegeben hätte, wo sie doch schon lange wünscht, bald zu sterben. Ein anderer Mensch hätte gerade bei der Todesspritze ein schlechtes Gewissen, weil er als Christ die Moralvorstellung des Tötungsverbots hat und deshalb eine Tötung für ihn in jeder Situation unakzeptabel ist.

Wir sehen also, jeder von uns hat ein Gewissen. Wann sich unser schlechtes Gewissen meldet, ist jedoch individuell höchst verschieden, da ihm höchst unterschiedliche Moralvorstellungen zu Grunde liegen. Da Moralvorstellungen nach der psychoanalytischen Theorie von Sigmund Freud meist in relativ frühen Phasen der Persönlichkeitsentwicklung, während der Bildung des Über-Ich, gebildet werden, sind uns viele unserer Moralvorstellungen gar nicht bewusst (Brenner, 1987). Wir spüren unser schlechtes Gewissen nur an einem (manchmal diffusen) Unbehagen (Gerhard, 2010e).

Klinisch-praktische Ethik bietet die Möglichkeit, über unterschiedliche Moralvorstellungen nachzudenken (Steinkamp & Gordijn, 2010). Sie kann die dem Unbehagen zu Grunde liegenden Moralvorstellungen herausarbeiten und daraus ableitend betrachten, welche Sichtweise der Situation angemessen ist. In Fallbeispiel 4-1 ließe sich sehr schnell feststellen, dass es Pfleger Rolf in seinen Moralvorstellungen vorrangig darum geht, wie man den Willen von Frau Schirmer bestmöglich achtet, auch wenn sie ihn nicht mehr äußern kann. Pfleger Michael würde vermutlich eher ihr Wohlergehen, d.h. die bestmögliche medizinische Behandlung, als vorrangiges Ziel sehen. Abstrakter formuliert stellt Pfleger Rolf die Autonomie Frau Schirmers in den Vordergrund und Pfleger Michael will ihr keinesfalls Schaden zufügen (Non-Malefizienz), indem eine Krankenhausbehandlung verpasst wird. Vielmehr versucht er, ihr bezüglich ihrer Gesundheitsversorgung möglichst viel Gutes zu tun (Benefizienz) – auch auf die Gefahr hin, ihren Willen zu verletzen. Welches Ziel ist nun höherrangig: die bestmögliche gesundheitliche Versorgung Frau Schirmers oder ihre Autonomie? Oder lässt sich beides ins Gleichgewicht bringen?

In den folgenden Abschnitten werden ethische Prinzipien wie Autonomie, Gutes-Tun (Benefizienz), Nicht-Schaden (Non-Malefizienz) und Gerechtigkeit (Beauchamp & Childress, 2019) eingehender betrachtet. Wir haben an Fallbeispiel 4-1 gesehen, dass jeder Beteiligte mit Hilfe klinisch-praktischer Ethik zu solchen Falldiskussionen beitragen kann. Jeder Beteiligte hat ein Gewissen, dem unterschiedlichste Moralvorstellungen zu Grunde liegen. Wenn er bereit ist, sie aufzudecken und zu reflektieren, welches ethische Prinzip angemessen ist, kann er über das eigene Fühlen und Denken mehr Klarheit bekommen und beides im Interesse des Betroffenen nutzen.

Das Begeisternde an dem Modell von Steinkamp und Gordijn (2010) ist, dass wirklich jeder an ethischen Diskursen teilnehmen kann, wenn er entsprechend sachkundig begleitet und moderiert wird. Dabei spielt es keine Rolle, ob er in einem Gesundheitsberuf arbeitet, ein Mitarbeiter der Verwaltung oder in der Küche tätig ist. Eine solche Ethik, die von den direkt Beteiligten gelebt und betrieben wird, hat den großen Vorteil, dass diejenigen beteiligt sind, die den Betroffenen am besten kennen und Entscheidungen verantwortlich im Alltag umsetzen können. Dies wäre nicht so, wenn ein Expertengremium für Ethik (z.B. ein Philosoph, ein Theologe und ein Jurist) fern vom Betroffenen und seiner praktischen Situation Empfehlungen zur Entscheidung aussprächen, ohne diejenigen, die diese Entscheidungen umsetzen müssen, einzubeziehen. Einem basisnahen Modell ist deshalb der Vorzug zu geben.

4.3 Mittlere Prinzipien nach Beauchamp und Childress

In Fallbeispiel 4-1 haben wir gesehen, dass verschiedene Menschen unterschiedliche ethische Haltungen auf Grund verschiedener Moralvorstellungen haben. Wir haben gesehen, dass Pfleger Rolf eher die Autonomie von Frau Schirmer („Wollte nie ins Krankenhaus"), Pfleger Michael eher ihr Wohlergehen in den Vordergrund stellt. Solche ethischen Prinzipien wurden von Beauchamp und Childress (2019), zwei sehr einflussreichen amerikanischen Medizinethikern, formuliert. Sie stellten fest, dass in ethischen Diskussionen meistens die Prinzipien „Respekt vor der Autonomie", „Gutes-Tun" (Benefizienz), „Nicht-Schaden" (Non-Malefizienz) und „Gerechtigkeit" verwendet werden. Sie gehen deshalb von einer breiten Zustimmung („common sense") aus, dass diese vier Prinzipien sozusagen das kleinste gemeinsame Vielfache medizinethischer Diskussionen sind. Die Geschichte der Medizinethik gibt den Autoren Recht, denn seit ihrer ersten Veröffentlichung spielen diese Prinzipien in medizinethischen Diskussionen seit nunmehr über 30 Jahren eine herausragende Rolle. Man spricht deshalb auch vom „Washington-Mantra", da diese Prinzipien an der Georgetown University in der amerikanischen Hauptstadt Washington entwickelt wurden. Sie spielen auch in Modellen der ethischen Fallbesprechung oder in aktuellen Diskussionen, wie z.B. um Patientenverfügungen, eine große Rolle und werden daher ausführlich dargestellt. Beauchamp und Childress (2019) sehen diese vier Prinzipien als verschiedene Perspektiven eines Falles, die gegeneinander ausbalanciert werden müssen, das heißt, alle vier sollten berücksichtigt werden und nicht nur ein Prinzip, wie z.B. nur die Autonomie. Beauchamp und Childress (2019) sprechen von sogenannten „mittleren" Prinzipien, da diese Prinzipien unterhalb ethisch-philosophischer Theorien und gleichzeitig oberhalb einfacher Moralvorstellungen oder Gebote (z.B. „Du sollst nicht töten") und damit in der Mitte angesiedelt sind.

4.3.1 Respekt vor der Autonomie

Beauchamp und Childress (2019) sprechen vom *Respekt* vor der Autonomie und nicht nur von der Autonomie. Der Unterschied sei an **Fallbeispiel 4-2** verdeutlicht.

Fallbeispiel 4-2a

Herr Maier erleidet einen Herzstillstand. Er wird zwar wiederbelebt, doch er wacht nach der Wiederbelebung nicht auf. Er scheint eine Hirnschädigung davongetragen zu haben. Da Herr Maier im Koma ist, kann man durch Befragen keine Willensäußerungen von ihm erhalten.

Feststellung des Patientenwillens. Herr Maier kann momentan seine Autonomie nicht ausüben. Man könnte aber nachfragen, ob es eine Patientenverfügung von ihm gibt. Man könnte fragen, ob er sich früher zu derartigen Ereignissen und dem, was dann mit ihm geschehen soll, geäußert hat. Man könnte auch fragen, was für Wertvorstellungen Herr Maier früher vertreten hat, und sich daraus ein Bild machen, was diesen Wertvorstellungen gegenwärtig am nächsten käme **(Fallbeispiel 4-2b)**.

Wenn man diese Willensäußerungen – ob in Form einer Patientenverfügung oder mündlich (als mutmaßlicher Wille berichtet – in seinen

Fallbeispiel 4-2b

Die Befragung der Angehörigen ergibt: Herr Maier hat keine Patientenverfügung erstellt. Er hat sich nur einmal vor zehn Jahren zu derartigen Zuständen geäußert, als ein Kegelbruder nach einem Autounfall lange im Koma lag. Er habe damals gesagt, lieber wolle er sterben, als so dahinzuvegetieren.

Überlegungen berücksichtigt, respektiert man die Autonomie von Herrn Maier, auch wenn er sie selbst aktuell kaum ausüben kann.

Der Respekt vor der Autonomie ist rechtlich klar geregelt. Das Grundrecht der Willensfreiheit regelt in Deutschland den hohen Rang der freien Willensentscheidung des Betroffenen. Österreich war eines der ersten Länder, das 2006 ein Gesetz zur Patientenverfügung verabschiedet hat; Deutschland und die Schweiz folgten 2009 bzw. 2013 mit gesetzlichen Neuregelungen zur rechtlichen Verbindlichkeit von Patientenverfügungen (Kap. 2.4). In diesen Gesetzen wird der hohe Stellenwert der Patientenverfügung und des vorausverfügten Willens betont. Wenn keine Patientenverfügung vorliegt, gilt der mutmaßliche Wille, der aus früheren Äußerungen und Lebenseinstellungen abgeleitet werden muss. Nach der aktuellen deutschen Rechtslage ist der mutmaßliche Wille auf Grund „konkreter Anhaltspunkte" zu ermitteln. Angeführt werden frühere mündliche oder schriftliche Äußerungen, ethische und religiöse Überzeugungen und sonstige persönliche Wertvorstellungen. Es gibt darüber hinaus die Kategorie des natürlichen Willens (Kap. 2.5) in Form aktueller Willensäußerungen, etwa wenn ein Betroffener, der nicht mehr spricht, beim Nahrunganreichen immer den Kopf abwendet und damit u.U. ausdrückt, dass er nicht essen will. Besonders schwierige Situationen können entstehen, wenn der vorausverfügte und der natürliche Wille einander widersprechen **(Fallbeispiel 4-3)**.

Fallbeispiel 4-3

Frau Klein erleidet eine schwerste Hirnblutung und liegt im Koma. Die Ärzte sehen kaum Hoffnung, dass sie überlebt. In ihrer Patientenverfügung äußert sie klar, dass sie in einer solchen Situation weder intensivmedizinische Maßnahmen noch künstliche Ernährung, sondern Palliativmaßnahmen fordert. Unter den palliativen Maßnahmen kommt es wider Erwarten zu einer zögerlichen Besserung und Frau Klein wehrt sich überhaupt nicht gegen angebotene Flüssigkeit oder Sondenkost im Schnabelbecher. Ist dies als natürlicher, von der Patientenverfügung abweichender Wille zu interpretieren? Gilt die Patientenverfügung angesichts der Besserung noch?

Der Münchener Palliativmediziner Borasio und seine Mitarbeiter (Borasio et al., 2003) haben ein Modell zur Erhebung des Patientenwillens veröffentlicht. Darin gibt es vier Stufen der Ermittlung des Patientenwillens **(Kasten 4-1)**.

Kasten 4-1:

Stufen der Ermittlung des Patientenwillens
(mod. n. Borasio et al., 2003)

Es handelt sich um ein von Ärzten und Juristen in München verfasstes Modell der Erhebung des Patientenwillens.

- Vorrangig ist der tatsächliche, aktuell erklärte Wille des aufgeklärten und einwilligungsfähigen Patienten.
- Falls der Patientenwille überhaupt nicht zu erheben ist (z.B. bei Bewusstlosigkeit), gilt der vorausverfügte, durch Patientenverfügung erklärte Wille. Er ist fortwirkend und verbindlich, sofern sich die Verfügung eindeutig auf die aktuelle Situation bezieht.
- Falls keine Patientenverfügung vorhanden ist, gilt der individuell mutmaßliche, aus früheren Äußerungen und Wertvorstellungen rekonstruierte Wille.
- Falls auch kein mutmaßlicher Wille zu erheben ist, gilt der allgemein mutmaßliche Wille anhand „allgemeiner Wertvorstellungen".

Immer vorrangig ist danach der aktuell erklärte Wille. Nur wenn dieser nicht zu erheben ist, wird der vorausverfügte Wille (Patientenverfügung) beachtet. Auf das Thema der Patientenverfügung wird im Folgenden anhand der aktuellen Rechtslage eingegangen. Besteht keine Patientenverfügung, so wird der mutmaßliche Wille **(Fallbeispiel 4-4)** ermittelt. Ist auch dies unmöglich, etwa bei einem vereinsamten Menschen ohne Angehörige, so wird nicht etwa jede medizinisch mögliche Maßnahme umgesetzt, sondern es gilt der „allgemein mutmaßliche Wille", das heißt, man fragt sich, was Menschen in der Allgemeinbevölkerung in einer solchen Situation wünschen würden. Auch in Situationen, in denen keinerlei Willensäußerungen zu erheben sind, wird also noch versucht, die Autonomie des Betroffenen zu respektieren.

Fallbeispiel 4-4

Herr Kirchner leidet an einer schweren Demenz. Es geht um die Frage, ob er eine PEG (Abkürzung für perkutane endoskopische Gastrostomie = Ernährungssonde durch die Bauchdecke) erhalten soll. Eine Patientenverfügung oder Vorsorgevollmacht liegt nicht vor. Die Tochter ist gesetzliche Betreuerin. Sie kennt Diskussionen aus dem Familienkreis, als es vor 10 Jahren um ihre Großmutter mütterlicherseits ging. Diese war damals ebenfalls an einer schweren Demenz erkrankt und bekam einfach im Krankenhaus eine PEG gelegt. Herr Kirchner hatte sich damals sehr bestürzt über diese in seinen Augen unsinnige Maßnahme gezeigt und war sogar zum Chefarzt der Abteilung gegangen und hatte ihm mit rechtlichen Konsequenzen gedroht. Die Tochter ist sich deshalb sicher, dass Herr Kirchner in einer solchen Situation niemals eine PEG gewollt hätte. Sie mutmaßt daher, dass es seinem Willen entspricht, in dieser Situation keine PEG zu erhalten. Diesen mutmaßlichen Willen beachtet sie und willigt als gesetzliche Betreuerin nicht in die PEG-Anlage ein.

Patientenverfügung. Österreich war eines der ersten Länder, das ein Gesetz zur Patientenverfügung verabschiedete; Deutschland und die Schweiz folgten. Damit sind in diesen Ländern Patientenverfügungen unabhängig vom Krankheitsstadium zu beachten. Was bedeutet das konkret? Eine Patientenverfügung kann nur dann im Detail beachtet werden, wenn sie den Willen des Betroffenen auch im Detail wiedergibt. Für die Gesundheitsberufe ist es sehr wichtig, detailliert Hinweise über den Willen des Autors der Patientenverfügung zu haben, wie sie beispielsweise die Kenntnis der Wertvorstellungen sowie Hinweise auf die Entstehung und den Anlass der Patientenverfügung liefern können.

Das Thema Patientenverfügung wird in Kapitel 2.4 dieses Buches ausführlich behandelt. Dort wird es vor allem aus der Perspektive des Betroffenen, wie er die Patientenverfügung vorab nutzen kann, um zu mehr Autonomie zu kommen, betrachtet. Es wird dabei durch neuere Verfahren des Advance Care Planning handhabbarer. An dieser Stelle sollen nur einige Hinweise zur Umsetzung einer Patientenverfügung gegeben werden.

Eine Patientenverfügung ist als Brief aus der Vergangenheit zu sehen. Sie muss durch das, was wir vom Betroffenen aktuell erfahren, d.h. durch seinen natürlichen Willen ergänzt werden. Vielleicht sind es nur vage Zeichen, die wir deuten müssen, wie z.B. ein Abwenden des Kopfes beim Nahrunganreichen, ein gezieltes Ziehen nur der Magensonde, während andere „Schläuche", wie Blasenkatheter oder Venenzugang, nicht gezogen werden. Außerdem gilt es die Weitererzählungen aus der Vergangenheit, sei es durch Vorsorgebevollmächtigte oder Betreuer oder Angehörige, zu integrieren (Gerhard, 2010c). Schwierig wird es, wenn sich der natürliche Wille und das aus der Vergangenheit Weitererzählte widersprechen. Eigentlich gilt immer das Aktuelle, aber was tun, wenn dies eine natürliche Willensäußerung ist, die so unklar ist und von der Umgebung unterschiedlich gedeutet wird? In den Textbausteinen für eine Patientenverfügung (Bundesministerium der

Justiz, 2024) wird dies berücksichtigt, indem der Verfasser einer Patientenverfügung festlegen kann, wer seinen natürlichen Willen verbindlich interpretieren soll: der Arzt, der Vorsorgebevollmächtigte oder eine Pflegekraft.

4.3.2 Nutzen (Benefizienz)

Benefizienz (lat. „bene“ = gut, „facere“ = tun) bedeutet wörtlich übersetzt „Gutes tun“. Es ist das Prinzip, ausschließlich zum Wohle des kranken Menschen zu handeln. Die Operation eines Knochenbruchs, die für den Betroffenen zu Schmerz- und Bewegungsfreiheit führt, wäre ein solcher Akt der Benefizienz. Mit Benefizienz ist in diesem Zusammenhang nicht gemeint, jede medizinisch mögliche Maßnahme durchzuführen, sondern diejenige, von der ein Patient einen Nutzen hat. So wäre die Operation einer Verengung der Halsschlagader bei einem über 90-jährigen an Demenz Erkrankten wahrscheinlich kein Akt der Benefizienz, da er erst nach mehreren Jahren einen prophylaktischen Nutzen von der Operation hätte, den er voraussichtlich nicht erleben würde. Auch die künstliche Ernährung eines sterbenden Patienten ist in der Regel kein Akt der Benefizienz, da ihm mit der Ernährung nichts Gutes getan, sondern nur der Sterbeprozess erschwert wird.

4.3.3 Schaden vermeiden (Non-Malefizienz)

Non-Malefizienz (lat. „non“ = nicht, „male“ = schlechtes, „facere“ = tun) bedeutet wörtlich übersetzt: „nichts Schlechtes tun“. Non-Malefizienz wird meist mit „Nicht-Schaden“ übersetzt. Dieses Prinzip spielt im Eid des Hippokrates eine große Rolle: Ich werde ärztliche Verordnungen treffen zum Nutzen der Kranken nach meiner Fähigkeit und meinem Urteil, hüten aber werde ich mich davor, sie zum Schaden und in unrechter Weise anzuwenden (Diller, 1994).

Dieses Prinzip ist in medizinischen Behandlungssituationen in der Regel, wie wir auch am Originaltext des Eides des Hippokrates sehen, sehr eng mit dem Prinzip der Benefizienz verknüpft. Die behandelnden Gesundheitsberufe müssen sehr klar abwägen, womit sie dem Betroffenen schaden und womit sie ihm Gutes tun. Nehmen wir das oben genannte Beispiel der künstlichen Ernährung (Kap. 4.3.2): Sie kann bei einem Patienten mit einem Tumor, der die Speiseröhre einengt, eine absolute Wohltat sein. Beim Sterbenden kann sie eine Belastung des Sterbeprozesses bedeuten. Oder nehmen wir das Beispiel der Operation eines Knochenbruchs: Bei einem alten, neurologisch kranken Menschen, der die Narkose gut vertragen kann, wäre sie eine Wohltat, da er sich rasch wieder besser bewegen könnte und deutlich weniger und hoffentlich bald gar keine Schmerzen mehr hätte. Bei einem schwerst und fortgeschritten kranken neurologischen Palliativpatienten kann die gleiche Operation Schaden bedeuten, da der Knochen zwar „repariert“, der Patient aber die Narkose nicht überleben würde. Glücklicherweise gibt es in solchen Situationen mittlerweile auch andere Möglichkeiten der Betäubung, wie z. B. die Ausschaltung der Schmerzleitung im Rückenmark etc., aber es ist dennoch in jedem einzelnen Fall genau zu prüfen, was dem individuellen Betroffenen nützt und was ihm schadet.

4.3.4 Gerechtigkeit

Das Prinzip der Gerechtigkeit ist in unseren Zeiten knapper Kassen im Gesundheitswesen von immer größerer Bedeutung. Konkret ist damit gemeint, Leistungen und Ressourcen gerecht zu verteilen **(Fallbeispiel 4-5)**.

Wie wir sehen, helfen die vier Prinzipien, den Blick für die Bedürfnisse schwer kranker, sterbender Menschen zu schärfen und bilden nützliche Maßstäbe (Student & Napiwotzky, 2011). Sie ersparen uns nicht das Abwägen zwischen verschiedenen Werten, sondern bilden nur einen guten Rahmen zum Nachdenken.

Fallbeispiel 4-5

Schwester Ilona hat Frühdienst in einem Altenpflegeheim. Es ist 7.00 Uhr morgens. Ihr Kollege hat sich gerade krankgemeldet. Sie ist allein mit einer Schülerin für den Wohnbereich zuständig. Eine Bewohnerin liegt im Sterben. Viele benötigen Hilfe bei der Grundpflege. Sie möchte die sterbende Bewohnerin, die keine Angehörigen hat, nicht allein lassen. Der Hospizdienst ist am Wochenende auch nicht zu erreichen. Die Schülerin ist erst seit kurzem in der Ausbildung, hat ihren dritten Arbeitstag im Pflegeheim und wäre mit der Situation am Sterbebett sicher überfordert. Wenn Schwester Ilona sich gelegentlich an das Bett der sterbenden Bewohnerin setzt, schafft sie es niemals, die anderen Bewohner bei der Grundpflege zu unterstützen. Was ist nun wichtiger? Altenpflegerin Ilona geht vieles durch den Kopf: „Andere Menschen waschen sich auch nicht jeden Tag [...] und einen Sterbenden allein lassen [...] aber was soll die Spätschicht denken [...] und wenn sich jemand beschwert?" Letztlich steckt dahinter die Frage der Gerechtigkeit. Ist es gerecht, mehrere Bewohner nicht zu waschen, damit der sterbende Bewohner nicht allein sein muss? (Gerhard, 2010e)

4.4 Philosophische Ethik

In diesem Abschnitt geht es vor allem um die Anwendung von Ethik auf praktische Fragen der Neuro-Palliative Care. Da sowohl in der öffentlichen Diskussion als auch in der Betreuung fortgeschritten neurologisch Erkrankter immer wieder Argumente aus der philosophischen Ethik auftauchen, werden hier exemplarisch zwei sehr wichtige Hauptströmungen der philosophischen Ethik in Grundzügen dargestellt:

- die deontologische Ethik (griech. „deón" = Pflicht), die der im 18. Jahrhundert lebende deutsche Philosoph Immanuel Kant begründete und die auch Pflichtenethik genannt wird, und
- der Utilitarismus.

Die philosophischen Fragen, was wirklich existiert, ob wir überhaupt etwas wissen können, ob das Leben einen Sinn hat, ob der Tod das Ende ist und natürlich die ethische Frage nach Recht und Unrecht stellen sich dem Menschen von selbst (Nagel, 2008). Das Rohmaterial der Philosophie stammt laut Nagel (2008) unmittelbar aus der Welt und unserer Beziehung zu ihr. Daher wird in diesem kurzen Abschnitt versucht, die beiden komplizierten philosophischen Theorien der Deontologie und des Utilitarismus gleich in praxisnahe Beispiele aus dem Berufsalltag der Gesundheitsberufe umzusetzen.

4.4.1 Die Deontologie

Der Königsberger Philosoph Immanuel Kant lebte von 1724 bis 1804. Grundprinzip seiner Ethik ist die Vernunft (Hick, 2007). Der Mensch ist laut Kant in der Lage, mit Vernunft unabhängig von sinnlichen, triebhaften Einflüssen zu denken und zu entscheiden. Alle vernunftbegabten Wesen, so auch der Mensch, sind laut Kant nicht fremdbestimmt, sondern selbstbestimmt. Das bedeutet, die Entscheidungen in ethischen Fragen liegen beim jeweiligen Menschen selbst. Dieser soll nun so entscheiden oder handeln, dass seine Handlung ein für alle gültiges Gesetz werden könnte. Kant ist sich durchaus bewusst, dass diese Forderung ein Ideal ist und dass kein Mensch sie zu jeder Zeit erfüllen kann. Dennoch ist er der Auffassung, dass jeder diesen hohen Maßstab in sich hat und weiß, was er nach diesem Gesetz tun sollte. Der autonome Wille „gebietet" sozusagen die sittlich gute Handlung. Die Vernunft legt dem Menschen die Pflicht auf, dem Gebot der Sittlichkeit zu folgen.

Bekannt geworden ist diese ethische Theorie unter der Bezeichnung „kategorischer Imperativ" (zwingendes Pflichtgebot). Kant versucht seine gesamte ethische Theorie in diesem

Kasten 4-2:

Zwei Formulierungen Kants (zit. n. Hick, 2007, S. 290)

- Handle so, als ob die Maxime deiner Handlung durch deinen Willen zum allgemeinen Naturgesetz werden sollte.
- Handle so, dass du die Menschheit sowohl in deiner Person, als in der Person jedes anderen, jederzeit zugleich als Zweck, niemals bloß als Mittel brauchtest.

Pflichtgebot oder Lehrsatz zu verdichten **(Kasten 4-2)**.

Um nach diesem „guten Willen" handeln zu können, muss der jeweilige Mensch jedoch in seiner Entscheidung frei sein. Ohne Freiheit wäre der kategorische Imperativ unmöglich.

Wir wollen uns diese Theorie an Fallbeispiel 4-5 (Kap. 4.3.4) verdeutlichen. Betrachten wir nochmals den Konflikt der Altenpflegerin, deren Kollege unerwartet krank geworden ist. Da auch noch unerwartet eine Bewohnerin stirbt, kann sie nicht gleichzeitig die Grundpflege der Bewohner ihres Wohnbereichs gewährleisten und die Sterbende gut begleiten. Nach dem kategorischen Imperativ muss sie so handeln, dass dies ein allgemeines Gesetz werden kann. Wie würde dieses Gesetz aussehen? Würde es lauten: „Sterbebegleitung hat Vorrang" oder würde es lauten: „Erst wenn die grundlegenden Dinge wie Grundpflege erledigt sind, darf man sich an das Bett eines Sterbenden setzen"? Jetzt wird klar, dass diese philosophische Haltung auch hier und da im Alltag durchscheint. Sie spielt auch im Grundgesetz der Bundesrepublik Deutschland in den Grundrechten, z. B. auf Willensfreiheit oder Menschenwürde, eine große Rolle.

4.4.2 Der Utilitarismus

Mit Utilitarismus (lat. „utilis" = nützlich) ist eine philosophische Richtung gemeint, die Handlungen dann als moralisch gut anerkennt, wenn sie von größtmöglichem Nutzen für möglichst viele Menschen sind (Hick, 2007). Die utilitaristische Philosophie spielt in unserem Alltag eine große Rolle. Utilitaristische Theorien haben folgende Grundmerkmale:

- Um eine Handlung moralisch zu bewerten, muss man die Konsequenzen der Handlung ermitteln und diese unter dem Gesichtspunkt des allgemeinen Glücks bzw. Wohlergehens bewerten.
- Andere Fragen, etwa die, ob eine Handlung aus gutem Willen erfolgt oder nicht (Kants Philosophie), sind hierbei kaum von Interesse.

Einziges Gut des Utilitarismus ist das Glück bzw. Wohlergehen, wobei es unterschiedliche Meinungen darüber gibt, was genau unter Glück zu verstehen ist. Richtiges Handeln ist im Utilitarismus das, was das Glück in der Welt maximiert. Dazu gibt es verschiedene Ansätze. Einige Utilitaristen bevorzugen die Maximierung des Gesamtnutzens oder Gesamtglücks, während andere ein hohes Durchschnittsglück zum Ziel haben.

Bei der Beurteilung, inwiefern eine Handlung Leid oder Glück nach sich zieht, werden die Auswirkungen auf die einzelnen Individuen zusammengerechnet, das heißt, es wird gleichsam alles entstehende Einzelglück addiert und davon die Summe des entstehenden Einzelleids abgezogen, um den Gesamtnutzen einer Handlung zu berechnen.

Utilitarismus betrachtet alle Menschen universell (Universalismus), da das Glück und Leid jedes Individuums in diesen Überlegungen das gleiche Gewicht hat. Er gilt für alle Menschen gleichermaßen. Strittig ist für manche Utilitaristen, ob z. B. auch Tiere in diese Ethik einbezogen werden sollen (Singer, 1999). Der Universalismus widerspricht unseren Gefühlen, nach denen beispielsweise das Leben nahestehender Personen wichtiger ist als das Leben Fremder.

Wenn ein Mensch vor mehreren Handlungsalternativen steht, sollte er gemäß dem Utilitarismus die Handlung wählen, welche in ihrer Konsequenz aller Wahrscheinlichkeit nach das größtmögliche Glück bedeutet. Dazu muss er alle Einzelkonsequenzen und ihre Auswirkungen auf das Glück und Leid der Einzelnen in Betracht ziehen. Letztlich muss aus allem durch das Ausführen einer Handlungsalternative entstehenden Glück und Leid bei den Einzelnen eine Gesamtsumme gebildet werden, um zu erkennen, inwiefern eine Handlung allgemein das Glück mehrt oder Leid erzeugt.

Angenommen, eine Pflegekraft steht vor der Entscheidung, „weiterzuarbeiten wie bisher", „eine Ausbildung zur Pflegedienstleitung zu machen" oder „in die ambulante Pflege zu wechseln". Wenn sie die beste dieser drei Alternativen herausfinden will, überlegt sie, welche Folgen jede Alternative hat und welche Vor- und Nachteile für sie selbst daraus resultieren. Die nötigen Überlegungen kann sie dadurch übersichtlich gestalten, dass sie die Konsequenzen unter bestimmten Gesichtspunkten zusammenfasst, wie z.B. „finanzielle Auswirkungen", „Auswirkungen auf Partnerschaft und freundschaftliche Beziehungen", „Auswirkungen auf die Arbeitszufriedenheit" etc. Diese Gesichtspunkte kann sie entsprechend ihrer unterschiedlichen Bedeutung für sie gewichten. Dabei wird sie nicht nur berücksichtigen, ob eine Möglichkeit für sie eher vorteilhaft oder eher nachteilig ist, sondern sie wird auch versuchen, die Größe der Vor- und Nachteile abzuschätzen und in die Entscheidung einzubringen. Zu einer Entscheidung gelangt sie, indem sie die Vor- und Nachteile, die mit den jeweiligen Alternativen verbunden sind, gegeneinander abwägt und zusammenfasst. Dann wählt sie diejenige Alternative, die für sie den größten positiven Wert aufweist.

Daraus mag deutlich werden, in welchem Umfang unser Alltagshandeln von utilitaristischem Denken durchdrungen ist. Dies gilt auch für öffentliche Entscheidungen. So werden etwa dem Notarztwagen mit letztlich utilitaristischen Argumenten im Interesse einer einzigen schwer kranken Person Sonderrechte im Straßenverkehr eingeräumt, obwohl sehr viele Autofahrer deshalb anhalten müssen oder langsamer vorankommen, weil so der Gesamtnutzen überwiegt.

4.5 Ethik als Schutzbereich

Das Problem an den oben genannten ethischen Theorien ist, dass sie die besondere Schutzbedürftigkeit des schwer neurologisch kranken Menschen, der in der Neuro-Palliative Care versorgt wird, nicht ausreichend betonen. Dieser bedürftige Mensch wird zum Objekt von utilitaristischen Abwägungen oder entsprechend seiner Vernunftbegabung betrachtet (Deontologie, Kant); vielleicht ist sein Beitrag zum Gesamtnutzen nicht sehr hoch, vielleicht ist er nicht mehr sehr „vernunftbegabt". Schnell (2008) sieht daher in bioethischen Ansätzen die Gefahr, dass Menschen z.B. auf Grund kognitiver Einschränkungen von Achtung, Würde und Schutz ausgeschlossen werden. Laut Schnell (2008, S. 11) werden Menschen in der Philosophie „über ihre optimalen Möglichkeiten betrachtet", über ihre „Vernunftbegabung, Stärke und Gesundheit". Bei Kant sind dies z.B. ihre Fähigkeiten zu autonomen Entscheidungen, die so gut sind, dass sie ein allgemeines Gesetz werden können. Beim Utilitarismus wird der individuelle Mensch mitunter nach seinem Nutzen auf einem Nutzenkonto der Gesellschaft betrachtet.

Ein Extrembeispiel hierfür mag die utilitaristische Ethik Singers sein (Singer, 1999), in der gewisse Rechte, wie das Recht auf Würde und Schutz, nicht etwa allen Menschen, sondern nur allen Personen zugesprochen wird. Personen werden über bestimmte Eigenschaften, wie Rationalität und Selbstbewusstsein, definiert. Dies wird deutlich am Beispiel der Definition des Personbegriffs durch den amerikanischen Medizinethiker H.T. Engelhard (1999). Engelhard definiert die Person (der er Autonomie zuspricht) als selbstbewusst, rational, frei zu entscheiden, im Besitz eines moralischen Bewusstseins. Fortgeschritten neurologisch Erkrankte (z.B. Demenzbetroffene) sind dagegen oft wenig selbstbewusst, eher emotional oder körperbezogen als rational und oft nicht in der Lage, frei zu entscheiden. In dieser „exklusiven" Ethik werden daher viele Menschen mit neurologischen Erkrankungen, wie z. B. Demenz, ausgeschlossen.

Schnell (2008) fordert daher ausgehend von der Phänomenologie des Leibes (z.B. des französischen Phänomenologen Merlau-Ponty) eine Ethik als nichtexklusiven Schutzbereich, eine Sichtweise, die kranke, pflegebedürftige oder behinderte Menschen als besonders der Achtung und des Schutzes würdig anerkennt. Er fordert im Gegensatz zur exklusiven Ethik, die den Menschen mit seinen optimalen Möglichkeiten betrachtet, eine Ethik des bedürftigen Menschen, die nicht vom Intellekt des Menschen, sondern von seiner Leiblichkeit ausgeht. Wenn man den Wert eines Menschen über seine intellektuellen Fähigkeiten bestimmt, haben viele neurologische Palliativpatienten, wie z.B. die vielen der an einer Demenz Erkrankten oder die Menschen im Wachkoma, keinen hohen Wert.

Dem bedürftigen Menschen kann man sich über bestimmte, mit dem menschlichen Sein verbundene Grundsätze annähern. Jeder Mensch existiert als leibliches Wesen und ist demnach darauf angewiesen, für die eigene bedürftige Existenz zu sorgen. Bei dieser überlebensnotwendigen Selbstsorge sind die Menschen auf die wechselseitige Selbst- und Fremdsorge angewiesen. Die Beziehung des Menschen zu sich wird so um die Beziehung zum anderen erweitert. Dies geschieht im Sinne der wechselseitigen Freundschaft zwischen Menschen, in der es jeweils um den anderen als solchen geht. Dies geschieht in der sorgendfürsorglichen Beziehung von Familienmitgliedern zueinander sowie der sorgenden Beziehungen zu anderen über die eigene Generation hinaus. Laut Schnell (2008) ist diese Sorge unabhängig von der Reziprozität, der Logik des Gebens und Nehmens, zu betrachten. Dieser nichtexklusive Schutzbereich, der weder an die Fähigkeiten der einzelnen Person noch ihren Beitrag in Form von Geben und Nehmen gebunden ist, hilft uns, im Herantasten die verborgenen Äußerungen der Autonomie der Betroffenen wertzuschätzen. Insofern hilft uns dieses Konzept der Ethik als Schutzbereich als konzeptioneller Rahmen der suchenden Haltung, mit der wir die Autonomie des Betroffenen aufspüren und verwirklichen helfen. Wir sehen, dass es auch bis in ethische Konzepte hinein eine Frage unserer Haltung ist, wie wir mit der Autonomie des Betroffenen umgehen.

Das Konzept der Würde, wie es der kanadische Palliativmediziner Chochinov (McClement & Chochinov, 2006) als Fundament der Betreuung am Ende des Lebens formulierte, geht in eine ähnliche Richtung. „Würde" kommt vom Wortstamm „Wert" und meint „etwas, das über allen Wert erhaben ist und demnach keinen Preis hat". Damit ist gemeint, dass dem neurologischen Palliativpatienten unabhängig von seinen Möglichkeiten und Eigenschaften Wert zukommt. Chochinov kritisiert, dass erst seit kurzem die Stimmen der schwachen, fortgeschritten Erkrankten in der Palliativbetreuung eine Rolle für die Art der Versorgung spielen. Er fordert zu betrachten, welche Haltungen und Vorgehensweisen in der Palliativbetreuung die Würde des Betroffenen verstärken oder schwächen und das in den verschiedenen Ebenen der Palliativbetreuung (körperlich, psychisch, sozial und spirituell). Chochinov hat – abgeleitet aus dem ABCD der Notfallmedizin – ein ABCD zum Erhalt der Würde verfasst (Chochinov, 2007) und beschreibt darin die vier Bereiche der Würde erhaltenden Maßnahmen **(Kasten 4-3)**.

In diesem ABCD wird klar zusammengefasst, worum es im würdevollen Umgang mit den Betroffenen auf der Suche nach Autonomie

Kasten 4-3:

Das ABCD der Würde (Chochinov, 2007)

- **A**ttitude (Haltung)
- **B**ehaviour (Verhalten)
- **C**ompassion (Mitgefühl)
- **D**ialogue (Dialog)

geht. Es ist zunächst eine Frage, in welcher Haltung ich dem Betroffenen begegne: Nehme ich ihn über seine Defizite oder seine Ressourcen wahr? Und: Fahnde ich nach seinen Ressourcen in einer suchenden Haltung? Dann geht es, wie oben beschrieben, sehr um das Verhalten gegenüber den Betroffenen, um den einfühlsamen, wertschätzenden Dialog unter Einbezug körpersprachlicher Möglichkeiten, der u. a. von Mitgefühl getragen ist, und dies gilt insbesondere auch für die stellvertretende Entscheidungsfindung. Wichtig ist, dass dieser Dialog stetig aufrechterhalten wird, auch wenn er nur sehr erschwert möglich ist. Die Begegnung ist eben, wie Martin Schnell schreibt, für die Würde der Andersheit des Betroffenen grundlegend (Schnell, 2008, S. 74).

4.6 Kasuistik

Die kasuistische (lat. „casus“ = Fall) bzw. fallorientierte Ethik versucht das ethische Vorgehen in speziellen Situationen nicht aus allgemeinen philosophischen Prinzipien, sondern aus besonders typisch gelagerten Einzelfällen abzuleiten. Sie ist vergleichbar mit der amerikanischen Rechtsprechung, in der aus typischen Urteilen auf den jeweiligen Fall geschlossen wird. Damit stützt sich diese Ethik wie diese Form der Rechtsfindung auf Traditionen und Präzedenzfälle aus früheren Situationen. Das von Jonsen und Toulmin (1988) in ihrem Buch „The Abuse of Casuistry“ beschriebene Modell versucht, ausgehend von Einzelfallbeurteilungen zu moralischen Urteilen zu gelangen. Die so gewonnenen Systematisierungen der Einzelfallbeurteilungen können dann für weitere Fälle herangezogen werden. Dabei müssen für jeden einzelnen Fall die Unterschiede und Übereinstimmungen zu den paradigmatischen Fällen herausgearbeitet werden (Hick, 2007). Der Vorteil dieser ethischen Vorgehensweise ist, dass sie die Einmaligkeit des einzelnen Betroffenen mit seiner individuellen Geschichte betont. Denn hier beginnt das Argumentieren nicht auf der Ebene von Prinzipien und Normen, sondern beim konkreten Einzelfall. Die gesuchte Lösung soll so gut wie möglich den Eigenarten des Einzelfalls gerecht werden. Diese Methode macht regelmäßige ethische Fallarbeit erforderlich, damit sich diese paradigmatischen Fälle überhaupt erst herauskristallisieren können (Steinkamp & Gordijn, 2010).

4.7 Ethik organisieren

Für das Bearbeiten und Reflektieren ethischer Fragen in Einrichtungen des Gesundheitswesens ist es von entscheidender Bedeutung, einen angemessenen Rahmen dafür zu schaffen. Wichtig ist, dass dabei das Paradigma der radikalen Patientenorientierung gewahrt wird und ethische Prozesse nahe am Betroffenen, nahe an der Basis mit den direkt beteiligten Akteuren ausgehandelt werden. Eine patientenferne Diskussion mag gute Reflexionsmöglichkeiten bieten, doch fehlen ihr oft wesentliche Intentionen der Akteure, die teilweise nicht versprachlicht worden sind und der ethischen Falldiskussion bedürfen, um versprachlicht zu werden. Außerdem kann sich so eine hierarchische Kluft zwischen den Experten und den Menschen an der Basis entwickeln. Ein wichtiges Ziel ist dagegen der offene, hierarchie- und berufsgruppenübergreifende Dialog. Damit jeder Leser das für ihn am besten passende Modell der ethischen Fallarbeit finden oder entwickeln kann, werden im Folgenden etliche Modelle vorgestellt. Die Modelle werden dabei als unterschiedliche Rahmenbedingungen für den ethischen Dialog und die ethische Reflexion, ohne Präferenzen für ein bestimmtes Modell, gesehen. Jedes Modell hat seinen Wert, passt aber in dem einen oder anderen Setting mal besser, mal schlechter.

In den vorangegangenen Abschnitten wurden anhand praktischer Beispiele sowohl ausgewählte ethische Theorien als auch praktische Anwendungsgebiete, wie etwa der Umgang mit Patientenverfügungen und mit Nichteinwilligungsfähigen, thematisiert. Dabei wurde außer

Acht gelassen, wie man die Auseinandersetzung mit ethischen Fragen in der Gesundheitsversorgung organisieren kann. In den folgenden Abschnitten werden einige Modelle dargestellt, wie ethisches Argumentieren aus- und eingeübt und nach entsprechender Reflexion „ethisch besser begründet" entschieden werden kann. Ein guter Rahmen hierfür sind **ethische Fallbesprechungen**, und zwar, um vergangene und eventuell ungelöste ethische Probleme rückblickend zu besprechen oder um in einem aktuellen Entscheidungskonflikt zu einer möglichst guten Entscheidung zu gelangen. Ethik braucht in einer Institution Anwälte. Diese Anwälte oder vielleicht besser gesagt Paten können sich z. B. in einer Arbeitsgruppe Ethik oder einem Ethikkomitee zusammenfinden.

Bereits 1997 haben die beiden christlichen Krankenhausverbände in ihrer Veröffentlichung „Ethikkomitee im Krankenhaus" (Deutscher Evangelischer Krankenhausverband & Katholischer Krankenhausverband Deutschlands, 1999) die Implementierung **ethischer Beratungsgremien** gefordert. Sie griffen damals auf die Struktur des klinischen Ethikkomitees zurück, wie sie in katholischen Krankenhäusern in den USA seit 1970 betrieben wird. Vorteil dieser Struktur ist die Zusammenfassung ethischer Sachkompetenz in einer Kommission. Es besteht eine höhere Schwelle, eine Anfrage an diese Expertenkommission zu stellen, als das Problem im Team zu besprechen. Das therapeutische Team, das sich direkt mit dem Patienten beschäftigt, wird an der Besprechung des Ethikkomitees meist nur am Rande oder überhaupt nicht beteiligt. Dadurch entsteht eine Distanz zu den Menschen, die täglich mit den Betroffenen umgehen. Wichtiges Wissen und wichtige Intentionen gehen verloren. Auf Grund dieser Barrieren haben auch einige klinische Ethikkomitees das Problem, nur sehr wenige Anfragen pro Jahr zu bearbeiten. Insgesamt scheint das Modell eher zur Entwicklung ethischer Leitlinien und zur Organisation von Ethik geeignet zu sein. Für die fallbezogene Beratung eignen sich andere Strukturen besser.

Das **ethische Konsil**, das an das medizinische Konsil im Krankenhaus angelehnt ist, hat ebenfalls den Nachteil der Basisferne. Hier berät ein Experte (im Rufdienst) die behandelnden Teams in ethischen Sachfragen. Vorteil ist die sofortige Erreichbarkeit. Das eigene Nachdenken über eine passende Lösung durch das Behandlungsteam wird dadurch jedoch nicht sehr gefördert. Eine breite Auseinandersetzung mit ethischen Denkansätzen wird weniger angestoßen als bei anderen Ansätzen. Die Verantwortung für ethische Fragen wird auf eine Person als Experten verlagert, das heißt, im schlechtesten Falle wird Ethik nicht gelebt, sondern delegiert.

Wichtig ist, dass die Organisation sich wirklich ernsthaft mit dem Thema beschäftigen möchte und den Organisatoren der Ethik genügend Ressourcen und Einfluss zur Verfügung stellt. Unabdingbare Voraussetzung ist daher ein klarer Auftrag durch die Leitung der Gesundheitsorganisation sowie ein klarer organisatorischer Rahmen mit klaren Zuständigkeiten und Ressourcen, damit eine Arbeitsgruppe oder ein Ethikkomitee seine Arbeit überhaupt sinnvoll aufnehmen kann. Wichtige Ressourcen sind klar definierte Arbeitszeiten und finanzierte Fortbildungen, etwa zum Moderator ethischer Fallbesprechungen oder zu anderen ethischen Themenbereichen. Eine entsprechend weitergebildete Arbeitsgruppe hat nun die Chance, ethische Fallbesprechungen zu moderieren.

4.7.1 Die ethische Fallbesprechung

In den vergangenen Jahrzehnten sind zahlreiche Modelle der ethischen Fallbesprechung entwickelt worden. Allen gemeinsam ist, dass die Mitarbeiter an der Basis direkt beteiligt werden. Im Gegensatz dazu stehen die oben dargestellten Modelle des Ethikkonsils, in denen ein Ethikexperte als Fachmann das Team berät, oder der Kommission aus Fachleuten, die stellvertretend ethische Urteile fällen. Diese beiden von der Basis entfernten Modelle haben nach Meinung des Autors den großen Nachteil, dass diejenigen, die den Betroffenen am besten kennen und die getroffenen Entscheidungen umsetzen müssen, nicht ausreichend beteiligt sind. Deshalb plädiert der Autor für basisnahe Modelle der ethischen Fallbesprechung im SAPV-Team, im Team eines ambulanten Pflegedienstes, eines Hospizes bzw. eines Wohnbereichs der Altenpflege – möglichst mit den beteiligten Ärzten – oder auf der Station eines Krankenhauses.

Für rückblickende Fallbesprechungen können sehr gut sogenannte Ethikforen oder -cafés genutzt werden, die für alle Interessierten offen sind. Bei aktuellen ethischen Konflikten ist es sehr wichtig, dass alle direkt Betroffenen (z. B. Pflegefachkräfte, Ärzte, Sozialarbeiter, Hospizkräfte) beteiligt sind. Im multidisziplinären Team sollte dann eine Fallbesprechung unter fachkundiger Moderation stattfinden. Da jeder Beteiligte ein Gewissen hat, kann er mit Hilfe des gemeinsamen Gesprächs die seinem Gewissen zu Grunde liegenden Moralvorstellungen reflektieren. In diesem Rahmen können sich auch ethisch nicht Ausgebildete konstruktiv beteiligen. Vorteil ist, dass diejenigen, die den Patienten und seine Probleme am besten kennen, in den Diskurs eingebunden sind. Notwendig ist eine stringente Moderationsmethode. Daher wurden in mehreren Institutionen, z. B. am Zentrum für medizinische Ethik Bochum und an der Katholischen Universität Nijmegen, Modelle der moderierten ethischen Fallbesprechung entwickelt. In manchen Modellen werden auch Angehörige und, falls möglich, Betroffene beteiligt. Dies hat Vor- und Nachteile. Der große Vorteil ist, dass diejenigen, welche die Situation am besten kennen, beteiligt sind. Der Nachteil ist, dass im Team möglicherweise nicht mehr so offen kommuniziert wird, wenn Angehörige dabei sind und deshalb ethische Konflikte im Team verdeckt bleiben. In jedem Fall ist es extrem wichtig, die Betroffenen und Angehörigen durch vorausgehende und nachträgliche, ausführliche Gespräche bestmöglich in den Prozess der Fallberatung einzubeziehen.

4.7.2 Das Nijmegener Modell der ethischen Fallbesprechung

An der Katholischen Universität Nijmegen wurde eine Methode der moderierten, strukturierten ethischen Fallbesprechung auf einer Station als eine Form der Teambesprechung mit externem Moderator entwickelt und 2003 publiziert (Steinkamp & Gordijn, 2010). Steinkamp und Gordijn definieren ethische Fallbesprechungen darin folgendermaßen: „Ethische Fallbesprechung auf Station ist der systematische Versuch, im Rahmen eines strukturierten, von einem Moderator geleiteten Gesprächs mit einem multidisziplinären Team innerhalb eines begrenzten Zeitraums zu der ethisch am besten begründbaren Entscheidung zu gelangen" (Steinkamp & Gordijn, 2010, S. 273).

Im multidisziplinären Team findet also eine Fallbesprechung unter fachkundiger Moderation statt **(Tab. 4-1)**. Es sind diejenigen beteiligt, die den Patienten und seine Probleme am besten kennen. Auch für ethisch nicht Ausgebildete ist eine konstruktive Beteiligung möglich. Ein Moderator, der möglichst wenig involviert ist, leitet die Besprechung. Wie bereits dargestellt, kann sich so auch der ethisch nicht Ausgebildete gut beteiligen.

Im gemeinsamen Gespräch können die dem Gewissen der Beteiligten zu Grunde liegenden Moralvorstellungen unter fachkundiger Moderation reflektiert werden. Ethik bedeutet das methodische Nachdenken über Moral, was in der gesamten Runde der Fallbesprechung geleistet wird. Wichtig ist, dass die Fallbesprechung zum Bewusstmachen und „Versprachlichen" von moralischen Intuitionen und Überzeugungen eingesetzt wird. Sie soll nicht dazu dienen, die ärztliche Verantwortung aufzuheben oder die Entscheidung zu „demokratisieren".

Die Fallbesprechung nach dem Nijmegener Modell hat eine klare Struktur und geht in vier Schritten vor:

1. Problemdefinition
2. Fakten
3. Bewertung
4. Beschlussfassung.

Tabelle 4-1: Ethische Fallbesprechung (Nijmegener Modell) (Quelle: n. Steinkamp & Gordijn, 2010, S. 274–278; mod. von der Arbeitsgruppe Ethikberatung der Katholischen Kliniken Oberhausen)

Item	Fragen
Problem	• Was ist das ethische Problem?
Fakten	*Medizinische Dimension*
	• Wie lautet die Diagnose des Patienten und wie sieht die Prognose aus? • Welche Behandlung ist möglich/geplant? • Hat die Behandlung einen positiven Effekt auf die Prognose? In welchem Maße? • Wie sieht die Prognose aus, wenn von dieser Behandlung abgesehen wird? • Wie hoch ist die Erfolgschance der Behandlung?
	Pflegedimension
	• Wie ist die pflegerische Situation des Patienten? • Inwieweit ist der Patient in der Lage, sich selbst zu versorgen? • Bei welchen ATLs braucht er/sie Unterstützung? • Gibt es besondere Pflegeprobleme bzw. sind sie zu erwarten? • Welches sind die relevanten Fakten aus der Patientenbeobachtung? • Welcher Pflegeplan wird vorgeschlagen? • Welche Vereinbarungen sind über Aufgabenverteilung in der Pflege getroffen worden?
	Lebensanschauliche und soziale Dimension
	• Was ist über die Lebensanschauung des Patienten bekannt? • Gehört der Patient einer Glaubensgemeinschaft an? • Was ist über die Krankheitsdeutung des Patienten bekannt? • Hat er ein Bedürfnis nach seelsorgerischer Begleitung? • In welchem sozialen Umfeld lebt der Patient? • Welche Auswirkungen haben Krankheit und Behandlung auf seine Angehörigen, seinen Lebensstil und seine soziale Position? • Gibt es Hinweise darauf, dass diese Auswirkungen die Kräfte des Patienten und seiner Umgebung übersteigen? • Können die vorgeschlagenen Maßnahmen die persönliche Entfaltung und soziale Integration des Patienten fördern?
	Organisatorische und ökonomische Dimension
	• Kann dem Bedarf an Behandlung und Pflege des Patienten nachgekommen werden? • Stehen genügend Ressourcen (Personal, Heilmittel, Raum etc.) zur Verfügung? • Sind bei der Behandlung oder dem Behandlungsverzicht konkret rechtliche Konsequenzen zu erwarten?

Item	Fragen
Bewertung	*Wohl tun/Schaden vermeiden*
	• Wie wirken sich Krankheit und Behandlung aus der Sicht der Behandelnden auf das Wohlbefinden des Patienten aus (Lebensfreude, Bewegungsfreiheit, körperliches und geistiges Wohlbefinden, Schmerzfreiheit, Angstminderung etc.)? • Kann die Behandlung der Gesundheit des Patienten schaden? • Wie verhalten sich die positiven und negativen Effekte zueinander?
	Autonomie des Patienten
	• Wie urteilt der Patient über die Belastungen und den Nutzen der Krankheit bzw. Behandlung? • Wurde der Patient über seine Situation der Wahrheit entsprechend in Kenntnis gesetzt? (Wahrhaftigkeit) • Wurde der Patient bislang ausreichend in die Beschlussfassung einbezogen? • Was ist der (geäußerte) Wille des Patienten bzw. gibt es eine Patientenverfügung? • Welche Werte und Auffassungen des Patienten sind relevant? • Welche Haltung vertritt der Patient gegenüber lebensverlängernder Intensivtherapie? • Ist es richtig, dem Patienten die Entscheidung zur Behandlung zu überlassen? (Falls nicht, weiter bei „Patienten ohne eigene Willensfähigkeit“ unter „Besondere Situationen“)
	Gerechtigkeit
	• Ist das vorgeschlagene Vorgehen im Hinblick auf andere Patienten zu verantworten? • Ist der personelle, räumliche und wirtschaftliche Aufwand gerechtfertigt?
	Verantwortlichkeit des therapeutischen Teams/der Beteiligten
	• Gibt es zwischen Ärzten, Pflegenden, anderen Beteiligten, dem Patienten und seinen Angehörigen Meinungsverschiedenheiten darüber, was unternommen werden soll? • Wenn ja, welche? (Kollegialität) • Sind die Verantwortlichkeiten ausreichend deutlich abgesteckt worden? • Wie wird mit vertraulichen Informationen umgegangen? (Konfidenzialität) • Welches sind die relevanten Richtlinien der Einrichtung zu dieser Therapie? • Gibt es einen Wertekonflikt? Welche Werte stimmen mit denen des Patienten überein?
Votum	• Wie lautet nun das ethische Problem? • Sind wichtige Fakten unbekannt? • Kann dennoch ein verantwortlicher Beschluss gefasst werden? • Welche konkreten Verpflichtungen gehen die Betroffenen ein? • Welche Fragen bleiben unbeantwortet? • In welchen Fällen muss die Entscheidung aufs Neue überdacht werden? • Wie wird das Votum – einschließlich eines eventuellen Minderheitenvotums – formuliert?

Item	Fragen
Besondere Situationen	*Patienten ohne Einwilligungsfähigkeit*
	• Wie und durch wen wird festgestellt, dass der Patient nicht zu einer eigenen Willensbildung fähig ist? • In welcher Hinsicht ist er nicht willensfähig? • Ist diese Willensunfähigkeit als zeitlich begrenzt oder permanent zu betrachten? • Welche Aussicht besteht auf Wiederherstellung der Willensfähigkeit? • Können die jeweils zu treffenden Entscheidungen solange aufgeschoben werden? • Was ist über den mutmaßlichen Willen des Patienten bekannt? • Gibt es einen gesetzlichen Betreuer oder muss eine Betreuung eingerichtet werden bzw. hat der Patient eine Betreuungsverfügung oder Vorsorgevollmacht verfasst?
	Lange andauernde Behandlung
	• In welchen Situationen muss das Therapieziel neu überdacht und eventuell revidiert werden? • Welche Haltung vertritt der Patient gegenüber Veränderungen des Therapieziels?

Bei der Problemdefinition wird zunächst gemeinsam von allen Beteiligten das ethische Problem formuliert und dabei klar von medizinischen und pflegerischen Problemen oder Kommunikationsstörungen abgegrenzt.

Im zweiten Teil werden gemeinsam die Fakten zu den verschiedenen Perspektiven, nämlich den medizinischen, pflegerischen, weltanschaulichen, sozialen und organisatorischen Dimensionen, gesammelt. Dabei kommt es auch zu einer guten gegenseitigen Information. Wichtig ist, dass diese Dimensionen nicht nach Berufsgruppen aufgeteilt, sondern gemeinsam bearbeitet werden, um in allen Dimensionen zu einer möglichst gemeinsamen, berufsgruppenübergreifenden Einschätzung zu gelangen.

Im dritten Teil, der Bewertung, wird die Situation im Lichte verschiedener ethischer Prinzipien reflektiert, und zwar:

- Wohlbefinden des Patienten
- Autonomie des Patienten
- Verantwortlichkeit von Ärzten, Pflegenden und anderen Betreuenden.

Im vierten Teil folgt die Beschlussfassung. Dabei ist Konsens nicht das Wichtigste! Das ethische Problem wird jetzt mit der Frage: „Wie lautet nun das ethische Problem?" erneut definiert. Vielleicht hat es sich auf Grund der Fakten oder der Bewertung verändert. Es wird geklärt, ob wichtige Fakten unbekannt sind. Es wird reflektiert, ob es einen Wertekonflikt gibt oder nicht und welcher Ausweg sich dafür anbietet. Anschließend wird die beste Handlungsweise als Votum empfohlen. Falls ein Votum nicht möglich ist, weil wichtige Fakten fehlen, z.B. ein weiteres Gespräch mit Angehörigen oder einem Facharzt erforderlich ist, vertagt man sich auf einen konkreten Folgetermin. Es werden klare Aufgaben für die Vorbereitung der nächsten Sitzung vergeben.

Es ist nicht Aufgabe der Fallbesprechung, Teamprobleme zu lösen oder bestehende Verantwortlichkeiten aufzuheben. Es geht um die gute Lösung eines ethischen Problems. Der Moderator sollte an der jeweiligen Behandlungssituation möglichst unbeteiligt sein.

An **Fallbeispiel 4-6** aus dem Umfeld Krankenhaus/Intensivstation soll der Weg einer Fallbesprechung gezeigt werden. Das Fallbeispiel wurde dem Buch „Ethik in Klinik und Pflegeeinrichtung“ von Steinkamp und Gordijn (2010) entnommen.

Fallbeispiel 4-6

- Situation:
  - → Hr. Gormanns, 75 Jahre alt, leidet seit 20 Jahren an einer schweren Herzkranzgefäßerkrankung, er hatte bereits zwei Herzinfarkte, eine Bypass-Operation und eine Stent-Anlage (Gefäßstütze).
  - → Jetzt erleidet er einen Herzstillstand und wird wiederbelebt. Er liegt komatös mit einem hypoxischen Hirnschaden auf der Intensivstation. Die Herzleistung ist so schlecht, dass die Niere bereits mangelhaft durchblutet wird.
- Bestimmung des ethischen Problems:
  - → Muss die medizinische Behandlung so fortgesetzt werden?
  - → Welche Therapiebegrenzungen werden vereinbart?
  - → Wie kann dies ethisch begründet werden?
- Faktenanalyse:
  - → *medizinisch:* reanimierter Patient, schwerer Hirnschaden, Prognose der Herzgefäßkrankheit: äußerst schlecht, Herzfunktion äußerst schlecht, Behandlungsabbruch würde zum sofortigen Versterben führen.
  - → *pflegerisch:* Die Herzleistung ist so schlecht, dass geringste Anstrengungen nicht verkraftet werden, daher keine therapeutischen Optionen (Mobilisation etc.) erkennbar.
  - → *weltanschauliche/soziale Dimension:* katholischer Patient, verheiratet, zwei Kinder, leitet ein Transportunternehmen, keine Patientenverfügung, sagte seinen Angehörigen, dass er nie von anderen abhängig sein wolle.
  - → *organisatorisch:* wegen Bettenknappheit ist eine längere Versorgung auf der Intensivstation ohne Aussicht auf Besserung problematisch.
  - → *Begründung:* Lebensverlängerung wäre wahrscheinlich nur Leidensverlängerung. Lebensqualität bei Überleben spielte für Hr. Gormanns eine wichtige Rolle, entsprechend seinem mutmaßlichen Willen sollte man ihn daher sterben lassen und Leiden mindern (palliative Maßnahmen). (Steinkamp & Gordijn, 2003)
- Wertungen:
  - → *Wohlsein des Patienten:* Lebensverlängerung möglich, aber nahezu keine Besserungschancen
  - → *Autonomie des Patienten:* komatös, Wille unklar, nur vage Äußerung, er wolle nicht von anderen abhängig sein
  - → *Verantwortlichkeit des Behandlungsteams:* Einigkeit in der Interpretation des Zustands, Vertraulichkeit wird eingehalten, die Familie wurde offen informiert, ein kollegialer Dialog findet statt, die Entscheidungssituation wurde als gerecht im Vergleich zu ähnlichen Situationen angesehen.
- Entscheidung:
  - → *drei Arten::*
    1. Behandlung auf der Intensivstation fortsetzen
    2. wie 1) nur mit Behandlungsbegrenzungen (z.B. keine Reanimation, keine Dialyse)
    3. Behandlungsabbruch (unter palliativen Maßnahmen).
  - → Team empfiehlt Möglichkeit 3 im Einvernehmen.

4.7.3 Das Modell von Rabe

Marianne Rabe kritisiert in ihrem Buch zur Ethik in der Pflegeausbildung, das Nijmegener Modell (und andere Modelle) der ethischen Fallbesprechung seien sehr handlungs- und lösungsorientiert. In welchem Umfang eine ethische Reflexion und Beteiligung aller stattfinde, hänge sehr vom Moderator ab. Für Rabe beinhaltet ethische Kompetenz „die Fähigkeit zur Reflexion, Formulierung und Begründung der eigenen moralischen Orientierungen“ und „die Fähigkeit zum Erkennen moralischer Probleme in der eigenen Praxis, Urteilsfähigkeit, Diskursfähigkeit“ sowie „Wachheit und Mut, auch tatsächlich moralisch zu handeln“ (Rabe, 2017, S. 245). Rabe sieht wie Steinkamp und Gordijn die Gefahr, dass Ethik als Sache für Spezialisten angesehen wird, bei der „normale“ Pflegende nicht mitreden können. Dies birgt die Gefahr, dass Pflegende sich für Ethik nicht „zuständig“ fühlen und damit auch nicht die Klärung und Entlastung erleben dürfen, die ethische Reflexion bei praktischen Problemen bringen kann.

Rabe stellt deshalb ein ethisches Reflexionsmodell vor, das die wichtigsten, zu einer reflexionsorientierten Falldiskussion nötigen Punkte in sinnvoller Reihenfolge benennt **(Kasten 4-4)**. Es ist ein einfaches Modell, das in seinen einzelnen Schritten für die jeweilige Frage und ihre konkrete Situation offen ist. Es soll zur Einübung von Argumentationsfähigkeit führen, um Beteiligte zum eigenständigen Formulieren und Begründen anzuregen.

Die drei Hauptschritte des Modells (s. Kasten 4-4) stellen die Grundabfolge der ethischen Reflexion dar.

Situationsanalyse. In der Situationsanalyse machen Gefühle wie Unbehagen oder Ärger uns darauf aufmerksam, dass bei einer erlebten Situation noch etwas klärungsbedürftig ist. Gefühle und spontane Einfälle stehen auch am Anfang einer jeden Auseinandersetzung mit einer Fallgeschichte, die man nicht selbst erlebt hat. Ihnen wird zu Beginn Raum gegeben, da sie den eigenen Bezug der Teilnehmer zu dem Fall herstellen. Diese Gefühle können, wenn sie keinen Raum bekommen, zum Störfaktor werden. Mit der Betrachtung der Handlungen und möglichen Motive der Beteiligten wird die Situationsanalyse fortgesetzt. Dabei wird versucht, die Situation aus der Perspektive der jeweiligen Person zu betrachten. Die anschließende Sammlung verschiedener Handlungsalternativen soll klarmachen, dass es immer mehrere Möglichkeiten gibt, mit einer gegebenen Situation umzugehen. Oft stehen Mitarbeiter zu sehr unter dem Eindruck von Sachzwängen oder Gewohnheiten. Deren Überschreitung kann manchmal ganz neue Möglichkeiten eröffnen. Die Bewältigung moralischer Probleme erfordert Fantasie.

Ethische Reflexion. Nachdem im ersten Schritt die Situation analysiert wurde, wird durch die Frage nach dem ethischen Problem die Diskussion auf einen Punkt zentriert. Anschließend werden die Prinzipien diskutiert, die in dieser Situation von Bedeutung sind, da sie verletzt wurden oder zur Orientierung dienen können. Die Spannung zwischen den Prinzipien fördert in diesem Zusammenhang den ethischen Diskurs. Die Frage nach der Verantwortung für die Situation vervollständigt die

Kasten 4-4:

Modell für ethische Reflexion nach Rabe (2017)

- Situationsanalyse
  - → persönliche Reaktionen
  - → die Sicht der Anderen: Perspektiven aller am Fall beteiligten Personen
  - → alternative Handlungsmöglichkeiten und ihre Folgen für die Betroffenen
- Ethische Reflexion
  - → Benennung des ethischen Problems
  - → Formulierung der normativen Orientierungen und übergeordneten Prinzipien, die für diese Situation von Bedeutung sind
  - → Verantwortungsebenen: persönlich, institutionell, gesellschaftspolitisch
- Ergebnisse
  - → ethisch begründete Beurteilung
  - → Konsens/Dissens
  - → nötige praktische Konsequenzen und ihre Durchsetzung

ethische Reflexion und bildet eine Grundlage für die abschließende Beurteilung.

Ethisch begründete Beurteilung. In diesem Schritt werden die wichtigsten Erkenntnisse aus dem ersten und zweiten Schritt zusammengefasst. Dabei werden nicht selten unterschiedliche Meinungen deutlich, die ebenso zum Ergebnis einer ethischen Diskussion gehören wie der Konsens in manchen Bereichen. Selbst wenn die Reflexion keine eindeutige Lösung für die Fragen ergeben hat, können in der Diskussion andere Einflussfaktoren deutlich werden, die zu dem Problem beigetragen haben, z. B. schlechte Kommunikation zwischen den Berufsgruppen.

Die Rolle der Moderation sieht Rabe als Begleitung bei einem Lernprozess. Sie erfordert Respekt vor den Fragen und Denkwegen der Teilnehmer, Wachheit und Intuition.

Mögliche Diskussionsregeln sind (Rabe, 2017):

- inhaltlich beim Fall bleiben
- Meinungen und Stellungnahmen immer begründen
- Zuhören und sich auf das von anderen Gesagte beziehen
- Äußerungen von anderen nicht entwerten
- konkrete Aussagen, keine Pauschalurteile.

Der Moderator nimmt folgende Aufgaben wahr:

- Fördern einer Atmosphäre der Akzeptanz und Offenheit
- Impulsfragen stellen
- Redeliste führen und dafür sorgen, dass alle zu Wort kommen
- ggf. zwischendurch Zusammenfassungen
- Zeitmanagement
- Eingreifen bei Störungen (Monologe, Polemik)
- Ermöglichen eines guten Endes der Diskussion, z. B. mit einem „Blitzlicht" und/oder einer Zusammenfassung durch den Moderator.

4.7.4 MEFES

Am Schlaganfallzentrum Augsburg hat der Theologe Scheule (2009) mit seinen Mitarbeitern ein Modell für ethische Fallbesprechungen im multidisziplinären Team entwickelt: MEFES bzw. Multidisziplinäre ethische Fallbesprechung in ethisch schwierigen Entscheidungssituationen **(Abb. 4-1)**. Im Gegensatz zum Nijmegener Modell von Steinkamp und Gordijn hat es einen offeneren Anfangsimpuls. Es wird die Auffassung vertreten, mit MEFES lasse sich jede Art von Entscheidungssituation klären, da es grundsätzlich auch immer eine ethische Perspektive gebe. Deshalb erfolgt im Gegensatz zum Nijmegener Modell nicht die klare Abgrenzung des ethischen Problems von medizinischen und pflegerischen Problemen oder Kommunikationsstörungen.

Es wird davon ausgegangen, dass es im klinischen Team eine „Polylingualität" gibt, das heißt, jede Berufsgruppe hat ihre eigene Sprache und Perspektive. Deshalb wird deutlicher die berufsgruppenspezifische Sichtweise hereingenommen, und aus jeder Teilsicht findet bereits eine Entscheidungsfindung statt. Die anschließende ethische Betrachtung erfolgt nicht anhand der vier Prinzipien von Beauchamp und Childress, sondern anhand folgender Kriterien:

- Welche Entscheidung erweitert die zukünftigen Entscheidungsspielräume des Patienten?
- Welche Entscheidung macht ihn am wenigsten zum Zweck in dinglichen Ziel-Mittel-Relationen?
- Welche Entscheidung respektiert die Gleichheit von Gleichen und die Ungleichheit Ungleicher besser?
- Würde der Entscheidende für sich selbst in der Situation die gleiche Entscheidung fällen?

Nach Berücksichtigung von Entscheidungsalternativen, die sich während der Fallbesprechung ergeben haben, wird die Entscheidung empfohlen. Dies geschieht durch Sammeln der Einzelentscheidungen und deren Wichtung.

- Teilnehmer auflisten
- Kurze Patientenvorstellung
- Was ist das Entscheidungsproblem des Fallgebers?
  - Situationsbeschreibung
  - Entscheidungsalternativen
- Was ist die Situation des Teams? Fachliche Informationen zum Fall aus Sicht der:
  - Ärzte
  - Pflegefachkräfte
  - Sprachtherapie
  - Physiotherapie
  - Sozialarbeit
  - Seelsorge
  - Andere
- Wie werden mögliche Entscheidungsfolgen aus berufsgruppenspezifischer Sicht als gut/nicht gut bewertet?
  - Ärzte
  - Pflegefachkräfte
  - Sprachtherapie
  - Physiotherapie
  - Sozialarbeit
  - Seelsorge
  - Andere
- Visuelle Darstellung des Entscheidungsraums (Beispiel):

Entscheidungsalternativen:	**1**	**2**	**3**
• medizinisch richtig?	x	x	x
• pflegerisch richtig?		x	
• ökonomisch richtig?		x	x
• lebensräumlich richtig?		x	
• „sinnperspektivisch“ richtig?		x	
• ethisch richtig?		x	

- Wie werden mögliche Entscheidungsfolgen ethisch als gut/nicht gut bewertet? Das Ergebnis wird in obige Tabelle nachgetragen.
  - Gegebenenfalls erfolgt eine Nachjustierung der Entscheidung anhand erst während der Fallbesprechung aufgetauchter Entscheidungsalternativen.
- Welche Entscheidungsempfehlung wird ausgesprochen?

Abbildung 4-1: MEFES-Protokollbogen (Quelle: n. Scheule, 2009, S. 318)

4.7.5 Ethikberatung nach E.H. Loewy

Das Nijmegener Modell und MEFES sind sehr lösungsorientiert und eignen sich daher gut für Situationen, in denen ein hoher Druck besteht, rasch eine Entscheidung zu treffen (z.B. Intensivtherapie, Beatmung). Das Modell von Rabe ist eher angemessen für weniger klare Situationen, in denen vielleicht zunächst gar kein ethisches Problem formuliert werden kann, sondern das schlechte Gewissen sich in diffusem Unbehagen Luft schafft. Einen anderen Weg geht der Mediziner und Philosoph Erich H. Loewy. Er betrachtet die ethische Fallberatung als Reiseplanung anhand von drei Fragen (Loewy, 1995):

- Wo sind wir?
- Wo wollen wir hin?
- Wie kommen wir zum gewünschten Ziel?

Aber bevor diese Reiseplanung überhaupt beginnen kann, muss geklärt werden, wer berechtigt ist, eine Entscheidung zu treffen, und wer hier behandelt wird. Die sonst übliche Frage „Was sollen wir tun?“ taucht hier gar nicht auf.

„Wo sind wir?“ fragt ähnlich wie in den anderen Modellen nach Fakten medizinischer und pflegerischer Art. Sie fragt aber auch danach, ob Experten die Fragen beantwortet haben und ob der Patient bzw. Angehörige informiert wurde.

„Wo wollen wir hin?“ fragt nach individuellen Werten, der Lebensgeschichte und den Lebenszielen des Betroffenen. Sie fragt bei Bewusstlosen nach dem mutmaßlichen Willen und danach, was der Betroffene bestimmt nicht wollte (Schmerzen etc.). Loewy gebraucht hier sehr eindrucksvolle Metaphern, denn er betrachtet das Leben als Kunstwerk und die palliative Behandlung als Orchestrierung des Lebensendes und nicht als solistischen Auftritt eines Einzelkämpfers.

„Wie kommen wir zum gewünschten Ziel?“ klärt die Vereinbarkeit von Werten. Sie ähnelt dem Teil „ethische Reflexion“ im Modell von Rabe und dem Teil „Wertungen“ im Nijmegener Modell. Unterschiedliche Ansichten müssen respektiert werden. Weder ist der Patient Gefangener der Gesundheitsberufe noch die Gesundheitsberufe Diener des Patienten. Beide sind ethisch gleichwertige und gleichberechtigte Menschen.

Vorbedingungen für die „Reiseplanung“ sind genügend Wissen bei allen Beteiligten (Aufklärung des Patienten!), genügend Zeit zum Überlegen, kein Druck oder Zwang und Echtheit.

Das Faszinierende an Loewys Modell ist, dass es vor verschiedensten Fallstricken bewahrt und in seiner Metaphorik sehr anschaulich ist. Die Diskussion wird klar in die Zielrichtung dessen, der entscheiden darf, nämlich des Betroffenen oder seiner Stellvertreter und ihrer individuellen Werte ausgerichtet. Anschließend wird ausgehandelt, wie dies in den vorhandenen Strukturen und mit den vorhandenen Haltungen in Respekt voreinander vereinbar ist. Das Modell ist zielorientiert und dabei viel mehr als die anderen Modelle deutlich auf den Betroffenen zentriert. Es eignet sich daher besonders in der palliativen Betreuung.

4.7.6 Prinzipienorientiertes Modell nach Marckmann

Georg Marckmann (2015) nimmt die ethischen Prinzipien von Beauchamp und Childress (2019) zur Grundlage seines Modells der ethischen Fallbesprechung. Diese Prinzipien (Respekt vor der Autonomie, Benefizienz, Non-Malefizienz, Gerechtigkeit) werden differenziert gegeneinander austariert. Dies erfolgt in zwei Schritten: zunächst gegenüber der betroffenen Person anhand der Prinzipien Respekt vor der Autonomie, Gutes-Tun und Nicht-Schaden. Danach wird die Situation gegenüber Dritten anhand des Prinzips Gerechtigkeit betrachtet.

Zu Anfang der Fallbesprechung werden das Problem, die medizinischen Möglichkeiten und die Handlungsoptionen und deren Prognosen besprochen. Anschließend wird die Situation nach den vier ethischen Prinzipien bewertet. Zunächst wird anhand der Verpflichtung des Behandlungsteams gegenüber der betroffenen Person bewertet, welche Handlungsoptionen im Sinne der Fürsorge für die betroffene Person am besten sind und welche Entscheidung sie nach entsprechender Aufklärung für sich selbst treffen würde. Anschließend werden die möglichen Auswirkungen dieser angenommenen Entscheidung auf die Angehörigen, andere betroffene Personen und auf die Versichertengemeinschaft unter dem Aspekt der Gerechtigkeit betrachtet **(Kasten 4-5)**. Auch wenn dieses Modell eher in Situationen der Akutmedizin mit unterschiedlichen medizinischen Handlungsmöglichkeiten angewendet wird, so lässt es sich auch im palliativen Kontext durchführen. Anders als im akutmedizinischen Setting sind bei fortgeschritten unheilbar erkrankten Menschen in der Regel die Handlungsoptionen begrenzt. Die Prognose der Handlungsoptionen muss daher im palliativen Kontext besonders sorgfältig betrachtet werden, um herauszuarbeiten, welche Behandlungsmaßnahmen indiziert und erwünscht sind.

Kasten 4-5:

Modell der prinzipienorientierten Falldiskussion (Marckmann, 2015, S. 15–22)

1. Analyse: Medizinische Aufarbeitung der Situation

Leitfragen:

- In welcher medizinischen Situation befindet sich die betroffene Person?
- Welche (Be-)Handlungsstrategien stehen in der aktuellen Situation zur Verfügung?
- Wie ist der weitere Verlauf für die betroffene Person bei Anwendung jeder der möglichen Handlungsstrategien zu erwarten?

2. Bewertung I: Ethische Verpflichtungen gegenüber der betroffenen Person
   a) Wohltun und Nichtschaden (Fürsorgeprinzipien)
   b) Autonomie respektieren

Leitfragen:

- Welche der verfügbaren (Be-)Handlungsstrategien ist aus der Fürsorgeperspektive für die betroffene Person die beste?
- Welche verfügbaren Strategien bevorzugt die betroffene Person selbst nach entsprechender Aufklärung?

3. Bewertung II: Ethische Verpflichtungen gegenüber Dritten: Familienangehörige, andere betroffene Personen, Versichertengemeinschaft (Gerechtigkeit)

Leitfragen:

- Welche der verfügbaren Behandlungsoptionen ist für andere beteiligte Personen am besten?
- Wie können die Interessen anderer beteiligter Personen angemessen berücksichtigt werden?

4. Synthese: Konvertieren oder divergieren die Verpflichtungen?
   a) im Konfliktfall: begründete Abwägung
   b) andernfalls: Planung der Umsetzung der Entscheidung

Leitfragen:

- Sind die ethischen Verpflichtungen, die sich aus den einzelnen Prinzipien ergeben, miteinander vereinbar oder nicht?
- bei Vereinbarkeit der Verpflichtungen (Konvergenz): diejenige Handlungsoption wählen, die gemäß den verschiedenen ethischen Verpflichtungen geboten ist
- beim Konflikt zwischen den Verpflichtungen (Divergenz): fallbezogene Gründe herausarbeiten, warum der einen oder der anderen Verpflichtung Vorrang einzuräumen ist
- Welche weiteren Schritte sind zur Umsetzung des Ergebnisses erforderlich?

5. Kritische Reflexion
   a) stärkster Einwand gegen die ausgewählte Option
   b) mögliche Konfliktvermeidung?

Leitfragen:

- Welches ist der stärkste Einwand gegen die favorisierte Strategie?
- Wie hätte der ethische Entscheidungskonflikt ggf. vermieden werden können?

4.7.7 Das autonomiezentrierte Modell KRISE

In den angeführten Modellen der ethischen Fallbesprechung ist der Respekt vor der Autonomie eines von vier ethischen Prinzipien, nach denen eine ethische Fragestellung beurteilt wird. Nach dem Nijmegener und dem prinzipienorientierten Modell wird Autonomie mit den drei anderen Prinzipien Gutes-Tun, Nicht-Schaden und Gerechtigkeit abgewogen. In der Palliativversorgung steht die Autonomie und Lebensqualität der Betroffenen im Hauptfokus aller Bemühungen. Schwerpunkt ist daher in ethischen Fallbesprechungen im Kontext der

Neuro-Palliative Care die Autonomie. Das Eruieren des Patientenwillens ist zentrales Anliegen, um für den betroffenen Menschen passgenaue Maßnahmen planen und durchführen zu können. Dabei kommt dem natürlichen Willen eine wichtige Bedeutung zu, auch wenn er nicht die gleiche Bindungskraft entfaltet wie die Äußerung eines freiverantworteten Willens. Der natürliche Wille entspricht den Absichten, Wünschen, Wertungen und Handlungsintentionen einer Person, unabhängig davon, ob sie diesen Willen verbal äußern kann. Der natürliche Wille kann einen Hinweis für das individuelle und aktuelle Patientenwohl geben und bekommt damit einen hohen Stellenwert im Sinne des zweiten ethischen Prinzips des Wohltuns und der Fürsorge. Die bisherigen beschriebenen Modelle orientieren sich eher an Fakten und berücksichtigen daher weniger die intuitive Ebene der Leiblichkeit (Böhme, 2019). Daher werden auch aktuelle (natürliche) Willensäußerungen der Betroffenen auf einer eher leiblichen Ebene oft weniger berücksichtigt. „Beweisbare" Fakten herrschen vor. Aber auch Menschen ohne Einwilligungsfähigkeit (z.B. mit einer eingeschränkten Bewusstheit oder einer fortgeschrittenen Demenzerkrankung) kommunizieren mit ihrem Gegenüber, denn jedes Verhalten hat einen kommunikativen Charakter, z.B. durch eine schnellere Atmung oder ein Wegdrehen des Kopfes beim Anreichen der Nahrung. Mit einer suchenden Haltung können sich erfahrene Begleiter sowie Angehörige diesen nonverbalen, unmittelbaren und aktuellen Willensäußerungen, die dem natürlichen Willen entsprechen können, annähern und versuchen, diese zu entschlüsseln. Diese leiblichen Informationen werden häufig auf einer intuitiven Ebene erfasst. In der Neuro-Palliative Care stellt sich für ethische Fallbesprechungen daher die Herausforderung, die Autonomie mit der Integration des natürlichen Willens sowie die intuitive Ebene in besonderer Weise zu berücksichtigen.

Der Autor hat das Modell KRISE (Gerhard, 2023a) für Kurzfallbesprechungen in einer handhabbaren Zeit entwickelt. Intuitive Elemente sollen darin Platz finden. Im Zentrum des Gesprächsleitfadens steht das medizinethische Prinzip des Respekts vor der Autonomie der Betroffenen als zentralem Gedanken. Die anderen medizinethischen Prinzipien (Gutes-Tun, Nicht-Schaden, Gerechtigkeit) treten in den Hintergrund und stehen nicht im Fokus der Besprechung. Da Autonomie auch auf einer körpersprachlichen Ebene stattfinden kann, wie uns das Konstrukt des natürlichen Willens zeigt, finden im Modell KRISE auch intuitive Elemente Platz, die der Erfassung des Patientenwillens dienen (Fuchs, 2008).

Dafür wird die Faktensammlung auf das absolut Notwendigste komprimiert. Das Modell kann sehr flexibel als Leitfaden in unterschiedlichsten Situationen genutzt werden. KRISE steht als Abkürzung für folgende Arbeitsschritte:

K = Konfliktsituation beschreiben
R = Relevante Fakten realistisch einschätzen
I = Identifikation der Patientensicht durch Intuition und Rekonstruktion
S = Sammlung und Bewertung ethisch relevanter Gesichtspunkte
E = Entscheidungsvorschlag.

Ethische Fallbesprechungen nach dem Modell KRISE werden nur dann durchgeführt, wenn ein direktes Gespräch mit dem Betroffenen auf Grund von Nichteinwilligungsfähigkeit gänzlich unmöglich ist. Die Vorsorgebevollmächtigten bzw. die gesetzlichen Betreuer werden in jedem Fall beteiligt und geben zu Beginn ihre Einwilligung zu der Fallbesprechung. Die Fallbesprechung sollte möglichst von einem in Ethikberatung Erfahrenen moderiert werden. Je nach Setting kann die Zusammensetzung von Professionen und Teilnehmenden bei der Fallbesprechung sehr unterschiedlich ausfallen, z.B. mit Vorsorgebevollmächtigten, der gesetzlichen Vertretung, dem Behandlungs- und Pflegeteam, die jeweils verschiedene Blickwinkel vertreten.

Im ersten Arbeitsschritt (Konfliktsituation beschreiben) zeigen die Beteiligten ihre persönliche Sicht der aktuellen Situation der betroffenen Person auf. Sie können hier auch formulieren, was sie daran persönlich belastet oder ihnen ggf. ein schlechtes Gewissen bereitet.

Im zweiten Arbeitsschritt (relevante Fakten einschätzen) wird die betroffene Person durch ihre Vertreter in die Fallbesprechung eingebracht. Unter der Fragestellung „Was macht die betroffene Person aus?" berichten zunächst die Angehörigen ihre Sichtweise. Anschließend berichten die weiteren Beteiligten: aus der ärztlichen Perspektive die realistische medizinische Situation und Prognose sowie eine Einschätzung, aus der Sicht der Pflegenden diejenigen Fakten, die für die aktuelle Konfliktsituation relevant sind. An diesem Punkt der Fallbesprechung können eine gute Vorbereitung und eine möglichst realistische Einschätzung für eine relevante Zeitersparnis sorgen.

Im dritten Schritt (Identifikation der Patientensicht durch Intuition und Rekonstruktion) ist die Schlüsselfrage „Was würde die betroffene Person uns sagen, wenn sie aktuell mit uns sprechen könnte"? In diesem Teil geht es auch um aktuelle, nichtsprachliche Willensäußerungen wie z. B. erhöhte Atemfrequenz, das Abwenden des Kopfes beim Nahrunganreichen etc. Hilfreich kann es sein, wenn sich alle an der Fallbesprechung Teilnehmenden die leibliche Erscheinung der betroffenen Person noch einmal vergegenwärtigen und aktualisieren, indem sie zeitnah vor der Fallbesprechung die betroffene Person aufsuchen und in Augenschein nehmen. Neben den körpersprachlichen sind weitere Willensäußerungen zu berücksichtigen, wie z. B. Vorausverfügungen, Patientenverfügungen, Willensäußerungen in der Vergangenheit, frühere Entscheidungen und das, was von Nahestehenden oder Vorsorgebevollmächtigten darüber berichtet wird.

Im vierten Schritt (Sammlung und Bewertung ethisch relevanter Gesichtspunkte) werden unter der Fragestellung „Wie können wir Autonomie am besten sicher- oder herstellen?" die verschiedenen Ebenen des Willens der betroffenen Person nach Art eines Puzzlespiels unter dem Primat der Autonomie zusammengeführt. Dabei ist zu beachten, dass in Deutschland das Bürgerliche Gesetzbuch der Vertretungsperson die Rolle zuweist, den Patientenwillen auszulegen und durchzusetzen. Die weiteren Beteiligten übernehmen die Rolle eines Beraters der Vertretungsperson und fördern in der ethischen Reflexion auf diesem Weg die Patientenautonomie. Ein realistischer Blick auf mögliche Widerstände bei der Umsetzung des Patientenwillens beschließt diesen Schritt.

Im fünften Schritt (Entscheidungsvorschlag) kann nach dem Abwägen aller erörterten Aspekte eine Entscheidung vorgeschlagen werden. Konkrete weitere Arbeitsschritte werden im Anschluss vereinbart.

Das Modell KRISE behält den nachhaltigen Vorteil anderer Modelle bei, die ethische Argumentation in einzelne Schritte zu zerlegen und in diesen jeweils einen Konsens anzustreben. Die Vertretungspersonen von Patienten bzw. Bewohnern (z. B. Angehörige) werden direkt am ethischen Diskurs beteiligt. Die Frage „Was würde die betroffene Person uns sagen, wenn sie aktuell mit uns sprechen könnte?" ist zentral und paradigmatisch für den Versuch, eine maximale Autonomiezentrierung zu erreichen. Eine straffe Moderation ist erforderlich, um in dem sehr knapp bemessenen Zeitrahmen zielführend arbeiten zu können. Das Modell ist durch den hohen Wert der Patientenautonomie in der Neuro-Palliative Care besonders gut anwendbar.

4.7.8 Ethik im Alltag

Da ethische Fallbesprechungen oder kollegiale Beratungen sehr zeitaufwändig sind, können mit diesen Strukturen nur die schwierigsten Problemstellungen mit den vorhandenen Ressourcen bearbeitet werden. Diese Strukturen bewältigen sozusagen nur die Spitze des Eisbergs ethischer Probleme. Doch was geschieht mit den anderen ethischen Problemstellungen? Wichtig ist, dass die Strukturen der ethischen Fallbesprechung vor allem als Lernmodell betrachtet werden. Wenn möglichst viele Mitarbeiter einer Institution in Fallbesprechungen ethische Fragen zu reflektieren lernen, so können ethische Fragen in alltäglichen Strukturen, wie z. B. Übergaben, Teambesprechungen und Familiengesprächen, immer besser bearbeitet werden. Viele Institutionen werden auf Grund knapper Ressourcen sicherlich die meisten ethischen Fragen nicht in Fallbesprechungen, sondern in Alltagsstrukturen lösen müssen. Deshalb ist es so wichtig, dass eine Arbeitsgruppe oder ein Komitee auf ethische Fragen achtet und diese Freiräume zum Erlernen der Reflexion in ethischen Fallbesprechungen oder Ethikforen bzw. -cafés schafft. Ein wichtiges Ziel ist auch die Ausbildung geeigneter Moderatoren.

4.7.9 Die Four-Topic-Methode von Jonsen

Jonsen et al. (2002) haben die Four-Topic-Methode entwickelt, anhand derer Gespräche über ethische Themen strukturiert werden können **(Tab. 4-2)**. Dieser strukturierte Leitfaden kann auch in Gesprächen mit Angehörigen, stellvertretend Entscheidenden, in Fallgesprächen, in Familiengesprächen oder anderen Settings Anwendung finden.

Zunächst erfolgt nach diesem Modell eine Betrachtung der medizinischen Indikation. Nur eine gute Klärung der medizinisch-pflegerischen Situation macht überhaupt eine Diskussion der Entscheidungssituation möglich. Falls eine Maßnahme nicht indiziert ist, erübrigt sich die weitere Diskussion. In einem zweiten Schritt wird der Wille des Betroffenen abgeklärt. Hier werden nicht nur der mutmaßliche Wille und Vorsorgeregelungen erfragt. Die Frage: „Ist der Patient unkooperativ in medizinischen Behandlungssituationen? Warum?“ zielt direkt auf den natürlichen Willen des Patienten. In einem weiteren Absatz wird geklärt, wie es um die voraussichtliche Lebensqualität des Betroffenen steht. In einem letzten Absatz werden Einflussfaktoren aus der Umgebung beleuchtet und damit mögliche „blinde“ Flecken eruiert und bewusst gemacht.

Diese Methode wird wie eine Checkliste verwendet. Das eigentliche Gespräch wird nicht Punkt für Punkt nach dem Konzept geführt, sondern lediglich in die vier Bereiche „medizinische Indikation“, „Patientenwille“, „Lebensqualität“ und ggf. „Kontext“ unterteilt und darin frei geführt. In den „Four Topics“ findet sich vieles wieder, das auch in anderen Modellen vertreten ist. Diese Methode ist vor allem für den „Einzelkämpfer“ geeignet, der auf Grund seines Settings keine größere Fallbesprechung organisieren kann, aber dennoch die Situation anhand einer Checkliste gut reflektieren will. Vorteilhaft ist, dass zunächst geklärt wird, ob für die diskutierten Maßnahmen überhaupt eine medizinische Indikation besteht. Dadurch wird verhindert, dass eine Fallbesprechung um das ethische Für und Wider einer medizinisch gar nicht indizierten Behandlung kreist. Eine solche Behandlung kann nämlich auch dann nicht angeboten werden, wenn sie ethisch gerechtfertigt wäre. Ein Beispiel ist die medizinisch nicht indizierte PEG-Anlage bei fortgeschrittener Demenz (Kap. 3.18.6.1).

4.8 Sterbehilfe

In den vorangegangenen Abschnitten wurde ein Handwerkszeug für die Implementierung von Ethik dargestellt, nämlich zahlreiche teils klarer strukturierte, teils offenere Modelle, wie ethische Fragen in der Praxis moderiert besprochen werden können. An einem kontroversen Thema, das gerade im Kontext schwerer neurologischer Erkrankungen immer wieder diskutiert wird, nämlich der Sterbehilfe, werden nun verschiedene Argumentationsebenen verdeutlicht.

Sterbehilfe meint zum einen die „Hilfe im Sterben“, d.h. den „Sterbebeistand“ bzw. die

Tabelle 4-2: Die Four-Topic-Methode von Jonsen (Quelle: Jonsen et al., 2002, S. 12)

Item	Beschreibung
Medizinische Indikation	• Medizinisches Problem, Vorgeschichte, Diagnose, Prognose? • Ist das Problem akut, chronisch, kritisch, notfallmäßig, reversibel? • Was sind die Therapieziele? • Wie sind die Erfolgsaussichten? • Was sind die Strategien bei Versagen der Therapieoptionen? • Wie kann zusammenfassend die medizinisch-pflegerische Versorgung dem Patienten helfen und wie kann Schaden vermieden werden?
Wille des Patienten	• Ist der Patient einwilligungsfähig und klar bei Verstand? • Falls einwilligungsfähig, wie ist der Wille des Patienten? • Ist der Patient ausreichend über Nutzen und Risiken aufgeklärt? • Falls nicht einwilligungsfähig, wer kann am besten seinen mutmaßlichen Willen wiedergeben? Wer ist sein Vorsorgebevollmächtigter/Betreuer? • Hat der Patient früher Willensäußerungen bezüglich der Situation abgegeben? Besteht eine Patientenverfügung? • Ist der Patient unkooperativ in medizinischen Behandlungssituationen? Warum? • Wird zusammenfassend der Patientenwille ausreichend berücksichtigt?
Lebensqualität	• Wie hoch ist die Wahrscheinlichkeit, wieder ein „normales" Leben zu erlangen, mit und ohne Therapie? • Welche körperlichen, psychischen, sozialen Einschränkungen hat der Betroffene zu erwarten? • Gibt es Vorurteile, die die Evaluation der Lebensqualität des Betroffenen beeinflussen? • Ist der aktuelle oder zukünftige Zustand für den Patienten nicht wünschenswert? • Gibt es Therapiebeschränkungen? • Wie kann seine/ihre Lebensqualität verbessert werden? • Welche palliativen Maßnahmen sind sinnvoll?
Kontext	• Wird die Entscheidung durch Familienangelegenheiten beeinflusst? • Wird die Entscheidung durch Teamangelegenheiten beeinflusst? • Wird die Entscheidung durch ökonomische Faktoren beeinflusst? • Wird die Entscheidung durch religiöse/kulturelle Faktoren beeinflusst? • Wird die ärztliche Schweigepflicht verletzt? • Wie beeinflusst die Rechtslage die Entscheidung? • Wird die Entscheidung durch Forschungs- oder Ausbildungsinteressen beeinflusst? • Gibt es Interessenkonflikte bei den Beteiligten?

„Sterbebegleitung". Dies versuchen Palliativ- und Hospizbetreuung zu leisten. Zum anderen meint Sterbehilfe aber auch „Hilfe zum Sterben". Sterbehilfe bedeutet dann das Töten oder Sterbenlassen eines sterbenden, schwer kranken oder leidenden Menschen auf Grund seines eigenen, ausdrücklichen Verlangens.

In der Diskussion werden in der Regel vier Formen von Sterbehilfe im Sinne einer „Hilfe zum Sterben" unterschieden (Gerhard, 2010e):

1. Sterbenlassen/passive Sterbehilfe: Nicht-Einleitung oder -Fortführung lebenserhaltender Maßnahmen (Zulassen des Sterbens unter Intensivierung der palliativen Behandlung)
2. indirekte Sterbehilfe/indirekte aktive Sterbehilfe: schmerzlindernde Behandlung unter Inkaufnahme einer (nicht gewollten) Lebensverkürzung; zulässige Leidenslinderung bei Gefahr der Lebensverkürzung
3. Beihilfe zur Selbsttötung/Freitodbegleitung: Hilfeleistung zur Selbsttötung, z.B. durch Beschaffen und Bereitstellen des tödlichen Medikaments
4. aktive Sterbehilfe/direkte aktive Sterbehilfe/Tötung auf Verlangen: absichtliche und aktive Beschleunigung oder Herbeiführung des Todeseintritts. Im Gegensatz zur indirekten Sterbehilfe wird der Tod nicht nur in Kauf genommen, sondern ist beabsichtigt. Im Gegensatz zur Beihilfe zur Selbsttötung liegt die letztentscheidende Tatherrschaft nicht beim Betroffenen selbst, sondern bei einem Dritten.

Tabelle 4-3 verdeutlicht die Rechtslage zur Sterbehilfe in Deutschland.

Diskutiert wird, ob es die indirekte Sterbehilfe überhaupt gibt. Eine Studie von Sykes und Thorns (2003) zeigt keine Hinweise auf Lebensverkürzung durch die Gabe von Opioiden oder Sedativa am Lebensende. Immerhin wurden 17 verschiedene Studien mit insgesamt 3052 Patienten analysiert. In einer der analysierten Studien gab es sogar Hinweise auf eine Lebensverlängerung durch die palliative Behandlung. Dies entspricht auch der Erfahrung des Autors.

Erschwert wird die Diskussion zum Thema Sterbehilfe dadurch, dass sich nicht alle Beteiligten im Gesundheitswesen gleichermaßen gut mit den Definitionen und der Rechtslage zur Sterbehilfe auskennen dürften. Deshalb ist es so wichtig, dass wir uns mit den genannten Definitionen vertraut machen, die Rechtslage kennen und so Erlaubtes von Unerlaubtem abgrenzen können. In Übung 4-1 können Sie Ihr Wissen zu dem Thema überprüfen!

In der Sterbehilfediskussion werden immer wieder beispielhaft Länder angeführt, in denen aktive Sterbehilfe legal ist, allen voran die Niederlande. Daher soll hier auch ein kurzer Absatz der Situation in den Niederlanden gewidmet sein. Seit 2001 gibt es in den Niederlanden ein Gesetz, das aktive Sterbehilfe unter Einhaltung gewisser Sorgfaltspflichten straffrei lässt (Husebø, 2009). Das Gesetz sieht vor, dass Ärzte aktive Sterbehilfe leisten dürfen, wenn folgende Bedingungen erfüllt sind:

Tabelle 4-3: Rechtslage zur Sterbehilfe in Deutschland (+ erlaubt; – verboten) (Quelle: n. Gerhard, 2023a, S. 173)

Vorgehen	Gesetzeslage	Christliche Ethik	Standesrecht
Aktive Sterbehilfe	–	–	–
Passive Sterbehilfe	+	+	+
Indirekte Sterbehilfe	+	+	+
Suizidbeihilfe	+	(+)	+

Übung 4-1:

Welche Definition von Sterbehilfe trifft jeweils zu? Die Auflösungen finden Sie im Anhang (n. Gerhard, 2010e).

1. Bei einem Betroffenen wird eine extrem hohe Morphindosis (20 g/d) auf 24 g/d erhöht, da der Bewohner ständig schellt und über Schmerzen klagt.
2. Bei einem Bewohner wird der Morphinperfusor um den Faktor 10 (Ausgangsdosis 100 mg/d) erhöht, um den Sterbeprozess zu erleichtern, weil der Betroffene sich im unmittelbaren Sterbeprozess befindet. Die Schmerz- und Symptomerfassung war schwierig und wurde daher, um den Bewohner nicht zu stark zu belasten, unterlassen.
3. Bei schwerster Hirnschädigung wird das Beatmungsgerät abgestellt. Es lag keine Patientenverfügung vor. Die Ehefrau berichtet von dem mutmaßlichen Willen des Patienten, dass er nie so habe leben wollen.
4. Ein Hausarzt verordnet mehrere Packungen Schlafmittel bei einer Patientin, die Suizid bei fortgeschrittener Tumorerkrankung vornehmen möchte.
5. Weil der Patient Atemnot hat, wird die Opioiddosis von 5000 mg Morphin um 30% auf 6700 mg/d erhöht.

- Der Patient spricht sein Verlangen nach Sterbehilfe unbeeinflusst, freiwillig, „wohlüberlegt“ und andauernd aus.
- Der Arzt muss prüfen und bestätigen, dass der fragende Patient unerträglich und andauernd leidet und nicht zu heilen ist.
- Nach einem angemessenen Zeitraum des Gesprächs darf der Arzt dann aktive Sterbehilfe leisten, wenn er sich zuvor mit einem Kollegen beraten hat.
- Mit diesem Dialog, der ein enges Vertrauensverhältnis zwischen Arzt und Patient voraussetzt, sollen Kurzschlusshandlungen vermieden werden.
- Auch einem Sterbehilfe-Tourismus ähnlich den früheren Abtreibungsfahrten soll diese Gesprächszeit vorbeugen.
- Nach dem Tod des Patienten muss der Arzt den Fall einer Kommission melden, die aus einem Mediziner, einem Juristen und einem Ethiker besteht.
- Die Kommission prüft die Rechtmäßigkeit der Sterbehilfe und zeigt sie ggf. der Staatsanwaltschaft an.

Das Gesetz legalisiert weder die Beihilfe zum Suizid noch die ungefragte Tötung eines Schwerkranken. Sterbehilfe darf nur ein Arzt leisten. Pflegende oder Verwandte machen sich strafbar.

Bereits seit 1994 wurde in den Niederlanden aktive Sterbehilfe unter bestimmten Sorgfaltspflichten geduldet und blieb dann straffrei. Umfragen in den Niederlanden aus dem Jahre 1995 (zit. n. Husebø, 2009) zeigen, dass 63% der Hausärzte und 53% aller Ärzte damals schon einmal aktive Sterbehilfe geleistet oder medizinisch assistierten Suizid ausgeführt hatten. Von den übrigen Ärzten wären damals 30% dazu bereit gewesen. Nur ungefähr 10% der Ärzte äußerten, sie würden dies nie tun. Derartige Umfragen zeigen, dass mit dem Gesetz von 2001 nur eine gängige Praxis legalisiert wurde. Im Gegensatz dazu begrüßen nur 6,3% der deutschen Hausärzte und 3,8% der deutschen Klinikärzte das niederländische Gesetz (zit. n. Husebø, 2009). Immerhin 51,2% der deutschen Hausärzte und 65,5% der deutschen Klinikärzte lehnen aktive Sterbehilfe ab. Acht Prozent der deutschen Hausärzte und 1% der deutschen Klinikärzte geben an, schon einmal aktive Sterbehilfe geleistet zu haben. Zusammengefasst ist aktive Sterbehilfe somit ganz im Gegensatz zu den Niederlanden für deutsche Ärzte kein so wichtiges Thema. Ganz anders sieht es in der deutschen Bevölkerung aus: 2001 begrüßten 60% der deutschen Bevölkerung das niederländische Gesetz.

Oft fragt man sich, was hinter dem Wunsch nach Euthanasie stecken mag. Schwer kranke, leidende Menschen sehen in der aktiven Sterbehilfe oder dem assistierten Suizid den einzigen Ausweg aus unerträglichen Schmerzen, massivstem Leid, Einsamkeit und Hoffnungslosigkeit. Palliativbetreuung bietet hier allerdings einen neuen Umgang mit Tod und Sterben (Klaschik, 2009b). Durch die exzellente Schmerz- und Symptombehandlung, die Integration psychischer, sozialer und spiritueller Bedürfnisse des Patienten, der Angehörigen und des Teams, die Kompetenz in Kommunikation und Ethik, die Akzeptanz des Todes als Teil des Lebens, der weder beschleunigt noch hinausgezögert wird, bietet Palliativbetreuung eine wirkliche Alternative zur aktiven Sterbehilfe.

Um dem Leser häufig verwendete Argumente in der zum Teil hitzigen Diskussion um aktive Sterbehilfe übersichtlich an die Hand zu geben, werden in **Tabelle 4-4** wichtige Argumente pro und kontra aktiver Sterbehilfe aufgelistet. Anschließend werden verschiedene dabei verwendete Argumentationsebenen beschrieben. Es handelt sich um eine Auswahl von Argumenten ohne Anspruch auf Vollständigkeit. Die angeführten Argumente geben größtenteils nicht die Meinung des Autors wieder. Sie dienen lediglich dazu, den Leser für typische Argumente in der Diskussion zu sensibilisieren und ihn dabei zu unterstützen, eine eigene Haltung zu diesem wichtigen Thema zu finden.

In der Diskussion um die aktive Sterbehilfe werden häufig folgende Argumentationsebenen verwendet:

- Aktive Sterbehilfe wird mit dem *Recht auf Selbstbestimmung* begründet. Es entsteht dann der Widerspruch zwischen dem Recht auf den selbstgewählten Tod und dem *Fremdtötungsverbot*, das für Ausführende der aktiven Sterbehilfe gelten würde und in der abendländischen Kultur bzw. deren Rechtssystemen einen sehr hohen, prägenden Wert hat.

Tabelle 4-4: Wichtige Argumente für und gegen aktive Sterbehilfe (Quelle: Eigene Darstellung)

Für aktive Sterbehilfe	Gegen aktive Sterbehilfe
• Patientenautonomie, das heißt, aktive Sterbehilfe wird damit begründet, dass jeder das Recht habe, sich dafür zu entscheiden, dass er getötet werden will. • Unerträgliche Schmerzen/Symptome: Es wird argumentiert, aktive Sterbehilfe sei ein Ausweg aus unerträglichem Leid. • „Das Beste" für den Patienten: Man behauptet, es sei das Beste für den Betroffenen, zu sterben. • Leben und Tod werden ohnehin durch Medizin manipuliert: In den Augen der Befürworter ist dann auch aktive Sterbehilfe zulässig.	• Aktive Sterbehilfe ist in den meisten Ländern, so auch in Deutschland, Österreich und der Schweiz, gesetzlich verboten. • Aktive Sterbehilfe widerspricht der ärztlichen Berufsordnung und berufsethischen Grundsätzen. • Schmerzen und andere Symptome können durch Palliativbetreuung gelindert werden. Es gäbe damit einen anderen Ausweg aus unerträglichem Leid als die aktive Sterbehilfe. • Irrtum oder Fehler sind nicht auszuschließen. Es wären tödliche Irrtümer, die damit nie mehr rückgängig gemacht werden können. • Es besteht die Gefahr, dass schwer kranke Menschen angesichts der erlaubten Möglichkeit aktiver Sterbehilfe eine „Pflicht" spüren, aus dem Leben zu scheiden, oder ihr Leben gar als „unwert" empfinden.

- Es wird unterschieden zwischen dem *passiven* Sterbenlassen und dem *aktiven* Töten. Dies entspricht, wie oben dargestellt, den gesetzlichen Definitionen.
- Es wird unterschieden zwischen dem aktiven *Tun*, z. B. dem Abstellen eines Beatmungsgeräts, und dem *Unterlassen*, z. B. dem Nichtbeginn einer Beatmung, auch wenn diese Argumentationsebene nicht sehr zielführend ist, da zwischen dem Nichtbeginn und dem Abbruch einer Behandlung aus ethischer Sicht kein wesentlicher Unterschied besteht (Beauchamp & Childress, 2019).
- Das *Prinzip der menschlichen Würde* wird in der Diskussion um die Sterbehilfe häufig von beiden Seiten angeführt.
- Die *Arztrolle* bzw. das ärztliche *Berufsethos* werden von Gegnern zur Begründung ihrer Ablehnung verwendet. Dem wird von Befürwortern widersprochen.
- *Dammbruch:* Es wird argumentiert, wenn man aktive Sterbehilfe zulasse, werde extremen Praktiken, wie z. B. der Tötung ohne Zustimmung des Betroffenen, Tür und Tor geöffnet.

4.9 Suizidbeihilfe

Todeswünsche sind gerade bei Menschen mit schwerer, zum Tode führender Erkrankung nicht selten. In der Palliativversorgung Tätige müssen daher damit rechnen, regelmäßig Menschen mit Todeswünschen zu begegnen. Menschen, die mit einer unheilbaren und ihre Autonomie stark einschränkenden neurologischen Erkrankung konfrontiert sind, befürchten schweres Leid und suchen deshalb nach einer Exitstrategie. Meist besteht eine erhebliche Ambivalenz, einerseits weiter leben zu wollen, andererseits aber das Schlimmste zu vermeiden. Das Verdeutlichen der palliativen Möglichkeiten der Leidenslinderung nimmt den Betroffenen manche Sorge vor der Zukunft.

Todeswünsche bei unheilbarer Erkrankung können von einer Akzeptanz des Todes im Sinne einer Lebenssattheit über das Hoffen auf baldiges Sterben bis zum ausgeprägten Suizidwusch gehen (S3-Leitlinie Palliativmedizin) (DGP, 2020). Todeswünsche können sich in gleichzeitigen Wünschen zu leben und zu sterben ausdrücken. Todeswünsche sollten als Ausdrucksformen des Umgangs mit den Widerfahrnissen einer lebensbedrohlichen Erkrankung gesehen werden. Das ergebnisoffene Gespräch in einer Haltung des Respekts für das Erleben des Betroffenen ist daher von ganz besonderer Bedeutung.

Aus Sicht der Medizin ist der Suizid in vielen Fällen Symptom einer behandlungsbedürftigen psychischen Störung (z. B. einer schweren Depression). Daneben setzt sich immer mehr die Sichtweise durch, dass manche Suizide als autonome Willensentscheidung einzustufen sind. Laut den Statistiken des Statistischen Bundesamts wird in Deutschland derzeit von ca. 10 000 Suizidtoten ausgegangen. Während 11,5 von 100 000 Männern pro Jahr an Suizid sterben, sind dies bei Frauen nur 6 von 100 000. Allerdings wird für Frauen eine 20-fach höhere und für Männer eine 5-fach höhere Zahl an Suizidversuchen angenommen (Neitzke et al., 2013). Nur ca. 5 bis 20 % der Suizidversuche sind demnach erfolgreich. Dies spricht wiederum dafür, dass eine nicht unerhebliche Zahl von Suizidversuchen doch eher appellativen Charakter haben könnte. Zwischen Bilanzsuizid als autonomer Willensentscheidung, Suizid als Symptom einer (depressiven) Störung und Suizid als Appell gibt es eine große Bandbreite an Motivationen. Dabei können folgende Formen unterschieden werden (Neitzke et al., 2013):

- Beim Appellsuizid(-versuch) sieht der Betroffene keine Möglichkeiten, durch Aussprache oder andere geeignete Verarbeitungsmöglichkeiten eine Lösung seiner Lebensproblematik zu erreichen. Der Suizid(-versuch) ist eher als Suche nach einem Hilfsangebot einzustufen. Es besteht meist kein definitiver, sondern nur ein bedingter Wille, mit der Suizidhandlung ein Versterben zu erreichen.

- Beim „impulsiv-reaktiven" Suizid ist der Entschluss zum Suizid eher im Sinn einer „Kurzschlusshandlung" und nicht als wohlüberlegte Entscheidung zu sehen. Es besteht vermutlich eine geringe Frustrationstoleranz bei den Betroffenen. Typische Auslöser sind Beziehungskonflikte, Trennungen etc., aber eventuell auch Kurzschlusshandlungen nach dem Gewahrwerden einer tödlichen Diagnose. Nach den Regeln (s. Kap. 2.3) durchgeführte Gespräche zur Diagnosemitteilung dürften eher derartige „Kurzschlusshandlungen" vermeiden helfen, da bereits ein Gesprächsangebot gegeben wird.
- Beim Bilanzsuizid wurde die Lebensproblematik in einer eingehenden Überlegung als endgültig und nicht auflösbar eingeschätzt. Bezüglich Situationen in der Palliativversorgung stellt sich die Frage, ob den Betroffenen alle Möglichkeiten der Leidenslinderung durch palliative Maßnahmen bekannt waren.

Grundsätzlich ist ein Suizid straffrei. Die Beihilfe ist daher auch straffrei, da es eine Beihilfe zu einer straffreien Tat darstellt. Seit 2015 war die geschäftsmäßige, auf Wiederholung angelegte und damit auch manche ärztliche Suizidbeihilfe nach § 217 StGB strafbar. Der § 217 wurde 2020 durch ein Bundesverfassungsgerichtsurteil als nicht mit dem Grundrecht auf Selbstbestimmung vereinbar aufgehoben. Derzeit debattiert der Deutsche Bundestag über eine gesetzliche Neuregelung der Suizidbeihilfe, und 2023 fanden alle Gesetzesentwürfe dazu keine Mehrheit. Die Musterberufsordnung für Ärzte verbietet seit 2021 die ärztliche Suizidbeihilfe nicht mehr. Es besteht zwar die Pflicht, Menschen in einer Notlage, wie sie sich z. B. nach einem Suizidversuch stellt, zu helfen (Garantenpflicht). Wenn allerdings bekannt ist, dass die Suizidentscheidung nach rationaler Erwägung bei klarem Verstand erfolgte und daher als autonome Willensentscheidung einzustufen ist, besteht keine Pflicht zur Lebensrettung (Neitzke et al., 2013). Es gilt das Prinzip, dass der Patientenwille (voluntas aegrotii) höherrangig ist als das Heil des Patienten (salus aegrotii). Die Entscheidung zum Suizid nach rationaler Erwägung erfordert Einwilligungsfähigkeit.

4.10 Freiwilliger Verzicht auf Flüssigkeit und Nahrung

Im Sterbeprozess ist es normal, dass der sterbende Mensch aufhört, zu essen und zu trinken. Mit dem Verzicht auf Essen und Trinken dagegen versuchen Menschen lange vor der Sterbephase, selbstbestimmt aus dem Leben zu scheiden (Gerhard, 2023a). Im Gegensatz zum Suizid, der in der Regel in einer einmaligen Handlung besteht, ist der freiwillige Verzicht auf Flüssigkeit und Nahrung ein längerer Prozess und zumindest anfangs jederzeit umkehrbar, indem derjenige einfach wieder isst und trinkt. Wegen dieses Unterschieds zum Suizid und manchen Ähnlichkeiten zum natürlichen Sterbeprozess wird der freiwillige Verzicht auf Flüssigkeit und Nahrung in der Palliativmedizin meist als natürlicher Tod betrachtet.

4.11 Abstellen eines Beatmungsgeräts

Es ist ein noch immer vorhandener Irrtum, das Abstellen eines Beatmungsgeräts sei aktive Sterbehilfe. Wie in Kapitel 4.8 bereits angeführt, handelt es sich bei dem Abstellen eines Beatmungsgeräts um das Beenden einer Therapiemaßnahme und nicht um aktive Sterbehilfe. Eine Beatmungstherapie bedarf nämlich, wie jede andere Therapie, der Einwilligung durch den Betroffenen. Wenn klare Hinweise bestehen, dass der Betroffene diese Therapie nicht wünscht, z. B. durch eine entsprechende Patientenverfügung oder frühere Äußerungen, muss diese Behandlung sogar unterlassen werden, da kein Einverständnis für sie vorliegt. Wann sich in der Neurologie derartige Fragen stellen, mag **Fallbeispiel 4-7** verdeutlichen. Betrachten Sie dazu auch Übung 4-2.

Fallbeispiel 4-7

Frau Müller ist 64 Jahre alt und leidet an fortgeschrittener amyotropher Lateralsklerose (ALS). Die Diagnose wurde vor 6 Jahren gestellt. Sie hat Lähmungen am ganzen Körper sowie im Bereich der Schluck- und Sprechmuskulatur und war jetzt für 2 Wochen in Kurzzeitpflege, damit der Ehemann etwas „Luft holen" konnte. Wiederholt erklärte sie, keine Langzeitbeatmung zu wünschen. Der Ehemann versuchte während ihrer Zeit der Kurzzeitpflege einige Dinge zu regeln, darunter auch die Frage der gesetzlichen Betreuung. In der Kurzzeitpflege erleidet Frau Müller einen Atemstillstand und wird vom Notarzt sofort intubiert und beatmet. Mehrere Versuche, die Patientin auf der Intensivstation von der Beatmung zu entwöhnen, scheitern. Eine neurologische Untersuchung ergibt eine schwerste hypoxische Hirnschädigung. Die behandelnden Ärzte besprechen die Situation ausführlich mit dem Ehemann und versuchen noch mehr Klarheit bezüglich des mutmaßlichen Willens zu bekommen. Außerdem findet eine ethische Fallbesprechung statt. Insgesamt haben alle Beteiligten den Eindruck, dass Frau Müller schon angesichts der ALS eine Therapiebegrenzung plante. Jetzt hat sie zusätzlich eine beatmungspflichtige schwerste hypoxische Hirnschädigung. Das Behandlungsteam muss also davon ausgehen, dass sie bei dieser zweiten Erkrankung mit eher ungünstiger Prognose ganz bestimmt keine Beatmung wollen würde, wenn sie schon allein bei der ALS keine Beatmung wünschte. Die Beatmung wird deshalb begleitet von Palliativmaßnahmen (Morphin und Lorazepam) und im Beisein des Teams und des Ehemanns beendet. Kurz darauf verstirbt sie.

Die Beendigung der Beatmungstherapie in Fallbeispiel 4-7 ist ein juristisch erlaubter, dem mutmaßlichen Willen der Patientin entsprechender Therapieabbruch. Entsprechend den in Kapitel 4.8 genannten Definitionen handelt es sich um passive und nicht um aktive Sterbehilfe, denn man beendet die Beatmungstherapie und lässt der Erkrankung damit ihren natürlichen Verlauf. Im Sinne des palliativen Paradigmas findet eine Symptomlinderung durch Gabe eines Opioids und eines Benzodiazepins statt. Die Patientin und ihr Angehöriger werden mit der Situation nicht allein gelassen, sondern psychosozial begleitet. In einer vorangehenden ethischen Fallbesprechung und ausführlichen Gesprächen zur Erhebung des mutmaßlichen Willens wurde die Situation mehrfach beleuchtet. Das Beispiel zeigt, wie brisant ethische Fragen sich im Kontext palliativer Begleitung fortgeschritten neurologisch Erkrankter stellen können und wie wichtig es ist, dass hier ethische Fallarbeit und palliative Begleitung zusammen angeboten werden.

Übung 4-2:

Stellen Sie sich vor, Sie wären Teilnehmer an der ethischen Fallbesprechung über Frau Müller (Fallbeispiel 4-7). Welche Argumente würden Sie einbringen?

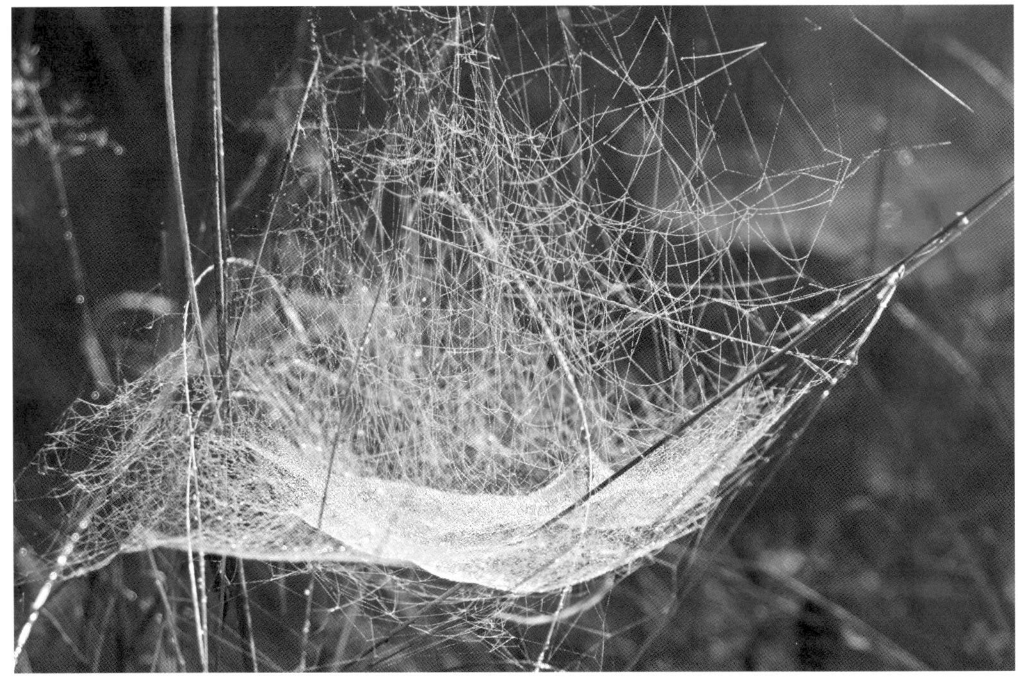

besd*

seltsam
diese unruhe
sonderbar
die verkrampfung
störend
das ständige schreien!
ja was tätest denn du
ohne sprache
ohne blick
doch voll schmerz?

j. aufgebauer

* BESD ist ein Schmerzerfassungsinstrument für fortgeschritten an Demenz Erkrankte.

5 Typische Krankheitsbilder in der Neuro-Palliative Care

Neuro-Palliative Care richtet sich nicht an Diagnosen, sondern an den Bedürfnissen und Bedarfen der Leidenden aus. Dennoch ist es sinnvoll, sich mit einigen typischen neurologischen Krankheitsbildern zu beschäftigen und dabei häufige Bedürfnisse, Symptome und Versorgungsmöglichkeiten kennen zu lernen.

5.1 Vorbemerkung

In diesem Kapitel werden daher häufige bzw. modellhafte Krankheitsbilder in der Versorgung neurologischer Palliativpatienten besprochen. Es ist nicht Ziel dieses Buches, ein Lehrbuch der Neurologie zu ersetzen und hier alle neurologischen Krankheitsbilder ausführlich zu besprechen, sondern lediglich einige ausgewählte:

- amyotrophe Lateralsklerose
- Demenzen
- Hirntumore
- Multiple Sklerose
- Parkinson-Krankheit
- Multisystematrophien
- Schlaganfälle
- Wachkoma.

Der Autor möchte den in der Palliativversorgung spezialisierten Lesern Grundlagen dieser ausgewählten neurologischen Krankheitsbilder vermitteln. Den neurologisch spezialisierten Lesern soll die palliative Betrachtungsweise dieser Erkrankungen vermittelt werden.

Modellcharakter haben die amyotrophe Lateralsklerose, die Demenzen und das Wachkoma. Zuvorderst steht da die amyotrophe Lateralsklerose (ALS), nicht etwa, weil sie häufig vorkommt, sondern weil die ersten Nichttumorpatienten, die beispielsweise von der Begründerin der modernen Palliativversorgung, Cicely Saunders, eine Palliativbetreuung erhielten, Patienten mit ALS waren. Daher gibt es zur palliativen Behandlung dieser Erkrankung auch die meisten Erkenntnisse, die sich auf andere neurologisch Erkrankte übertragen lassen. Die amyotrophe Lateralsklerose führt zu ausgeprägten Lähmungen, aber meist zu keinen nennenswerten kognitiven Einschränkungen. Ganz im Gegensatz dazu leiden Demenzkranke unter zunehmenden kognitiven Einschränkungen. Die Begleitung demenziell Erkrankter ist daher sozusagen als Gegenstück zur Begleitung bei ALS, nämlich als Modell der Versorgung des kognitiv veränderten Palliativpatienten, zu betrachten. Das Zustandsbild des Wachkomas wurde von Pflegewissenschaftlern und Rehabilitationsmedizinern sehr genau untersucht. Es hat Modellcharakter für Menschen mit schwersten Hirnschädigungen.

Sowohl bei Patienten mit Demenz als auch bei Menschen im Wachkoma gilt es, nicht nur die Defizite, die schwindende Kognition bei der Demenz bzw. die Bewusstlosigkeit beim Wachkoma, zu sehen, sondern auch die Ressourcen, die in der emotionalen oder körperleiblichen Existenz liegen. Diese Sichtweise kann auf alle anderen neurologischen Palliativpatienten in anderen Situationen geistigen Verfalls, schwindender Mobilität oder eingeschränkten Bewusstseins übertragen werden. Die Krankheitsbilder Schlaganfall, Multiple

Sklerose, Parkinson-Krankheit und Hirntumore werden hier besprochen, da sie häufig sind, zu schwersten Ausfällen bis hin zum Tod führen können und daher recht häufig palliative Ansätze erforderlich machen.

5.2 Amyotrophe Lateralsklerose

Modellerkrankung. Seit langem gilt die amyotrophe Lateralsklerose als Modell für die Palliativversorgung neurologischer Erkrankungen (Gerhard, 2023b). Sie ist sogar die erste Nichttumorerkrankung, die in der Palliativversorgung genauer betrachtet und beachtet wurde. Schon im ersten modernen Hospiz, dem St. Christopher's Hospiz, wurden von Beginn an Menschen mit amyotropher Lateralsklerose behandelt (Golla et al., 2008) (Kap. 1.3.1). Die Münchener Arbeitsgruppe um Gian Domenico Borasio hat dieses Thema frühzeitig und modellhaft intensiv erforscht und ihre Erkenntnisse vielfach international und national publiziert, u.a. in dem angesehenen „Oxford Textbook of Palliative Medicine“ (Borasio et al., 2004). Die amyotrophe Lateralsklerose ist im Vergleich zu anderen neurologischen Erkrankungen mit palliativem Versorgungsbedarf eher selten. Warum wurde gerade sie als Modellerkrankung ausgewählt und warum haben es Menschen mit ALS wesentlich leichter, in speziellen Palliative-Care-Einrichtungen, wie SAPV, Palliativstationen oder stationären Hospizen, versorgt zu werden als andere neurologische Palliativpatienten? Im Unterschied zu anderen neurologischen Erkrankungen sind die Betroffenen bis an ihr Lebensende meist kognitiv unbeeinträchtigt. Dies erleichtert die Versorgung in diesen speziellen Kontexten ungemein, hat man doch in Hospizen und Palliativstationen meist mit kognitiv kaum beeinträchtigten Menschen mit Tumorerkrankungen zu tun. Außerdem gleicht der Krankheitsverlauf mit einer relativ klar abgrenzbaren Terminalphase eher den Tumorerkrankungen. Im Gegensatz dazu sind andere neurologische Palliativpatienten oft von einem sehr langen und wechselnden Krankheitsverlauf ohne klar abgrenzbare Terminalphase (z. B. Multiple Sklerose, Parkinson-Krankheit, Demenz) oder unerwarteten Verschlechterungen (z. B. Schlaganfall) betroffen. Die für das Krankheitsbild der ALS erforschten und beschriebenen Ansätze zur Begleitung von Menschen mit fortschreitenden Lähmungen können jedoch problemlos auf andere neurologisch Erkrankte in ähnlichen Situationen übertragen werden, z.B. auch auf Menschen mit fortschreitenden Muskelerkrankungen oder fortschreitenden Erkrankungen des peripheren Nervensystems.

Die ALS ist im Vergleich zu anderen neurologischen Erkrankungen mit palliativem Versorgungsbedarf eher selten. In Deutschland geht man laut DZNE (2023) von etwa 8000 bis 9000 Erkrankten aus. Die Neuerkrankungsrate liegt bei ca. 2500 Menschen pro Jahr in Deutschland (DZNE, 2023). Von 100 000 Menschen in Deutschland leiden demnach etwa zehn an ALS. Stellen wir uns eine Großstadt mit 300 000 Einwohnern vor, so sind dort nur ca. 30 Menschen an ALS erkrankt.

Bei der ALS kommt es durch Befall der Nervenzellen bzw. -bahnen, die für Motorik (Bewegung) zuständig sind, am ganzen Körper zu fortschreitenden Lähmungen. Es sind dabei sowohl das erste motorische Neuron, das vom Gehirn zum Rückenmark oder Hirnstamm zieht, als auch das zweite motorische Neuron, das vom Rückenmark bzw. Hirnstamm zu den Muskeln reicht, betroffen. Es kommt daher am gesamten Körper sowohl zu spastischen, d.h. mit erhöhtem Muskeltonus einhergehenden Lähmungen (typisch für den Befall des ersten Motoneurons) als auch zu schlaffen Lähmungen (typisch für den Befall des zweiten Motoneurons). Man unterscheidet drei Verlaufsformen:

- von den Beinen aufsteigend
- von den Armen ausgehend nach unten und/ oder oben ausbreitend verlaufend
- im Hirnnervenbereich, d.h. am Kopf beginnend und absteigend.

Während die für die Motorik zuständigen Nervenbahnen zunehmend zerstört werden, sind die übrigen Teile des Nervensystems in der Regel überhaupt nicht betroffen. Die Betroffenen haben daher weder Sensibilitäts- noch Koordinationsstörungen, meist keine kognitiven Veränderungen, keine Blasenstörung, keine Störung der Sexualfunktion, keine Störungen des Sehens, Hörens, Riechens, Schmeckens etc. Dies kann in diesem Zusammenhang durchaus auch als Ressource betrachtet werden.

Diagnostik. Die Diagnose ALS ist eine klinische Diagnose, die mittels elektrophysiologischer Methoden wie Elektromyographie etwas verfeinert und früher gestellt werden kann. Apparative Diagnostik wie MRT des gesamten ZNS, Liquordiagnostik etc. dient vor allem zum Ausschluss anderer Ursachen für fortschreitende Lähmungen des ersten und zweiten Motoneurons (z. B. zervikale Myelopathie). Die Diagnosestellung der ALS erfolgt nach den „revidierten El-Escorial-Kriterien". Die revidierten El-Escorial-Kriterien beurteilen vier Körperregionen und unterscheiden vier Kategorien der ALS **(Tab. 5-1)**.

Es kristallisierten sich einige Unterformen der ALS nach klinischen Kriterien heraus. Klinisch werden unterschieden (DGN, 2021a):

- die klassische ALS (Defizite des ersten und zweiten Motoneurons) mit bulbärem oder spinalem Beginn
- ALS mit überwiegender Affektion des ersten Motoneurons („Upper motor neuron-predominant ALS")
- die primäre Lateralsklerose (PLS) als reines Syndrom des ersten Motoneurons
- das Flail-arm-/seltener Flail-leg-(Vulpian-Bernhardt-)Syndrom, das bei den meisten

Tabelle 5-1: Revidierte El-Escorial-Kriterien für die gezielte Diagnostik der ALS (Quelle: Eigene Darstellung, mod. n. DGN, 2021a, S. 12)

Revidierte El-Escorial-Kriterien	Befunde
Es werden 4 Regionen unterschieden: 1. bulbär (Hirnnervenbereich) 2. zervikal (u. a. Arme) 3. thorakal 4. lumbosakral (u. a. Beine)	
Es gibt 4 Kategorien, je nachdem, wie sicher die Diagnose gestellt werden kann:	
1. mögliche ALS	• erstes und zweites Motoneuron in einer Region betroffen oder • erstes Motoneuron in zwei Regionen betroffen oder • zweites Motoneuron oberhalb des ersten Motoneurons betroffen
2. Labor unterstützt wahrscheinliche ALS	• erstes und zweites Motoneuron in einer Region betroffen oder • erstes Motoneuron in mindestens einer Region betroffen und • Denervation im Elektromyogramm in mindestens zwei Extremitäten
3. Klinisch wahrscheinliche ALS	• erstes und zweites Motoneuron in zwei Regionen betroffen
4. Klinisch sichere ALS	• erstes und zweites Motoneuron in drei Regionen betroffen

Patienten anfänglich zu einer meist proximal betonten Paraparese der oberen Extremitäten (Flail-arm-Syndrom) bzw. zu einer eher distal betonten Paraparese der unteren Extremitäten (Flail-leg-Syndrom) führt, ohne dass Reflexsteigerungen auftreten
- die progressive Bulbärparalyse (PBP) mit anfänglicher und zum Teil auch länger anhaltender isolierter Funktionsstörung des Sprech- und Schluckapparats
- die axiale Form mit primärer Hypoventilation und Rumpfschwäche
- die progressive Muskelatrophie (PMA), bei der klinisch oft zunächst kein Nachweis einer Beteiligung des ersten Motoneurons gelingt
- bei 5 (bis 10) % der Patienten eine spezifische Subform, die Merkmale frontotemporaler Demenzen (FTD), vor allem Verhaltens- und kognitive Defizite, und der ALS miteinander vereinigt, die ALS/FTD.

Therapie. Eine die Ursache beseitigende Therapie gibt es für die ALS nicht. Die medikamentöse Therapie mit dem Glutamatantagonisten Riluzol (Rilutek®) führt in Studien zu einer Lebensverlängerung von im Median 3 Monaten, die sich in ALS-Registern noch deutlich höher darstellt (DGN, 2021a). Riluzol sollte daher den Betroffenen in jedem Fall empfohlen werden. Mittlerweile liegt es nicht nur in Tablettenform, sondern auch als Suspension vor (die evtl. leichter geschluckt und auch über die PEG gegeben werden kann). Die durchschnittliche Lebenserwartung beträgt 3,5 Jahre. Nur ein Drittel der Betroffenen lebt länger als 5 Jahre, dafür aber 5 % länger als 10 Jahre (Hacke, 2010, S. 724). Jones und Coleman (2007) unterstreichen den palliativen Modellcharakter der Erkrankung, da die Therapie von Anfang an rein palliativ sei.

Die Palliativversorgung bei ALS beginnt u. U. schon mit der einfühlsamen Begleitung im Rahmen der Diagnosestellung und Aufklärung darüber. In Aufklärungsgesprächen können die in Kapitel 2.3 dargestellten Prinzipien angewendet werden. Es empfiehlt sich eine stufenweise Aufklärung (DGN, 2021a). Besonders wichtig ist, dass **Fehlinformationen** vermieden werden. So wird z. B. in dem holländischen Pro-Euthanasie-Film „Tod auf Verlangen" der ALS-Betroffene, der um Sterbehilfe bittet, fälschlicherweise darüber informiert, dass er ersticken würde (Nederhorst, 1994). Dabei ist mittlerweile durch Studien belegt und somit relativ klar, dass der Tod bei ALS in der Ateminsuffizienz nicht mit Erstickungsgefühlen einhergeht (DGN, 2021a). Darüber hinaus erhält der Betroffene in dem Film keine Informationen über palliative Versorgungsmöglichkeiten (Nederhorst, 1994). Das Filmbeispiel ist vielleicht extrem in seiner Fehlinformation. Immer noch dürften dennoch viele Betroffene und ihre Zugehörigen befürchten, dass man mit einer ALS ersticken müsse.

Es empfiehlt sich hierzu folgender Algorithmus (mod. n. DGN, 2021a):
- frühzeitige Aufklärung über friedlichen Tod als Regelfall bei ALS-Patienten (kein „Ersticken" zu erwarten)
- frühzeitige und wiederholte Absprachen bezüglich möglicher und gewünschter Therapiemöglichkeiten (NIV, IV, PEG gewünscht oder nicht gewünscht) zur Festlegung der individuellen Therapieziele und -wege
- Bekämpfung der Ursache, nur solange das Therapieziel erreichbar, ansonsten je nach Wunsch des Patienten rein symptomatische Therapie
- symptomatische Therapiemöglichkeiten bei Atemanstrengung:
  - → Inhalation
  - → Morphintherapie (z. B. beginnend mit 2,5–5 mg alle 4 Std. p.o. oder 1–2 mg s.c./i.v., Fentanyl-Nasenspray) in Abhängigkeit von der Wirkung; Dosissteigerung möglich
  - → ggf. Lorazepam/Midazolam als Anxiolytikum.

Gerade wenn sie die Diagnose und deren Tragweite erfassen, ist für ALS-Betroffene psychologische Unterstützung besonders wichtig. Hier zeigt sich beispielhaft, dass Palliativversorgung mit der Diagnosestellung beginnt, mit der Information über die Diagnose, über palliative Versorgungsangebote und mit der psychologischen Begleitung.

Besonderheiten der Therapie. Bezüglich der Symptombehandlung sei auf Kapitel 3.2 bis 3.25 dieses Buches verwiesen. In **Tabelle 5-2** finden sich typische Symptome der ALS. Separat werden nun Besonderheiten der Therapie bei ALS dargestellt. Die Muskelschwäche als Hauptsymptom der ALS sollte durch regelmäßige, aber nie erschöpfende Gymnastik behandelt werden. Wichtig ist, dass der Betroffene in sich hineinhört und spürt, wann die Erschöpfungsgrenze erreicht ist. Diese Achtsamkeit sich selbst gegenüber kann u.a. durch Haltungen und Fertigkeiten des Yoga unterstützt werden (Kraft & Gerhard, 2011).

Ein sehr wichtiger Aspekt ist die Hilfsmittelversorgung (Gerhard, 2023b). In Kapitel 3.4 werden zahlreiche Hilfsmittel für gelähmte Menschen beschrieben. Wichtig ist die frühzeitige Verordnung, da Betroffene nach Erfahrung des Autors bei sehr fortgeschrittenen Ausfällen kaum noch in der Lage sind, sich an Hilfsmittel zu gewöhnen und von ihnen zu profitieren.

Bezüglich der *Schluckstörungen* sei zunächst auf die Maßnahmen der Schlucktherapie, wie Veränderung der Speisenkonsistenz und Einüben besonderer Schlucktechniken, verwiesen (Kap. 3.18). Über die Möglichkeit der Ernährung über die PEG-Sonde sollten die Betroffenen laut DGN-Leitlinie „Motoneuronerkrankungen“ frühzeitig aufgeklärt werden; das Anlegen einer PEG-Sonde führt zu einer besseren Lebensqualität und zu einem längeren Überleben (DGN, 2021a).

Schmerzen entstehen bei ALS durch Fehlbelastungen der Gelenke. Es handelt sich somit um somatische Nozizeptorschmerzen. Sie können nach dem WHO-Stufenschema (Kap. 3.3.3 bis 3.3.5) behandelt werden. Opioide können auch zur Behandlung der Atemnot genutzt werden. Nur muss dann die Dosis um ca. ein Drittel oder die Hälfte über die Schmerzschwelle hinaus erhöht werden (Kap. 3.12).

Tabelle 5-2: Typische Symptome der amyotrophen Lateralsklerose (ALS) (Quelle: Eigene Darstellung unter Verwendung von Gerhard, 2023b)

Ursache	Symptom
Durch die ALS direkt bedingt	• Lähmungen mit Muskelschwund (atrophische Paresen) • Lähmungen mit Spastik • Muskelzuckungen und -krämpfe (Faszikulationen und Crampi) • undeutliche Sprache (Dysarthrie) • Schluckstörung • Ventilationsstörung • überschießende mimische Ausdrucksbewegungen (pathologisches Lachen und Weinen)
Indirekte Folge der ALS	• psychische Störungen i. R. der Krankheitsverarbeitung • Schlafstörungen • übermäßiger Speichel durch mangelndes Schlucken (Pseudohypersalivation) • Atemnot (Dyspnoe) • zähe Verschleimung, Husten • Auswirkungen der schwachen Atmung (Hypoventilationssymptome wie Kopfschmerzen, Konzentrationsschwierigkeiten) • Schmerzen (muskuloskelettal, nozizeptiv) • Verstopfung

Atemnot entsteht bei ALS in der Regel nicht durch Sauerstoffmangel, sondern durch Kohlendioxidretention. Sauerstoffgaben sind daher eine Placebomaßnahme, die außerdem noch die Mundschleimhäute austrocknet. Opioide ökonomisieren die Atmung, wie in Kapitel 3.12 gezeigt wurde. Angst im Rahmen von Atemnot lässt sich mit Tranquilizern wie Lorazepam (Tavor®) oder Midazolam (Dormicum®) behandeln.

Andauernder *Husten* kann ebenfalls ein sehr quälendes Symptom der ALS sein. Husten ist ein wichtiger Schutzmechanismus des Körpers, denn durch Abhusten wird das Bronchialsystem gereinigt. Bei ALS-Patienten kann auf Grund der neuromuskulären Einschränkungen oft nicht ausreichend abgehustet werden. Es besteht dann Therapiebedarf, und zwar muss therapeutisch das Abhusten unterstützt werden. Neben Sekret verflüssigenden Maßnahmen kann ein apparativer Hustenassistent (ein sogenannter Cough-Assistent) das Abhusten unterstützen (Gerhard, 2023b).

Die zunehmende neuromuskulär bedingte respiratorische Insuffizienz führt zu *Tagesmüdigkeit* und Kopfschmerzen sowie Konzentrationsstörungen **(Kasten 5-1)**. Diese Symptome der Tagesmüdigkeit können über eine nächtliche Maskenbeatmung gebessert werden. Dazu wird eine Maske an die Mund-/Nasenpartie des Betroffenen angepasst. Ohne dass eine Intubation etc. erforderlich wird, kann der Betroffene sich einfach nachts über die Maske beatmen.

Dies ist laut DGN-Leitlinie je nach Patientenwunsch in folgenden Situationen indiziert (mod. n. DGN, 2021a):

- $PaCO_2$ am Tage ≥ 45 mmHg
- nächtliches $PaCO_2$ ≥ 45 mmHg
- nächtliches $PtcCO_2$ ≥ 50 mmHg über 30 Minuten (tc = transcutan, a = arteriell).

Manche Betroffene entscheiden sich auch für eine Langzeitbeatmung. In der Regel wird dabei über ein Tracheostoma (Luftröhrenschnitt) dauerhaft beatmet. Es kann dann in fortgeschrittenen Krankheitsstadien zu besonderen Situationen kommen, wenn sämtliche Muskeln nacheinander gelähmt werden, aber der Betroffene dank des Beatmungsgerätes weiterlebt. Das Beispiel von Stephen Hawking am Ende des Kapitels zeigt ein solches Leben als „reiner Geist ohne Körper“, das für manche, aber sicher nicht alle Menschen erstrebenswert sein mag. Nach eigenen Erfahrungen entscheiden sich viele Betroffene gegen ein solches Leben und damit gegen die Langzeitbeatmung. Der Entscheidungsprozess bedarf einfühlsamer Begleitung und psychologischer Unterstützung. Wichtig ist zu wissen, dass der Tod in der Ateminsuffizienz nicht mit Erstickungsgefühlen einhergeht (DGN, 2021a).

Im Rahmen der *Pseudobulbärparalyse* kommt es zu überschießenden mimischen Ausdrucksbewegungen, die sich dann als „pathologisches“ Lachen und Weinen über den eigentlichen Affekt hinausgehend zeigen. Der Betroffene will bloß lächeln oder eine traurige Miene zeigen und muss andauernd lachen oder weinen. Die Belastung für die Betroffenen und ihr

Kasten 5-1:

Symptome der chronisch reduzierten Atemleistung (mod. n. Borasio et al., 2002)

- Tagesmüdigkeit
- Konzentrationsstörungen
- Schlafstörungen (das Ein- und Durchschlafen betreffend)
- morgendliche Kopfschmerzen
- Nervosität (vermehrt zittrig, Schweißausbrüche, Herzrasen)
- Angst
- Depression
- Atemnot
- schnelle, flache Atmung
- Einsatz der Atemhilfsmuskulatur
- erschwertes Sprechen durch die Atemnot
- Verschwommen-Sehen
- Schwindel
- Ohnmachten
- Appetitlosigkeit
- diffuse Schmerzen
- Blauverfärbung der Extremitäten

Umfeld ist erheblich. Gerade in auf Tumorpatienten ausgerichteten, sehr guten und einfühlsamen Settings, die dieses Symptom aber schlecht kennen, besteht die Gefahr, dass auf das scheinbare „Symptom" des Betroffenen, nämlich sein Weinen, „einfühlsam" reagiert wird, obwohl es nicht seinem tatsächlichen Affekt entspricht (Erfahrungen des Autors). Dies verstärkt das Gefühl des Betroffenen, einen für ihn fremden Affekt auszudrücken. Medikamentöse Maßnahmen zur Linderung des pathologischen Lachens oder Weinens sind nach der Leitlinie der Deutschen Gesellschaft für Neurologie (Gerhard, 2023b):

- Amitriptylin (z. B. Saroten®)
- Serotonin-Wiederaufnahme-Hemmer, z. B. Citalopram (Cipramil®).

Die zunehmende *Dysarthrie* (undeutliche Sprache) kann in Anfangsstadien mit Sprechübungen zu kompensieren versucht werden. Bei dann weitgehend unverständlicher Sprache können Sprachcomputer eine wertvolle Kommunikationshilfe darstellen. Wichtig ist, dass sich Betroffene frühzeitig mit diesem Hilfsangebot auseinandersetzen, am besten wenn sie noch sprechen können, damit die Kommunikation während der Lernphase mit dem Gerät noch gut möglich ist und keine zu hohe Barriere besteht.

In der ethischen Entscheidungsfindung bei Betroffenen mit ALS soll vor allem die gezielte Kommunikation über diese Themen mit den Betroffenen in jedem Fall erhalten werden, und sie selbst sollen mit unserer Unterstützung entscheiden. Unter einfühlsamer, suchender Herangehensweise und Verwendung von Hilfsmitteln wie Schreibtafeln, Buchstabentafeln und Sprachcomputern gelingt fast immer eine Verständigung. Daher sind nur in seltenen Ausnahmefällen stellvertretende Entscheidungen notwendig.

Borasio et al. (2002) haben den zeitlichen Verlauf der Palliativbetreuung von ALS-Patienten folgendermaßen gegliedert – vgl. auch DGN, 2021a:

1. Aufklärung
2. psychologische Unterstützung
3. symptomatische Maßnahmen
4. Fragen wie PEG, Heimbeatmung
5. Entscheidungen am Lebensende
6. Sterbephase und Tod
7. Trauerbegleitung der Angehörigen.

Diese Gliederung mag den Ablauf einer palliativen Begleitung beispielhaft verdeutlichen, auch wenn häufig von der geschilderten Reihenfolge abgewichen wird und stets der Betroffene und seine Bedürfnisse über Art, Reihenfolge und Umfang der aktuellen Palliativversorgung entscheiden sollten.

Studien zufolge ist die individuelle **Lebensqualität** Betroffener trotz der massiv einschränkenden Lähmungen erstaunlich gut (Lulé et al., 2008). Dies wird auch in dem verfilmten Buch „Dienstags bei Morrie" (Albom, 2002; Jackson, 2010) eindrucksvoll gezeigt: Ein pensionierter Professor hat trotz ALS und Lähmungen eine erstaunlich positive Lebenseinstellung und findet viel Sinn in seinem Leben. Davon kann er dem Autor Mitch Albom, der als gestresster Sportjournalist ein sinnentleertes Leben nach der Uhr führt, eine Menge abgeben. Auch das schon angesprochene Beispiel des berühmten Astrophysikers Stephen Hawking lehrt uns, welchen Sinn Betroffene in einem Leben ohne Beweglichkeit, aber mit vollständig erhaltenem Geist finden können. Eine Kurzbiographie dieses sehr eindrucksvollen Menschen soll wegen seines extrem erfolgreichen Lebens mit einer sehr schweren Form der ALS dieses Kapitel abschließen **(Kasten 5-2)**.

Kasten 5-2:

Biographie von Stephen W. Hawking (mod. n. Wunderlich, 2010)
Stephen W. Hawking wurde am 8. Januar 1942 in Oxford geboren. 1959 begann er, in Oxford Physik zu studieren. Nach dem Physikstudium ging er 1962 nach Cambridge, um sich mit

Kosmologie zu befassen. Kurz vor seinem 21. Geburtstag diagnostizierten Ärzte bei ihm eine amyotrophe Lateralsklerose (ALS).
Trotzdem promovierte Hawking 1965/66 und übernahm Lehr- und Forschungsaufgaben am Gonville and Caius College der Universität Cambridge. Sein Zustand verschlechterte sich, sodass er 1968 einen Rollstuhl benötigte. 1979 berief ihn die Universität Cambridge auf den Lucasischen Lehrstuhl für Mathematik und damit zum Nachfolger von z. B. Isaac Newton.
Vier Jahre später erkrankte er während eines Besuchs im europäischen Kernforschungszentrum bei Genf an einer Lungenentzündung. Um ihn vor dem Tod zu bewahren, musste ein Luftröhrenschnitt durchgeführt werden, durch den er seine Fähigkeit zum Sprechen verlor. Seitdem war er auf einen eigens für ihn entwickelten Computer angewiesen, der getippte Texte in artifizielle Sprache umsetzte. Wegen der fortschreitenden Muskellähmung musste das Gerät Mitte 2005 umgebaut werden, damit er es statt mit einem Finger mit den Augen steuern konnte: Das Schließen der Lider und Bewegungen der Augen wurden durch eine Spezialbrille und einen Infrarotstrahl auf den Computer übertragen.
Andreas Bernard schrieb am 11. November 2005 im „Süddeutsche Zeitung Magazin“:
Die Faszination an Hawking ist also die Faszination vor dem reinen Geist: In der ausdruckslosen, zusammengekrümmten Gestalt offenbart sich die klare Essenz des Denkens, ohne Trübung durch einen wendigen Körper, durch wortreiche Kommunikation. Dieses Bündel Mensch ist nichts als Intelligenz; von ihm geht eine unendliche Verdichtung der geistigen Tätigkeit aus, die sich alles Entbehrlichen entledigen musste: von der Funktionstüchtigkeit der Gliedmaßen bis zu den grundlegendsten Arbeitsmitteln wie Stift und Papier.
Stephen Hawking starb am 14. März 2018 in Cambridge.

5.3 Demenz

Der Begriff „Demenz“ (lat. „mens“ = Geist; „de“ = abnehmend) beschreibt die abnehmende geistige Funktion der Betroffenen. Wie die meisten Begriffe der Medizin ist er defizitorientiert. Bei einer palliativen Betrachtung ist indessen der Blick auf mögliche Ressourcen wichtig und eine erhebliche Ressource ist für viele Betroffene die lange erhaltene Emotionalität. Sie führen oft ein Leben im Augenblick (Wojnar, 2007), fühlen sich dabei teilweise sehr wohl und u. U. paradoxerweise sogar jung und gesund, da sie ihr tatsächliches Alter vergessen haben. In diesem mitunter glücklichen Leben im Augenblick ist es besonders wichtig, auf die emotionalen Bedürfnisse der Betroffenen gut einzugehen und störende Symptome zu beseitigen, um diese mitunter als gut empfundene Lebensqualität möglichst zu fördern und zu erhalten.

Da Demenzbetroffene weniger gute intellektuelle Möglichkeiten der Kommunikation haben, um störende Symptome mitzuteilen und sich schlechter davon ablenken können, ist für sie eine gute Palliativversorgung besonders wichtig. Gleichzeitig ist es aber auf Grund der kognitiven Veränderungen deutlich schwieriger, die störenden Symptome zu erfassen, da sich die Betroffenen ganz andersartig und oft schwerer verständlich mitteilen. Sie sind deshalb auch von Autonomieverlust bedroht und bedürfen häufig unseres Schutzes, da sie sich oft nicht mehr selbst schützen können (Kap. 4.5).

In der Anfangsphase der Erkrankung stellt das „Gewahr-Werden“ der Diagnose eine extreme Belastung für Betroffene und ihr Umfeld dar. Der an Morbus Alzheimer erkrankte Psychologe Richard Taylor (2011) beschreibt die Auswirkungen der Diagnosestellung auf ihn selbst: das „Fegefeuer“ in der Zeit zwischen Vermutung und Sicherheit und wie er nach der Diagnosemitteilung drei Wochen Tag für Tag weinte. Er beschäftigte sich damals mit der Frage, ob er sich in einer Welt behaupten könne, von der ihm immer größere Teile des Geschehens fehlten.

Solches Erleben der Diagnosemitteilung erfordert zwingend eine einfühlsame Aufklärung gegenüber Betroffenen und ihren Zugehörigen nach den in Kapitel 2.3 beschriebenen Prinzipien.

Das Krankheitsbild der Demenz umfasst erworbene Störungen intellektueller Fähigkeiten im Erwachsenenalter. Typischerweise sind vor allem folgende Fähigkeiten gestört:

- Kurz- und später auch Langzeitgedächtnis
- abstraktes Denken
- Urteilsvermögen
- Sprache
- räumliches Vorstellungsvermögen
- Bewegungsabläufe (z. B. Zuknöpfen, Schlüssel benutzen etc.).

Ursachen. Die Ursachen einer Demenz sind meist degenerative und somit irreversible Hirnerkrankungen, wie z. B. die Alzheimer-Krankheit, die vaskuläre (durch eine Gefäßerkrankung bedingte) Demenz, die Lewy-Körperchen-Demenz oder die frontotemporale Demenz. Nur selten bestehen reversible Ursachen, wie z. B. ein Vitaminmangel oder eine Schilddrüsenhormonstörung (Gerhard & Bollig, 2007). Details sind **Tabelle 5-3** zu entnehmen.

Tabelle 5-3: Demenzformen (Quelle: stark mod. n. Hacke, 2010, S. 583; unter Einbezug von DGN & DGPPN, 2023; Perrar et al., 2021)

Demenzform	Beschreibung
Alzheimer-Demenz	Häufigste Demenzform, tritt mit zunehmendem Alter immer häufiger auf. In wenigen Jahren schreiten Gedächtnis- und Sprachstörungen sowie Störungen des räumlichen Vorstellungsvermögens fort. Dies kann mit Medikamenten aus der Gruppe der Acetylcholinesterasehemmer – Donepezil (Aricept®), Rivastigmin (Exelon®) oder Galantamin (Reminyl®) – in frühen bis mittleren Stadien und durch Memantin (Axura®, Ebixa®) in mittleren bis späten Stadien ein wenig aufgehalten werden. Nach Absetzen der Medikamente gleicht der Verlauf dem unbehandelter Patienten.
Vaskuläre Demenz	Entsteht durch Schlaganfälle. Schon nach einem einzigen Schlaganfall kann es abrupt zu Gedächtnisstörungen und kognitiven Veränderungen kommen. Besonders häufig betroffen sind Menschen mit einer subkortikalen arteriosklerotischen Enzephalopathie, einer meist durch Bluthochdruck bedingten Erkrankung der kleinen Gefäße im Gehirn (Mikroangiopathie), bei der es zu mehreren kleineren, lakunären Schlaganfällen kommt. Die Betroffenen zeigen neben der Demenz meist auch andere Schlaganfallsymptome. Memantin scheint auch hier zu wirken.
Lewy-Körperchen-Demenz	Gekennzeichnet durch eine rasch fortschreitende Demenz mit optischen Halluzinationen, gefolgt von einer Bewegungsstörung wie bei der Parkinson-Erkrankung. Im Gegensatz zur Demenz nach langjähriger Parkinson-Krankheit haben Menschen mit Lewy-Körperchen-Demenz erst die Demenz und dann die Parkinson-Symptomatik. Sie reagieren besonders sensibel, mit Bewegungsstörungen und schwerwiegenderen Symptomen, auf Neuroleptika. Studienergebnisse zeigen auch eine Wirkung der Antidementiva aus der Gruppe der Cholinesterasehemmer (siehe Alzheimer Demenz).

Demenzform	Beschreibung
Parkinson-Demenz	Tritt im fortgeschrittenen Stadium einer Parkinson-Erkrankung bei vielen Betroffenen auf. Studienergebnisse zeigen auch eine Wirkung der Antidementiva aus der Gruppe der Cholinesterasehemmer (siehe Alzheimer Demenz).
Frontotemporale Demenz	Selten, beginnt meist früher (mit 40–65 Jahren) als z. B. die Alzheimer-Demenz und ist vor allem durch Verhaltensauffälligkeiten, Enthemmungszeichen und Sprachstörungen gekennzeichnet. Eine Sonderform mit fast ausschließlich fortschreitenden Sprachstörungen ist die primär progressive Aphasie. Formen mit überwiegend Verhaltensauffälligkeiten und psychosozialer Enthemmung wurden früher Morbus Pick genannt.
Demenz bei Normaldruckhydrozephalus	Durch unzureichende Resorption des Liquor cerebrospinalis kommt es zur Aufweitung der Liquorräume im Ventrikelsystem des Gehirns. Dies führt zu Gangunsicherheit, Blasenstörungen und Demenz. Durch Anlage einer Dauerableitung des Liquors mit Shunt-Systemen kann die Symptomatik gebessert werden.
Creutzfeld-Jakob-Erkrankung	Bei dieser durch infektiöse Eiweiße (Prionen) bedingten, sehr rasch fortschreitenden, seltenen Demenzform kommt es neben der Demenz zu Muskelzuckungen (Myoklonien) sowie Seh-, Koordinations- und Bewegungsstörungen. Eine Therapie ist nicht bekannt.
Sonstige	• Demenz im Rahmen von Entzündungen des Gehirns (Enzephalitis), wie z. B. Neuro-AIDS, Syphilis etc. • Demenz bei Schilddrüsenhormonmangel (wenn früh erkannt, behandelbar durch Schilddrüsenhormone) • Demenz bei Vitaminmangel wie z. B. Vitamin B12 (wenn früh erkannt, behandelbar durch Vitamingaben) • Demenz bei Tumorerkrankungen des Gehirns (Kap. 5.4)

Wichtig ist, eine Demenz von einer depressiven **Pseudodemenz** abzugrenzen, da Depressionen gut behandelbar sind. Bei beiden Erkrankungen treten Antriebslosigkeit, Denkhemmung, Konzentrations- und Gedächtnisstörungen auf. Schon das klinische Bild liefert Unterscheidungsmöglichkeiten: Während Betroffene mit Demenz eher dazu neigen, Gedächtnisstörungen zu überspielen, andere zu beschuldigen und oft Stimmungsschwankungen zeigen, haben Menschen mit Depressionen eher Schuldgefühle, eine depressiv-gedrückte Stimmung und klagen über Gedächtnisstörungen. Die gestörte oder nichtgestörte Orientierung liefert weitere Hinweise. Demenz- bzw. Depressionstests ermöglichen eine bessere Differenzierung.

An **Demenzstadien** lassen sich leichte, mittlere, schwere und terminale Stadien unterteilen. Hilfreich dabei ist der Mini-Mental-Status-Test, ein Kurztest **(Tab. 5-4)**.

Eine noch genauere Stadieneinteilung gelingt mit der Skala von Reisberg (1988) **(Tab. 5-5)**. Nachteil dieser Einteilungen ist, dass die Stadien größtenteils über Defizite und nicht über erhaltene Fähigkeiten (Ressourcen) definiert werden.

Zur **Epidemiologie**: Laut DGN- und DGPPN-Leitlinien sind in Deutschland etwa 1,8 Millionen Personen an Demenz erkrankt (DGN & DGPPN, 2023). Demenzen treten vor allem im höheren Lebensalter auf. Zum Zeitpunkt des Todes leiden im Alter von 85 Jahren und darüber bis über 50 % an einer Demenz

Tabelle 5-4: Der Mini-Mental-Status-Test (MMST) (engl. Mini-Mental State Examination) (Quelle: mod. n. Perrar et al., 2021, S. 70–71; Folstein et al., 1975)

Demenz	MMST [Punkte]	Anmerkung
leicht	19 bis 22 (23–27: leichte kognitive Störung)	• ist in der Lage, unabhängig zu leben • Urteilsvermögen intakt
mittel	10 bis 18	• selbstständige Lebensführung eingeschränkt möglich • Aufsicht teilweise nötig
schwer	< 10	• Aufsicht dauerhaft nötig (u. a. persönliche Hygiene) • Verlust des Zeitgefühls • verläuft sich leicht (findet Toilette oder Zimmer nicht wieder)
Endstadium	–	(Im Endstadium lässt sich meist gar kein MMST mehr abfragen, daher steht hier keine typische Punktzahl.)

Tabelle 5-5: Reisberg-Skala zur Stadieneinteilung der Demenz (Quelle: mod. n. Reisberg, 1988, S. 653–659)

Stadium	Beschreibung	Kennzeichen
I	keine kognitiven Einbußen, kein Hinweis auf eine Gedächtnisstörung	
II	sehr geringe kognitive Einbußen, Klagen über Defizite	• vergisst, wo Gegenstände liegen • vergisst früher gut gekannte Namen
III	geringe kognitive Einbußen, erste Defizite in mehr als einem der folgenden Bereiche:	• kann sich an einem fremden Ort nicht zurechtfinden • Freunde und Bekannte bemerken Wortfindungsstörungen und Schwierigkeiten, sich an Namen zu erinnern • behält nur einen geringen Teil einer gelesenen Textpassage • kann sich neue Namen schlecht merken • verlegt oder verliert Wertgegenstände • Gedächtnisdefizite in psychologischen Tests • verringerte Leistungsfähigkeit im Beruf oder sozialen Umfeld • verleugnet Einbußen • geringe Angst begleitet die Symptome

Stadium	Beschreibung	Kennzeichen
IV	mäßige kognitive Leistungseinbußen, im Gespräch Schwierigkeiten in folgenden Bereichen:	• Kenntnisse aktueller oder kurz zurückliegender Ereignisse • Erinnern des eigenen Lebenslaufs • Konzentration bei Rechenaufgaben mit mehrfachem Subtrahieren • Fähigkeit, sich an unbekannten Orten zurechtzufinden oder mit Geld umzugehen • Verleugnen von Symptomen als Abwehrreaktion • affektive Einschränkung • Meiden von Situationen mit höheren Anforderungen • keine Defizite der Orientierung zur Zeit, zur Person und im Wiedererkennen vertrauter Personen oder Gesichter • kann sich an bekannten Orten zurechtfinden
V	mittelschwere kognitive Leistungseinbußen:	• braucht fremde Hilfe im Alltag • kann sich kaum an relevante Aspekte des eigenen Lebens erinnern • Namen Nahestehender, deren Adressen oder langjährig benutzte Telefonnummern sind nicht mehr präsent • örtlich und zeitlich desorientiert • Rechenaufgaben werden nicht oder fehlerhaft durchgeführt • Schwierigkeit bei der Auswahl passender Kleidung (Temperatur, sozialer Kontext) • der eigene und der Name des Ehepartners werden noch erinnert • keine Hilfe beim Toilettengang oder bei Mahlzeiten nötig
VI	schwere kognitive Leistungseinbußen (wird nochmals von VIa bis VIe unterteilt):	• der Name des Ehepartners wird vergessen • Erinnerungsfähigkeit an kurz zurückliegende Ereignisse und Erfahrungen, Jahreszeiten oder zeitliche Veränderungen aufgehoben • von 10 kann nicht mehr flüssig rückwärts gezählt werden • Toilettengang nur noch selten allein möglich • Tag-Nacht-Rhythmus gestört • Wahnvorstellungen, Zwangssymptome, Antriebsstörungen, Angst und Unruhe möglich
VII	sehr schwere kognitive Einbußen (wird nochmals von VIIa bis VII f unterteilt):	• schwere Sprachstörung bis zum Sprachverlust oder nur noch sprachlichen Automatismen • Harninkontinenz • Hilfe beim Toilettengang und Essen nötig • Verlust der Bewegungssteuerung (Dyspraxie), kann z. B. nicht mehr laufen oder essen

(DGN & DGPPN, 2023). Laut Prognosen könnten Demenzen möglicherweise 2060 die häufigste Erkrankung zum Zeitpunkt des Todes sein (DGN & DGPPN, 2023).

Es gibt Geschlechtsunterschiede, denn Frauen sind auf Grund ihrer höheren Lebenserwartung häufiger von Demenzen betroffen als Männer. Für die Zukunft wird erwartet, dass es durch das Altern der geburtenstarken Jahrgänge der 1950er- und 1960er-Jahre und einen weiteren Anstieg der Lebenserwartung noch mehr Demenzbetroffene in Deutschland geben wird. Schätzungen in Abhängigkeit von den Prognoseannahmen gehen von bis zu 3,3 Mio. Menschen mit Demenz im Jahr 2060 aus.

Symptome. Hanrahan et al. (2001) beschrieben schon vor langem folgende Symptome und Komplikationen bei fortgeschrittener Demenz:

- Verwirrtheit (83 %)
- Schluckstörungen (72 %)
- Harninkontinenz (72 %)
- Dekubitus (70 %)
- Schmerz (64 %)
- depressive Stimmungslage (61 %)
- Obstipation und Appetitverlust (57 %)
- Dehydratation (57 %)
- Aspirationspneumonie (55 %)
- Unterernährung (50 %)
- Harnwegsinfekte (37 %).

In Fremdbeurteilungen wurden schon früh als weitere Symptome beschrieben (Volicer, 2004):

- Einbußen der Entscheidungsfähigkeit
- extrapyramidale und dyspraktische Bewegungsstörungen
- Schwierigkeiten bei der Nahrungsaufnahme.

Große Herausforderungen ergeben sich bei Demenzbetroffenen dadurch, dass sich die Schmerz- und Symptomerfassung anders gestalten muss (Gerhard, 2021b). Kojer (2011) wies darauf hin, dass sich beispielsweise Schmerz bei Demenzbetroffenen in Unruhe, Depression, Aggressivität, Schlaflosigkeit und Nahrungsverweigerung äußern kann. Leider erhalten viele Menschen mit Demenz, wenn sie diese Symptome zeigen, Beruhigungsmittel, Antidepressiva, Magensonden etc., aber keine Schmerzmittel. Psychopharmaka führen in dieser Situation manchmal dazu, dass die Betroffenen ihren Schmerz noch schwerer ausdrücken können.

Oft haben Betroffene einfach nur das Wort „Schmerz“ vergessen und kennen nur noch Begriffe wie „Aua“, „Tut weh“ etc. (Gerhard, 2010a). Hier bedarf es einer fantasiereichen, suchenden Haltung. Andere Symptome, wie z. B. Übelkeit, lassen sich u. U. noch schwerer erfassen als Schmerz. Bezüglich spezifischer Instrumente zur Erfassung von Schmerz bei kognitiver Beeinträchtigung sei auf Kapitel 3.2.2 verwiesen, wo spezielle Schmerzerfassungsskalen für diese Situationen, wie z. B. BESD und ZOPA, dargestellt werden.

Interventionen. Verlegungen Betroffener ins Akutkrankenhaus gehen oft mit Verstärkung der Verwirrtheit in der neuen Umgebung einher und können daher z. B. zu Stürzen, Nahrungsverweigerung oder Inkontinenz (Volicer, 2004) führen. Invasive diagnostische und therapeutische Interventionen bedeuten für diese Patienten eine erhebliche Belastung und sollten hinsichtlich der Vorteile und Risiken sehr sorgfältig abgewogen werden (Gerhard & Bollig, 2007). Im Krankenhaus durchgeführte Maßnahmen, wie Fixierung, Anlegen eines Blasenkatheters sowie die Gabe von psychotropen Medikamenten, parenteraler Flüssigkeit oder Sondennahrung, fördern Komplikationen wie Lungenembolie, Aspirationspneumonie, Thrombophlebitis und Harnwegsinfekte bis hin zum septischen Schock (Volicer, 2004). Einige Patienten sterben an diesen Komplikationen. Schmidtke (2008) empfiehlt daher in den Leitlinien der Deutschen Gesellschaft für Neurologie, die diagnostische Abklärung einer Demenz solle möglichst ambulant erfolgen. Sogar bei alten Menschen, die nicht verwirrt sind, kommt es bei Krankenhausbehandlungen zu funktionellen Verschlechterungen (Hirsch et al., 1990). Eine Pneumonie kann in einem entsprechend ausgestatteten Pflegeheim mit gleicher Überlebensrate und besserer Langzeitprognose behandelt werden (Thompson et al., 1997, 1999). Auch bei akutem Koronarsyndrom und Schlaganfall führt die Krankenhausbehandlung Demenzbetroffener im Vergleich zur Behandlung im Pflegeheim nicht zu einer Verbesserung der Lebenserwartung (Ranhoff & Linnsund, 2005). Eine Einweisung ins Krankenhaus erhöht allerdings die Überlebensrate und verbessert den funktionellen Status bei Hüftfraktur oder Anämie (Ranhoff & Linnsund, 2005).

Die Frage, ob eine lebensbedrohliche Infektion bei fortgeschrittener Demenz mit Antibiotika behandelt werden sollte, wird sehr kontrovers diskutiert. Wiederkehrende Infektionen können dadurch nicht vermieden werden. Durch Antibiotika lässt sich in der Terminalphase einer Demenz in vielen Fällen weder eine Lebensverlängerung noch eine Verbesserung der Lebensqualität erreichen (Thompson et al., 1997, 1999). Die Nebenwirkungen der Antibiotika, wie Diarrhö, Allergie, Agranulozytose und Hyperkaliämie, schränken die Lebensqualität dieser todkranken Patienten ein. Hinzu kommt die Belastung durch diagnostische Maßnahmen, wie z. B. der Blut- oder Sputumabnahme. Stattdessen sollte eine Palliativtherapie mit Analgetika, Antipyretika und eventuell Sauerstoff eingeleitet werden. Bei Atemnot können Opioide gegeben werden (Gerhard & Bollig, 2007). Die palliative Behandlung kann bei entsprechender Ausbildung des Personals auch zu Hause oder im Pflegeheim erfolgen.

Bei Fortschreiten der Demenz kommt es oft zu Problemen mit der Nahrungsaufnahme. Mögliche Ursachen sind:

- dyspraktische Störungen, wie z. B. die Unfähigkeit, Besteck zu benutzen
- Ablehnung von Nahrung („Nahrungsverweigerung“)
- fehlender Appetit.

Appetitstimulanzien sind deshalb manchmal hilfreich. Die Therapie der Dyspraxie umfasst u. a. das Anreichen von Nahrung und appetitliches Anrichten von „Fingerfood“. In weit fortgeschrittenen Stadien der Demenz können zusätzlich Schluckschwierigkeiten bestehen (Gerhard & Bollig, 2007). Das Eindicken von Flüssigkeiten kann hier nützlich sein. Außerdem sollten Konzepte der Schlucktherapie in die Versorgung integriert werden. Bei Ablehnen von Nahrung auf Grund einer Depression sollte eine antidepressive Therapie erwogen werden. Möglichkeiten, wie Essen trotz Demenz gelingen kann, werden in **Kasten 5-3** zusammengefasst.

Kasten 5-3:

„Essen trotz Demenz“ (unter Verwendung von Martin & Sabbach, 2011)

- Essen jederzeit verfügbar
- weiches und süßes Essen
- kleine Portionen
- Fingerfood
- Lieblingsessen
- Nahrunganreichen als Kommunikation
- verbale/nonverbale Ermutigung
- unaufdringliche Hilfestellung
- Essen in zwei Schritte zerlegen:
  1. in den Mund nehmen
  2. schlucken.

Autonomie. In der Kommunikation mit Betroffenen und Angehörigen ist es extrem wichtig, alles zu tun, um die Autonomie der Betroffenen zu erhalten. Es sollte vermieden werden, an den Betroffenen vorbei nur mit Angehörigen zu sprechen. Lassen wir den an Demenz erkrankten Psychologen Richard Taylor (2008, S. 84) erneut zu Wort kommen:

„Im schlechten Fall treffen sich die Fachleute meines Betreuungsteams ohne mich mit meinen Angehörigen, wobei diese reihum ihre Klagen über mich vorstellen. [...] Es geht schneller und leichter, pflegenden Angehörigen aus der Klemme zu helfen, als mir zuzuhören, mich zu verstehen und womöglich gar zu versuchen, mir aus der Klemme zu helfen.“

Taylor (2008, S. 85) fordert von uns mehr Dialog mit Betroffenen: „Liebe Fachleute, bitte ermuntert pflegende Angehörige, sich mit uns über ihre Probleme zu unterhalten, und ermuntert sie, zuzuhören, wenn wir über unsere Probleme sprechen.“

Diese offenen Gespräche beginnen mit dem Mitteilen der Diagnose, was leider allzu oft unterbleibt, und setzen sich im ständigen Suchen nach Entscheidungen unter Einbezug der Betroffenen fort. Dieser Einbezug kann auf drei Ebenen geschehen, und zwar auf:

1. der Ebene des natürlichen Willens, also der Willensäußerungen eines Menschen, dessen Wille für die Umgebung nur noch sehr schwer zu erfassen ist
2. der Ebene des vorausverfügten Willens durch Schriftstücke aus der Vergangenheit wie Patientenverfügungen
3. durch Gespräche mit Menschen, die den Betroffenen gut kennen und daher aus der Vergangenheit weitererzählen können (Gerhard, 2010c).

Gerade in der Betreuung verwirrter, an Demenz leidender Menschen erhält die Kommunikation mit Zugehörigen besonderes Gewicht. Sie sind auch hier in zahlreichen Funktionen präsent und nicht nur Dolmetscher, sondern auch Informationsquelle und Entscheidungsträger (Kojer, 2021), aber zuallererst Mitleidende, Mitbetroffene. Sie nur als Informationsquelle oder Entscheidungsträger zu sehen, würde ihnen nicht gerecht und überforderte sie.

Die Begleitung verwirrter Menschen kann für ein Team eine sehr schwierige, manchmal fast unlösbare Aufgabe sein. Es gibt jedoch einige hilfreiche Techniken und Haltungen im Umgang mit verwirrten Menschen. Die Validation (Feil & Klerk-Rubin, 2010) beispielsweise ist eine Methode, die Gefühle des anderen anzuerkennen und zu versuchen, ihn einfühlsam in seiner Welt zu begleiten. Der Validierte ist dann zwar nicht weniger dement, fasst aber allmählich Vertrauen und gewinnt an Selbstsicherheit. Der Einsatz dieser Methoden setzt eine gezielte Weiterbildung voraus.

Medikamentöse Maßnahmen im Umgang mit verwirrtem, aggressivem Verhalten sollten die letzte Wahl sein, nachdem alle nichtmedikamentösen Möglichkeiten ausgeschöpft wurden. Martin und Sabbach (2011) empfehlen, Benzodiazepine in jedem Fall zu vermeiden. Auch raten sie zu extremer Vorsicht gegenüber Antipsychotika. Dies entspricht auch der eigenen Erfahrung des Autors. Niederpotenten, sedierenden Neuroleptika, wie Pipamperon (z. B. Dipiperon®) oder Melperon (z. B. Eunerpan®), sollte auch wegen ihrer geringeren anticholinergen Nebenwirkungen (Perrar et al., 2021) der Vorzug gegeben werden. Falls hochpotente Neuroleptika unvermeidbar sind, haben atypische Neuroleptika wegen der geringeren extrapyramidalen Nebenwirkungen Vorteile (Martin & Sabbach, 2011; Perrar et al., 2021).

Durch Bewegungseinschränkung und Bettlägerigkeit verlieren die Betroffenen mit der Zeit den Bezug zur Umwelt und zu sich selbst. Sie wissen dann nicht mehr, wo ihr Körper und seine Grenzen sind (Kojer, 2021). Dieser Verarmung kann durch gezielte Berührungen und die damit gegebenen Informationen entgegengewirkt werden. Ausführlicher wird diese andere Haltung der Basalen Stimulation® in Kapitel 3.11 beschrieben.

Für Außenstehende ist es manchmal schwierig, die Gefühle, Antriebe und Symptome Demenzbetroffener mitzuerleben, da diese sich andersartig ausdrücken. Was Außenstehende als Verhaltensauffälligkeiten betrachten, sind oft Bruchstücke dieser andersartigen Kommunikation, z. B.:

- Ein Betroffener empfindet die Mobilisation als extrem schmerzhaft und schlägt deshalb um sich.
- Eine Betroffene will nach Hause, da sie sich in der Einrichtung nicht wohlfühlt, obwohl ihr Zuhause schon lange nicht mehr existiert.
- Eine Betroffene ruft ständig um Hilfe, da sie hofft, damit auf ihre Einsamkeit oder ihre Schmerzen aufmerksam zu machen. Sie hat aber die entsprechenden Wörter vergessen.

Wir sehen, dass aus Verhaltensstörungen schnell beharrliches Kommunizieren von Unbehagen wird, wenn wir versuchen, uns in die Betroffenen einzufühlen und so manche „Verstehensbarriere“ in uns überwinden.

Es ist immer wieder erstaunlich, welchen Sinn Demenzbetroffene in diesem Leben im Augenblick (Wojnar, 2007) finden können. Ihnen helfen bei dieser spirituellen Sinnsuche gewohnte Rituale, vertraute Musikstücke, Spielfilme etc. **Tabelle 5-6** gibt Hinweise zur förderlichen bzw. ungünstigen Lebensweltgestaltung.

Luzide Ereignisse sind Momente scheinbarer Klarheit, die in der Begegnung mit Menschen mit Demenz auftreten können. Vermutet wird, dass Fragmente der Innenwelt und der aktuell erlebten Außenwelt in diesem Augenblick zusammenpassen und zu dieser „lichten“ Klarheit im Augenblick führen (Perrar et al., 2021).

5.4 Hirntumore

Hirntumore sind vergleichsweise selten, laut DGN (2021b) wird bei ca. 5 bis 6 von 100 000 Einwohnern jährlich ein Hirntumor diagnostiziert (Inzidenz). Sie kommen sowohl bei Erwachsenen als auch bei Kindern vor. Tumore

Tabelle 5-6: Tipps im Umgang mit Demenzbetroffenen (Quelle: n. Martin & Sabbach, 2011, S. 167)

Was Sie tun sollten …	… und was nicht
• Spielen Sie Musik, die die Person mag und die eine positive Reaktion bei ihr hervorruft. • Spielen Sie Videos nach Versuch und Irrtum ab, die den Betroffenen gefallen und eine positive Reaktion hervorrufen. • Versuchen Sie nach Versuch und Irrtum, das richtige Fernseh-/Radioprogramm herauszubekommen. Spielen Sie nur Programme, die klar eine positive Reaktion hervorrufen. • Beziehen Sie bei der Planung der Alltagsaktivitäten die frühere Berufstätigkeit der Betroffenen ein. • Beachten Sie, wie Geräusche auf die Betroffenen wirken. • Planen Sie Aktivitäten während der gesamten Tageszeit. • Planen Sie dabei jedoch großzügig Pausen. • Seien Sie langsam. • Lächeln und lachen Sie viel. • Nähern Sie sich Betroffenen von vorne mit Blickkontakt. • Bringen Sie die Betroffenen möglichst oft in die freie Natur. • Berühren Sie die Betroffenen liebevoll, wenn sie darauf positiv reagieren. • Verwenden Sie nette, wertschätzende Worte. • Lassen Sie die Betroffenen spüren, dass Sie da sind.	• Fernseh- oder Radio„berieselung“, ohne dass immer wieder geprüft wird, ob die Betroffenen darauf positiv reagieren. • Reizüberflutung. • zu stark erschöpfende Aktivitäten. • plötzliche Annäherung an Betroffene, die zu Schreckreaktionen führt. • Hektik und Schnelligkeit. • Hektische Autofahrten oder Reisen. • Über Betroffene in deren Beisein sprechen, als ob sie nicht da wären. • Betroffene nachäffen oder auslachen. • Sich Betroffenen von hinten annähern. • Betroffene an den Händen ziehen. • Rollstühle nach hinten wegziehen. • Baby- oder Kindersprache.

des Hirn- und Hirnstützgewebes sowie der Hirnhäute bezeichnet man als primäre Hirntumore, da sie von Gewebe im Gehirn ausgehen. Sie machen 2 % der Krebspatienten aus (Bausewein et al., 2004a). Im Gegensatz dazu spricht man bei Hirnmetastasen von sekundären Hirntumoren, da sie Absiedlungen von im Körper wachsenden Tumoren sind und nicht aus Gehirngewebe entstehen (Weller, 2008).

Bei den primären Hirntumoren unterscheidet man verschiedene Unterformen, je nachdem, welches Gewebe den Ausgangspunkt der Zellwucherung darstellt **(Tab. 5-7)**.

Über die Risikofaktoren für Hirntumoren ist trotz umfangreicher Forschung wenig bekannt. Bisher lassen sich kaum tatsächlich beeinflussbare Risiken benennen. Umweltgifte, Telefonieren mit dem Handy oder andere Gefährdungen, die sich durch eine insgesamt gesunde Lebensweise oder das Vermeiden bestimmter Risikosituationen vermeiden ließen, scheinen keine Rolle zu spielen. Dementsprechend ist es derzeit auch nicht möglich, der Entstehung von Hirntumoren vorzubeugen (Deutsches Krebsforschungszentrum, 2023).

Die **Symptome** der Hirntumore hängen stark von der betroffenen Region ab. Dennoch gibt es einige Allgemeinsymptome, die meist durch den erhöhten Hirndruck oder die elektrische Instabilität der betroffenen Regionen entstehen. In **Kasten 5-4** werden typische Symptome zusammengefasst.

Tabelle 5-7: Wichtige primäre, d.h. vom Gehirngewebe ausgehende Hirntumore (Quelle: Eigene Darstellung)

Ursprung	Tumor	Beschreibung
Gehirnstützgewebe (Glia > Gliome)	Glioblastom	Dieser bösartigste aller Hirntumore stellt leider 50 % der Gliome und fast 20 % aller Hirntumore dar (Grehl & Reinhardt, 2021). Er ist gekennzeichnet durch rasches infiltrierendes, teilweise sogar schmetterlingsförmiges Wachstum in beide Hirnhälften. Er tritt vor allem im 5.–6. Lebensjahrzehnt auf. Männer sind fast doppelt so oft betroffen wie Frauen. Die mittlere Überlebensrate beträgt im Mittel 17 Monate und hat sich durch moderne Therapien erheblich erhöht (Zettl & Sieb, 2019).
	Astrozytom	Dieser Tumor der sternförmigen Gliazellen (Astrozyten) hat unterschiedliche Schweregrade. Leider können auch Astrozytome leichteren (1) bis höheren Grades (2 und 3) „entarten". Die Prognose ist je nach Schweregrad sehr unterschiedlich. Mittlere Überlebensraten mit starken individuellen Schwankungen, auch abhängig von der Therapie und dem Ansprechen (Grehl & Reinhardt, 2021): • Grad 1: extrem gut, nahezu unbeeinträchtigt • Grad 2: 7–8 Jahre • Grad 3: 3–4 Jahre.
	Oligodendrogliom	Dieses Gliom geht von den Stützzellen mit wenigen Ausläufern (Oligodendrozyten) aus. Gutartigere Formen (Grad 2) haben eine mittlere Überlebensrate von 10–15 Jahren, bösartigere Formen (Grad 3) nur eine mittlere Überlebensrate von 3–4 Jahren (Grehl & Reinhardt, 2021).

Ursprung	Tumor	Beschreibung
Hirnhäute (Meningen)	Meningeom	Dieser meist gutartige Tumor macht 15–20 % der Hirntumore aus (Hacke, 2010). Frauen sind mehr als doppelt so oft betroffen wie Männer. Meningeome treten im mittleren bis fortgeschrittenen Lebensalter auf, mit einem Gipfel um das 50. Lebensjahr (Hacke, 2010). Der Tumor geht von den Hirnhäuten aus und drückt dann sozusagen „von außen" auf das Gehirn. Etwa 75 % der Meningeome können operativ vollständig entfernt werden. Bei unvollständig operierten ist die Rezidivrate mit 80 % wesentlich höher als bei vollständig operierten Meningeomen mit 20 % (Hacke, 2010). Bei operativ schwer zugänglichen Regionen kann gezielt bestrahlt werden. Extrem selten sind bösartige, anaplastische Meningeome. Insgesamt ist die Prognose bei mehr als 90 % der Betroffenen sehr gut und ihr Leben nahezu unbeeinträchtigt (Grehl & Reinhardt, 2021).
Hirnanhangdrüse (Hypophyse)	Hypophysenadenom (vgl. Hacke, 2010)	Diese Tumore der Hirnanhangdrüse können Hormone produzieren und sich daher über einen Hormonüberschuss und dessen Symptome bemerkbar machen. Man unterscheidet Mikro- (< 10 mm Ø) und Makroadenome (> 10 mm Ø). Bei kleinen Adenomen genügt es oft, die hormonellen Wirkungen zu behandeln und den Verlauf durch Kontrolluntersuchungen zu beobachten. Bei größeren Adenomen besteht die Gefahr einer Schädigung der nahegelegenen Sehnerven bzw. -bahnen. Dann versucht man die Tumore meist über die Nase zu entfernen, um Sehstörungen zu vermeiden. Schwer operable Adenome können auch mit speziellen Bestrahlungsverfahren behandelt werden. Die Prognose ist insgesamt günstig.

Kasten 5-4:

Klinik der Hirntumore (mod. n. Hacke, 2010)

- *Kopfschmerzen*: beim Aufrichten, Bücken und Pressen verstärkt durch die dabei auftretende Steigerung des Hirndrucks (von der Hälfte der Betroffenen als erstes Symptom angegeben)
- *Epileptische Anfälle*: treten bei jedem dritten Betroffenen auf und sind ein häufiges Frühsymptom
- *Wesensänderung:* nachlassender Antrieb, Verhaltens- und Persönlichkeitsveränderungen. Gefühlsregungen werden weniger. Persönlichen Interessen wird weniger nachgegangen; Betroffene wirken uninteressiert
- *Sonstige Symptome*: Herdsymptome wie z. B. Lähmungen, Sensibilitäts-, Sprach-, Seh- und Koordinationsstörungen je nach betroffener Hirnregion

Bei der **Therapie** der meisten Hirntumore spielen die Operation und die Strahlentherapie eine große Rolle. Auch einige Formen der Chemotherapie sind bei vielen, wenn auch nicht allen Hirntumoren wirksam **(Kasten 5-5)**. Patienten benötigen eine sehr sorgfältige Beratung und Betreuung, auch in der Nachsorge.

Kasten 5-5:

Therapiemaßnahmen bei Hirntumoren (mod. n. DGN, 2021b; Hacke, 2010)

- *Operation*: Führt zu einer mitunter deutlichen Lebensverlängerung um den Preis ausgeprägter neurologischer Ausfälle durch die Operation selbst. Deshalb steht das Gewebe schonende Operieren immer mehr im Vordergrund und es wurden daher fluoreszenzgestützte Verfahren entwickelt, bei denen der Tumor mit fluoreszierender 5-Aminolävulinsäure (kurz: 5-ALA), die der Patient vor der Operation trinkt und die sich im Tumorgewebe anreichert, markiert wird. Der Operator kann dann mittels Fluoreszenzbrille die Tumorgrenzen genauer identifizieren, was nachweislich zu einer Verbesserung der Operationsergebnisse führt (DGN, 2021b). Es ist auch stets eine genaue individuelle Abwägung des Nutzens und der Nachteile notwendig, vor allem, wenn der Tumor in der Sprachregion oder den für Bewegung zuständigen Regionen wächst.
- *Strahlentherapie*: Das gesamte Gehirn wird unter Schonung der Umgebung in mehreren Sitzungen bestrahlt. Kleinere Tumore können ggf. lokal begrenzt in einer Sitzung bestrahlt werden. Bei älteren Patienten wird mittlerweile erfolgreich die hypofraktionierte Bestrahlung mit weniger Sitzungen und höherer Dosis pro Sitzung eingesetzt. Der betagte Patient muss dann seltener zur Bestrahlung fahren und erspart sich den häufigen Transport. Eventuell langfristige Nachteile erlebt er auf Grund seines hohen Alters und der Tumorprognose nicht mehr.
- *Chemotherapie:* Besonders erfolgreich ist die Chemotherapie maligner Gliome mit Temozolamid (Temodal®). Sie hat die Überlebensrate bei dieser Tumorart erhöht. Ist der zur Zellreparatur zuständige MGMT-Promotor methyliert, also ausgeschaltet, so spricht die Chemotherapie mit Temozolamid besonders gut an, da die geschädigten Tumorzellen nicht repariert werden können, sondern besser absterben.
- *Therapie des erhöhten Hirndrucks*: Bei Tumoren bildet sich u. U. ein vasogenes Ödem (gefäßbedingte Wasseransammlung) um den Tumor herum. Es kann mit Kortisonpräparaten „ausgeschwemmt" werden. Da Kortisonpräparate Nebenwirkungen haben, versucht man, die niedrigstmögliche Dosis zu geben. Anfangs werden meist 16–24 mg Dexamethason (Fortecortin®) gegeben. Bei mittel- bis längerfristiger Steroidgabe sind vermutlich 4 mg so effizient wie 16 mg, zeigen jedoch geringere Nebenwirkungen (Vecht et al., 1994).
- *Antiepileptische Therapie*: siehe Kapitel 3.10.

Die meisten Hirntumorpatienten werden von Neurologen oder Neurochirurgen behandelt (Peterson, 2004). Eine frühzeitige palliative Mitbetreuung erscheint gerade bei der häufig schlechten Prognose und den geringen Heilungschancen essenziell (Golla et al., 2008). Die Palliativbetreuung fängt auch hier mit der Diagnosestellung an (Kap. 2.2). Die Mitteilung der Diagnose und die anschließende Vorsorgeplanung sind nach Peterson (2004) von herausragender Bedeutung für die Betroffenen, da diese oft Symptome haben, welche die Entscheidungsfähigkeit einschränken. Oft wird die Diagnose im Rahmen eines Anfalls, eines akuten Verwirrtheitszustands oder einer Wesensänderung gestellt. Dies erschwert dann, die Diagnose mitzuteilen und mit der Vorsorgeplanung zu beginnen. Ein Aufschub der Diagnosemitteilung gefährdet die Autonomie der Betroffenen (Golla et al., 2008). Besonders schwierig ist eine ausschließliche oder überwiegende Aufklärung der Angehörigen, weil sich die Betroffenen entmündigt fühlen (Kap. 2.3). Kortisonpräparate bieten in vielen Fällen die Chance, die kognitive Situation durch „Ausschwemmen“ des Ödems kurzfristig so weit zu bessern, dass man dem Betroffenen die Diagnose mitteilen und Vorsorgeplanung betreiben kann.

Die entscheidende Frage bei der Vorsorgeplanung ist, welche Therapie angesichts der oft sehr ungünstigen prognostischen Situation vom Betroffenen gewünscht wird und zu seiner Lebensplanung passt (**Fallbeispiel 5-1**).

Fallbeispiel 5-1

Frau Bart ist 70 Jahre alt, als sie plötzlich eine Sehstörung bemerkt. Ihr fehlt der untere Teil des linksseitigen Gesichtsfelds. Unter dem Verdacht auf einen Schlaganfall wird sie in einer Akutklinik stationär aufgenommen. Bildgebende Verfahren zeigen für ein Glioblastom typische Veränderungen. Eine definitive Diagnose ist nur durch Entnahme einer Gewebeprobe möglich. Nach einem ausführlichen Aufklärungsgespräch über die mögliche Diagnose, deren weitere Sicherung, die Wahrscheinlichkeit der Fehldiagnose anhand der bildgebenden Befunde sowie der Therapiemöglichkeiten wünscht Frau Bart weder eine operative Diagnosesicherung noch eine operative Therapie. Auch eine Bestrahlung schließt sie für sich aus. Sie möchte, dass die Krankheit durch eine ihr u.a. vorgeschlagene Chemotherapie mit Temozolamid so lange aufgehalten wird, wie sie ohne Lähmungen, Sprachstörungen, Wesensänderungen etc. leben kann. Sollte eines dieser Symptome eintreten, wünscht sie den Abbruch der Chemotherapie und eine rein palliative Behandlung. Sie ist sich der Situation voll bewusst, dass durch bildgebende Verfahren nur eine wahrscheinliche, aber keine sichere Diagnose gestellt werden kann und kennt die Chancen einer Operation und Bestrahlung bezüglich der Lebensverlängerung. Sie äußert, der von ihr beschlossene Weg entspräche am ehesten ihrem Lebensentwurf, und schreibt eine Patientenverfügung, in der sie diese Wünsche und Planungen niederlegt. Es gelingt über 5 Monate, die Symptome auf dem bekannten Niveau zu halten. Zwischenzeitlich erleidet sie epileptische Anfälle, die sich jedoch gut mit Levetiracetam (Kap. 3.10) therapieren lassen. Nach 6 Monaten setzt eine Lähmung der linken Körperhälfte ein. Frau Bart setzt daraufhin sofort die Chemotherapie ab. Sie wird zu Hause durch einen Palliativpflegedienst gepflegt und verstirbt dort einen Monat später.

Bei ca. 50 % der Hirntumorpatienten ist mit Kopfschmerzen zu rechnen. Auch wenn sich in neurologischen Fachbüchern immer wieder typische Zeichen für den morgendlichen Kopfschmerz mit Übelkeit und Erbrechen bei dieser Patientengruppe finden, ist diese Art Kopfschmerz im Alltag kaum von alltäglichen Kopfschmerzen wie Spannungskopfschmerz oder Migräne zu unterscheiden (Peterson, 2004). Etwa 80 bis 90 % der Menschen haben irgendwann im Leben Kopfschmerzen. Es wäre unmöglich, alle auf einen Hirntumor hin zu untersuchen. Ein sehr hilfreiches Zeichen bei Hirntumorpatienten ist, dass sie außer Kopfschmerzen neurologische Ausfälle haben. Auslöser der Kopfschmerzen ist Druck oder Zug auf Hirnhäute oder -gefäße. Das Gehirn selbst ist nicht „schmerzempfindlich“, nur die genannten bindegewebigen Strukturen sind es. Direkt durch den Hirndruck bedingt entsteht so ein somatischer Nozizeptorschmerz der bindegewebigen Strukturen (Kap. 3.3.1). Diese Druck- oder Zugbelastung der Hirnhäute und -gefäße kommt in der Regel durch die raumfordernde Wirkung von Hirntumoren zustande und kann daher durch Medikamente gegen das Ödem behandelt werden. Kortisonpräparate sind sehr erfolgreich und werden hier als Koanalgetikum eingesetzt (Kap. 3.3.6). Durch Reduktion des Tumorödems nimmt die raumfordernde Wirkung ab. Damit verschwindet der Druck oder

Zug auf die Bindegewebsstrukturen und der Schmerz geht zurück. Wenn dies so nicht gelingt, können Analgetika nach dem WHO-Stufenschema eingesetzt werden (Kap. 3.3). Jedoch muss beim Einsatz von Opioiden auf die besondere Gefahr kognitiver Nebenwirkungen, vor allem bei kognitiv Vorgeschädigten, geachtet werden.

Bei 20 bis 40 % der Hirntumorpatienten treten als Erstsymptom epileptische Anfälle auf (Hacke, 2016). Im Verlauf leiden nur ca. 50 % der Betroffenen unter epileptischen Anfällen. Eine generelle Anfallsprophylaxe bei allen Hirntumorpatienten wird daher nicht empfohlen (DGN, 2021b), da sie oft unnötig wäre. Eine vorausschauende Kommunikation mit Betroffenen und Angehörigen ist hier von herausragender Bedeutung, damit die Beteiligten nicht von einem Anfall überrumpelt werden. Sie sollten daher über Sofortmaßnahmen bei epileptischen Anfällen informiert und vor allem über deren Gefahrlosigkeit aufgeklärt werden. Damit lässt sich Panik vermeiden, da der Anblick epileptischer Anfälle eine große Belastung für Angehörige bedeutet. Betroffene mit Vorzeichen können sich bei guter Information bereits zu Beginn des Anfalls in Sicherheit bringen. Bei Hirntumoren kommt es in der Regel zu fokalen und eventuell sekundär generalisierenden Anfällen (Kap. 3.10). Wegen des hohen Wiederholungsrisikos sollte eine Therapie bei Hirntumorpatienten schon nach dem ersten Anfall erfolgen (Elger, 2008). Sie folgt Prinzipien, die in Kapitel 3.10 beschrieben werden. Neuere Antikonvulsiva, wie z. B. Lamotrigin (z. B. Lamictal®) oder Levetiracetam (Keppra®), sollten wegen geringerer Nebenwirkungen und Wechselwirkungen mit anderen Medikamenten (z. B. Chemotherapeutika) bevorzugt werden und können problemlos subkutan verabreicht werden (DGN, 2023c; Gerhard, 2023a).

Gerade in der Endphase von Hirntumoren sind epileptische Anfälle besonders wahrscheinlich und daher eine ganz besondere Belastung für Betroffene und Angehörige. Deshalb sollten vorausschauend Notfallmedikamente zur Behandlung bereitstehen. Solche auch für Nichtmediziner praktikablen Notfallmedikamente für eine Anfallsserie oder einen Status (Kap. 3.10) sind Midazolam Nasenspray, das sehr schnell wirkt, oder ersatzweise Lorazepam (z. B. Tavor expidet®) sublingual, das allerdings verzögert wirkt, da es nicht durch die Schleimhaut resorbiert wird, bzw. Diazepam-Zäpfchen (z. B. Valium Rektiole®), die ebenfalls nicht so schnell wirken wie Midazolam intranasal.

Betroffene leiden neben den genannten körperlichen Symptomen an Persönlichkeitsveränderungen. Dadurch ändert sich häufig ihre Rolle in der Gesellschaft, in der Familie, in Partnerschaften und Freundschaften. Das (familiäre) Umfeld ist dadurch ganz erheblich belastet und bedarf unserer Unterstützung, Anleitung und besonderen Fürsorge.

Kognitive Veränderungen haben größtmöglichen Einfluss auf die Lebensqualität und werden in ihrer Bedeutung oft unterschätzt. Sie kommen sowohl durch den Tumor selbst als auch als Nebenwirkung der Behandlung vor. So führen sowohl die Strahlentherapie als auch Chemotherapie, Antikonvulsiva, Kortisonpräparate und Analgetika (z. B. aus der Gruppe der Opioide) zu kognitiven Nebenwirkungen. Auch Infekte oder Stoffwechselentgleisungen und Zustände nach epileptischen Anfällen (postiktale Zustände) führen zu kognitiven Beeinträchtigungen. Es ist daher im Alltag oft schwer, die Ursache kognitiver Beeinträchtigungen auszumachen, und oft gibt es nicht nur eine, sondern mehrere Ursachen (Peterson, 2004).

Abhängig von der Tumorlokalisation kommt es zu unterschiedlich gearteten kognitiven Einschränkungen. Bei Tumoren in der dominanten Hemisphäre, die das Sprachzentrum beherbergt (bei Rechtshändern in der Regel die linke Hirnhälfte), finden sich Veränderungen der Sprache. Im Gegensatz dazu kommt es bei Tumoren der nichtdominanten (in der Regel rechten) Hirnhälfte besonders zu Veränderungen im optischen und räumlichen Bereich. Tumoren im Frontallappen führen zu Störungen des Affekts, d. h. der

Gefühlsreaktionen, was den Umgang mit den Betroffenen besonders schwierig gestaltet. Gerade Angehörigen kommt der ihnen Nahestehende fremd vor. Es ist daher besonders wichtig, wie mit diesen neuropsychologischen Veränderungen umgegangen wird. Aus Kapitel 5.3 kennen wir bereits Techniken der wertschätzenden Kommunikation, in denen das Verhalten des Betroffenen nicht pathologisiert, sondern im Kern ernst genommen wird. Zusätzlich erschwerend ist allerdings, dass sich bei Hirntumorpatienten im Gegensatz zu Menschen mit Demenz die Emotionalität bereits frühzeitig stark verändert. Es gelingt daher oft nicht einmal, die hinter dem Verhalten stehende Emotionalität wertzuschätzen. Wichtig ist, durch den Schleier der affektiven und kognitiven Störungen den versteckten, aber oft noch erhaltenen Kern des Betroffenen zu entdecken. Angehörigen bei dieser schwierigen Suche zu helfen, ist wesentlich anspruchsvoller als das im medizinischen Alltag sonst häufige „Pathologisieren" dieser Veränderungen. Medikamentöse Maßnahmen sind in ihrem Nutzen oft fraglich. Wird da nur ein Verhalten noch mehr verschleiert, damit es weniger stört (und damit den Betroffenen weiter von seiner Umgebung entfremdet), oder wird da wirklich die Lebensqualität des Betroffenen oder seiner Umgebung verbessert?

Zeichen der psychischen Belastung durch die Erkrankung sind schwer von der „organischen" Störung durch den Tumor oder die Therapien zu unterscheiden (Peterson, 2004). Betroffene erleben schwere Verluste körperlicher Fähigkeiten, psychische Veränderungen, soziale Veränderungen durch Einschränkungen im Lebensvollzug und in Kontakten, sodass viele Gründe für psychische Belastungen bestehen. Erstaunlicherweise sind, gleichgültig wie sie ausgelöst werden, Angst und Depression bei dieser Krankheitsgruppe zwar häufig, aber statistisch (Pringle et al., 1999) nicht häufiger als bei anderen chronisch neurologisch Erkrankten.

Durch Lähmungen und Koordinationsstörungen kommt es bei den meisten Betroffenen früher oder später zu Immobilität mit Abhängigkeit von Dritten und Pflegebedürftigkeit (Peterson, 2004). Es hängt von der Lokalisation des Tumors ab, wann dieser zu Lähmungen etc. führt. Möglichkeiten der rehabilitativen Therapie, wie z.B. Krankengymnastik, werden oft nicht verordnet – aus dem falschen Verständnis heraus, dass ein Betroffener mit derart verkürzter Lebenserwartung und fortschreitender Erkrankung davon nicht profitiere. Dabei zeigte eine Studie von Huang et al. (2000), dass Patienten mit einem Hirntumor ebenso gut von Rehabilitationsmaßnahmen profitieren wie Patienten mit traumatischer Hirnschädigung.

Etwa 20 % der Hirntumorpatienten erleiden venöse (z.B. Beinvenen-)Thrombosen oder daraus resultierende Lungenembolien (Peterson, 2004). Die eigentliche Zahl der venösen Thrombosen dürfte wesentlich höher sein, da viele so leicht verlaufen, dass sie gar nicht festgestellt werden. Begünstigende Faktoren sind sowohl die durch Lähmungen eingeschränkte Mobilität als auch direkte Auswirkungen des Hirntumors auf das Gerinnungssystem. Hinzu kommen die thrombosefördernden Effekte mancher Therapien, wie z.B. der Kortisonpräparate. Prophylaktische Maßnahmen, wie Heparin- oder Heparinoidgaben (z.B. Fondaparinux) sollten daher großzügig durchgeführt werden und sind selbst in fortgeschritteneren Krankheitsphasen durchaus noch sinnvoll.

Nach Bausewein et al. (2003) sind die Hauptsymptome der Sterbephase:

- Schläfrigkeit (84 %)
- Schmerz (33 %)
- „Todesrasseln" (18 %)
- epileptische Anfälle (9 %)
- Unruhe (9 %).

Von den untersuchten Patienten starben 85 % ruhig, bei den übrigen 15 % wurden Symptome nicht ausreichend behandelt. Die angegebenen Zahlen zeigen, dass es mit palliativen Maßnahmen der Symptombehandlung gelingen sollte, in fast allen Fällen ein ruhiges Sterben zu ermöglichen. Sie zeigen auch, wie wichtig eine gute palliative Versorgung für Menschen mit Hirntumoren ist.

5.5 Multiple Sklerose

Multiple Sklerose beginnt meist in recht jungen Jahren. Die meisten Verläufe sind schubförmig. Nach dem ersten Schub und der Diagnose bzw. Aufklärung werden viele Betroffene von der Angst vor dem nächsten Schub geplagt. Wenn der erste Schub nicht so schlimm verlaufen ist und/oder sich folgenlos zurückbildete, kann diese Angst die Haupteinschränkung der Lebensqualität darstellen. Viele Betroffene haben das (jugendliche) Gefühl der Unversehrtheit verloren und erleben nun von Schub zu Schub Verluste wichtiger Funktionen. Wenn sie Glück haben, bilden sich die Symptome immer wieder zurück. Durch Therapien lassen sich zwar Häufigkeit und Schwere der Schübe reduzieren, eine Heilung ist indessen nicht möglich. Eine wichtige Aufgabe für die Betroffenen ist daher, ein Leben trotz der Verluste zu führen **(Fallbeispiel 5-2a)**. Dabei können ihnen Gleichgesinnte, z.B. in Selbsthilfegruppen, helfen.

Fallbeispiel 5-2a zeigt eindrücklich, dass das Leben von Frau Schmidt als Patientin mit Multipler Sklerose mit Verlusten beginnt, vor allem mit dem Verlust von Unbeschwertheit und Unversehrtheit. **Fallbeispiel 5-2b** zeigt, wie es ihr zehn Jahre später geht.

Obwohl Frau Schmidt keine bleibenden Ausfälle erlitt, hat die Erkrankung ihr Leben verändert. Die Angst vor einem neuen Schub hat ihre Partnerschaft zerstört. Schauen wir in **Fallbeispiel 5-2c**, wie es fünf Jahre später weitergeht.

Eigentlich hat Frau Schmidt, gemessen an anderen Betroffenen, einen eher günstigen Krankheitsverlauf. Erst mehr als zehn Jahre nach Ausbruch der Erkrankung hat sie bleibende Ausfälle. Dennoch hat die Erkrankung ihr Leben stark verändert und vieles unmöglich gemacht. Wir sehen daran, wie Betroffene über weite Teile ihres Lebens an den Folgen der Erkrankung leiden und unserer Begleitung bedürfen. Dieser eher punktuelle Versorgungsbedarf im psychosozialen

Fallbeispiel 5-2a

Mit 25 Jahren stellt Frau Schmidt Taubheitsgefühle in der linken Körperhälfte fest. Im Krankenhaus ergeben die Kernspintomographie des Gehirns und Rückenmarks, Untersuchungen der Nervenleitung der Seh- und Hörbahn und sensibler Bahnsysteme (evozierte Potenziale) sowie eine Liquoruntersuchung den Verdacht auf Multiple Sklerose. Frau Schmidt ist schockiert, fühlt sich noch viel zu jung für solch eine Erkrankung. Sie hatte doch von einer beruflichen Karriere und der Gründung einer Familie geträumt. Beides steht nun in Frage, denn sie weiß, dass es wohl nicht bei diesem Schub bleibt, sondern weitere Schübe folgen. Wie lange wird sie noch als Werbedesignerin arbeiten können? Ist ein beruflicher Aufstieg trotz der Erkrankung möglich? Und was ist, wenn sie in einer kritischen Karrierephase einen Schub hat? Ist mit der Erkrankung eine Familiengründung möglich? Wird sie trotz der Erkrankung Kinder bekommen und gut aufziehen können? Diese und andere Fragen gehen ihr zurzeit Tag und Nacht durch den Kopf!

Fallbeispiel 5-2b

Frau Schmidt ist mittlerweile 35 Jahre alt. Trotz einer die Schubhäufigkeit reduzierenden Therapie hatte sie noch etwa alle 3 Jahre einen Schub, der sich jeweils weitgehend zurückbildete. Sie ist mittlerweile Mutter zweier Töchter. All die Jahre wurde sie von der Angst vor einem neuen Schub geplagt und ihre Partnerschaft ist daran zerbrochen. Nun ist sie alleinerziehend und macht sich Sorgen, wie lange sie sich um ihre Kinder kümmern kann. Sie arbeitet nur noch in einer Teilzeitstelle. Auf die große berufliche Karriere hat sie verzichtet.

Fallbeispiel 5-2c

Nach einem schweren Schub leidet Frau Schmidt an andauernder Müdigkeit, die sich auch durch Schlaf nicht bessert. Sie kann sich zu nichts aufraffen (Kap. 3.16). Außerdem ist sie gangunsicher. Ihren Beruf musste sie aufgeben, da sie sich wegen der bleiernen Müdigkeit nicht ausreichend konzentrieren konnte. Sie ist mittlerweile auf Zeit berentet. Auch die Versorgung der Kinder strengt sie sehr an. Hinzu kommen die finanziellen Sorgen. Manchmal fehlt ihr ein Partner, aber sie traut sich auch nicht, auf die Suche zu gehen, da sie sich mit ihrer Gangstörung und der ständigen Müdigkeit unattraktiv und uninteressant findet. Ihr Selbstwertgefühl hat unter der Erkrankung sehr gelitten.

(bzw. palliativen) Bereich über sehr lange Zeit lässt sich in den gegenwärtigen Strukturen unseres Gesundheitswesens kaum abbilden.

Das **Krankheitsbild** der Multiplen Sklerose wird durch entzündliche und degenerative Veränderungen am Gehirn und Rückenmark ausgelöst, die an verschiedenen Stellen des Gehirns und Rückenmarks zu unterschiedlichen Zeiten in Form von Krankheitsschüben oder langsam fortschreitend auftreten **(Tab. 5-8)**.

Durch den Befall unterschiedlichster Bereiche des Nervensystems sind die Krankheitserscheinungen entsprechend vielgestaltig. Zwei Patienten mit der gleichen Diagnose können deshalb ganz unterschiedliche Krankheitssymptome haben. Der Begriff „Multiple Sklerose“ (multiple Verhärtung) besagt, dass der Pathologe bei einer Gehirnschnittuntersuchung nach dem Tod eines Betroffenen an verschiedensten Stellen („multipel“) vernarbte Entzündungsherde im Form von Verhärtungen („Sklerosen“) findet. Der für diese Erkrankung häufig verwendete Begriff „Enzephalomyelitis disseminata“ beschreibt das örtlich und zeitlich verteilte, „disseminierte“ Auftreten einer Entzündung („-itis“) des Gehirns („Enzephalon“) und des Rückenmarks („Myelon“).

Tabelle 5-9 vermittelt, welche neurologischen Symptome im Krankheitsverlauf häufiger und welche weniger häufig auftreten. Damit ist jedoch nichts darüber gesagt, welche Symptome häufig am Anfang der Erkrankung stehen. Inititalsymptome sind:

- Sehstörungen
- Augenbewegungsstörungen
- sonstige Hirnnervenausfälle
- Lähmungen
- Sensibilitätsstörungen
- Gleichgewichts- und Koordinationsstörungen
- Erhöhung des Muskeltonus
- Blasenstörungen
- Störungen der Sexualfunktion
- Müdigkeit (Fatigue)
- Konzentrationsstörungen.

Tabelle 5-8: Verlaufsformen der Multiplen Sklerose (Quelle: mod. n. DGN, 2023b, S. 16)

Verlauf	Häufigkeit [%]	Schübe
schubförmig	80	Es treten nur Schübe auf. Die dabei auftretenden Ausfälle bilden sich vollständig zurück. Zwischen den Schüben sind die Betroffenen symptomfrei.
schubförmig fortschreitend	15	Nach dem Schub bleiben Restsymptome, die sich von Schub zu Schub verschlechtern.
direkt fortschreitend, ohne Schübe	5	Es treten keine Schübe auf. Die Symptomatik verschlechtert sich allmählich.

Tabelle 5-9: Häufige Symptome der Multiplen Sklerose (Quelle: mod. n. Zettl & Sieb, 2019, S. 95)

Art und Auftreten der Symptome	Symptome im Detail
Initialsymptome:	• Sehstörungen im Sinne einer Optikusneuritis (auf einem Auge) • Lähmungen • Sensibilitätsstörungen • Koordinationsstörungen
Symptome im Krankheitsverlauf:	• Einschränkungen der Mobilität durch Lähmungen und/oder Koordinationsstörungen und/oder Spastik • häufig komplexes Störungsbild (siehe auch Kasten 5-6) • Schmerzen begleitet oder verursacht durch Spastik
„Weiche" Symptome (häufig schon früh im Krankheitsverlauf und sehr belastend für die Betroffenen):	• emotionale Störungen • kognitive Defizite • Fatigue • Blasenstörungen • sexuelle Funktionsstörungen

Es gibt viele unterschiedliche Verläufe und **Anfangssymptome** der Multiplen Sklerose. Daher ist in der Vergangenheit immer wieder der Versuch unternommen worden, typische Symptomkonstellationen zu beschreiben, um sich die Erkrankung in ihrer Vielgestaltigkeit anschaulicher vorstellen zu können und fassbarer zu machen. Eine Checkliste von Schwartz (2000) mit den in **Kasten 5-6** genannten Konstellationen mag dieses Vorgehen verdeutlichen.

Die **Diagnose** kann nur dann rein klinisch gestellt werden, wenn mindestens zwei Krankheitsschübe oder ein Fortschreiten der Symptome über mehrere Monate und Krankheitssymptome in mindestens zwei Funktionssystemen des Zentralnervensystems aufgetreten sind (Hacke, 2016). Auf Grund der Möglichkeiten, Multiple Sklerose bereits frühzeitig im Verlauf zu behandeln, ist es besonders wichtig, die Diagnose so früh wie möglich zu stellen. Deshalb nehmen apparative Zusatzuntersuchungen **(Kasten 5-7)** immer größeren Raum ein. Mit ihnen lässt sich die Diagnose genauer und vor allem früher stellen, um rechtzeitig die entsprechenden Therapiemaßnahmen einleiten zu können.

Besonders geeignet sind kernspintomographische Untersuchungen des Gehirns und Rückenmarks, in denen über das Zentralnervensystem verteilte Entzündungsherde dargestellt werden können. Mittels Untersuchung des Liquor cerebrospinalis gelingt es oft, eine Entzün-

Kasten 5-6:

Checkliste typischer Symptomkonstellationen bei Multipler Sklerose (mod. n. Schwartz, 2000):

- spastische Hemi-, Para- oder Tetraparese (Lähmung halbseitig, beider Arme oder Beine bzw. aller vier Extremitäten)
- zerebelläre oder spinale Ataxie im Sinne einer Stand-, Gang- oder Rumpfataxie (Koordinationsstörung beim Stehen, Gehen, in der Rumpfkontrolle durch Kleinhirn- oder Rückenmarkschädigung)
- Intentionstremor zusammen mit zerebellärer Zeigeataxie (Zittern bei Zielbewegungen)
- pathologischer Nystagmus, Dysarthrie, zentrale Augenmuskelparesen (Augenzittern, undeutliche Sprache, Augenmuskellähmungen)
- zentrale handschuh-, socken- oder strumpfförmige Hypästhesie oder Dysästhesien (Sensibilitätsstörungen)
- zentrale Blasenstörung mit Dranginkontinenz

Kasten 5-7:

Zusatzuntersuchungen zur Diagnose der Multiplen Sklerose

- MRT (Kernspintomographie) des Gehirns und Rückenmarks mit einem paramagnetischen Kontrastmittel zur Darstellung ganz frischer Entzündungsherde
- Untersuchung des Liquor cerebrospinalis durch Probengewinnung mittels Punktion (Einstich) in Höhe der Lendenwirbelsäule
- Evozierte Potenziale, bei denen ein optischer (Schachbrettmusterumkehr), akustischer (Klickton), somatosensibler (Strom) Reiz gegeben und dann die Leitungszeit bis zur Ableitung eines Potenzials über der zuständigen Hirnrinde oder Rückenmarksregion gemessen wird. Leitungsverzögerungen oder extreme Amplitudenminderungen der Reizantworten sind typische auffällige Befunde.

dungsreaktion nachzuweisen. Spezielle immunologisch aktive Eiweiße (Immunglobuline) im Liquor, die sich in der Liquoruntersuchung als intrathekale Immunglobulinproduktion bzw. oligoklonale Banden nachweisen lassen, finden sich zwar nicht nur bei Multipler Sklerose, sondern auch bei anderen entzündlichen Erkrankungen des Nervensystems, sind aber in Zusammenschau mit den anderen Befunden wegweisend. Elektrische Untersuchungen der Nervenleitung (evozierte Potenziale) dienen dazu, weitere Krankheitsherde aufzuspüren. Beispielsweise wird der Sehnerv mit wechselnden Schachbrettmustern auf einem Bildschirm gereizt und dann die Zeit bis zum Auftreten eines elektrischen Potenzials über der Hirnrinde gemessen (visuell evozierte Potenziale). Leitungsverlangsamungen im Sehnerven oder in der Sehbahn können so festgestellt werden. Mit leichten Stromreizen an Händen oder Füßen lässt sich dies auch für die Bahnsysteme, die sensible Reize weiterleiten (somatosensibel evozierte Potenziale), oder mit akustischen Reizen (z. B. Klicktöne) über Kopfhörer für die Hörbahn (akustisch evozierte Potenziale) durchführen.

Die Multiple Sklerose ist eine häufige neurologische Erkrankung. Weltweit sind mehr als zwei Millionen Menschen an einer MS erkrankt (DGN, 2023b). Man rechnet derzeit mit ca. 280 000 Betroffenen in Deutschland. Der Zuwachs an Betroffenen gegenüber 1997, als man von ca. 120 000 Betroffenen ausging, dürfte u. a. auf neue diagnostische Kriterien, die eine frühe Diagnose erlauben, zurückzuführen sein (DGN, 2023b). Meist beginnt die Erkrankung zwischen dem 20. und dem 40. Lebensjahr. Frauen sind gerade bei der schubförmigen Verlaufsform zwei- bis dreimal häufiger als Männer betroffen (DGN, 2023b).

Der Begriff „Multiple Sklerose" hat einen schwierigen Ruf, denn viele Menschen verbinden damit auch heute noch Pflegebedürftigkeit und Siechtum. Der Gedanke an den Rollstuhl oder die Angst, als „Pflegefall" zu enden, führen viele Betroffene dazu, die Erkrankung zu verdrängen. Sie meiden daher auch gerade in den frühen, gut therapierbaren Krankheitsstadien sinnvolle Therapiemöglichkeiten. Deshalb ist eine umfassende und frühzeitige Aufklärung über die Erkrankung wesentlich (Kap. 2.2 und 2.3).

Die **Therapie** der Multiplen Sklerose besteht darin, Krankheitsschübe zu behandeln und/oder Medikamente zu geben, die prophylaktisch gegen Schübe wirken bzw. den Krankheitsverlauf abmildern. Krankheitsschübe lassen sich gut durch eine Kortisonpulstherapie behandeln. Dabei wird über 3 bis 5 Tage eine sehr hohe Kortisondosis verabreicht. Durch die kurze Therapiedauer sind typische Kortisonnebenwirkungen selten. Die Wirkung zeigt sich in einer Verkürzung der Krankheitsschübe.

Zur verlaufsmodifizierenden bzw. schubprophylaktischen Therapie sind in den vergangenen Jahrzehnten zahlreiche Medikamente zugelassen worden, unter denen weniger und ggf. leichtere Krankheitsschübe auftreten. Das Fortschreiten der Behinderung verlangsamt sich.

Wichtig ist, dass diese Therapien frühzeitig begonnen werden. In sehr fortgeschrittenen Stadien der Erkrankung sind sie meist nicht mehr Erfolg versprechend.

Die Leitlinien der Deutschen Gesellschaft für Neurologie (DGN, 2023b) unterscheiden je nach Wirkung drei Kategorien der schubprophylaktischen Therapie der schubförmigen MS:

- Kategorie 1: Reduktion der Schubrate um 30–50 % im Vergleich zu Placebo
  - → Glatirameracetat (z. B. Copaxone®)
  - → Beta-Interferone in alphabetischer Reihenfolge: Avonex®, Betaferon®, Extavia®, Plegridy® und Rebif®.
  - → Dimethylfumarat (z. B. Tecfidera®)
  - → Teriflunomid (z. B. Aubagio®)
- Kategorie 2: Reduktion der Schubrate um 50–60 % im Vergleich zu Placebo
  - → Cladribin (Mavenclad®)
  - → Fingolimod (Gilenya®)
  - → Ozanimod (Zeposia®)
  - → Ponesimod (Ponvory®)
- Kategorie 3: Reduktion der Schubrate > 60 % im Vergleich zu Placebo
  - → Alemtuzumab (Lemtrada®)
  - → Natalizumab (Tysabri®)
  - → Ocrelizumab (Ocrevus®)
  - → Ofatumumab (Kesimpta®)
  - → (Rituximab [Mabthera®]).

Zur Auswahl des geeigneten Schubprophylaktikums ist es daher sehr wichtig, die Krankheitsaktivität anhand klinischer und bildmorphologischer Daten gut einzuschätzen, um die geeignete Schubprophylaxe auszuwählen.

Medikamente zur Behandlung der chronisch-progredienten Verlaufsform sind (DGN, 2023b):

- Ocrelizumab (Ocrevus®)
- (Rituximab [Mabthera®]).

Interferone müssen entweder subkutan oder intramuskulär gespritzt werden. Häufige Nebenwirkungen sind grippeartige Symptome nach der Injektion wie Schüttelfrost, Fieber oder Gliederschmerzen. Vor allem bei subkutaner Gabe können Reaktionen an der Einstichstelle auftreten. Die Wirkung der Interferone kann dadurch abnehmen, dass der Körper Antikörper gegen das Interferon bildet.

Glatirameracetat wird täglich subkutan gespritzt. Grippeartige Nebenwirkungen treten fast nie auf, Hautreizungen sind häufiger. Sie können oft durch Verbessern der Injektionstechnik abgemildert werden. Selten treten nach der Injektion Herzrasen und Atemnot auf.

Dimethylfumarat ist eine Substanz zur oralen Einnahme als Tablette. Nebenwirkungen sind Juckreiz, Hitzegefühl, Durchfall, Übelkeit, Bauchschmerzen und eine Lymphopenie, weshalb Blutbildkontrollen erforderlich sind.

Teriflunomid ist ebenfalls eine orale Substanz. Nebenwirkungen sind Kopfschmerzen, Haarverdünnung bis zur Glatzenbildung, Durchfall, Übelkeit, Blutbildveränderungen und Infektionen.

Sphingosin-1-Phosphat- oder S1P-Rezeptor-Modulatoren: Zu dieser Gruppe gehören Fingolimod, Ozanimod und Ponesimod. S1P-Rezeptor-Modulatoren verhindern den Übertritt von Lymphozyten aus den Lymphknoten ins Blut und das zentrale Nervensystem. Sie wirken dadurch selektiv immunsuppressiv. Sie sind alle orale Substanzen und müssen nicht gespritzt werden. Typische Nebenwirkungen sind Lymphopenien, AV-Blockierungen und pathologische Leberenzyme.

Cladribin führt durch die Verringerung der Lymphozyten zu einer verringerten Schubrate. Es ist ebenfalls eine orale Substanz. Typische Nebenwirkungen sind Gürtelrose und ein Abfall der weißen Blutkörperchen.

Monoklonale Antikörper (in alphabetischer Reihenfolge: Alemtuzumab, Natalizumab, Ocrelizumab, Ofatumumab, Rituximab) stehen als Injektion oder Infusion zur Verfügung. Sie können das bei der Multiplen Sklerose fehlgeleitete Immunsystem auf unterschiedliche Weise beeinflussen und sind dabei sehr zielgerichtet und hochwirksam. Es können beispielsweise fehlgeleitete Lymphozyten gezielt aus dem Körper entfernt oder deren Eindringen in das Zentralnervensystem verhindert werden. Monoklonale Antikörper haben neben ihrer hohen Wirksamkeit leider auch gravierende Nebenwirkungen wie z. B. Infusionsreaktionen und schwere Infektionen.

Einige der aufgeführten Medikamente zur (Schub-)Prophylaxe bei Multipler Sklerose (z. B. Cladribin, Dimethylfumarat, Fingolimod und andere S1P-Rezeptor-Modulatoren, Teriflunamid) haben auch teratogene Nebenwirkungen und können daher nicht in der Schwangerschaft oder bei Kinderwunsch eingesetzt werden. Sie erfordern eine stringent durchgeführte und sichere Kontrazeption.

In den letzten Jahrzehnten sind große Fortschritte in der Therapie der Multiplen Sklerose erzielt worden. Wichtig ist, diese Möglichkeiten rechtzeitig, oft sofort nach Diagnosestellung auszuschöpfen. Untersuchungen zeigen jedoch, dass mehr als 25 % der Betroffenen die vorgeschlagenen Therapien nicht durchführen (Devonshire et al., 2011). Häufige Gründe sind Schwierigkeiten mit der Injektionstechnik oder erhöhte Erwartungen an die Therapie. Zum Beispiel erwarten manche Betroffene, dass sofort eine Besserung der aktuellen Situation eintritt. Sie haben die Wirkungsweise der Therapien nicht verstanden, die zwar weitere Schübe und ein weiteres Fortschreiten der Erkrankung teilweise verhindern können, nicht aber zur Besserung vorhandener Ausfälle führen. Wichtig ist deshalb eine ausführliche Beratung bezüglich der Erkrankung sowie der Therapiewirkungen und -nebenwirkungen. Gerade für die Medikamente, die sich der Patient selbst unter die Haut spritzen muss, sind Patientenschulungen unverzichtbar, um ihn darin zu unterstützen, die Injektionen wirklich regelmäßig und korrekt vorzunehmen.

Im Folgenden werden die **symptomlindernden Therapien** bei Multipler Sklerose beschrieben. Die oben genannten immunologisch wirksamen Therapien eignen sich vor allem für frühe bis mittlere Krankheitsstadien. Aber gerade, wenn die Erkrankung nach anfänglichen Schüben etc. weit fortgeschritten ist, sind die beschriebenen Therapien nicht (mehr) wirksam. Dann kommt es in erheblichem Umfang und zunehmend zu Krankheitssymptomen wie Lähmungen, Spastiken, Fatigue, Schmerzen und Blasenstörungen. Dies bedeutet im Vergleich zu anderen palliativ zu behandelnden Erkrankungen eine extreme Herausforderung für Betroffene und Angehörige, da diese Symptome über Jahre bis Jahrzehnte ertragen werden müssen.

Es bedeutet zudem eine besondere Belastung, dass diese Symptome sowohl ihre Bewegung als auch ihre kognitiv-emotionalen Möglichkeiten einschränken und ihnen damit wesentliche Bereiche des Lebens nehmen (s. Fallbeispiel 5-1). Betroffene leben daher in der ständigen Angst, vieles völlig unvorhersehbar zu verlieren. Da jederzeit plötzlich ein Schub auftreten kann, der ihnen u. U. weitere wichtige Funktionen raubt, ist diese Angst durchaus realistisch.

Schmerzen haben bei MS-Betroffenen meist folgende Ursachen:

- Spastik
- Fehlbeanspruchung des Bewegungsapparates
- Schädigung der für Schmerz zuständigen Strukturen im Zentralnervensystem.

In den ersten beiden Situationen handelt es sich um einen somatischen Nozizeptorschmerz (Kap. 3.3.1); in letztgenannter Situation besteht ein neuropathischer Schmerz. Die Therapie ist in den drei beschriebenen Situationen sehr unterschiedlich:

- Beim Schmerz durch Spastik können zunächst Antispastika und Physiotherapie versucht werden (Kap. 3.5) und nur, wenn dies nicht erfolgreich ist, können zusätzlich Analgetika nach dem WHO-Stufenschema (Kap. 3.3) gegeben werden. Zur Behandlung der Spastik bei Multipler Sklerose ist das in oraler Sprayform erhältliche Cannabinoid Nabiximols (Sativex®) recht wirksam und arzneimittelrechtlich zugelassen (DGN, 2023b).
- Beim Schmerz durch Fehlbelastung des Bewegungsapparates wird nach WHO-Stufen-

schema behandelt. Maßnahmen der Krankengymnastik und Bewegungstherapie helfen, Fehlbelastungen zu vermeiden.

- Beim neuropathischen Schmerz helfen vor allem Koanalgetika (z.B. Amitriptylin, Gabapentin bzw. Pregabalin; Kap. 3.3.6) oder Opioide (Kap. 3.3.5).

Häufig kommt es bei einem Krankheitsschub zu Schmerzen. Ein typisches Beispiel ist der Schmerz hinter dem Auge bei Sehnerventzündung oder Schmerzen in den betroffenen Körperarealen bei einem Schub mit Sensibilitätsstörungen. Üblicherweise sprechen diese Schmerzen sehr gut auf die Schubbehandlung mit Kortisonpräparaten an. Nur selten müssen eigentliche Analgetika gegeben werden.

Lange Zeit bestand der Mythos, ein an Multipler Sklerose Erkrankter leide in der Regel keine Schmerzen (Gerhard, 2009c). Indessen haben viele der Betroffenen im Krankheitsverlauf Schmerzprobleme, entweder während der Schübe oder dauerhaft. Interessanterweise wurden Schmerzen bei Multipler Sklerose im 19. Jahrhundert stärker beachtet als im 20. Jahrhundert. Schon der berühmte Neurologe Charcot (1825–1893) beschrieb Schmerzen als ein Symptom der Multiplen Sklerose. Trousseau beschrieb 1853 völlig zutreffend die „epilepsieartigen Eigenschaften" der sekundenweise einschießenden (Nerven-)Schmerzen bei Multipler Sklerose und gab deshalb krampflösende Medikamente. 1940 wurde das Epilepsiemedikament Phenytoin erstmals erfolgreich bei diesen Schmerzen eingesetzt (Strittmatter, 2007).

Fatigue ist eines der häufigsten und störendsten Symptome der Multiplen Sklerose, wie wir in Fallbeispiel 5-2c gesehen haben. Die unübliche Müdigkeit äußert sich im körperlichen Bereich als reduzierte Leistungsfähigkeit, Kraftlosigkeit, im emotionalen Bereich als Lustlosigkeit oder im Bereich des Denkens als Konzentrationsstörungen. Im Gegensatz zur gewöhnlichen Müdigkeit, die wir alle kennen, ist Fatigue eine unübliche Müdigkeit. Unüblich ist, dass die Maßnahmen, die wir normalerweise ergreifen, um uns zu erholen (z.B. ein Mittagsschlaf) oft nicht helfen. Wie in Kapitel 3.16 beschrieben, ist es einerseits wichtig, dass die Betroffenen ihr „Energiekonto" gut verwalten und lernen, diese besonders störende Form der Müdigkeit ohne Chance auf Erholung zu akzeptieren, statt dagegen anzugehen und sich ständig zu überfordern. Die Ursachen dieser unüblichen Müdigkeit bei MS-Betroffenen sind vielfältig und teils noch unerforscht (Gerhard, 2009d). Das Immunsystem spielt ebenso wie hormonelle Faktoren und Veränderungen im Stoffwechsel der Neurotransmitter (Botenstoffe) eine Rolle. Hinzu kommen Medikamentennebenwirkungen, Schlafstörungen, Depressionen als mögliche Mitverursacher. Medikamente wie antriebsteigernde Antidepressiva, Psychostimulanzien etc. haben eine nur sehr begrenzte Wirkung (Kap. 3.16). Die erfolgreichste Therapie ist daher die kontinuierliche körperliche Belastung. Es geht darum, regelmäßig und nicht bis zur Erschöpfung zu üben. Eine Studie von Oken et al. (2004) zeigt, dass sportliche Aktivität und Yoga gleich gut wirksam sind. Yoga ist nicht nur eine körperliche Betätigung, sondern fördert auch die Achtsamkeit gegenüber dem eigenen Körper (Fishman & Small, 2007). Indem Betroffene gezielt lernen, in sich hineinzuhören und ihre Erschöpfungsgrenze wahrzunehmen, werden Überforderungen eher vermieden (Kraft & Gerhard, 2011).

Blasenstörungen sind bei Multipler Sklerose ein schwierig zu behandelndes Symptom (Macleod & Formaglio, 2004). Meist liegt entweder eine Hyperaktivität des harnaustreibenden Muskels (Detrusorhyperaktivität, Kap. 3.19.1) oder ein gestörtes Zusammenspiel von Blasenentleerung und Blasenschließmuskel (Detrusor-Sphinkter-Dyssynergie, Kap. 3.19.2) vor. Bei Detrusorhyperaktivität besteht ein häufigerer, störender Harndrang mit teilweisem Einnässen, und die Blase muss öfter entleert werden. Therapeutisch hilft eine Schwächung des harnaustreibenden Muskels durch Anticholinergika wie Butylscopolamin (z.B. Buscopan®). Bei der Detrusor-Sphinkter-Dyssynergie besteht Harndrang mit unterbrochenem Harnstrahl. Neben Butylscopolamin zur Hemmung des Detrusors helfen Antispastika wie z. B. Baclofen zur Hemmung des Sphinkters.

Zu weiteren Symptomen der Multiplen Sklerose, wie sie in Tabelle 5-9 genannt wurden, sei auf die Kapitel zur Symptombehandlung verwiesen (Kap. 3.2 bis 3.25), in denen diese Symptome ausführlich besprochen werden. Hier ist lediglich eine Auswahl von Besonderheiten der Multiplen Sklerose beschrieben worden.

Todesursache ist meist eine Infektion der Atemwege oder des Harntrakts, da Immobilität und Bettlägerigkeit Infekte begünstigen (Macleod & Formaglio, 2004). Betroffene sterben daher meist plötzlich und erhalten selten eine palliative Versorgung. Sie haben während eines sehr langen Krankheitsverlaufs über Jahrzehnte hin immer wieder punktuell palliativen Versorgungsbedarf. Daher ist es für sie wichtig, dass die Primärbehandler palliative Expertise haben und in schwierigeren Situationen in allen Settings (ambulante Versorgung, Pflegeheim, Krankenhaus) auf palliative Beratungs- und Betreuungsteams zurückgreifen können (Voltz et al., 2006). Demnach sollten die behandelnden Neurologen etc. über palliative Expertise und die Palliativexperten über neurologische Kenntnisse verfügen. Typische Anlässe für Gespräche über die Palliativversorgung können die in **Tabelle 5-10** genannten Trigger sein.

5.6 Parkinson-Krankheit

Krankheitsbild. Die Parkinson-Krankheit ist eine Bewegungsstörung mit Bewegungsverarmung, Steifigkeit und Zittern in Ruhe (Parkinson, 1817) und wird durch Zelluntergänge in den Basalganglien des Gehirns verursacht. Diese finden insbesondere im Bereich der Substantia nigra, der „schwarzen Substanz“, statt und führen zu einem Dopaminmangel in einer anderen Struktur der Basalganglien, nämlich dem Corpus striatum, dem „Streifenkörper“ (Benecke & Rolfs, 2005). Die Erkrankung kommt häufig vor und betrifft vorwiegend ältere Menschen. Männer sind etwas häufiger betroffen als Frauen. Die Hauptsymptome sind Rigor (Stei-

Tabelle 5-10: Trigger für Gespräche über Palliativversorgung bei Menschen mit multipler Sklerose (Quelle: mod. n. Creutzfeld et al., 2018, S. 24 f.)

Zeitpunkt	Situation
Frühzeitig im Krankheitsverlauf:	• Diagnosestellung • maligne Form der MS • Hospitalisation • notwendige Therapieeskalation
Bei fortschreitendem Verlauf:	• gravierende Probleme am Arbeitsplatz, in der Ehe, in der Familie • Verlust der Fahrtauglichkeit, Kontinenz, Gehfähigkeit oder Kognition • chronische Schmerzen
Spät im Krankheitsverlauf:	• bei Beenden der Therapie (Schubprophylaxe bzw. Verlaufsmodifikation) • Auftreten von Schluckstörungen • wiederkehrende Infektionen • Entwicklung einer Demenz i. R. der MS • Notwendigkeit der Heimaufnahme

figkeit), Akinese (Bewegungsarmut) und Tremor (Muskelzittern). Definitionsgemäß muss die Akinese immer vorliegen und ein weiteres Symptom wie Rigor, Tremor oder Standinstabilität (posturale Instabilität) hinzukommen, damit die Diagnose Parkinson-Krankheit gestellt werden kann (DGN, 2023d). Die Erkrankung schreitet schleichend fort. Daher sind die Symptome im Frühstadium oft schwer zu erkennen. Der Krankheitsverlauf ist bei jedem Betroffenen anders. Im weiteren Fortschreiten sind die Hauptsymptome immer besser erkennbar. Festgestellt wird die Parkinson-Krankheit meist im Alter von 50 bis 60 Jahren, wobei das Erkrankungsrisiko mit zunehmendem Alter steigt. Nur selten tritt die Erkrankung bei jungen Menschen auf (juveniles Parkinson-Syndrom). Auf Grund der steigenden Lebenserwartung nimmt daher die Zahl der Betroffenen allmählich zu (Hacke, 2010). Betrachten wir nun die Hauptsymptome im Einzelnen.

Akinese (griech. „kinein" = bewegen; „a ..." = nicht) bedeutet, sich nicht bzw. nicht gut bewegen zu können. Sie äußert sich in einem kleinschrittigen, vornübergebeugten Gangbild. Die Akinese tritt bei allen Parkinson-Syndromen auf. Es wird zwischen Bradykinese (griech. „bradýs" = schwer, langsam) und Hypokinese (griech. „hypó" = unter, darunter) unterschieden. Bei der Bradykinese liegt eine Bewegungsverlangsamung vor und bei der Hypokinese sind kaum noch Bewegungen möglich. Eine plötzliche Bewegungsblockade wird als Freezing-Effekt bezeichnet. Manchmal hilft den Betroffenen das Phänomen der paradoxen Kinese (Benecke & Rolfs, 2005). Lässt man sie über ein Hindernis, wie z. B. einen Fuß, eine Linie auf dem Boden oder eine ausklappbare Leiste am Gehstock gehen, so bekommen sie vom Gehirn einen stärkeren Bewegungsimpuls für das Darübersteigen als für das bloße Gehen auf ebenem Boden. Dieser stärkere Bewegungsimpuls reicht dann aus, um die Bewegung zu initiieren.

Alltagsbewegungen sind durch die eingeschränkte Geschicklichkeit der Hände erschwert. Die Mitbewegungen der Arme sind reduziert. Beim Umdrehen im Gehen sind mehrere Umwendeschritte notwendig. Durch die verminderten Schluckbewegungen im Rahmen der Akinese kommt es recht oft zu vermehrtem Speichelfluss (Hypersalivation). Die verminderte Beweglichkeit zeigt sich auch in einer starr wirkenden Mimik und der leisen, schlecht modulierten Stimme. Man kommt leicht zu dem Trugschluss, Betroffene seien teilnahmslos und unemotional, da die emotionalen Ausdrucksbewegungen, wie z. B. das Lächeln und die Stimmmelodie, deutlich reduziert oder nicht vorhanden sind. Hinter dieser maskenhaften Fassade haben Betroffene aber eine recht rege Emotionalität. Sie brauchen meist recht lange, um eine Frage zu beantworten, da auch die Denkabläufe und das Reaktionsvermögen verlangsamt sein können. Auch dies führt oft zu dem Trugschluss, eine kognitive Einschränkung zu vermuten, wo nur eine Verlangsamung vorliegt. Es gibt aber bei fortgeschritten Parkinson-Erkrankten oft Symptome einer Demenz, was die Differenzierung erschwert. Auch Depressionen sind häufig.

Rigor stammt aus dem Lateinischen und wird am besten mit „Starrheit" übersetzt. Bewegt man den Körper des Betroffenen z. B. im Handgelenk, spürt man bei Rigor einen wächsernen, d. h. gleich bleibend hohen Widerstand. Manchmal findet sich begleitend ein Zahnradphänomen: Beim Bewegen eines Körperteils fühlt man einen abwechselnd hohen und niedrigen Widerstand, wie beim Bewegen eines Zahnrads. Der Betroffene selbst empfindet Steifigkeit und eine nur schwer zu überwindende Starre. Diese Steifigkeit und Starre sind durch den eigenen Willen nur schwer beeinflussbar. Bewegungen der Gliedmaßen sind oft nur unter großer Anstrengung und ruckartig möglich. Die durch den Rigor ausgelöste Spannung in der Streck- und Beugemuskulatur des Rumpfes führt häufig zu einer gebeugten oder schiefen Körperhaltung. Die Betroffenen klagen häufig und gerade anfangs über Schmerzen, die durch den Rigor ausgelöst werden.

Tremor (Zittern) zeigt sich vor allem in Ruhe. Seine Frequenz ist im Vergleich zu anderen Tremorformen recht niedrig und liegt bei etwa 4 bis 7 Schlägen pro Sekunde. Das Zittern der Hände, der Beine oder des Kopfes (nach Art einer Ja- oder Nein-Bewegung) wirkt daher eher grobschlägig.

Posturale Instabilität bedeutet, dass es dem Betroffenen schwerfällt, seinen Körper aufrecht zu halten. Sein Gang und Stand sind dadurch unsicher.

Zusätzlich zu diesen motorischen gibt es zahlreiche nichtmotorische Störungen, wie z. B.:

- Eine verstärkte Talgproduktion im Gesicht (Salbengesicht) und starker Speichelfluss können im Alltag stark belasten.
- Temperaturregulationsstörungen können zu Schweißausbrüchen bis hin zu Fieberschüben führen.
- Die verlangsamte Darmmotilität kann Verstopfungen verursachen. Dies führt dann zu Völlegefühl, Blähungen und Bauchschmerzen.
- Bereits in der Frühphase der Erkrankung leiden 25 % der Patienten an Verstopfung und im weiteren Krankheitsverlauf sind es 80 %.
- Zusätzlich kann die Blasenentleerung gestört sein.

Auch die Sexualfunktion ist oft beeinträchtigt **(Tab. 5-11)**. Nach einer Befragung der Deutschen Parkinson Vereinigung (Beier et al., 2001) leiden über 50 % der betroffenen Männer unter sexuellen Problemen. Die motorischen Symptome der Parkinson-Krankheit (Rigor, Tremor, Immobilität im Bett) können das Intimleben erheblich beeinträchtigen. Insbesondere bei nachlassender Medikamentenwirkung fallen zärtliche Berührungen, das gegenseitige Reizen beim Vorspiel oder der Geschlechtsakt deutlich schwerer. Ein maskenhaftes Gesicht, vermehrtes Schwitzen, verstärkter Speichelfluss und der veränderte Gang können die Attraktivität deutlich verringern. Gerade das maskenhafte Gesicht täuscht dem Gegenüber oft mangelnde Anteilnahme und Erregung vor.

Viele Betroffene haben eine Riechstörung, die auch zu deutlich eingeschränktem Geschmacksempfinden führt. Dies ist vor allem für Feinschmecker sehr belastend. Viele Betroffene neigen deshalb dazu, das Essen stärker zu würzen. Schmerzen entstehen vor allem durch die Muskelverkrampfung in Form des Rigors mit oder ohne Zahnradphänomen oder durch die Fehlbelastung des Bewegungsapparates.

Therapie. Dank großer Fortschritte in der Therapie gelingt es immer besser, die Spätphase der Erkrankung hinauszuschieben, auch wenn sie letztlich unvermeidbar ist. Es ist daher wichtig, lindernde Therapien für diese schwierige Phase anzubieten. Seit Ende der 1960er-Jahre gelang es durch Einführung von L-Dopa, die Krankheitssymptome nachhaltig zu mildern. Durch die etablierten Therapiekonzepte und

Tabelle 5-11: Symptome des Parkinson-Syndroms (Quelle: Eigene Darstellung)

Kardinalsymptome	Begleitsymptome	
• Akinese *plus* • Rigor *oder* • Ruhetremor *oder* • posturale Instabilität	Sensorium	• Schmerzen • Missempfindungen (Dysästhesien)
	Vegetativum	• Störung der Blutdruckregulation • gestörte Temperaturregulation • Blasenstörung • Störung der Sexualfunktion
	psychische Symptome	• Depression • Angst
	kognitive Symptome	• Demenz

zahlreiche Neuerungen gelingt es immer besser, lange Zeit eine befriedigende Beweglichkeit zu erhalten. In frühen und mittleren Krankheitsphasen kann vor allem die Bewegungseinschränkung immer besser therapiert werden.

Für folgende sonstige Symptome besteht vor allem in fortgeschrittenen Krankheitsstadien Verbesserungsbedarf:

- Schmerzen
- Atemnot
- Schlafstörungen
- Obstipation
- Sprech- und Schluckstörungen
- übermäßige Speichelsekretion
- kognitive Beeinträchtigung.

Untersuchungen der Lebensqualität haben gezeigt, dass Schlafstörungen, Schmerzen und Depression wichtige, die Lebensqualität einschränkende Faktoren sind (Goy et al., 2007). In **Tabelle 5-12** werden typische Medikamente bei Parkinson-Krankheit zusammengefasst.

Die palliativen Bedürfnisse von Patienten mit Parkinson-Krankheit wurden bisher nur selten beschrieben. Clough und Blockley (2004) nennen folgende Symptome in der Palliativversorgung:

- (schwere) Bewegungsstörung
- Depression und Angst
- Inkontinenz
- Schmerzen
- orthostatische Hypotonie
- Speichelfluss
- Schluckbeschwerden
- Tagesmüdigkeit
- Demenz.

In **Spätstadien** kommt es zu folgenden Problemen (mod. n. Byrne et al., 2009):

- Die medikamentöse Therapie wirkt nicht mehr befriedigend.
- Die Therapie muss zunehmend komplizierter gestaltet werden, mit kurzen Einnahmeintervallen, vielen verschiedenen Medikamenten etc.
- Betroffene erleiden zunehmend „Off"-Perioden, in denen die Beweglichkeit wie ausgeschaltet ist.
- Gleichzeitig bestehen Dyskinesien, störende Überbewegungen.
- Die Mobilität ist zunehmend eingeschränkt und es kommt zu Stürzen.
- Schluckschwierigkeiten können dazu führen, dass Betroffene ihre Medikamente nicht mehr zuverlässig einnehmen können.
- Es bestehen Depressionen, Angstzustände und Halluzinationen.
- Eine Demenz entwickelt sich zusätzlich (Parkinson-Demenz).
- Die Krankheit wird immer schwerer beherrschbar und vorhersagbar, Pflegebedürftigkeit und Abhängigkeit schreiten fort.

Die DGN-Leitlinien (DGN, 2023d) empfehlen als Therapie der Wirkfluktuationen im Spätstadium:

- zusätzliche Gabe oder Erhöhung eines bereits verabreichten Dopaminagonisten
- Erhöhung der Zahl der L-Dopa-Tagesdosen (z. B. zwei- statt vierstündlich etc.)
- zusätzliche Gabe eines COMT-Hemmers (s. Tab. 5-12)
- zusätzliche Gabe eines MAO-B-Hemmers (s. Tab. 5-12)
- L-Dopa-Retardpräparate statt nichtretardierter L-Dopa-Präparate.

Besonders charakteristisch ist die ausgeprägte Abhängigkeit der Betroffenen von Medikamenten, um ihre Beweglichkeit zu erhalten. Dabei akzeptieren sie häufig lieber Überdosierungserscheinungen mit Überbewegungen als das Risiko, plötzlich in eine Bewegungsstarre zu verfallen. Der Verlust an Mobilität ist mit einem derartigen Autonomieverlust verbunden, dass er für Betroffene kaum aushaltbar ist. Entsprechend dramatisch ist das Spätstadium mit mangelndem und unzuverlässigem Ansprechen auf die Medikation.

Die Schluckschwierigkeiten führen oft ins Dilemma: Teils gelingt es z. B. durch Amantadi-

Tabelle 5-12: Typische Medikamente bei Parkinson-Krankheit (Quelle: stark mod. n. Zettl & Sieb, 2019, S. 10; unter Berücksichtigung von DGN, 2023d)

Substanz (gruppe)	Anmerkungen	Wirkstoff	Präparate (Beispiele)
L-Dopa	Ältestes und wichtigstes Parkinsonmedikament. Spätkomplikationen der Therapie sprechen eher gegen seinen frühen Einsatz. L-Dopa ist eine Vorstufe von Dopamin, das bei Parkinson-Krankheit im Gehirn fehlt. Es kann dort zu Dopamin umgewandelt werden. Im Körper wird diese Umwandlung zu Dopamin durch einen beigefügten Decarboxylasehemmer (Carbidopa oder Benserazid) verhindert, der allerdings nicht ins Gehirn eindringen kann.	• L-Dopa	• Madopar® • Nacom®
Dopaminagonisten	Medikamente dieser Gruppe wirken wie L-Dopa. Sie verursachen seltener als L-Dopa Spätkomplikationen, weshalb man bei Patienten unter 70 Jahren zu Anfang versucht, eine alleinige Therapie mit Dopaminagonisten durchzuführen (Oertel, 2008). Die genannten Substanzen umfassen nur die Non-Ergot-Dopaminagonisten. Die Ergotaminabkömmlinge sind wegen kardialer Nebenwirkungen heute zweite Wahl (Oertel, 2008).	• Piribedil	• Clarium®
		• Pramipexol	• Sifrol®
		• Ropinirol	• Requip®
		• Rotigotin	• Neupro®
Glutamatantagonisten	Amantadin ist ursprünglich ein antivirales Medikament, dessen Anti-Parkinson-Wirkung zufällig festgestellt wurde. Es wirkt über NMDA-Rezeptoren schwach auf die Parkinson-Symptome und hat antidyskinetische Effekte. Es gibt auch eine Darreichungsform als Infusion.	• Amantadin	• PK-Merz®
COMT-Hemmer	Die Catechol-O-Methyl-Transferase (COMT) spielt eine wichtige Rolle im Abbau von Dopamin. Hemmt man sie, kann Dopamin länger wirken. COMT-Hemmer werden entweder fix kombiniert mit L-Dopa (z.B. Stalevo®) oder als Einzelsubstanz zu den L-Dopa-Dosen verordnet (z.B. Comtess®, Ongentys® oder Tasmar®).	• Levodopa, Carbidopa, Entacapon	• Stalevo®
		• Entacapon	• Comtess®
		• Opicapon	• Ongentys®
		• Tolcapon	• Tasmar®
MAO-B-Hemmer	Die Monoaminoxidase B (MAO-B) spielt ebenfalls eine wichtige Rolle im Abbau von L-Dopa. Sie zu hemmen, verbessert die Wirkung von L-Dopa.	• Selegilin	• Movergan®
		• Rasagilin	• Azilect®
Anticholinergika	Diese Medikamentengruppe hat wegen Verschlechterungen der kognitiven Leistung nur noch eine sehr untergeordnete Bedeutung und sollte nur noch in Ausnahmefällen verordnet werden.	• Biperiden	• Akineton®
		• Bornaprin	• Sormodren®
		• Metixen	• Tremarit®

ninfusionen, die (Schluck-)Beweglichkeit wieder so weit herzustellen, dass eine sichere Medikamenteneinnahme möglich ist. Manchmal kann dies jedoch nur durch eine Magensonde (nasogastral bzw. PEG) sichergestellt werden (Lorenzl, 2010). Außerdem stehen in besonderen Fällen die Pumpentherapien (wie z. B. die Apomorphinpumpe oder die intestinale L-Dopa-Gabe) oder die tiefe Hirnstimulation zur Verfügung (DGN, 2023d).

Verwirrtheitszustände sind meist Komplikationen der Pharmakotherapie, aber oft auch erste Anzeichen einer beginnenden Parkinsondemenz. Etwa 30 bis 40 % der Parkinson-Betroffenen erleiden eine Demenz. Die Therapie besteht nach Oertel (2008) einerseits in der Gabe des dafür zugelassenen Cholinesterasehemmers Rivastigmin (Exelon®), andererseits in der antipsychotischen Therapie mit Clozapin (z. B. Leponex®). Unter Clozapin sind wegen der Gefahr des Abfalls der weißen Blutkörperchen zwingend regelmäßige Blutbildkontrollen vorgeschrieben. Alternativ kann Quetiapin (Seroquel®) verordnet werden. Diese beiden Antipsychotika haben im Gegensatz zu anderen Antipsychotika den Vorteil, die Parkinsonsymptomatik nicht zu verschlechtern. Clozapin hilft sogar gut gegen den Tremor. Konzepte der Demenzbetreuung (Kap. 5.3) können auch auf Parkinson-Betroffene mit Demenz übertragen werden.

Für Menschen mit fortgeschrittener Parkinson-Krankheit ist die Kommunikation mit ihrer Umgebung besonders schwierig, da sie durch die verminderte Mimik und Gestik oft gefühlsarm und stumpf wirken. Da das Nonverbale eine überragende Rolle in der Kommunikation spielt (Watzlawick et al., 2017) und von uns meist nicht bewusst wahrgenommen wird, ist es für die Umgebung eine anspruchsvolle Aufgabe, von ihren unmittelbaren, teilweise unbewussten Wahrnehmungen in der nonverbalen Kommunikation zu abstrahieren und stattdessen das Gesagte und die verbal (mit monotoner Stimme) ausgedrückten Emotionen als das „Eigentliche" wahrzunehmen. Fortgeschritten an M. Parkinson Erkrankte sind diesbezüglich ähnlich wie vollständig gelähmte Menschen in ihrem Körper eingeschlossen, da sie ihre Emotionalität oft nicht mehr körpersprachlich, mimisch oder gestisch, sondern nur noch sprachlich abstrakt ausdrücken können – ähnlich einem vollständig Gelähmten, der sich nur noch mit Hilfe eines Sprachcomputers mitteilen kann.

Die Patienten haben durch Muskelsteifigkeit und die dadurch bedingte Mehrbelastung des Bewegungsapparates Schmerzen. In der Frühphase können die Schmerzen durch Verbessern der Therapie gelindert werden. In späteren Krankheitsstadien ist dies immer schwieriger. Dann wird eine Schmerztherapie nach dem WHO-Stufenschema erforderlich (Kap. 3.3).

Besonders anspruchsvoll ist die Therapie der (opioidbedingten) Übelkeit **(Kasten 5-8)**. Üblicherweise verordnete Medikamente, wie Haloperidol oder Metoclopramid (Kap. 3.14), verschlechtern die Parkinsonsymptomatik und können daher nicht gegeben werden. Es hat sich bewährt, in diesen Situationen das Antiemetikum Domperidon (z. B. Motilium®) zu geben, da es die Parkinsonsymptomatik nicht verschlechtert. Dimenhydrinat (z. B. Vomex®) kann auch ohne größere Nachteile verabreicht werden. Setrone können, wenn die anderen Prinzipien versagen, nach Erfahrungen des Autors versucht werden, obwohl auch Setrone selten zu extrapyramidalen Nebenwirkungen führen können.

Atemnot kann gerade in weit fortgeschrittenen Krankheitsstadien eine Rolle spielen und durch Opioide oder angstlösende Medikamen-

Kasten 5-8:

Stufenschema zur Behandlung von (opioidbedingter) Übelkeit bei Parkinson-Krankheit

(nicht evidenzbasiert, sondern auf klinischer Erfahrung des Autors beruhend)

1. Stufe: Domperidon (z. B. Motilium®)
2. Stufe: Dimenhydrinat (z. B. Vomex®)
3. Stufe: Therapieversuch mit Setronen (z. B. Zofran®)

te (z. B. Lorazepam/Tavor®) (Kap. 3.12) behandelt werden.

Der übermäßige Speichelfluss stört in verschiedenen Krankheitsstadien. Während sich durch die medikamentöse Therapie anfänglich eine gute Linderung erreichen lässt, muss in fortgeschrittenen Stadien auf Medikamente zur Hemmung der Speichelsekretion oder gar die Bestrahlung der Speicheldrüsen bzw. das Einspritzen eines Giftes (Botulinumtoxin) in die Speicheldrüsen ausgewichen werden (Clough & Blockley, 2004).

In weit fortgeschrittenen Krankheitsphasen kann eine starke Rasselatmung („death rattle") vorliegen, da das Sekret in der Luftröhre nicht mehr abgehustet werden kann. Durch spezielle Medikamente, wie Butylscopolamin (z. B. Buscopan®), kann die Sekretbildung reduziert werden (Kap. 3.13).

Depressionen können in frühen Krankheitsstadien als Reaktion auf die Mitteilung der Diagnose auftreten. In späteren Krankheitsstadien sind sie möglicherweise durch den Verlust von Botenstoffen (Neurotransmittern) mitbedingt (Clough & Blockley, 2004). Etwa 50 % der Betroffenen haben eine Depression, die oft in der Endphase der Erkrankung auftritt. Es sollte ein Therapieversuch mit moderneren Antidepressiva (Wiederaufnahme-Hemmer) unternommen werden, die weniger (anticholinerge) Nebenwirkungen haben (Kap. 3.8).

Probleme mit dem Stuhlgang und der Blasenentleerung sind in der Spätphase typisch. Viele Patienten leiden an Verstopfung. In **Tabelle 5-13** finden sich daher Ernährungstipps zur Vermeidung von Obstipation.

Patienten mit Parkinson-Krankheit sterben häufig unerwartet an Infekten oder den Folgen

Tabelle 5-13: Ernährungstipps zur Vermeidung von Obstipation bei Parkinson-Krankheit (Quelle: mod. n. ParkinsonInfo, 2011)

Maßnahme	Beispiele
Vermehrt Ballaststoffe	• Weißmehle/-brote und raffiniertes Getreide (z. B. Reis) gegen entsprechende Vollkornprodukte (Vollkornbrot, -nudeln etc.) austauschen • mehrmals täglich Obst und Gemüse, wenn möglich roh und mit Schale • statt Keksen und anderen Süßigkeiten Trockenfrüchte (z. B. Dörrpflaumen oder Aprikosen) probieren
Nahrungsmittel mit leicht abführender Wirkung	• Milchzucker (z. B. in Tee, Müsli, Obstsalat einrühren) • Milchsäure: Sauermilch, Buttermilch, Jogurt, Kefir, Sauerkraut • Weinsäure: Traubensaft und -most, Weißwein • Apfelsäure: Apfelmost/-saft, Kern- und Steinobst • Zitronensäure: Zitrusfrüchte (Zitronen, Orangen) • Essigsäure: Obst- und Weinessig • Bohnen- und Malzkaffee (auch koffeinfreier Kaffee) • kalte und lauwarme Getränke auf nüchternen Magen
Ausreichende Trinkmengen	
Keine stopfenden Nahrungsmittel	• Kekse • Schokolade • Kakao • ausgereifte Bananen • schwarzer Tee • Rotwein

von Stürzen (Golla et al., 2008). Sie sterben fast nie in Hospizen und auch seltener zu Hause als andere fortgeschritten Erkrankte (Snell et al., 2009), sondern meist im Pflegeheim oder Krankenhaus und dort meist nicht auf einer Palliativstation (Snell et al., 2009). Auch diesen Herausforderungen muss sich die Palliative Care durch Vorhalten anderer Versorgungsstrukturen stellen, wie z. B.:

- Hospizkonzepte im Pflegeheim (Kostrzewa & Gerhard, 2010)
- Palliativdienste im Krankenhaus (Gerhard, 2017)
- Strukturen der ambulanten Palliativversorgung nach dem Leitsatz „Palliativversorgung für alle, die es brauchen".

Die jeweils dort tätigen Gesundheitsberufe sollten in der Palliativversorgung neurologischer Erkrankungen geschult sein.

Parkinson-plus-Syndrome. Neben der klassischen Parkinson-Krankheit gibt es auch einige über ein bloßes Parkinson-Syndrom hinausgehende Erkrankungen mit schwerpunktmäßiger Parkinson-Symptomatik. Nachstehend seien einige typische Krankheitsbilder exemplarisch genannt, deren eingehendere Darstellung in Kapitel 5.7 erfolgt:

- Multisystematrophie: Parkinson-Syndrom + Kleinhirnstörungen + vegetative Störungen (Blase, Kreislauf, Impotenz), rasches Fortschreiten, schlechter Erfolg der Parkinson-Medikation
- supranukleäre Blickparese: Parkinson-Syndrom + Lähmung des Blicks nach unten oder oben
- kortikobasale Degeneration: Parkinson-Syndrom + Demenz + Myoklonien (Muskelzuckungen) + Dystonien.

Diese Parkinson-plus-Syndrome, die im folgenden Kapitel detailliert betrachtet werden, schreiten wesentlich rascher fort als die klassische Parkinson-Krankheit und sprechen wesentlich schlechter auf die Medikation an. Betroffene bedürfen daher noch stärker und früher unserer palliativen Bemühungen.

Für Nichtbetroffene ist es teilweise äußerst schwierig, sich die Einschränkungen der Beweglichkeit, des körpersprachlichen, emotionalen Ausdrucks und der verlangsamten Abläufe vorzustellen. Betrachten Sie deshalb Übung 5-1.

Übung 5-1:

Sich-Einfühlen in Parkinson-Betroffene

- Schauen Sie sich den Film „Zeit des Erwachens" an – mit Robert de Niro und Robin Williams (Marshall, 1990).
- Lesen Sie alternativ das Buch „Zeit des Erwachens" von Oliver Sacks, das dem Film zu Grunde liegt (Sacks, 1991).
- Denken Sie darüber nach, was Ihnen in der Rolle als Betroffener helfen würde.
- Wie sollte man am besten mit Betroffenen umgehen?
- Welche Umgangsformen, Kommunikationsstrategien helfen Betroffenen?
- Welche Umgangsformen schaden Betroffenen?
- Erstellen Sie eine Liste mit positiven und negativen Strategien.

5.7 Atypische Parkinsonsyndrome und Chorea

Atypische Parkinsonsyndrome und die Chorea Huntington sind dadurch gekennzeichnet, dass die Prognose schlechter ist und die Symptomatik sich weniger gut medikamentös behandeln lässt. Schon allein diese Charakteristika einer schlechteren Therapierbarkeit und eines insgesamt rascheren Fortschreitens führen dazu, dass Menschen mit atypischen Parkinsonsyndromen oder Chorea Huntington eher palliativer Versorgung bedürfen als Menschen mit Morbus Parkinson, die doch über Jahre oder Jahrzehnte gut durch die in Kapitel 5.6 beschriebenen Therapien in ihren Funktionen verbessert und stabilisiert werden können. Während die palliative Versorgung bei Morbus Parkinson insbesondere in fortgeschritteneren Stadien zur Anwendung kommt, benötigen manche Patienten mit atypischen Parkinsonsyndromen schon früher Palliativversorgung.

Atypische Parkinsonsyndrome umfassen folgende Krankheitsbilder:

- Multisystematrophien
- Lewy-Körperchen-Demenz
- progressive supranukleäre Blickparese (Steele-Richardson-Olschewski-Syndrom)
- kortikobasale Degeneration.

Die Lewy-Körperchen-Demenz wird in diesem Werk im Demenzkapitel (Kap. 5.3) behandelt, da sie mit einer rasch fortschreitenden Demenz mit optischen Halluzinationen beginnt und erst später schlecht therapierbare Parkinsonsymptome dazukommen. Bei den anderen hier behandelten atypischen Parkinsonsyndromen kommt es zu keiner derart ausgeprägten und frühzeitig einsetzenden demenziellen Symptomatik. Menschen mit Multisystematrophien haben im Gegensatz zum Morbus Parkinson meist keinerlei demenzielle Symptome. Menschen mit kortikobasaler Degeneration haben meist erst spät demenzielle Veränderungen.

Chorea Huntington ist eine erbliche Bewegungsstörung, die sich statt in Minderbeweglichkeit in Überbeweglichkeit zeigt. Eine Demenz tritt frühzeitig und nicht erst bei fortgeschrittener Erkrankung auf. Die Erkrankung ist damit keine Variante, sondern eher ein Spiegelbild der Parkinsonerkrankung. Gegen Ende der Erkrankung kann es dennoch zum Verschwinden der Überbewegungen und der Entwicklung eines parkinsonartigen Bildes kommen.

5.7.1 Multisystematrophien

Multisystematrophien führen in der Regel zu parkinsonartigen Symptomen, die allerdings schlechter auf Parkinsonmedikamente ansprechen, zu Störungen der Kleinhirnfunktion und zu sehr ausgeprägten vegetativen Störungen der Kreislaufreaktion und der Blasen- sowie Sexualfunktion (International Parkinson and Movement Disorders Society, 2023a). Es werden je nach vorrangigen Symptomen zwei Unterformen unterschieden:

- MSA Typ P mit vorrangiger Parkinsonsymptomatik
- MSA Typ C (zerebellär; Cerebellum ist die lateinische Bezeichnung für das Kleinhirn) mit vorrangigen Kleinhirnsymptomen wie gestörte Koordination, torkelnder Gang, undeutliche Sprache.

Ältere Begriffe für die Multisystematrophie wie Olivopontozerebelläre Atrophie (OPCA), Striatonigrale Degeneration und Shy-Drager-Syndrom wurden durch die neuen Begriffe abgelöst.

Die Multisystematrophie ist mit 3 bis 4 Betroffenen pro 100 000 Einwohner eine seltene Erkrankung. Das mittlere Erkrankungsalter liegt zwischen 50 und 60 Jahren. Obwohl die genauere Ursache dieser neurodegenerativen Erkrankung noch unbekannt ist, finden sich bei den Betroffenen Eiweißablagerungen im Gehirn, das sogenannte Alpha-Synuklein. Die Erkrankung tritt unabhängig von erblichen Ursachen auf. Es gibt keine nachweisbaren Umweltfaktoren, welche die Erkrankung begünstigen.

Die Diagnosestellung erfolgt durch das Erfragen der typischen Symptome, die klinische Untersuchung und den Ausschluss anderer Ursachen mittels z. B. Kernspintomographie des Gehirns. In den Anfangsstadien ähneln sich der Morbus Parkinson und die MSA Typ P sehr. Das schlechtere Ansprechen auf Parkinsonmedikamente und das rasche Fortschreiten helfen bei der Unterscheidung. Die allermeisten Patienten mit einer Multisystematrophie haben eine Kopfhalteschwäche, die einer kraniozervikalen Dystonie entspricht. Man nennt dieses Symptom auch deskriptiv das Dropped-Head-Syndrom, weil der Kopf dabei nach vorne fällt. In den fortgeschrittenen Stadien haben die Betroffenen meist eine sehr komplexe Bewegungsstörung mit Elementen einer fortgeschrittenen Parkinsonerkrankung, deutlichen Koordinationsstörungen, einer sehr undeutlichen dysarthrischen Sprache und erheblichen vegetativen Problemen wie Ohnmachten, gestörte Blasenentleerung etc. Sie erleben diese sehr schwere und sie immobilisierende Symptomatik in der Regel bei klarem Verstand.

Die therapeutischen Möglichkeiten (Zettl & Sieb, 2019) mit Parkinsonmedikamenten (L-Dopa bis 1500 mg/d) gegen die parkinsonistische Bewegungsstörung, Medikamenten (Fludrocortison und/oder Midodrin) und Stützstrümpfen gegen die Blutdruckabfälle, Sprech- und Schlucktraining, Sprachcomputer können den schweren Verlauf der Erkrankung begleiten. Oft führt die Kopfhalteschwäche zu heftigen Nackenschmerzen und die Immobilität zu weiteren somatisch-nozizeptiven Schmerzen, die mit üblichen Analgetika gegen somatisch-nozizeptiven Schmerz behandelt werden können (Kap. 3.3). Blasenstörungen können mit Blasentraining, Einmalkathetern und später Dauerkathetern behandelt werden, führen aber leider oft zu wiederholten Blaseninfekten. Angesichts der rasch fortschreitenden, extrem die Mobilität und die Alltagsgestaltung einschränkenden Erkrankung sind depressive Symptome, aber auch Todeswünsche häufig.

5.7.2 Progressive supranukleäre Blickparese

Die progressive supranukleäre Blickparese ist die häufigste Erkrankung aus dem Formenkreis der atypischen Parkinsonsyndrome. Sie soll etwa ein Zehntel der Häufigkeit des Morbus Parkinson haben (International Parkinson and Movement Disorders Society, 2023b). Sie beginnt meist später als die Multisystematrophie, nämlich im 7. Lebensjahrzehnt. Die Krankheitsursache ist unbekannt. Man geht wie bei den anderen atypischen Parkinsonsyndromen von einer degenerativen Ursache aus. Hierfür spricht auch, dass man bei den Betroffenen Ablagerungen des Tau-Proteins im Gehirn findet (Zettl & Sieb, 2019). Der Name der Erkrankung leitet sich ab von der diagnostisch wegweisenden Augenbewegungsstörung (Blickparese) mit Ursache oberhalb der Hirnnervenkerngebiete (supranukleär), die fortschreitet (progressiv).

Die Patienten haben schon zu Anfang der Erkrankung Probleme mit dem Gehen und das Gleichgewicht zu halten, weshalb Stürze gehäuft auftreten. Hinzu kommen die charakteristischen Augenbewegungsstörungen, die in der Regel mit einer Lähmung des Blicks nach unten beginnen und später dazu führen, dass die Augen nahezu überhaupt nicht mehr bewegt werden können. Die Betroffenen müssen dann den Seitwärtsblick oder den Blick nach oben und unten nahezu ausschließlich mit Kopfbewegungen vollführen, weshalb sie zusätzlich oft Nackenschmerzen durch die Überbelastung haben. Parkinsonistische Symptome äußern sich in einer Steifigkeit der Muskulatur, schwer verständlicher Sprache und verminderten Gesichtsausdrucksbewegungen. Es gibt gerade am Anfang der Erkrankung, bevor die Augenbewegungsstörungen hinzukommen, große Ähnlichkeiten zum Morbus Parkinson, wobei das schlechte Ansprechen auf Parkinsonmedikamente und der raschere Verlauf zur Unterscheidung dienen können.

Die therapeutischen Möglichkeiten sind ausgesprochen begrenzt. Anfangs helfen Parkinsonmedikamente etwas gegen die Bewegungsstörung. Auch hier finden sich angesichts der massiven Einschränkungen, die viele Erkrankte bei klarem Verstand treffen, depressive Reaktionen bis hin zu Todeswünschen. In einer Vorausplanung sollten frühzeitig wesentliche zukünftige Fragen in Bezug auf lebensverlängernde Therapien, Krankenhausbehandlungen und den Umgang mit künstlicher Ernährung geklärt und dokumentiert werden, da manche Betroffene am Ende einen kognitiven Abbau durchmachen und nicht mehr selbst entscheiden können (Kap. 2.4).

5.7.3 Kortikobasale Degeneration

Bei der kortikobasalen Degeneration handelt es sich um eine sehr seltene Erkrankung aus dem Formenkreis der atypischen Parkinsonsyndrome (International Parkinson and Movement Disorders Society, 2023c), die seltener als die Multisystematrophie und die supranukleäre Blickparese ist. Sie tritt meist im 6. bis 7. Lebensjahrzehnt auf. Es handelt sich wie bei den anderen atypischen Parkinsonsyndromen auch hier um eine Neurodegeneration ohne Beteiligung von Erb- oder Umweltfaktoren. Als Hinweis auf den Hirnabbauprozess findet man wie bei der progressiven supranukleären Blickparese Tau-Protein-Ablagerungen im Gehirn (Zettl & Sieb, 2019). Der Name kortikobasale Degeneration leitet sich davon ab, dass Symptome der Hirnrinde wie Sensibilitäts- oder Sprachstörungen sich mit Symptomen der Basalganglien aus dem Parkinsonformenkreis mischen.

Die Symptomatik ist ausgesprochen komplex und betrifft meist eine Körperhälfte stärker als die andere. Typische Symptome sind:

- auf der Ebene der Basalganglien:
  - → hypokinetisch rigides Parkinsonsyndrom mit Steifigkeit und Bewegungsverlangsamung und schlechter Balance beim Gehen mit deutlich erhöhter Sturzgefahr (Basalgangliensymptom)
- auf kortikaler Ebene der Hirnrinde:
  - → Myoklonien (Muskelzuckungen)
  - → Störung des Berührungsempfindens
  - → „Alien limb“-Syndrom mit dem Gefühl, dass eine Extremität nicht zum Körper gehört, sondern ein Eigenleben führt
  - → Sprech- und Sprachstörung
  - → Wesensänderung mit Störung der Motivation und Persönlichkeitsveränderungen.

Die therapeutischen Möglichkeiten sind wie bei den anderen atypischen Parkinsonsyndromen sehr beschränkt auf Parkinsonmedikamente mit schlechtem Ansprechen und Medikamente gegen Myoklonie wie z. B. Levetiracetam (Kap. 3.10.2).

5.7.4 Chorea Huntington

Chorea bedeutet wörtlich übersetzt „Veitstanz“. Damit sollen die massiven Überbewegungen charakterisiert werden. Der New Yorker Arzt Georg Huntington hat die Erkrankung erstmals beschrieben, weshalb sie nach ihm benannt wurde. Die Erkrankung wird autosomal dominant vererbt, das heißt, ca. 50 % der Nachkommen sind betroffen. Molekulare Basis ist die Verlängerung einer Sequenz in der Erbsubstanz des dafür verantwortlichen Gens (Zettl & Sieb, 2019). Je länger die gestörte Sequenz ist, umso schwerer verläuft meist die Erkrankung. Die Diagnose wird daher auch nach Ausschluss anderer Ursachen für die Symptome mittels genetischer Untersuchung gestellt.

Die Erkrankung beginnt häufig mit einer demenziellen Entwicklung, bevor es zur Bewegungsstörung mit überschießenden, grob ausfahrenden und dystonen Überbewegungen bei niedrigem Muskeltonus kommt. Durch die ständigen Überbewegungen kommt es zu einem extrem hohen Energieverbrauch, weshalb die Betroffenen häufig stark an Gewicht abnehmen und hochkalorischer Diäten zur Deckung des Energiebedarfs bedürfen. Durch die ausfahrenden Überbewegungen sind die Betroffenen in ihrer Gang- und Standstabilität gefährdet und verletzen sich leichter, weshalb sie z. B. durch eine Polsterung von scharfkantigem Mobiliar etc. geschützt werden müssen. Durch Überbewegungen der Sprech- und Schluckmuskulatur kommt es zu Schluckschwierigkeiten (Dysphagie) oder undeutlichem, schwer verständlichem Sprechen (Dysarthrie).

Im fortgeschrittenen Krankheitsverlauf nehmen die Überbewegungen häufig ab und die Symptomatik schlägt in Richtung Parkinson um mit jetzt erhöhtem Muskeltonus und Bewegungsarmut, weshalb dann die Erkrankung von einer Parkinsonvariante nicht mehr unterschieden werden kann.

Die Erkrankung tritt meist zwischen dem 30. und 50. Lebensjahr auf (Zettl & Sieb, 2019), zu einem Zeitpunkt im Leben, zu dem viele Betroffene bereits Kinder haben und durchschnittlich 50 % dieser Nachkommen auch das Krankheitsgen in sich tragen. Dies lässt erahnen, welche Dramatik sich für die betroffenen Familien stellt. Die Nachkommen können sich genetisch testen lassen, um zu erfahren, ob sie später die Erkrankung bekommen oder nicht. In der Schwangerschaft ist auch eine pränatale Diagnostik möglich.

Die Überbewegungen können laut DGN-Leitlinie (DGN, 2022d) mittels antidopaminergen Substanzen wie Tiaprid (bis 1200 mg/d) oder Sulpirid, Neuroleptika (z. B. Haloperidol oder Olanzapin) und Tetrabenazin behandelt werden. Die Neuroleptika wirken auch bei psychotischen Verhaltensstörungen.

Die Begleitung der Betroffenen und ihrer Zugehörigen im Umgang mit der unheilbaren Erkrankung ist eine sehr herausfordernde Aufgabe, zumal es sich oft aufgrund des Erbgangs um eine Familienkrankheit handelt.

5.8 Schlaganfall

Schlaganfälle sind die dritthäufigste Todesursache in europäischen Ländern und die führende Ursache dauernder Behinderung.

Epidemiologie. In Deutschland werden jährlich etwa 361 000 Menschen mit einem Schlaganfall in einem Krankenhaus behandelt; davon versterben rund 27 000 Menschen, d. h. weniger als ein Zehntel. 6,8 % der Schlaganfallbetroffenen sterben in den ersten 30 Tagen, 9,4 % in den ersten 3 Monaten und 17 % im ersten Jahr nach dem Schlaganfall. Nach 5 Jahren leben noch durchschnittlich 55 % der Betroffen (Büdingen, 2023). Die Zahlen deuten an, dass das Krankheitsbild Schlaganfall insofern eine nicht zu unterschätzende Rolle in der ambulanten palliativen Versorgung spielen dürfte.

Etwa 80 bis 85 % der Schlaganfälle entstehen dadurch, dass eine Hirnregion mangelhaft durchblutet wird. Weitere 15 bis 20 % entstehen durch Blutungen in das Gehirngewebe etc. (Zettl & Sieb, 2019). Trotz der Verbesserungen der Schlaganfallbehandlung mit Einführung der speziellen Überwachungseinheiten für Schlaganfallpatienten („stroke units") und der Möglichkeiten, das für die Durchblutungsstörung verantwortliche Blutgerinnsel mittels Lysetherapie aufzulösen, werden nach wie vor viele Menschen einen Schlaganfall nicht überleben **(Kasten 5-9)**. Nur die wenigsten dürften akut eine Palliativbetreuung erhalten. Aber auch diejenigen, die später sterben, leben meist zu Hause oder in Pflegeheimen und erhalten dort auch aktuell noch selten eine Palliativbetreuung.

Die Art der neurologischen Ausfälle bei einem Schlaganfall hängt von der betroffenen Hirnregion bzw. dem betroffenen Gefäßversorgungsgebiet ab. Ist die mittlere Hirnarterie (Arteria cerebri media) betroffen, so finden sich Lähmungen und Taubheitsgefühle der gegenüberliegenden Körperhälfte, meist mit Betonung von Arm und Gesicht. Außerdem bestehen oft Sprachstörungen, wenn beim Rechtshänder die linke Versorgungsregion der mittleren Hirnarterie betroffen ist. Beim Linkshänder ist dies in vielen Fällen umgekehrt. Ist die vordere Hirnarterie betroffen, so ist das gegenüberliegende Bein gelähmt und/oder taub. Bei einem Schlag-

Kasten 5-9:

Schlaganfallformen, die häufig zum Tode führen (mod. n. Hamann & Addington-Hall, 2004)

- maligner Mediainfarkt (sehr schwer verlaufender Schlaganfall der mittleren hirnversorgenden Arterie)
- multiple Infarkte (zahlreiche Schlaganfälle in der Vorgeschichte)
- Basilaristhrombose (Verschluss des Gefäßes, das den gesamten Hirnstamm versorgt) oder schwerer Hirnstamminfarkt
- Hirnmassenblutung (Blutung in große Teile des Gehirns)
- ausgedehnte Subarachnoidalblutung (Blutung in die Hirnhäute, die manchmal ins Gehirngewebe durchbricht)

anfall im Bereich der hinteren Hirnarterie finden sich halbseitige Gesichtsfeldeinschränkungen zur Gegenseite. Schlaganfälle im Stammhirn äußern sich in Form von Doppelbildern, gekreuzten Symptomen (z. B. Gesichtslähmung auf der einen Seite und Lähmung der entgegengesetzten Körperhälfte oder Augenmuskellähmung auf der einen Seite und Lähmung der entgegengesetzten Körperhälfte) **(Tab. 5-14)**.

Risikofaktoren. Unter den Risikofaktoren eines Schlaganfalls spielt der Bluthochdruck eine entscheidende Rolle, da er das Risiko sowohl für eine Durchblutungsstörung als auch für eine Hirnblutung deutlich erhöht. Weitere häufige Risikofaktoren sind Diabetes, Rauchen, Übergewicht und Bewegungsmangel. In der Regel entstehen Durchblutungsstörungen auf dem Boden arteriosklerotischer Veränderungen an den Gefäßen oder durch „Gerinnsel" (Thromben) im Herzen. Die Thromben in den Gefäßen oder im Herzen werden dann fortgespült und verschließen weiter oben ein kleineres Gefäß (Embolie). Größere und kleinere Gefäße können durch Arteriosklerose verschlossen werden, was zum Schlaganfall führt. Bei der Hirnblutung kommt es meist durch Bluthochdruck

Tabelle 5-14: Gefäßversorgung des Gehirns und deren typische Ausfälle (Quelle: Eigene Darstellung)

Arterie (A.)	Ausfälle …
A. cerebri media (mittlere Hirnschlagader)	… auf der gegenüberliegenden Seite: • halbseitige Lähmung (evtl. an Gesicht und Arm betont) • halbseitige Sensibilitätsstörung • eventuell Sprachstörungen
A. cerebri anterior (vordere Hirnschlagader)	… auf der gegenüberliegenden Seite: • beinbetonte Lähmung • beinbetonte Sensibilitätsstörung
A. cerebri posterior (hintere Hirnschlagader)	… auf der gegenüberliegenden Seite: • halbseitige Gesichtsfeldeinschränkungen
Hirnstammarterien	Gekreuzte Symptome: • z. B. auf der einen Seite Gesichtslähmung oder Augenmuskellähmung, auf der anderen Seite Lähmung der Körperhälfte • z. B. Wallenberg-Syndrom mit: → Sensibilitätsstörung nur für Schmerz und Temperatur auf der Gegenseite am Körper → Sensibilitätsstörung für Schmerz und Temperatur auf der gleichen Seite im Gesicht → auf der gleichen Körperseite Ungeschicklichkeit → Heiserkeit → eventuell Schluckstörung → Schwindel
A. basilaris (große hintere Arterie)	Basilaristhrombose mit: • Ausfällen an beiden Gesichts- und Körperhälften • Bewusstlosigkeit • Locked-in-Syndrom: vollständige Lähmung bei Erhalt von Bewusstsein und Wahrnehmung. Der Betroffene ist in einem gelähmten Körper eingeschlossen.

zum Zerreißen eines Hirngefäßes und zu einer Einblutung ins Gehirn. Erbliche Gerinnungsstörungen, Gefäßentzündungen oder erbliche Gefäßerkrankungen sind dagegen seltene Ursachen sowohl für eine Durchblutungsstörung als auch für eine Hirnblutung.

Palliative Versorgung. Wie könnte eine palliative Versorgung beim Schlaganfall aussehen? In der internationalen Fachliteratur findet man einige Veröffentlichungen zu diesem Thema (Gerhard, 2010b). Eine neuere Studie (Cowey et al., 2021) zeigt in Übereinstimmung mit älterer Literatur (z.B. Burton et al., 2010), dass Schlaganfallpatienten viele palliative Bedürfnisse haben.

Fassen wir die Studienlage zusammen, wird klar, dass dennoch wenig systematisiertes Wissen über die Bedürfnisse sterbender Schlaganfallpatienten und ihrer Zugehörigen bekannt ist (Cowey et al., 2021; Stevens et al., 2007). Studien zeigten jedoch, dass durch Richtlinien oder Pathways (Behandlungspfade), die aus der Palliativbetreuung von Tumorpatienten gewonnen wurden, ein höherer palliativer Versorgungsgrad auch für Patienten mit Schlaganfall erreicht werden kann (Blacquiere et al., 2009; Jack et al., 2004). Es bleibt die Frage, ob diese Richtlinien tatsächlich die palliativen Bedürfnisse der Betroffenen abdecken. Häufigste Symptome waren Dysphagie, Rasselatmung, Luftnot und Schmerz (Cowey et al., 2021). Die am häufigsten verwendeten Medikamente waren Morphin (93,6 %) und Scopolamin (81,9 %). Sondenernährung oder intravenöse Flüssigkeitsgaben wurden bei ca. 90 % der Betroffenen abgesetzt oder nie begonnen (Blacquiere et al., 2009). Ältere Interviewstudien zeigten, dass Angehörige Schwierigkeiten haben, an adäquate Informationen über die medizinische Situation der Betroffenen zu kommen (Addington-Hall et al., 1995). Versorgende sind meist hohen emotionalen Belastungen ausgesetzt (Anderson et al., 1995). **Fallbeispiel 5-3** mag die Situation plötzlich versterbender Schlaganfallpatienten und ihrer Zugehörigen in der Praxis verdeutlichen.

Fallbeispiel 5-3

Herr S. ist 75 Jahre alt. Er erleidet plötzlich eine schwere Bewusstseinsstörung, eine Blickwendung nach links und eine vollständige Lähmung der rechten Körperhälfte. Ein Computertomogramm des Schädels zeigt eine Massenblutung nahezu in der gesamten linken Hirnhälfte. Ein Überleben wird prognostisch nur für wenige Stunden bis Tage für möglich gehalten. Therapiemöglichkeiten bestehen aus kurativer Sicht nicht. Diese schlechte Prognose wird den Angehörigen mitgeteilt. Es werden eine intensive Begleitung sowie palliative Maßnahmen angeboten. Der Patient wird von der Intensivstation, auf die er zunächst aufgenommen worden war, nach Absprache mit den Angehörigen entsprechend seinem mutmaßlichen Willen in ein Einzelzimmer mit Übernachtungsmöglichkeit für Angehörige auf der Allgemeinstation verlegt. Er atmet schnell (Tachypnoe) und heftig, zeigt Schmerzzeichen in Form von Unruhe und scheint unter starkem Stress zu stehen. Magensonde, Wendeltubus und Sauerstoffsonde über die Nase werden entfernt, was den Stress offensichtlich reduziert. Er erhält einen Perfusor mit Metamizol (5 g) gegen die zu vermutenden Kopfschmerzen, Morphin (10 mg) gegen die Atemnot und Haloperidol zur Prophylaxe opioidbedingter Übelkeit. Später wird wegen beginnender Verschleimung Butylscopolamin (60 mg/d) ergänzt. Unter dieser Medikation atmet er deutlich langsamer und weniger angestrengt, ist nicht mehr unruhig, sondern wirkt ruhig, von der Körperhaltung und den Gesichtszügen her entspannt. Auch die Angehörigen nehmen keine Schmerzen wahr. Den Angehörigen wird das Prinzip der körperstammnahen Berührung aus dem Konzept der Basalen Stimulation® nahegebracht. Ein CD-Spieler mit Lieblingsmusik (Herr S. ist den Angehörigen zufolge ein sehr musischer Mensch) wird besorgt. Die Angehörigen organisieren eine Rund-um-die-Uhr-Begleitung und wünschen keine hospizliche Begleitung. Am Folgetag verstirbt Herr S.

Im Sterben liegende Schlaganfallpatienten sind meist in ihrer Beweglichkeit eingeschränkt und leiden häufig unter Veränderungen des Bewusstseins, der Sprache oder der Kognition. Zwei „Modellerkrankungen", nämlich die amyotrophe Lateralsklerose (ALS), bei der es frühzeitig zu ausgeprägten Lähmungen kommt, und die Demenz, die frühzeitig mit kognitiven Veränderungen einhergeht, wurden bereits in Kapitel 5.2 und 5.3 ausführlich dargestellt. Wir können versuchen, die hier gewonnenen Erfahrungen und Erkenntnisse auf die Situation sterbender Schlaganfallpatienten zu übertragen.

Entscheidend in der Schmerz- und Symptomerfassung ist, trotz der genannten Veränderungen im einfühlsamen Dialog Schmerzen und Symptome in den vier Dimensionen des Total-Pain-Konzepts (körperlich, psychisch, sozial, spirituell) (Saunders & Baines, 1991) aufzuspüren. Auf Schmerz, Atemnot, Obstipation, Muskelverspannung, Fatigue u.a. muss besonders durch gezieltes Nachfragen, mit einfühlender Beobachtung und mit Hilfe von Symptomerfassungsskalen geachtet werden. Die Betroffenen sind auf Grund von Sprachstörungen, Bewusstseinsstörungen oder kognitiven Veränderungen oft nicht in der Lage, ihre Beschwerden in eindimensionalen Skalen anzugeben. Es besteht die Gefahr, dass sie auf Grund der Sprachverständnisstörungen Fragen falsch verstehen und damit falsch beantworten. Bei einigen sprachgestörten Schlaganfallpatienten kann es, da nur noch das Wort „Ja" bzw. „Nein" verfügbar ist, leicht zu falschen Antworten kommen (Kap. 3.2.2).

Lähmungen sowohl der mimischen Muskulatur als auch des Körpers verändern mimische Ausdrucksbewegungen und die Körpersprache. Da Schlaganfallpatienten meist nur halbseitige Lähmungen haben, ist oft die gezielte Beobachtung der ungestörten Seite hilfreich. Besonders schwierig ist die Schmerz- und Symptombeurteilung bei Menschen mit Pseudobulbärparalyse, da sie überschießende mimische Ausdrucksbewegungen haben. Aus einem kurzen Lächeln wird ein ausgedehntes anhaltendes Lachen, das nicht mehr der eigentlichen Emotion entspricht, oder aus einem traurigen Blick wird ein nicht steuerbares, heftiges Weinen (pathologisches Lachen und Weinen). Schmerz und andere Symptome, die sonst meist eher unterschätzt werden, können in dieser Situation auf Grund der überschießenden mimischen Ausdrucksbewegungen überschätzt werden (Kap. 3.2.2).

Bei sterbenden Schlaganfallpatienten im Koma ist es noch schwieriger, ihre Symptome einzuschätzen. Oft wird hier fälschlich davon ausgegangen, dass Menschen im Koma keine Schmerzen oder anderen Symptome empfinden. Gerade für die Schmerzerfassung beim komatösen Menschen eignet sich die ZOPA-Skala besonders gut (Handel, 2010) (Kap. 3.2.2.1). Als Verhaltensmerkmale werden Lautäußerungen, Gesichtsausdruck, Körpersprache und physiologische Indikatoren beobachtet. Eine schmerzreduzierende Maßnahme wird bereits eingeleitet und auf ihre Wirkung hin kontrolliert, wenn nur ein Verhaltensmerkmal vorliegt, das auf Schmerz hinweist.

Gibt es aus der Krankenbeobachtung oder der Vorgeschichte Hinweise auf Schmerzprobleme (z.B. Rheuma, Rückenschmerzen), sollte in jedem Fall eine Schmerzbehandlung durchgeführt werden. Die Veränderungen (z.B. entspanntere Gesichtszüge, langsamere Atmung, weniger Schwitzen etc.) in der Verlaufsbeobachtung können dann zur Evaluierung und Anpassung der Schmerztherapie genutzt werden. Neben dem einfühlsamen Dialog und der genauen Beobachtung kann hier auch die ZOPA-Skala wertwolle Dienste leisten.

Wertvolle Hinweise liefern die Beobachtungen der Menschen, die den Betroffenen am längsten kennen und in seiner Emotionalität bzw. emotionalen Ausdrucksweise am besten einschätzen können. Zusatzinformationen erhält man allein schon durch eine Haltungsänderung, indem man sich klarmacht, dass sich Schmerz auch in Unruhe, Depression, Aggressivität, Schlaflosigkeit oder Nahrungsverweigerung äußern kann. Insgesamt reicht es nicht aus, nur eine Skala abzuprüfen, vielmehr müssen nach Art einer „phänomenologischen Schmerzerfassung" alle Hinweise aus der einfühlsamen Beobachtung, aus dem sozialen Umfeld etc. zusammengetragen und bewertet werden (Gerhard, 2010a).

Die in Kapitel 3.3 geschilderten Prinzipien der Schmerz- und Symptombehandlung können grundsätzlich auch auf Schlaganfallpatienten angewendet werden. Dennoch sind zahlreiche Besonderheiten zu beachten. Sowohl in Studien (Cowey et al., 2021; Mazzocato et al., 2009) als auch in der klinischen Praxis sind vorrangig beobachtete Symptome somatisch-nozizeptive Schmerzen infolge von Lähmungen (z. B. das häufige Schulter-Arm-Syndrom) oder Kopfschmerzen infolge des Hirndrucks. Seltener kommt es zu zentral-neuropathischen Schmerzen, wie z. B. dem Thalamusschmerzsyndrom. Dementsprechend werden häufig die bei somatischem Nozizeptorschmerz gut wirksamen Stufe-1-Analgetika des WHO-Schemas eingesetzt und ggf. durch Opioide ergänzt. Metamizol ist das bevorzugte Stufe-1-Analgetikum, da es bei den häufig schluckgestörten und/oder komatösen Betroffenen auch als subkutane oder intravenöse Dauerinfusion verabreicht werden kann. Zu beachten ist, dass die therapeutische Breite zwischen Unter- und Überdosierung für Opioide bei nicht tumorbedingten Schmerzen oft wesentlich geringer ist als bei Tumorpatienten. Sedierende oder kognitive Nebenwirkungen sind bei ohnehin entsprechend eingeschränkten Patienten besonders gravierend. Manche Schmerzen, z. B. durch Spastik oder Überbeanspruchung des Bewegungsapparates, treten nur bei Belastung auf („incident pain"). Eine Dauermedikation mit Opioiden hat oft den Nachteil, dass Schmerzspitzen nicht ausreichend behandelt werden, während in schmerzfreien Intervallen Überdosierungserscheinungen auftreten. Der Autor setzt hier auch neuere, schnell wirksame Fentanyl-Nasensprays, Buccaltabletten etc. ein, obwohl dies einen Off-Label-Use, d. h. einen nicht durch die üblichen Indikationen gedeckten Gebrauch, darstellt. Neuropathische Schmerzen sprechen kaum auf Stufe-1-Analgetika an. Sie werden nach anerkannten Prinzipien mit Koanalgetika behandelt (Kap. 3.3.6). Je nach Art des neuropathischen Schmerzes erfolgt die gezielte Behandlung. Bei neuralgiformem, Sekunden dauerndem, sich nur in Attacken äußerndem Schmerz werden Antikonvulsiva (Carbamazepin, Oxcarbazepin, Gabapentin, Pregabalin) eingesetzt, bei brennendem Dauerschmerz besteht die Therapie in Antidepressiva (Amitriptylin, Nortriptylin, Venlaflaxin, Duloxetin, Mirtazapin) oder Gabapentin bzw. Pregabalin, oft kombiniert mit Opioiden. Substanzen mit Opioidwirkung und zugleich koanalgetikatypischen Effekten, wie z. B. Tramadol (z. B. Tramal®), Tapentadol (z. B. Palexia®) und Levomethadon (z. B. L-Polamidon®), werden teilweise genutzt und sind vorteilhaft, da die Zahl der verabreichten Medikamente verringert werden kann **(Kasten 5-10)**.

Bei allen Symptomen sollte zunächst die Frage gestellt werden, was sie für den Patienten tatsächlich bedeuten. So finden einige Patienten ihre ausgeprägte Spastik nützlich, weil sie dadurch auf den gelähmten Beinen stehen können. Andere Patienten mit leichter, kaum merklicher Spastik, aber ohne Lähmung, finden diese schmerzhaft und höchst beeinträchtigend und wünschen eine Behandlung, auch wenn die Spastik bei der neurologischen Untersuchung kaum feststellbar ist (Gerhard, 2009b). Das Prinzip der individuell angepassten Behandlung nach den Bedürfnissen des Patienten muss hier gegen andere Gewohnheiten im Sinne eines Paradigmenwechsels durchgesetzt werden. Hier zeigt sich die radikale Patientenorientierung des palliativen Paradigmas in besonderer Weise.

Terminales Lungenrasseln („death rattle") ist gerade bei sterbenden Schlaganfallpatienten häufig. Die Therapie mit Butylscopolamin (z. B. Buscopan®) und gleichzeitiger Flüssigkeitsrestriktion ist erfolgreich, wenn sie rechtzeitig begonnen wird. Das gewohnheitsmäßige, unkritische und für die Betroffenen so quälende Absaugen wird damit meist vermieden. Aus palliativer Sicht ist das Absaugen ungünstig, weil

Kasten 5-10:

Mögliche Ursachen für Schmerzen nach Schlaganfall

- Schmerz durch Fehlbelastung des Bewegungsapparates (z.B. Schulter-Arm-Syndrom)
  - → medikamentöse Therapie nach WHO-Schema Stufe 1 bis 3
  - → Krankengymnastik
  - → Lagerung
  - → Problemfall „Incident Pain" (Schmerzen nur bei körperlicher Belastung): eventuell kurz- und schnellwirkende Opioide
- Schmerz durch Spastik
  - → Spasmolytika
  - → Krankengymnastik
  - → Schmerztherapie nach WHO-Schema Stufe 1 bis 3
- Schmerz durch Schädigung zentraler schmerzleitender oder -verarbeitender Strukturen, z.B. im Thalamus oder Parietalhirn (zentral-neuropathischer Schmerz)
  - → Koanalgetika (z.B. Amitriptylin, Gabapentin, Pregabalin, Duloxetin, Venlafaxin)
  - → Opioide (WHO-Schema Stufe 2 oder 3)
  - → Medikamente, die Opioidwirkung und zugleich „koanalgetische" Wirkung haben (Tramadol, Levomethadon, Tapentadol).

sehr belastend, die Lebensqualität einschränkend und nicht sehr effektiv, da durch den Reiz des Absaugens eine neuerliche Sekretproduktion begünstigt werden kann.

Auch Atemnot ist ein häufiges Symptom sterbender Schlaganfallpatienten. In der Therapie sind Opioide sehr erfolgreich. Dies ist nicht verwunderlich, da die Ursache der Atemnot meist eine verminderte Atemarbeit ist, die zu vermindertem Abatmen des Kohlendioxids (Hyperkapnie) führt. Opioide „ökonomisieren" die Atmung und führen erst in deutlich höherer Dosis zur Atemdepression (Kap. 3.12). Sauerstoffgaben, wie sie häufig unkritisch vorgenommen werden, trocknen den Mund aus und führen dadurch zu Durstgefühlen. Sie sind meist erfolglos und eine reine Placebomaßnahme, da in den allermeisten Fällen keine mangelnde Sauerstoffsättigung vorliegt.

Bei sterbenden Schlaganfallpatienten kommt es durch erhöhten Schädelinnendruck, z.B. durch den raumfordernden Schlaganfall oder die Blutung, oft zu Übelkeit und Erbrechen. Deshalb steht dann die Therapie des Schädelinnendrucks im Vordergrund.

In **Tabelle 5-15** finden sich typische Symptome sterbender Schlaganfallpatienten und Möglichkeiten der Therapie.

Ethische Entscheidungen erfordern entsprechendes Wissen bei den Betroffenen, Zugehörigen und Entscheidenden. Deshalb bedarf es zunächst einer ausführlichen Aufklärung. Da es Angehörigen Interviewstudien zufolge schwerfällt, an adäquate Informationen über die medi-

Tabelle 5-15: Typische Symptome sterbender Schlaganfallpatienten und deren Therapie (Quelle: Eigene Darstellung)

Symptom	Therapieoptionen
Atemnot	• Opioide • Sauerstoffgabe meist ineffizient
Terminales Lungenrasseln	• Butylscopolamin • Flüssigkeitsrestriktion
Übelkeit, Erbrechen	• ggf. Therapie des Schädelinnendrucks • sonst symptomatische Therapie (Kap. 3.14)

zinische Situation zu kommen (Addington-Hall et al., 1995), sind gute Aufklärung und verständliche Informationen als Herausforderung zu betrachten und keinesfalls selbstverständlich. Es gibt verschiedenste Modelle, mit denen versucht wird, die ethische Entscheidungsfindung in Fallbesprechungen, Teamsitzungen oder Familiengesprächen etc. zu strukturieren. Sie können nach Art einer Checkliste helfen, den Dialog zu strukturieren und zu vermeiden, dass Wesentliches vergessen wird (Kap. 4.7).

Bei der Aufklärung ist eine Schlaganfalldiagnose mit zu erwartenden bleibenden Behinderungen oder einem potenziell tödlichen Ausgang für die Betroffenen und ihre Zugehörigen mindestens so schockierend wie eine Tumordiagnose. Deshalb sollte großes Augenmerk darauf gelegt werden, möglichst den Patienten und nur, wenn dies wegen Bewusstseinsstörungen etc. dauerhaft unmöglich ist, die Angehörigen einfühlsam über Diagnose und Prognose aufzuklären. Dabei sind Familiengespräche sehr sinnvoll, da der mutmaßliche Wille aus verschiedenen Perspektiven erfasst werden kann und Konsens unter den Angehörigen gefördert wird.

Vorsorgeplanung bedeutet daher zuallererst den Dialog über die Situation und den (mutmaßlichen) Willen. Dieser Dialog wird, falls der Betroffene nicht mehr selbst entscheiden kann, mit Zugehörigen, Betreuern und Vorsorgebevollmächtigten geführt. Dabei sollte gezielt nicht nach den Wünschen der Zugehörigen gefragt werden, sondern danach, was der Betroffene nach Ansicht der Zugehörigen mutmaßlich selbst entscheiden würde. Durch diese andere Fragetechnik können Schuldgefühle, durch die stellvertretende Entscheidung den Tod des Betroffenen verursacht zu haben, reduziert werden, da die Angehörigen ja nicht entscheiden, sondern nur den mutmaßlichen Willen des Betroffenen wiedergeben und somit eigentlich ihm die Entscheidung überlassen. Immer öfter liegt auch eine Patientenverfügung vor, die jedoch meist nur Anhaltspunkte liefern kann. Wichtig ist, dass die individuellen Haltungen, Wünsche und Lebenseinstellungen des Betroffenen darin auch wirklich deutlich werden, wie dies z. B. mit dem neueren Ansatz des Advance Care Planning in intensiven Gesprächen ermöglicht wird (Kap. 2.4.3) (Gerhard, 2021a). Ein Standardformular leistet dies meist nicht. Meist lässt sich die genaue Situation im Detail nicht in allen Facetten vorausverfügen. Deshalb ist der Dialog mit den Vorsorgebevollmächtigten von entscheidender Bedeutung. Das Behandlungsteam und die stellvertretend Entscheidenden können durch Instrumente der Ethikberatung unterstützt werden. Etablierte Modelle sind ethische Fallbesprechungen, bei denen nacheinander das ethische Problem definiert, Fakten gesammelt, ethische Gesichtspunkte reflektiert und eine möglichst gut begründete Entscheidung gefunden wird (Kap. 4.7.2).

Zugehörige sind oft rund um die Uhr in die Pflege ihrer Nächsten eingebunden und haben keine Zeit mehr, ihre sozialen Kontakte aufrechtzuerhalten. Auf Grund seiner kognitiven Veränderungen haben sie ihren Angehörigen in vielen Fällen als kompetenten Gesprächs- und Lebenspartner verloren und müssen stellvertretend für ihn entscheiden. Sie geraten deshalb leicht in ausgeprägte Überforderungssituationen, Einsamkeit und Burn-out und bedürfen unserer besonderen Unterstützung und Betreuung. Besonders schwierig für Angehörige, aber auch für Versorgende kann es sein, wenn sich die prognostische Einschätzung immer wieder unerwartet ändert und eine Person, die als sterbend galt, wider Erwarten überlebt. Die ständigen Wechsel zwischen Hoffen und Verabschieden können zermürbend sein **(Fallbeispiel 5-4)**.

Fallbeispiel 5-4

Frau K. erleidet die dritte Hirnblutung innerhalb von 3 Monaten. Sie wurde von einer Rehabilitationsklinik in das benachbarte Klinikum verlegt. Wegen der aussichtslosen Prognose wurde sie dann in eine heimatnahe Neurologie verlegt, um zu sterben. Dort teilt man die schlechte prognostische Einschät-

zung, dass sie möglicherweise in wenigen Tagen sterben wird. Sie ist komatös, zeigt jedoch Schmerzzeichen in Form einer angespannten Körperhaltung und heftiger, schneller Atmung. Sie ist deutlich verschleimt und hat eine teilweise stridoröse, angestrengte Atmung. Nach Gabe eines Perfusors mit Metamizol, Morphin (vor allem wegen der Atemnot) und Butylscopolamin verschwinden die Schmerz- und Atemnotzeichen und sie muss nicht mehr abgesaugt werden.
Eine Patientenverfügung existiert nicht. Der Ehemann der Patientin berichtet, sie habe angesichts der schweren Demenz einer guten Bekannten, die sie häufig im Pflegeheim besuchte, geäußert, sie wolle in einer solchen Lage weder ernährt werden noch lebensverlängernde Maßnahmen erhalten. Der Ehemann ist sich ebenso wie der Sohn sicher, dass damit eine Situation wie die aktuelle gemeint war. Beide besuchen Frau K. täglich und möchten zunächst keine Begleitung durch den Hospizdienst. Sie erleben die Symptome von Frau K. als gut gelindert und sehen keine weiteren Zeichen von Leiden. Das Palliativteam evaluiert die Patientin täglich bezüglich der Symptombehandlung und führt beinahe tägliche Angehörigengespräche durch.
Unter der eingeschlagenen Palliativbehandlung und geringer Flüssigkeitszufuhr (500 ml) kommt es wider Erwarten zu einer stetigen Besserung mit Wachheit bei allerdings stärkstem Frontalhirnsyndrom mit schweren Antriebsstörungen bis hin zum akinetischen Mutismus, sodass keine gezielte Kommunikation möglich ist. Außerdem besteht eine Halbseitenlähmung. Angereichte Nahrung schluckt Frau K. ohne Widerstand. Herr K. ist empört, sieht er doch durch das Anreichen von Nahrung den mutmaßlichen Willen seiner Frau verletzt, in einem solchen Zustand nicht ernährt werden zu wollen. Auch auf die Erwiderung, das Herunterschlucken der Nahrung könne als Ausdruck des natürlichen Willens, etwas essen zu wollen, gewertet werden, äußert er, das seien „nur Reflexe" und der Wille seiner Frau sei eindeutig anders.
Herr K. meldet seine Ehefrau, „da es nun länger gehe", in einem palliativ orientierten Pflegeheim an. Frau K. bessert sich stetig. Herr K. weicht Gesprächsangeboten aus, bezichtigt das Behandlungsteam, ihn „hereingelegt" zu haben, da der Wille seiner Frau nicht beachtet worden sei, und versucht, per Gerichtsentscheid einen Nahrungsabbruch zu erwirken.
Das Gericht ordnet bei Frau K., die nach ausführlicher Übergabe im Pflegeheim mittlerweile von einem niedergelassenen Palliativmediziner, palliativ weitergebildeten Pflegekräften des Pflegeheims und dem ambulanten Hospizdienst betreut wird, eine Ernährung an. Der Zustand von Frau K. hat sich derweil so gebessert, dass sie versucht, mit Unterstützung selbstständig zu essen.

Strukturiertes Vorgehen wichtig. Die palliative Betreuung sterbender Schlaganfallpatienten stellt große Anforderungen an die Zugehörigen und das Behandlungsteam. In Fallbeispiel 5-4 sahen wir einen Ehemann, der vom langen Hoffen und immer neuen Enttäuschungen im Rahmen dreier Hirnblutungen innerhalb weniger Monate zermürbt worden war und sich nur noch den Tod seiner Frau wünschte. Er war jetzt im Gegensatz zu vorher nicht mehr in der Lage, die stetige Besserung ihrer Ausfälle positiv zu erleben. Es herrschte Unklarheit über den aktuellen Willen von Frau K., bei vermuteten Widersprüchen zwischen natürlichem und mutmaßlichem Willen.

Die palliative Versorgung sterbender Schlaganfallpatienten ist eine anspruchsvolle Aufgabe. Ein Vorgehen nach Richtlinien und Pathways kann im Alltag unterstützend wirken, wie mehrere Studien zeigten (Blacquiere et al., 2009; Jack et al., 2004). Geeignet erscheint deshalb an dieser Stelle die Formulierung eines klaren Konzepts zur strukturierten Betreuung sterbender Schlaganfallpatienten in folgenden Schritten (Gerhard, 2010b):

- Einschätzung des Schlaganfallpatienten als möglicherweise sterbend, palliativ zu betreuen, auf Grund der Klinik, des klinischen Verlaufs und bildgebender Befunde

- Kommunikation mit dem Betroffenen oder mit den Vorsorgebevollmächtigten bzw. Zugehörigen über die Diagnose, die Prognose und die neurologischerseits anzubietende Therapie
- Erfragen von mutmaßlichen Willensäußerungen, Patientenverfügungen, Vollmachten etc.
- ethische Entscheidungsfindung mit dem Betroffenen, den Vorsorgebevollmächtigen, im Familiengespräch und/oder im Team; eventuell Anwenden z. B. des Modells von Jonsen et al. (Kap. 4.7.9) oder des Nijmegener Modells der ethischen Fallbesprechung (Kap. 4.7.2)
- Überprüfen der aktuellen Diagnostik und Therapie, Absetzen unnötiger Maßnahmen und vorausschauend palliative Medikamente, auch als Bedarfsmedikation, angesetzt nach dem DNA-Prinzip der WHO (D = durch den Mund, N = nach der Uhr, A = Analgetikaschema) möglichst oral oder subkutan
- Klären pflegerischer, psychosozialer und spiritueller Bedürfnisse mit den Betroffenen und/oder Angehörigen
- kontinuierliche Begleitung durch mindestens tägliche Visiten unter palliativen Gesichtspunkten, falls ein eigenes palliatives Team vorhanden ist, enge Absprachen mit den Primärbehandlern (Stationsärzten, Pflegenden etc.) und den Angehörigen
- tägliche Evaluationen; die Prognose anhand des Verlaufs, die palliativen Maßnahmen und die weitere Planung müssen täglich sowohl aus neurologischer wie auch aus palliativer Sicht reevaluiert und angepasst werden
- unmittelbare Sterbephase: Anpassung der Medikation (z. B. Medikamente gegen Rasselatmung, Änderung der Symptombehandlung), Benachrichtigung der Angehörigen und Freunde, Seelsorge (ggf. Krankensalbung)
- nach dem Tod: Gesprächsangebote an Angehörige, Verweis auf Trauergruppen und Angebote ambulanter Hospizdienste.

Zur Veranschaulichung wird dieses strukturierte Vorgehen an **Fallbeispiel 5-5** zumindest in Teilen aufgezeigt.

Fallbeispiel 5-5

Frau W. ist 93 Jahre alt und wurde wegen einer Schenkelhalsfraktur operiert. Intraoperativ erlitt sie mehrere Schlaganfälle. Im postoperativ durchgeführten Computertomogramm des Schädels zeigten sich insgesamt fünf Schlaganfallzonen. Postoperativ war sie deutlich bewusstseinseingeschränkt, zeigte eine vollständige Lähmung der linken Körperhälfte, sprach nicht und schluckte nur kleine Mengen Jogurt.

Frau W. hatte eine Patientenverfügung dahingehend erstellt, dass sie bei einer schweren, dauerhaften Hirnschädigung nicht künstlich ernährt werden wolle. Neurologischerseits wird die Prognose als ungünstig eingeschätzt. Es besteht eine Chance, dass sich Frau W. zwar stabilisiert, aber dauerhaft schwerste neurologische Ausfälle (Bewusstseinsstörung, Halbseitenlähmung links, Sprachstörung) haben wird. Daher sind sowohl ein baldiges als auch ein späteres Versterben an Komplikationen wie Pneumonie, Lungenembolie etc. durchaus wahrscheinlich.

Sowohl durch die Operation als auch durch das Liegen mit schwerster Halbseitenlähmung (Hemiplegie) ist von Schmerzen auszugehen. Indirekte Schmerzzeichen finden sich auch in Form von Stöhnen. Zunächst wird in Absprache mit dem Palliativteam die postoperative Intensivüberwachung beendet und die Patientin auf eine Allgemeinstation verlegt. Der Palliativdienst beginnt eine zunächst intravenöse, später subkutane Analgesie mit Morphin, unter der sich keine (indirekten) Schmerzzeichen mehr finden.

Anschließend wird ausführlich der mutmaßliche Patientenwille eruiert. Der Sohn von Frau W. ist sich sicher, dass sie intensivmedizinische Maßnahmen und künstliche Ernährung in dieser Situation nicht wünschen würde, aber alle Maßnahmen haben wolle, um keine

Schmerzen oder anderen leidvollen Symptome ertragen zu müssen. Das Team der Station, auf der Frau W. liegt, beantragt eine ethische Fallbesprechung nach dem Nijmegener Modell. Die ethische Frage lautet: Ist es bei Frau W. ethisch gerechtfertigt, eine PEG-Sonde zu legen?
Die Fallbesprechung unter Teilnahme der behandelnden Ärzte sowie eines Vertreters des Palliativteams und des Stationspflegepersonals kommt nach ausführlicher Abwägung zu dem Votum, dass eine PEG-Sonde gemäß Patientenverfügung nicht dem Willen von Frau W. entspräche, auch wenn ohne PEG eine Lebensverkürzung in Kauf genommen werden muss.
Man versucht, Frau W. Nahrung anzureichen (Jogurt, eingedickte Flüssigkeit) und führt eine gute Mundpflege durch. Absaugen wird vermieden. Butylscopolamin ist nicht erforderlich, da keine entsprechende Schleimproduktion besteht. Das ambulante Hospiz wird eingeschaltet und es werden regelmäßige Sitzwachen durchgeführt. Der Zustand von Frau W. einschließlich zu vermutender belastender Symptome wird täglich evaluiert und die Medikation entsprechend angepasst. Nach Erhöhung der Morphindosis auf Grund von Schmerzzeichen wird Lorazepam ergänzt, da Frau W., soweit beurteilbar, unabhängig von Schmerzen „unruhig“ wirkt. Ihr Sohn wird täglich kontaktiert, um ihn nach beobachteten Symptomen aus der Angehörigenperspektive zu fragen und ihn auf seinem schwierigen Weg mit seiner Mutter zu begleiten. Es wird vereinbart, einen Platz in einem palliativ orientierten Pflegeheim zu organisieren. Dessen Palliativpflegekräfte werden umfassend über die Situation informiert. Frau W. erhält ein Einzelzimmer auf der dortigen „Palliativeinheit“ und wird von einem niedergelassenen Palliativarzt und der gleichen Begleiterin des ambulanten Hospizes wie im Krankenhaus unter Weiterführung der palliativen Maßnahmen betreut.
Sie stirbt wenige Tage nach der Verlegung im Pflegeheim. Der Sohn berichtet, sie sei friedlich verstorben und er habe auch im Heim zu keinem Zeitpunkt den Eindruck gehabt, sie habe unter Schmerzen oder anderen Symptomen gelitten.

Das Locked-in-Syndrom

Extrem schwere Schlaganfälle im Hirnstamm können zum Locked-in-Syndrom führen. Die Betroffenen sind an der gesamten Körpermuskulatur, der Gesichts-, Schluck- und Sprechmuskulatur sowie meist auch der Atemmuskulatur vollständig gelähmt. Meist können die Augenmuskeln noch in der vertikalen Achse, d.h. von oben nach unten, bewegt oder das Augenlid kann angehoben werden, wodurch eine Kommunikation mit der Umgebung gelingen kann. Die Betroffenen sind dabei von den Großhirnfunktionen her völlig ungestört, können z.B. völlig klar denken, haben eine ungestörte optische Wahrnehmung, spüren meist Berührungen und Schmerzen. Sie sind bei klarem Bewusstsein eingeschlossen in ihren Körper („locked in“). Die Gefahr ist daher groß, dass die Umgebung ihren klaren Verstand nicht wahrnimmt und meint, sie seien in einem komatösen Zustand. Ein Beispiel hierfür ist der Leidensweg von Julia Tavalaro (2000), die 6 Jahre lang für hirntot gehalten wurde, aber ihre Umwelt in vollem Umfang miterlebte, ohne dass irgendwer dies bemerkte.

Lassen wir einen Betroffenen zu Wort kommen und das Locked-in-Syndrom aus seiner Sicht beschreiben:

Kein einziger Teil meines Körpers lässt sich mehr bewegen. Nur Herz und Lunge arbeiten noch. Die Empfindungen – Hitze, Kälte, Schmerz? Alle vorhanden. Die Sinne – Hörsinn, Tastsinn, Sehkraft? Intakt.

Doch eine Bewegung, JEDE Bewegung ist unmöglich. Als wäre ich, abgesehen vom Kopf, vollkommen von einer Zementschicht überzogen. Nicht eine Geste mehr, auch nicht die kleinste. Sich am Ohr kratzen oder, schon komplizierter, sprechen. Eine gut erhaltene Mumie ohne Hülle. Eine Mumie, die sogar vergessen hat, was ein Neugeborenes schon vor der Geburt instinktiv beherrscht: schlucken.

Das Gehirn? Es funktioniert wie eh und je! (Vigand & Vigand, 1999, S. 15)

Die Ursachen dieser schwersten Schädigung des Hirnstamms sind entweder Durchblutungsstörungen des gesamten Hirnstamms – bis auf die für Augenmuskelbewegungen zuständigen Kerngebiete, die ganz oben im Hirnstamm liegen – oder Einblutungen in diesem Bereich. Wenn die gesamte Blutversorgung des Hirnstamms gestört ist, liegt meist ein Verschluss der großen hinteren hirnversorgenden Arterie, der Arteria basilaris vor (Basilaristhrombose). Deshalb wird das Locked-in-Syndrom hier auch bei den Schlaganfällen besprochen.

Die Prognose solch klassischer, durch Schlaganfall bedingter Locked-in-Syndrome ist ungünstig. Nach Lahrmann und Grisold (2004) überleben nur wenige Betroffene einige Monate. „Locked-in"-ähnliche Situationen können aber auch bei Erkrankungen des Nervensystems oder der Muskulatur entstehen, die mit schwersten Lähmungen am ganzen Körper einhergehen. Ein Beispiel hierfür ist die amyotrophe Lateralsklerose (Kap. 5.2). Im Endstadium dieser Erkrankung kann es auch zu einer Situation kommen, in der Betroffene – am Beatmungsgerät versorgt – keinen Muskel bewegen können und daher bei klarem Verstand wie im eigenen Körper eingeschlossen leben. Betrachten wir beispielhaft das Leben des bekannten britischen Professors für Physik und Mathematik, Stephen Hawking, der frühzeitig an einer sehr schweren Form der amyotrophen Lateralsklerose erkrankt war und 2018 im Alter von 76 Jahren daran verstorben ist (Kap. 5.2). Der Journalist Bernard (2005) spricht von einem „Mensch, der nichts als Intelligenz ist", von „einer unendlichen Verdichtung der geistigen Tätigkeit". Stephen Hawking konnte jedoch dieses „Bündel Intelligenz" nur sein, darin sehr viel Lebenssinn finden und zu großer Berühmtheit gelangen, weil er über Kommunikationshilfen verfügte. Früher wurden Sprechtafeln verwendet, heute sind es Sprachcomputer. Mit einem Touchscreen können Buchstaben oder über Bildsymbole ganze Wörter eingegeben werden. Der Computer spricht diese Wörter dann aus, womit sogar Telefonieren etc. möglich ist. Auch durch Augensteuerung lässt sich der Touchscreen bedienen: Ein Sender auf dem Augenlid oder die Pupille dient als optische Maus.

In der palliativen Situation ist es ungeheuer wichtig, bei Menschen im Locked-in-Syndrom an alle möglichen Symptome zu denken. Sie empfinden Schmerzen wie jeder Gesunde, meist sogar stärker, da sie bettlägerig sind. Durch einfache Ja-/Nein-Fragen, Kommunikationstafeln oder Sprachcomputer gelingt eine Symptomerfassung problemlos und differenziert.

Um sich in die Betroffenen hineinzuversetzen, erscheinen deren autobiographische Zeugnisse geeigneter als ein Fallbeispiel. Deshalb sei hier auf die ausgezeichneten Schilderungen von Bauby („Schmetterling und Taucherglocke", 1998), Vigand und Vigand („Verdammte Stille", 1999) und Tavalaro („Bis auf den Grund des Ozeans", 2000) hingewiesen. Lesen Sie diese ergreifenden Bücher oder sehen Sie sich Julian Schnabels preisgekrönte Verfilmung von „Schmetterling und Taucherglocke" an. In diesem Film nimmt die Kamera bewusst über längere Zeit die Perspektive des Betroffenen ein.

5.9 Wachkoma

Für das Wachkoma existieren mehrere fachliche Synonyme: apallisches Syndrom, Coma vigile, persistierender vegetativer Status (engl. „persistent vegetative state"), Syndrom reaktionsloser Wachheit.

Das Wachkoma ist ein schweres, komplexes und uneinheitlich definiertes Krankheitsbild (Gerhard & Galgan, 2007). Es kommt zur weitgehenden Unterbrechung der Leitungsbahnen zwischen Großhirn und Hirnstamm. Bei weitgehend ungestörter Funktion des Stammhirns (Atmung, Schlaf-Wach-Rhythmen, Schlucken und teilweise auch Essen) besteht eine ausgeprägte Störung der Großhirnfunktionen (z. B.

Tabelle 5-16: Wachkoma und Locked-in-Syndrom im Vergleich (Quelle: Eigene Darstellung)

Wachkoma	Locked-in-Syndrom
• Großhirnschädigung • Hirnstammfunktion meist weitgehend erhalten (Schlaf-Wach-Rhythmen, Schlucken etc.) • schwerste Störungen höherer Hirnfunktionen	• Großhirnfunktion erhalten • schwerste Hirnstammschädigung mit vollständiger Lähmung, Schluck- und Sprechstörung etc. • normale Intelligenz etc.

Sprechen, gezielte Bewegungen). Das Locked-in-Syndrom stellt in dieser Hinsicht das absolute Gegenteil dar. Beim Locked-in-Syndrom besteht eine maximale Schädigung des Hirnstamms bei ungestörter Großhirnfunktion. Demzufolge ist die Symptomatik dieser beiden Syndrome auch ganz und gar gegensätzlich, wie **Tabelle 5-16** zeigt.

Beim Wachkoma sind die Betroffenen zwar wach, haben phasenweise die Augen geöffnet, sind aber nicht voll bei Bewusstsein, was dem Syndrom seinen Namen gegeben hat (Geremek, 2009). Die Schlaf-Wach-Rhythmen sind erhalten. Auf optische Reize hin kann mit Blinzeln reagiert, aber nicht fixiert werden. Meist ungezielt wirkende Bewegungen der Arme und Beine und des Kopfes werden beobachtet. Oft ist Kauen oder Schlucken möglich. Die Betroffenen können daher, wenn man ihnen das Essen gezielt anreicht, bisweilen mit großer Hilfe essen. Arme und Beine stehen teils in Streck-, teils in Beugehaltung. Dabei unterscheidet man eine Dekortikationsstellung (Kortex = Hirnrinde), bei der die Arme gebeugt und die Beine gestreckt sind, von einer Dezerebrationshaltung (Zerebrum = Gehirn), bei der Arme und Beine gestreckt sind. Die Betroffenen sind meist nicht beatmet, sondern können selbst atmen (Spontanatmung). Blasen- und Darmfunktion sind gestört (Inkontinenz). Die Betroffenen zeigen überschießende vegetative Reaktionen wie vermehrtes Schwitzen, eine schnelle Atmung und einen schnellen Pulsschlag (Zieger, 2023).

Zieger unterschied 1997 zwischen „overt behavior“ und „covert behavior“:

- Mit „overt behavior“ sind offensichtliche Verhaltensweisen gemeint, wie sie wache Menschen zeigen.
- Mit „covert behavior“ sind „verdeckte“ Verhaltensweisen gemeint, die man häufig bei Menschen im Wachkoma findet, wenn man sie länger beobachtet. So kommt es z. B. jedes Mal viele Minuten nach dem Besuch eines geliebten Menschen zu einer stets gleichen vegetativen Reaktion. Zieger (1997) gelang es schon damals, diese Spätreaktionen mit Hilfe eines „time sequence blots“ zu messen.

Vom „persistent vegetative state“ (Bezeichnung für Wachkoma in den USA) wird der „minimally conscious state“ unterschieden. Damit sind Zustände nach der Besserung eines Wachkomas mit dem Erreichen von „minimalem Bewusstsein“ gemeint. Kritisch kann angemerkt werden, dass es eine Frage des Beobachtens sein kann, ob ein Beobachter einem Betroffenen ein minimales Bewusstsein zuspricht oder nicht. Wie wir an Konzepten wie dem des verdeckten Verhaltens („covert behavior“) feststellen können, geht es auch im Umgang mit Menschen im Wachkoma ganz besonders um eine suchende Haltung, um das achtsame, feinfühlige Aufspüren von „Bewusstseinsresten“, um minimales Bewusstsein. Je intensiver man nach solchem Minimalbewusstsein sucht, desto eher findet man einen „minimally conscious state“. Je nachdem, wie stark ein Betroffener in sich eingeschlossen ist, findet sich eher ein „persistent vegetative state“ oder ein „minimally conscious state“, und dies kann sogar von Tag zu

Tag schwanken. Menschen im Wachkoma wird oft unterstellt, sie „bekämen nichts mit" und seien nahe am Hirntod. In Großbritannien wurde das „Teilhirntodkriterium" definiert, unter das Menschen im Wachkoma teilweise fallen. Wir sehen jedoch anhand obiger Betrachtung, wie viele Bewusstseinsreste sich bei Menschen im Wachkoma herausarbeiten lassen, wenn wir in eine suchende Haltung gehen, und zwar unabhängig davon, ob wir einen „persistent vegetative state" oder einen „minimally conscious state" festgestellt haben.

In **Fallbeispiel 5-6** geht es um Terri Schiavo, deren Situation 2005 durch die Medien ging und die Welt bewegte. Letztlich führte ihre Situation sogar zu Gesetzesänderungen in den USA durch Gouverneur Jeb Bush („Lex Terri") und Präsident George W. Bush. Das Fallbeispiel vermittelt auch, was geschehen kann, wenn die Kommunikation zwischen den Zugehörigen gestört ist und daher eskaliert. Der Weg der Auseinandersetzung über Gerichte und Regierungen führt dann immer weiter vom eigentlichen Schicksal des Betroffenen weg. Völlig fern von Terri Schiavo werden Begriffe wie „persistent vegetative state" und „minimally conscious state" einander gegenübergestellt und im öffentlichen Schlagabtausch genutzt. Das Beispiel sei hier als Gegensatz zu palliativen Prinzipien der gemeinsamen Kommunikation, der Ausrichtung auf den Betroffenen selbst und der suchenden Haltung und eher in abschreckender Weise angeführt, um zu zeigen, wie weit es kommen kann, wenn Dialog und Achtsamkeit nicht mehr gepflegt werden.

Fallbeispiel 5-6

Terri Schiavo – „persistent vegetative state" oder „minimally conscious state"? (mod. n. Wunderlich, 2011)

1990: Terri Schiavo erlitt im Februar 1990 auf Grund von Kaliummangel einen vorübergehenden Herzstillstand. Durch die dabei aufgetretene Unterversorgung mit Sauerstoff wurde ihr Gehirn schwer geschädigt und sie fiel in ein Wachkoma.

1992: Ehemann Michael gewinnt mehr als eine Million Dollar im Kunstfehlerprozess um den Herzstillstand seiner Frau.

1993: Die Eltern der jungen Frau, Mary und Bob Schindler, wollen dem Ehemann die Vormundschaft aberkennen lassen. Das Verfahren wird abgewiesen.

2000: Bezirksrichter George Greer erlaubt auf Antrag des Ehemannes die Entfernung von Terris Magensonde.

2001: Die Sonde wird entfernt, aber nach einer richterlichen Anordnung 2 Tage später wieder eingesetzt.

2002: Vermittlungsversuche zwischen Michael Schiavo und seinen Schwiegereltern scheitern. Richter Greer hält es nach einem medizinischen Gutachten für erwiesen, dass Terri keine Chance auf Genesung hat, und ordnet erneut die Einstellung der künstlichen Ernährung an.

2003: Ein Berufungsgericht in Florida lehnt es ab, die Entscheidung zur Beendigung der lebenserhaltenden Maßnahmen aufzuheben. Ärzte entfernen die Magensonde von Terri Schiavo. Der Gouverneur von Florida, Jeb Bush, ordnet per Gesetz die Wiederaufnahme der künstlichen Ernährung der Koma-Patientin an („Lex Terri").

2004: Der Oberste Gerichtshof von Florida erklärt das als „Lex Terri" bekannte Gesetz für verfassungswidrig.

25. Februar 2005: Richter Greer erlaubt erneut die Einstellung der künstlichen Ernährung für die 41-Jährige.

18. März 2005: Die Ärzte entfernen die Magensonde. Ein Versuch republikanischer Abgeordneter im Repräsentantenhaus, die Sonde wieder einsetzen zu lassen, scheitert vor dem Obersten Gericht.

19. bis 21. März 2005: Im amerikanischen Kongress erstellt die konservative Regierungspartei der Republikaner im Eilverfahren eine Gesetzesvorlage, um einem Bundesgericht zu ermöglichen, die Entscheidung Michael Schiavos rückgängig zu machen. Präsident Georg W. Bush unterzeichnet das Gesetz, das damit rechtskräftig wird.

31. März 2005: Die Ernährungssonde blieb beschlussgemäß entfernt. Terri Schiavo starb auf Grund von Wassermangel. In den letzten Tagen ihres Lebens hatte sie Morphium erhalten. Nach Ansicht der behandelnden Ärzte wäre sie nicht mehr aus dem Koma erwacht, da das Gehirn zu großen Schaden erlitten hatte. Die Hirnrinde sei fast vollständig atrophiert. Dies konnte bei der Autopsie bestätigt werden. Die Ansicht ihrer Eltern, eine Heilung oder auch nur signifikante Besserung sei möglich, wurde damals nur von wenigen Fachleuten geteilt. Bewegungen Schiavos, die ihre Eltern als Anzeichen von Bewusstsein deuteten, erklärten ihre Ärzte als vegetative Reflexe, die kein Indiz für verbliebenes Bewusstsein seien. Einige von den Medien befragte deutsche Ärzte meinten damals, sie sei nicht in einem reinen Wachkoma, sondern in einem Status minimaler Bewusstseinsaktivität.

Verschiedene Haltungen gegenüber Menschen im Wachkoma und deren Folgen wurden bereits in Kapitel 1.6 beschrieben. Menschen im Wachkoma hilft es, wenn wir verdeckte Fähigkeiten („covert behavior") stimulieren. Dabei leistet uns die Haltung der Basalen Stimulation® (Kap. 3.11) besondere Hilfe. Es unterstützt die Befriedigung der besonderen Bedürfnisse von Menschen im Wachkoma, wenn wir auf ihre „verspäteten" Reaktionen mit angemessener Langsamkeit kontinuierlich in klaren Strukturen reagieren. Dazu gehören eindeutiges Anfassen und Berühren, Bewegung und Lageveränderungen, angenehme Umgebungsbedingungen und frische Luft, wie es der Haltung der Basalen Stimulation® entspricht. Kontakte mit vertrauten Menschen sind ebenso essenziell wie die Berücksichtigung der Biographie. Kommunikation mit den Betroffenen muss durch Langsamkeit und köpernahen Dialogaufbau ermöglicht werden. Wesentliche Hilfen sind dabei eine angemessene Tagesplanung und die Organisation des privaten räumlichen Umfeldes. Dabei sind die Wahrung der Intimsphäre und das Wahrnehmen von Bedürfnissen nach Nähe bzw. Distanz wichtige Ziele.

Zu den **Ursachen** eines Wachkomas gehören:

- schwere Schädel-Hirn-Traumata
- Zustände nach kardiopulmonaler Reanimation
- Endzustände schwerer Hirnerkrankungen (z. B. Alzheimer-Krankheit, Jakob-Creutzfeld-Krankheit, schwerste Gehirnfehlbildungen).

Beim Wachkoma handelt es sich um einen Zustand, dessen Ausmaß sich durch klinische Untersuchung und sorgfältige Beobachtung gut beschreiben lässt (Geremek, 2009), der sich in apparativen Zusatzuntersuchungen jedoch nur schlecht darstellt. So beschreibt Geremek (2009), dass beim Wachkoma die Diagnostik nach klinischen Kriterien erfolge. Besonders über den Zustand minimalen Bewusstseins schreibt er: „In Ermangelung sicherer und eindeutiger apparativer Untersuchungen [...] bilden noch immer die wiederholte, sorgfältige und aufmerksame klinische Untersuchung des Kranken sowie die genaue Beobachtung der Pflegenden und der Angehörigen den Hauptpfeiler [...]" (Geremek, 2009, S. 73).

Töpper und Nacimiento (2004) gehen nicht von einer etablierten Korrelation zwischen den Resultaten bildgebender Untersuchungen und der weiteren Entwicklung eines Wachkomas aus. Auch im Lehrbuch für Neurologie von Wallesch (2005, S. 1127) wird von heterogenen Befunden zwischen Kernspintomographie und klinischem Verlauf gesprochen. Für viele im Gesundheitswesen Tätige ist es schwer verständlich, dass sich bei derartigen Ausfällen oft keine Schädigungszeichen in den Zusatzuntersuchungen finden und das Wachkoma mit aufwändigen technischen Untersuchungen nicht nachweisbar ist, sondern dass wir den Zustand nur durch einfühlsames Beobachten in seiner ganzen Schwere erfassen können.

Einer Arbeitsgruppe mehrerer amerikanischer Fachgesellschaften zufolge, die in der Vergangenheit sorgfältig zahlreiche klinische Studienuntersucht haben (Multi-Society-Task-Force on Persistent Vegetative State, 1994a, 1994b), hängt die Prognose von der Ursache ab. Es wurden folgende Zahlen aus der Literatur zusammengestellt:

- Für Schädel-Hirn-Traumata sind nach 3 Monaten 33 % der Patienten, die anfänglich im Wachkoma waren, bei vollem Bewusstsein, nach einem Jahr sind es 52 %.
- Bezüglich der anderen Ursachen waren nach 3 Monaten 11 % und nach einem Jahr 15 % der Patienten bei vollem Bewusstsein.
- In Einzelfällen wird ein Wiedererlangen des Bewusstseins nach Jahren beschrieben.
- Bei den traumatischen Ursachen waren nach 3 Monaten 15 % und nach einem Jahr 33 % verstorben.
- Bei den nichttraumatischen Ursachen waren nach 3 Monaten 24 % und nach einem Jahr 53 % verstorben.

Wir sehen an diesen alten Zahlen, dass je nach Ursache damals ca. 30 bis 50 % der Betroffenen innerhalb eines Jahres verstarben. Auch bei denjenigen, die ein Wachkoma überlebten, aber das volle Bewusstsein nicht wiedererlangt haben, dürfte von einer erhöhten Sterblichkeit auszugehen sein. Aktuell dürften dank verbesserter intensivmedizinischer und frührehabilitativer Möglichkeiten eher mehr Menschen länger mit dem Wachkoma leben (Zieger, 2023). Insofern dürften viele Betroffene einen mitunter hohen palliativen Versorgungsbedarf haben.

Besonders schwierig gestaltet sich bei Menschen im Wachkoma die **Schmerzerfassung** (Zieger, 2023). Schmerz muss u. a. vermutet werden bei angespannter Körperhaltung und vegetativen Reaktionen (hoher Blutdruck, schneller Puls, schnelle Atmung). Eine Möglichkeit, das Schmerzverhalten bei den Betroffenen systematisch zu analysieren, bietet die ZOPA-Skala (Handel, 2010) (Kap. 3.2.2.1). Dabei werden einzelne Merkmale, wie z. B. Blutdruck, Puls, Atemfrequenz, Körperhaltung, Mimik etc., genau beobachtet. Falls ein Verhaltensmerkmal positiv ist, findet versuchsweise eine Schmerztherapie statt. Anhand der Veränderung des beobachteten Verhaltensmerkmals wird dann der Effekt der Schmerztherapie beurteilt. War die Therapie effektiv, kann daraus geschlossen werden, dass vermutlich Schmerz und kein anderes Unbehagen Auslöser dieses Verhaltensmerkmals war. Falls nicht, muss nach weiteren Symptomen, wie Atemnot, Übelkeit, einer vollen Blase etc., gefahndet werden.

Zieger (2023) sieht folgende Grundsätze für den Umgang mit Menschen im Wachkoma:

- umfassendes Menschenbild und Beziehungsethik
- interdisziplinäre Teamarbeit und Kooperation
- fachspezifischer, individueller, bedürfnisnaher Zugang und Beziehungsaufbau
- Aufbau einer gemeinsamen sozialen Perspektive und Teilhabe
- Teamsupervision, institutionalisierte Unterstützung und Selbstpflege.

Vergleichen wir diese Grundsätze mit den in Kapitel 1.3 geschilderten Grundlagen der Palliativversorgung, gibt es große Überschneidungen. Zieger (2023, S. 391) sieht eine „bedürfnis- und situationsnahe Verbesserung von Wohlbefinden, Lebensqualität und Teilhabe [...] durch Zuwendung, Ansprache und Einbettung in eine sensorisch angereicherte Umgebung“ als palliativen Auftrag. Solche **Wohlfühlangebote** sind auf der körpernahen Ebene (mod. n. Zieger, 2023):

- Besuch
- vertraute Gerüche
- im Raum wohnen
- das Bett teilen
- Aromatherapie
- Riechen von Lieblingsspeisen

- Mundpflege
- Abwechslung durch Lageveränderungen
- Geborgenheit durch begrenzende Lagerung, Nestlagerung
- Handauflegen an Schulter, Kopf, Nacken, z. B. als Initialberührung
- Fersenhalten
- Fußreflexzonen-, Bauch- oder Kolonmassagen
- Halten eines geliebten Gegenstandes
- atemstimulierende Einreibungen
- „Durchbewegt"-Werden
- Vibration empfinden
- Klangbett, Klangtherapie, Klangmassage
- Schaukelmatte
- Herumfahren im hohen Rollstuhl
- Streicheln von Tieren.

Körperfernere Wohlfühlangebote sind (mod. n. Zieger, 2023):

- Präsenz
- Zeit mitbringen
- Erzählen
- Vorlesen
- Gesang
- leise Musik
- Musiktherapie
- Alltagsgeräusche (offene Zimmertür)
- gedämpftes Licht
- vertraute Bilder und Fotos
- Lichttherapie
- Luftveränderung
- Ausflug in einen Garten oder Park, auf den Wochenmarkt etc.

Dies sind nur einige Beispiele aus der Praxis, die im Umgang mit Betroffenen beliebig ergänzt werden können. Der Fantasie sind dabei keine Grenzen gesetzt.

Da Menschen im Wachkoma laut Zieger (2023) in ihrer Existenz eher körperleiblich als mental gegenwärtig sind, bedürfen sie in besonderem Maße stellvertretender Entscheidungen. Es ist besonders wichtig, im körpernahen Dialog möglichst viel darüber herauszufinden, was sie mögen und was nicht, und sich damit ihrem natürlichen Willen anzunähern. Dieser muss mit dem vorausverfügten Willen, etwa in einer Patientenverfügung, zu einem Gesamtkonzept vereint werden (Kap. 2.5 und 2.6). Es wäre zu kurz gegriffen, in solchen Situationen den aktuelleren natürlichen Willen völlig unbeachtet zu lassen und sich ausschließlich an die Patientenverfügung zu halten. Es geht um die gute Zusammenfassung dessen, was in Schriftform aus der Vergangenheit vorliegt, was von Zugehörigen aus der Vergangenheit weitererzählt wird und dem, was der Betroffene in der aktuellen Situation im körpernahen Dialog zeigt, auch wenn es manchmal schwer zu entschlüsseln ist (Kap. 2.6).

Am Beispiel des Wachkomas konnten wir abschließend sehen, wie nah sogar die palliative Versorgung von Schwerstbetroffenen in ihrer Haltung und ihren Grundsätzen an allgemeinen palliativen Prinzipien ausgerichtet ist, die für Tumorpatienten schon vor längerer Zeit entwickelt wurden (Klaschik, 2009a). Gerade an diesem „Extrembeispiel" mit seinen schwersten Bewusstseinsveränderungen, ausgeprägten Lähmungen und dem völligen „Zurückgeworfensein" auf eine körperleibliche Ebene zeigen sich jedoch die Besonderheiten der Neuro-Palliative Care. Hier wird deutlich, was für eine besondere, über allgemeine Grundsätze hinausgehende Herausforderung die Palliativversorgung des schwerst neurologisch Betroffenen darstellt.

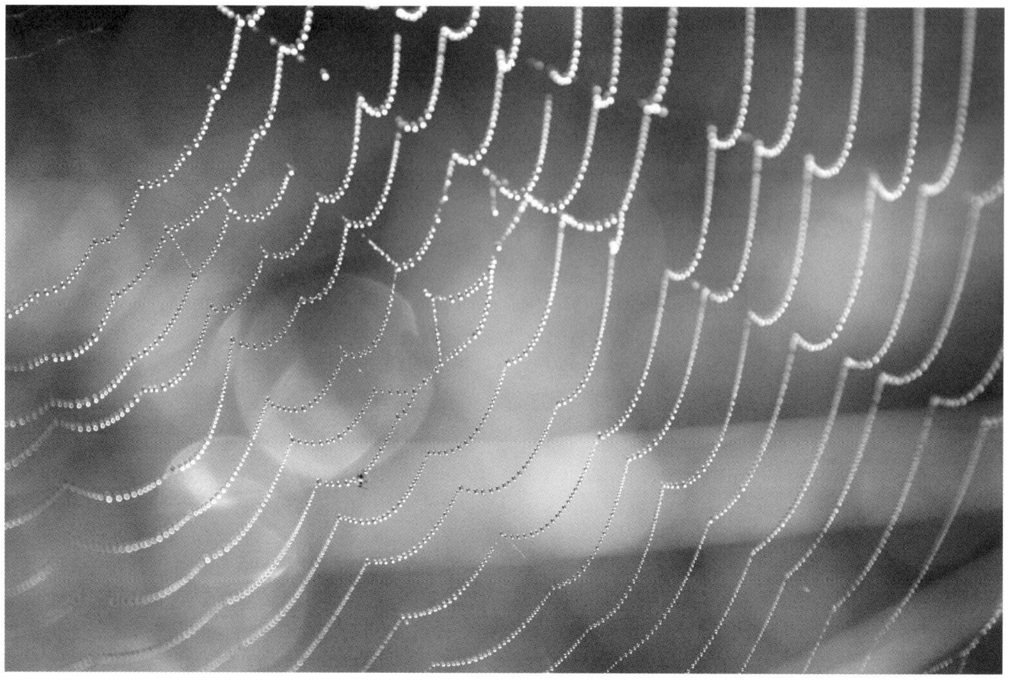

basale stimulation

vergessen im bett
ist mein körper zerflossen
im einerlei.
sei behutsam
wenn du meinen arm findest.
kipp mich nicht ins leere!
hol mich zurück
mit deiner hand
stark und lieb.

j. aufgebauer

6 Ausblick

In diesem Buch wurde Neuro-Palliative Care als etwas betrachtet, das nicht nur am Lebensende, sondern während des gesamten Krankheitsverlaufs angeboten werden sollte, und zwar unterschiedlich jeweils:

- punktuell oder kontinuierlich
- durch Beratung
- durch Anwendung palliativen Wissens
- in einem Begleitungsangebot
- in der Unterstützung der Aufklärung und Vorsorgeplanung
- in der Unterstützung der Kommunikation
- in der Trauerbegleitung
- in der Sterbebegleitung ...

Palliativversorgung wird daher als etwas gesehen, das nicht nur in der Sterbephase angeboten wird, das nicht nur eine erweiterte Schmerztherapie oder Symptombehandlung, sondern ein umfassendes Konzept der Begleitung für Schwerbetroffene ist.

Neuro-Palliative Care sollte sich radikal auf die Bedürfnisse der Betroffenen einlassen. Fortgeschritten neurologisch Erkrankte haben häufig ausgeprägte körperliche Einschränkungen. Extremsituationen, wie das Locked-in-Syndrom oder die fortgeschrittene amyotrophe Lateralsklerose, im Rahmen derer Betroffene bei klarem Verstand völlig bewegungslos im eigenen Körper eingeschlossen sind und nur mit Hilfsmitteln, wie z.B. Sprachcomputern, differenziert kommunizieren können, führten uns dies auf eindrückliche Weise vor Augen. Ebenso führen neurologische Erkrankungen häufig zu mitunter ausgeprägten kognitiven Veränderungen. Davon Betroffene haben daher besondere Schwierigkeiten, ihre Bedürfnisse zu kommunizieren und äußern sie dann andersartig. Wir sahen am Krankheitsbild der Demenz, wie trotz kognitiver Einschränkungen über einen wertschätzenden Zugang zur oft noch gut erhaltenen Emotionalität etwas über den Willen der Betroffenen zu erfahren ist. Am Extrembeispiel des Wachkomas sahen wir, wie es trotz Bewusstseinsstörung gelingen kann, über den körpernahen Dialogaufbau ein wenig über die aktuellen Wünsche und Bedürfnisse der Betroffenen in Erfahrung zu bringen.

Die Schmerz- und Symptomerfassung gestaltet sich bei veränderter Kognition und Bewusstseinsstörung schwieriger und ganz andersartig. In einer suchenden Haltung gelingt es manchmal nur unter großen Schwierigkeiten, belastende Symptome herauszuarbeiten. Das Palliativteam ist gefordert, andere, oft weniger kognitive Wege der psychosozialen und spirituellen Begleitung zu gehen als bei kognitiv intakten Patienten. Hinzu kommt, dass neurologische Palliativpatienten mitunter ganz andere Symptome als der klassische Tumorpalliativpatient haben. Deshalb beschäftigt sich dieses Buch in den 24 Unterkapiteln des „Symptomteils" auch mit einer großen Palette möglicher Symptome.

Kognitive Veränderungen erschweren die Entscheidungsfindung, machen z.B. das Aufspüren und Verwirklichen der Autonomie der Betroffenen trotz Demenz, trotz Wachkoma oder trotz Sprachstörung zu einem schwierigen Unterfangen. Auf uns kommt daher die schwierige Aufgabe zu, bei sprachgestörten oder verwirrten Menschen aktuelle, manchmal schwer interpretierbare Willensäußerungen, die dem natürlichen Willen entsprechen, zu deuten und mit Vorausverfügungen und aus der Vergangenheit weitererzählten Willensäußerungen (mutmaßlicher Wille) in Einklang zu bringen. Diese Integration des natürlichen Willens, des „Briefs aus der Vergangenheit“, der Patientenverfügung heißt und manchmal nicht mehr als ein Formular ist, und der Weitererzählung der Vergangenheit durch Angehörige ist eine anspruchsvolle Aufgabe. Deshalb begegnen uns im Kontext fortgeschritten neurologisch Erkrankter besonders oft ethische Problemsituationen. Ein Dialog und eine Reflexion dieser ethischen Fragen sind von besonderer Bedeutung, um den Betroffenen gerecht zu werden. Dieses Buch liefert daher eine Sammlung von Moderationsmodellen ethischer Entscheidungsprozesse.

Neurologisch Erkrankte sind selten in Hospizen oder Palliativstationen, sondern meist in anderen „Settings“ – zu Hause oder im Pflegeheim – eventuell mit SAPV- oder AAPV-Betreuung anzutreffen. Auch diesem anderen Versorgungsbedarf muss sich Palliativversorgung durch entsprechende Ausrichtung der Versorgungsstrukturen stellen.

Eine weitere Barriere ist die andere Verlaufsdynamik neurologischer Erkrankungen im Gegensatz zu den meisten Tumorerkrankungen. Neurologisch Erkrankte haben teilweise sehr lange (z. B. Multiple Sklerose, Parkinson-Krankheit, Demenz), teilweise recht kurze (z. B. Schlaganfall), insgesamt schwer vorhersehbare Krankheitsverläufe. Sie versterben häufig plötzlich und unerwartet an Komplikationen, wie z. B. einer Infektionskrankheit. Daher haben sie in der Regel (oft über lange Zeit) parallel kurativen und palliativen Versorgungsbedarf und müssen gleichzeitig von Spezialisten aus der Neurologie und einem Palliativteam behandelt bzw. begleitet werden. Dies ist ein neues, oft ungewohntes Vorgehen, erleben wir doch Palliativversorgung gegenwärtig oft als ausschließlich palliatives Umsorgen in der letzten Lebensphase, die erst nach den Phasen kurativer Versorgung kommt.

Dieses Phasenmodell wird der Neuro-Palliative Care nicht gerecht. Nebenbei bemerkt zeigen die wegweisenden, mehrfach replizierten Untersuchungen von Temel et al. (2010), dass dieses Konzept selbst onkologischen Palliativpatienten nicht gerecht wird. Um diese parallele kurative und palliative Versorgung zu gewährleisten, brauchen sowohl neurologisch Tätige ein Basiswissen über Palliative Care als auch Palliativfachkräfte ein Basiswissen über neurologische Symptome und Erkrankungen mit hohem palliativen Versorgungsbedarf. Die Primärversorgung durch Neurologen, Pflegekräfte und Allgemeinärzte sollte unterstützt werden durch niederschwellige palliative Beratungs- und Mitbetreuungsangebote in Settings der ambulanten Versorgung, der Pflegeheime oder des Krankenhauses, nach dem Motto „Palliativversorgung für alle, die es brauchen“. Organisationsentwicklungsprozesse können einen Rahmen für dieses Unterfangen geben.

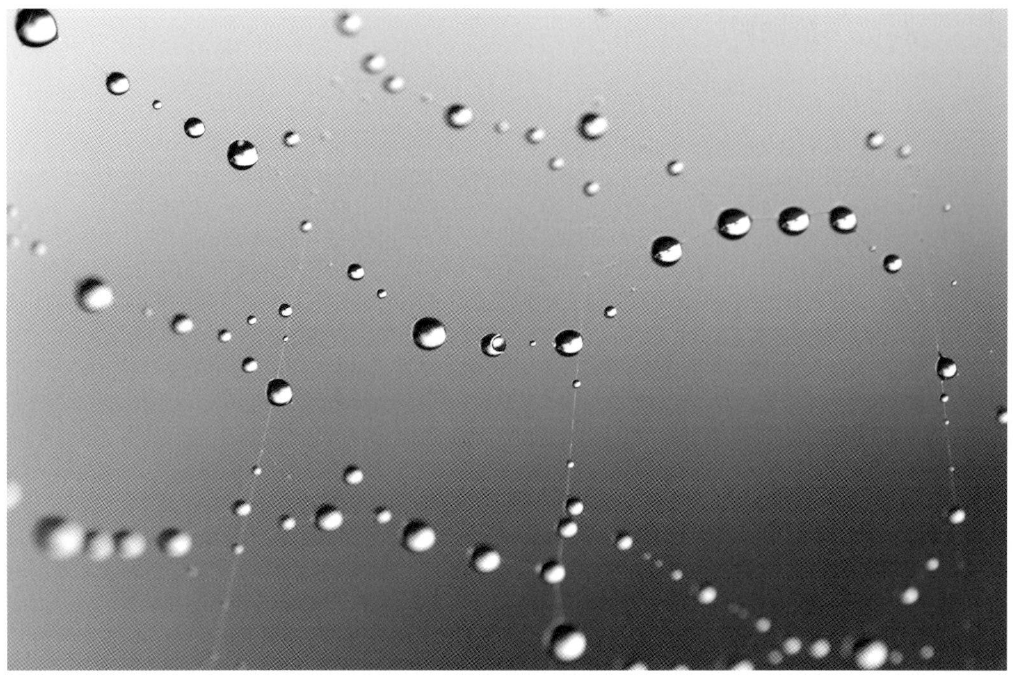

trauer

noch hab ich
es nicht begriffen,
doch die wohnung
weiß es schon
und wirkt anders,
und das licht,
das so seltsam gefiltert,
und die luft,
die beim atmen
jetzt schmerzt.

j. aufgebauer

7 Anhang

7.1 Organisation der Sterbebegleitung – Checkliste

Fallbesprechung am:

Teilnehmer:

Was ist der *Patientenwille*?
- Was möchte der Patient?
- Falls der Patientenwille nicht zu eruieren ist: Was ist der mutmaßliche Patientenwille?
- Wer kann den mutmaßlichen Patientenwillen wiedergeben?
- Gibt es eine Patientenverfügung oder Vorsorgevollmacht?
- Gibt es einen gesetzlichen Betreuer oder eine Betreuungsverfügung?

Planung *Schmerztherapie/Symptombehandlung*
- Welche Symptome erwarten wir?
- Wie können wir das Eintreten dieser Symptome feststellen?
- Welche Therapien sind geeignet?
- Welche Bedarfsmedikationen sind erforderlich?

Planung der *Begleitung*
- Wo will der Patient sterben?
- Ist ein Sterben zu Hause möglich und gewünscht?
- Ist eine Verlegung auf eine Palliativstation oder in ein Hospiz sinnvoll?
  → Was können diese für den Patienten leisten?
- Ist Palliativberatung durch den Palliativkonsiliardienst erforderlich?
- Was kann der Palliativkonsiliardienst für uns leisten:
  → Beratung bei der Schmerztherapie/Symptombehandlung?
  → Beratung bei Pflegeproblemen?
  → Hilfestellung beim Organisieren der Versorgung/Entlassung?
- Ist seelsorgliche Begleitung gewünscht?
  → Konfession?
- Sind die Angehörigen einbezogen?
  → Wie können wir sie unterstützen?
- Ist eine Betreuung durch das ambulante Hospiz sinnvoll?
- Ist Ethikberatung erforderlich?
  → Bei welchen Entscheidungen kann Ethikberatung helfen?
  → Was ist die ethische Frage?

7.2 Modell zur strukturierten Betreuung sterbender neurologischer Patienten

(mod. n. Gerhard, 2010b)

1. **Einschätzung** des Patienten als möglicherweise sterbend, palliativ zu betreuen, auf Grund des klinischen Zustandsbildes einschließlich Verlauf, bildgebender Befunde durch das neurologische Team.

Frage: Welche Therapie wird angeboten?

2. **Kommunikation** mit dem Betroffenen oder Vorsorgebevollmächtigten bzw. Zugehörigen über die Diagnose, Prognose und die neurologischerseits anzubietende Therapie durch das neurologische Team, eventuell gemeinsam mit dem Palliativteam. Eruieren des natürlichen Willens durch genaue Beobachtung von Verhaltensweisen etc. Erfragen von mutmaßlichen Willensäußerungen, Patientenverfügungen, Vollmachten etc.

Frage: Welche Therapieoptionen kommen dem Willen des Betroffenen am nächsten? Wer darf entscheiden?

3. **Ethische Entscheidungsfindung** mit dem Betroffenen, den Vorsorgebevollmächtigen, im Familiengespräch und/oder im Team. Eventuell Einsatz von Modellen der ethischen Fallbesprechung.

Frage: Welche ethische Entscheidung ist gerechtfertigt?

4. Aktuelle **Diagnostik und Therapie** wurde überprüft, nicht notwendige Maßnahmen wurden abgesetzt und vorausschauend palliative Medikamente auch als Bedarfsmedikation angesetzt, und zwar nach dem DNA-Prinzip der WHO für die Schmerztherapie (D = durch den Mund, N = nach der Uhr, A = Analgetikaschema), möglichst oral oder subkutan.

Frage: Welche Therapie ist für den Patienten in dieser Situation angezeigt?

5. **Pflegerische, psychosoziale und spirituelle Bedürfnisse** werden mit den Betroffenen und/oder Angehörigen geklärt. Einbezug des ambulanten Hospizdienstes? Psychologische Begleitung? Seelsorgerische Unterstützung?

Frage: Welche pflegerischen, spirituellen und/oder psychosozialen Bedürfnisse bestehen?

6. **Kontinuierliche palliative Begleitung** in enger Absprache mit oder unter Beteiligung der Primärbehandler und zeitnahe Zugehörigen- bzw. Familiengespräche.

Frage: Wie geht es den Betroffenen/Zugehörigen?

7. **Tägliche Evaluationen:** Sowohl die Prognose anhand des Verlaufs als auch die eingeschlagenen Palliativmaßnahmen werden ebenso wie die weitere Planung täglich sowohl neurologischerseits als auch aus palliativer Sicht reevaluiert und angepasst.

Frage: Wo stehen wir? Was müssen wir ändern?

8. **Unmittelbare Sterbephase:** Anpassung der Medikation (z. B. Medikamente gegen Rasselatmung, Änderung der Symptombehandlung), Benachrichtigung der Angehörigen, Freunde, Seelsorge (Krankensalbung).

Frage: Was müssen wir ansetzen/absetzen? Welche Menschen braucht der Betroffene jetzt?

9. **Nach dem Tod:** Gesprächsangebote an Angehörige, Verweis auf Trauergruppen und Angebote des ambulanten Hospizes.

Frage: Was brauchen die Hinterbliebenen?

7.3 Dokumentationsbogen zum Advance Care Planning (erstellt vom Autor)

Advance Care Planning
Gesundheitliche Versorgungsplanung nach § 132 g SGB V
Dokumentationsbogen der Wünsche der/des Vorausverfügenden von Dr. med. Christoph Gerhard©

Name der/des Vorausverfügenden:	
Vorname:	
geb. am:	
Adresse:	

Bevollmächtigte(r)/Betreuer(in) (Zutreffendes bitte unterstreichen)	
Name, Vorname:	
Telefon-Nr.:	
Mobiltelefon-Nr.:	

◯	Die Wünsche der/des Vorausverfügenden wurden in mehrstündigen Gesprächen mit ihr/ihm umfangreich und detailliert ermittelt.
	oder
◯	Da eine Ermittlung der Behandlungswünsche mit dem/der Vorausverfügenden nicht möglich war, da er/sie dauerhaft nichteinwilligungsfähig ist, erfolgte die Ermittlung der Behandlungswünsche mit dem/der Vertreter/Vertreterin (Bevollmächtigte/r oder Betreuer/in) des/der Vorausverfügenden.
	Unterschrift der/des Vorausverfügenden oder der/des Vertreterin/Vertreters (◯ Bevollmächtigte/r, ◯ Betreuer/in)
Datum	

A. Erfassung der Wünsche der/des Vorausverfügenden aus ihrer/seiner Lebenswelt betrachtet von Dr. med. Christoph Gerhard©
Relevant sind hier Wünsche in der eigenen Erfahrungswelt (nicht der Medizinwelt).
Was macht Sie als Menschen aus? Was verleiht Ihrem Leben Sinn? Welche Sinnerfahrungen/ Bereiche sind am wichtigsten (z. B. Familie, Religion etc.)?

Wann hätte Ihr Leben keinen Sinn mehr? Wenn welche wichtigen Sinnerfahrungen nicht mehr möglich wären?

Wie gerne leben Sie? Wie wichtig ist es für Sie, (möglichst lange) zu leben?

Wäre es schlimm für Sie, bald (z. B. heute Nacht) zu sterben?

Wie haben Sie Situationen mit gesundheitlichen Krisen (z. B. Herzstillstand, Schlaganfall etc.) an sich selbst und bei anderen bisher erlebt?

Wie haben Sie diese Erfahrungen mit gesundheitlichen Krisen bezüglich Ihrer individuellen Wünsche geprägt? Was soll nicht passieren?

....

....

....

....

Falls der/die Vorausverfügende **nichteinwilligungsfähig** ist und daher die Ermittlung des Patientenwillens mit dem/der Vertreter/Vertreterin (Bevollmächtigten, Betreuer/in) erfolgt: Woher sind diese Wünsche aus der lebensweltlichen Perspektive bekannt?

○ Aktueller Wille verbal/nonverbal: Welche? In welchem Zusammenhang?

....

....

....

....

○ Patientenverfügung: Von wann?

....

○ Mutmaßlicher Wille aufgrund früherer Äußerungen (verbal/nonverbal): Wann? In welchem Zusammenhang?

....

....

....

....

B. Übertragung der lebensweltlich erhobenen Behandlungswünsche in gewünschte/nicht gewünschte medizinische Maßnahmen (Medizinwelt)
von Dr. med. Christoph Gerhard©

Auf Übereinstimmung mit den lebensweltlichen Angaben soll genau geachtet werden; mögliche Widersprüche bitte prüfen!

1) Notfallplanung:

In einer Notfallsituation (z. B. wenn ich leblos aufgefunden werde) wünsche ich (bitte nur einen Kreis ankreuzen!):

◯ **JA** soweit möglich, alle lebenserhaltenden Maßnahmen

Bitte weitergehen zu 2)

◯ **NEIN** keine lebenserhaltenden Maßnahmen, sondern lindernde Maßnahmen

Bitte weitergehen zu 2)

◯ **EVTL.** nur bestimmte lebenserhaltende Maßnahmen (Details im Folgenden)

Nur falls der **Kreis** „bestimmte lebenserhaltende Maßnahmen" angekreuzt wurde, bitte in folgender Aufschlüsselung ein Kästchen ankreuzen:

Hier ein Kreuz	Wiederbelebung	Beatmung	Intensivmedizin	Lebenserhaltende Behandlung im Krankenhaus
◯	–	+	+	+
◯	–	–	+	+
◯	–	–	–	+
◯	–	–	–	–

2) Vorübergehende Nichteinwilligungsfähigkeit:

Bei vorübergehender Unfähigkeit, meinen Willen zu äußern (z.B. im Rahmen eines Schlaganfalls, einer Behandlung auf Intensivstation und ähnlicher Situationen), wünsche ich (bitte nur einen Kreis ankreuzen!):

◯ **JA** soweit möglich, alle lebenserhaltenden Maßnahmen

Bitte weitergehen zu 3)

◯ **NEIN** keine lebenserhaltenden Maßnahmen, sondern lindernde Maßnahmen

Bitte weitergehen zu 3)

◯ **EVTL.** Abbruch lebenserhaltender Maßnahmen in bestimmten Situationen (Details im Folgenden)

Nur falls der **Kreis** „Abbruch lebenserhaltender Maßnahmen in bestimmten Situationen" angekreuzt wurde, bitte in folgender Aufschlüsselung ein Kästchen **ankreuzen**:

◯ Abbruch lebenserhaltender Maßnahmen bei hohem Risiko dauerhafter körperlicher Beeinträchtigungen

◯ Abbruch lebenserhaltender Maßnahmen bei mittlerem Risiko dauerhafter körperlicher Beeinträchtigungen

◯ Abbruch lebenserhaltender Maßnahmen bei niedrigem Risiko dauerhafter körperlicher Beeinträchtigungen

Nur falls der **Kreis** „Abbruch lebenserhaltender Maßnahmen in bestimmten Situationen" angekreuzt wurde, bitte in folgender Aufschlüsselung ein Kästchen **ankreuzen**:

◯ Abbruch lebenserhaltender Maßnahmen bei hohem Risiko dauerhafter sprachlicher/ kognitiver Beeinträchtigungen

◯ Abbruch lebenserhaltender Maßnahmen bei mittlerem Risiko dauerhafter sprachlicher/ kognitiver Beeinträchtigungen

◯ Abbruch lebenserhaltender Maßnahmen bei niedrigem Risiko dauerhafter sprachlicher/ kognitiver Beeinträchtigungen

3) Dauerhafte Nichteinwilligungsfähigkeit:

Bei dauerhafter Unfähigkeit, meinen Willen zu äußern (z. B. im Rahmen einer Demenz), wünsche ich (bitte nur einen Kreis ankreuzen!):

◯ **JA** soweit möglich, alle lebenserhaltenden Maßnahmen

◯ **NEIN** keine lebenserhaltenden Maßnahmen, sondern lindernde Maßnahmen

◯ **EVTL.** Abbruch lebenserhaltender Maßnahmen, falls folgende Personen bei mir keine Lebensfreude mehr feststellen:

....

....

O. g. Personen haben die Aufgabe, meine Vorausverfügungen für Notfallsituationen in jedem Falle umzusetzen.

Unterschriften:

Die o. g. Behandlungswünsche sind Ausdruck meines/des persönlichen Willens und wurden in mehreren Gesprächen herausgearbeitet:

a) Datum	....	Zeitdauer	....	Min.
b) Datum	....	Zeitdauer	....	Min.
c) Datum	....	Zeitdauer	....	Min.
d) Datum	....	Zeitdauer	....	Min.

Unterschrift der/des Vorausverfügenden
Datum

....

Unterschrift der/des Stellvertreterin/Stellvertreters
(◯ Vorsorgebevollmächtigte/r, ◯ gesetzl. Betreuer/in)
Datum

....

Unterschrift der/des Gesprächsbegleiterin/-begleiters
(◯ Ausbildung nach § 132 g SGB V)
Datum

....

7.4 Modell KRISE der ethischen Fallbesprechung

Schritte	Leitfragen
Konfliktsituation	**Warum brauchen wir eine ethische Fallbesprechung?** (Abgrenzung: Teamkonflikt, Konflikt der Akteure)
	Ist der/die Betroffene einwilligungsfähig? (Besteht Einwilligungsfähigkeit? Falls ja: keine Fallbesprechung, sondern Beratung der/des Betroffenen)
relevante Fakten	**Was macht den betroffenen Menschen aus?**
	Was ist dem/der Betroffenen wichtig? • Lebenseinstellungen/Werte • Kultur und Bräuche • Glaubensüberzeugungen *(religiös & nichtreligiös)*
	Was ist die aktuelle Situation der/des Betroffenen?
	Welche Prognose bzw. Perspektive zeichnet sich für den/die Betroffene(n) ab?
	Welche Wünsche haben … … die Bevollmächtigten? … die Angehörigen? … die beruflichen Akteure?
Was ist die Autonomie der/des Betroffenen?	
Identifikation des Patientenwillens	**Wie ist der Wille der/des Betroffenen?** • verbal geäußerter Wille • Mimik • Gestik • Körpersprache
	Liegt eine Patientenverfügung vor? Was sagt sie aus? Wann ist sie erstellt/aktualisiert worden?
	Wie lautet der mutmaßliche Wille der/des Betroffenen? Wann ist er erhoben worden? Aus welchem Anlass ist der mutmaßliche Wille geäußert worden?
Haben wir alle Informationen zur Autonomie berücksichtigt?	
Sammlung + Beurteilung	**Wie können wir die Autonomie der/des Betroffenen am besten verwirklichen?**
	Ergeben sich daraus Konflikte für die beteiligten Akteure?
Ethisch begründeter Entscheidungsvorschlag	

7.5 Lösungen der Übungsaufgaben

Übung 4-1 (n. Gerhard, 2010e)

1. Es handelt sich hier um eine gebotene palliative Behandlung, da die Schmerzmitteldosis dem Bedarf des Betroffenen angepasst wird. Keine der Sterbehilfedefinitionen trifft zu.
2. Da hier die Schmerzmitteldosis völlig unkontrolliert und ohne festes Ziel einfach nur deshalb erhöht wird, weil sich der Patient im Sterbeprozess befindet, handelt es sich eigentlich um aktive Sterbehilfe. Da jedoch die Intention besteht, den Sterbeprozess zu erleichtern, könnte auch die Kategorie der indirekten Sterbehilfe zutreffen.
3. Es handelt sich um einen Therapieabbruch mit mutmaßlicher Einwilligung des Betroffenen. Die Beatmungstherapie wird abgebrochen und das Sterben zugelassen. Es trifft daher die Definition der passiven Sterbehilfe zu.
4. Es handelt sich hier um Suizidbeihilfe bzw. Beihilfe zur Selbsttötung.
5. Die Erhöhung der Opioiddosis um 30 % bei guter Schmerzkontrolle ist ein gängiges Verfahren zur Behandlung der Atemnot. Es handelt sich hier um eine palliative Behandlung. Keine der Sterbehilfedefinitionen trifft zu.

Abkürzungsverzeichnis

AAPV	Allgemeine ambulante Palliativversorgung
ALS	amyotrophe Lateralsklerose
BESD	Beurteilung von Schmerz bei Demenz
BISAD	Beobachtungsinstrument für das Schmerzassessment bei alten Menschen mit Demenz
CAM	Confusion-Assessment-Methode
COMT	Catechol-O-Methyltransferase
COPD	chronisch-obstruktive Lungenerkrankung
DD	Differenzialdiagnose
DHPV	Deutscher Hospiz- und Palliativ-Verband
DNQP	Deutsches Netzwerk für Qualitätsentwicklung in der Pflege
Drg.	Dragee
ECPA	Echelle comportementale de la douleur pour personnes âgées non communicantes
EEG	Elektroenzephalogramm
El.	Esslöffel
EAPC	European Association for Palliative Care, Europäische Palliativgesellschaft
h	Stunde
HOPE	Arbeitsgruppe „Forschung Hospiz- und Palliativerhebung“
i.v.	intravenös
M.	Morbus (lat. „Krankheit“, veraltet, z. B. M. Parkinson)
MEFES	Multidisziplinäre Ethische Fallbesprechung in Ethisch Schwierigen Entscheidungssituationen
µg	Mikrogramm
mg	Milligramm
min	Minute
MMSE	Mini-Mental Status Examination
MMST	Mini-Mental-Status-Test
MRT	Magnetresonanztomographie
MS	Multiple Sklerose
NAS	numerische Analogskala
NMDA	N-Methyl-D-Aspartat
NRS	numerische Rating-Skala
p.o.	per os, oral
PAINAD	Pain Assessment in Advanced Dementia
PACSLAC	Pain Assessment Checklist for Seniors with Limited Ability to Communicate
PEG	perkutane endoskopische Gastrostomie
RLS	Restless-Legs-Syndrom
s	Sekunde
s.c.	subkutan
SAPV	Spezialisierte ambulante Palliativversorgung
SAS	Smiley-Analogskala
SEIQoL	Schedule for Evaluation of Individual Quality of Life
SMiLE	Schedule for Meaning in Life Evaluation
stdl.	stündlich
Tbl.	Tablette
TENS	transkutane elektrische Nervenstimulation
tgl.	täglich
Tr.	Tropfen
VAS	visuelle Analogskala
VRS	verbale Rating-Skala
WHO	World Health Organization, Weltgesundheitsorganisation
ZOPA	Zurich Observation Pain Assessment

Literaturverzeichnis

Addington-Hall, J., Lay, M., Altmann, D. & McCarthy, M. (1995). Symptom control, communication with health professionals, and hospital care of stroke patients in the last year of life as reported by surviving family, friends, and officials. *Stroke, 26*(12), 2242–2248. https://doi.org/10.1161/01.STR.26.12.2242

Albom, M. (2002). *Dienstags bei Morrie: Die Lehre eines Lebens*. Goldmann.

Anderson, C.S., Linto, J. & Stewart-Wynne, E.G. (1995). A population-based assessment of the impact and burden of caregiving for long-term stroke survivors. *Stroke, 26*(5), 843–849. https://doi.org/10.1161/01.STR.26.5.843

Aulbert, E., Nauck, F. & Radbruch, L. (Hrsg.). (2011). *Lehrbuch der Palliativmedizin* (3. Aufl.). Schattauer.

Baile, W.F., Buckman, R., Lenzi, R., Glober, G., Beale, E.A. & Kudelka, A.P. (2000). SPIKES – A six-step protocol for delivering bad news: Application to the patient with cancer. *Oncologist, 5*(4), 302–311. https://doi.org/10.1634/theoncologist.5-4-302

Basler, H.D., Hüger, D., Kunz, R., Luckmann, J., Lukas, A., Nikolaus, T. & Schuler, M.S. (2006). Beurteilung von Schmerz bei Demenz (BESD). *Schmerz, 20*(6), 519–526. https://doi.org/10.1007/s00482-006-0490-7

Bauby, J.-D. (1998). *Schmetterling und Taucherglocke*. Dt. Taschenbuch-Verl.

Bausewein, C., Borasio, G.D. & Voltz, R. (2004a). Brain tumours. In D. Doyle, G. Hanks, N. Cherny & K. Calman (Eds.), *Oxford textbook of palliative medicine* (3rd ed.). Oxford University Press.

Bausewein, C., Roller, S. & Voltz, R. (Hrsg.). (2004b). *Leitfaden Palliativmedizin* (2. Aufl.). Urban und Fischer.

Bausewein, C., Roller, S. & Voltz, R. (Hrsg.). (2021). *Leitfaden Palliativmedizin: Palliativmedizin und Hospizbegleitung* (7. Aufl.). Urban und Fischer.

Bausewein, C., Hau, P., Borasio, G.D. & Voltz, R. (2003). How do patients with primary brain tumours die? *Palliative Medicine, 17*(6), 558–559. https://doi.org/10.1177/026921630301700615

Beauchamp, T.L. & Childress, J.F. (2019). *Principles of biomedical ethics* (8th ed.). Oxford University Press.

Beier, K.M. & Ahlers, C.J. (2004). Auswirkungen neurologischer Erkrankungen auf Sexualität und Partnerschaft. In W. Gaebel & H.P. Hartung (Hrsg.), *Psyche, Schmerz, sexuelle Dysfunktion* (S. 91–121). Springer.

Beier, K.M., Lüders, M., Boxdorfer, S.A. & Ahlers, C.J. (2001). Sexualität und Partnerschaft bei Morbus Parkinson – Ergebnisse einer empirischen Studie bei Betroffenen und ihren Partnern. *Sexuologie, 8*(1), 19–41. https://doi.org/10.61387/S.2001.1.2

Benecke, R. & Rolfs, A. (2005). Erkrankungen der Basalganglien. In C.W. Wallesch (Hrsg.), *Neurologie: Diagnostik und Therapie in Klinik und Praxis* (S. 58–61). Elsevier, Urban und Fischer.

Bernard, A. (2005, 11. November). Stephen Hawking. *Süddeutsche Zeitung Magazin*.

Bertelsmann Stiftung. (2015). *Faktencheck Palliativversorgung*. Verfügbar unter https://faktencheck-gesundheit.de/de/faktenchecks/faktencheck-palliativversorgung/ergebnis-ueberblick/

Bienstein, C. & Hannich, H.-J. (2000). *Abschlussbericht zum Forschungsprojekt Entwicklung, Implementierung und Evaluation von Förderungs- und Lebensgestaltungskonzepten für Wachkoma- und Langzeitpatienten im stationären und ambulanten Bereich, anhand von zu entwickelnden Qualitätskriterien*. Verlag Zimmermann.

Blacquiere, D.P., Gubitz, G.J., Dupere, D., McLeod, D. & Phillips, S. (2009). Evaluating an organized palliative care approach in patients with severe stroke. *Canadian Journal of Neurological Sciences, 36*(6), 731–734. https://doi.org/10.1017/S0317167100008349

Böhme, G. (2019). *Leib: Die Natur, die wir selbst sind*. Suhrkamp.

Borasio, G. D. (2009). Amyotrophic Lateral Sclerosis. In T. D. Walsh, K. M. Foley, P. Glare, A. T. Caraceni, R. Fainsinger, C. Goh, M. Lloyd-Williams, J. Nunez Olarte & L. Radbruch (Eds.), *Palliative medicine: Expert consult*. Saunders.

Borasio, G. D. & Husemeyer, I. M. (Hrsg.). (2003). *Ernährung bei Schluckstörungen: Eine Sammlung von Rezepten, die das Schlucken erleichtern* (6., überarb. u. erw. Aufl.). Kohlhammer.

Borasio, G. D., Putz, W. & Eisenmenger, W. (2003). Verbindlichkeit von Patientenverfügungen gestärkt: Vormundschaftsgericht soll in Konfliktlagen entscheiden. *Deutsches Ärzteblatt, 100*(31–32), A2062–A2065.

Borasio, G. D., Rogers, A., Lorenzl, S. & Voltz, R. (2004). Palliative medicine in non-malignant neurological disorders. In D. Doyle, G. Hanks, N. Cherny & K. Calman (Eds.), *Oxford textbook of palliative medicine* (3rd ed.). Oxford University Press.

Borasio, G. D., Kaub-Wittemer, D., Neudert, C., Querner, V. & Wasner, M. (2002). Die amyotrophe Lateralsklerose: Ein Paradigma für nichtonkologische Palliativforschung. *Zeitschrift für Palliativmedizin, 3*(4), 105–112. https://doi.org/10.1055/s-2002-36485

Bornschlegel, U. (2010). *Pflege und Aphasie: Das Erkennen von Bedürfnissen aphasischer Patienten am Beispiel Schmerz*. Huber.

Breithaupt, F. (2017). *Die dunklen Seiten der Empathie*. Suhrkamp.

Brenner, C. (1987). *Grundzüge der Psychoanalyse*. Fischer-Taschenbuch-Verl.

Brown, E., Chambers, E. J. & Eggeling, C. (2012). *Nephro-Palliative Care: Praxishandbuch zur palliativen Versorgung von Menschen mit nephrologischen Erkrankungen*. Huber.

Buber, M. (1977). *Ich und Du*. Lambert Schneider.

Buchholz, T. & Schürenberg, A. (2009). *Lebensbegleitung alter Menschen: Basale Stimulation in der Pflege alter Menschen* (3. Aufl.). Huber.

Büdingen, H. J. von. (2023). *Daten und Fakten: Lebenserwartung und Prognose nach einem Schlaganfall* (aktualisiert am 19.05.2023). Zugriff am 18. Dezember 2023 unter https://schlaganfallbegleitung.de/wissen/lebenserwartung-schlaganfall

Bundesärztekammer. (1999). Handreichungen für Ärzte zum Umgang mit Patientenverfügungen. *Deutsches Ärzteblatt, 96*(43), A2720.

Bundesärztekammer. (2011). Grundsätze zur ärztlichen Sterbebegleitung. *Deutsches Ärzteblatt, 108*(7), A346.

Bundesministerium der Justiz. (2024). *Textbausteine zur Patientenverfügung*. Zugriff am 1. Februar 2024 unter https://www.bmj.de/DE/service/formulare/form_patientenverfuegung/form_patientenverfuegung_node.html

Burton, C. R., Payne, S., Addington-Hall, J. & Jones, A. (2010). The palliative care needs of acute stroke patients: A prospective study of hospital admissions. *Age and Ageing, 39*(5), 554–559. https://doi.org/10.1093/ageing/afq077

Byrne, J., McNamara, P., Seymour, J. & McClinton, P. (2009). *Palliative care in neurological disease: A team approach*. Radcliffe Publishing.

Caraceni, A. & Bosisio, M. (2004). Acute confusional state. In R. Voltz, J. L. Bernat, G. D. Borasio, I. Maddocks, D. Oliver & R. Portenoy (Eds.), *Palliative care in neurology*. Oxford University Press.

Mann, E. M. & Carr, E. C. J. (2024). *Schmerz und Schmerzmanagement: Praxishandbuch für Pflegeberufe* (4. Aufl.). Hogrefe.

Carter, J. M. & Chichin, E. (2003). Palliative care in the nursing home. In R. S. Morrison & D. E. Meier (Eds.), *Geriatric palliative care*. Oxford University Press.

Ceranski, W. A. (2004). Quadriplegia and Paraplegia. In R. Voltz, J. L. Bernat, G. D. Borasio, I. Maddocks, D. Oliver & R. Portenoy (Eds.), *Palliative care in neurology*. Oxford University Press. https://doi.org/10.1093/oso/9780198508434.003.0013

Cervo, F. A., Bryan, L. & Farber, S. (2006). To PEG or not to PEG: A review of evidence for placing feeding tubes in advanced dementia and the decision-making process. *Geriatrics, 61*(6), 30–35.

Chochinov, H. M. (2007). Dignity and the essence of medicine: The A, B, C and D of dignity conserving care. *British Medical Journal, 335*(7612), 184–187.

Clarenbach, P. (2005). Schlafstörungen, Störungen der Schlaf-Wach-Rhythmik. In C. W. Wallesch (Hrsg.), *Neurologie: Diagnostik und Therapie in Klinik und Praxis* (S. 339–357). Elsevier, Urban und Fischer.

Clemens, K. & Klaschik, E. (2007). Diagnostik und Therapie der Atemnot in der Palliativmedizin. *Zeitschrift für Palliativmedizin, 8*(4), 141–154. https://doi.org/10.1055/s-2007-986254

Clemens, K. & Klaschik, E. (2011). Respiratorische Symptome. In E. Aulbert, F. Nauck & L. Radbruch (Hrsg.), *Lehrbuch der Palliativmedizin* (3. Aufl., S. 366–384). Schattauer.

Clough, C. G. & Blockley, A. (2004). Parkinson's disease and related disorders. In R. Voltz, J. L. Bernat, G. D. Borasio, I. Maddocks, D. Oliver & R. Portenoy (Eds.), *Palliative care in neurology*. Oxford University Press.

Conradi, E. (2001). *Take care: Grundlagen einer Ethik der Achtsamkeit*. Campus.

Coors, M., Jox, R. & Schmitten, J. in der (Hrsg.). (2015). *Advance Care Planning: Von der Patientenverfügung zur gesundheitlichen Vorausplanung*. Kohlhammer. https://doi.org/10.17433/978-3-17-028675-7

Courneya, K.S., Valance, J.K.H., McNeely, M.L. & Peddle, C.J. (2006). Exercise, physical function, and fatigue in palliative care. In E. Bruera, I.J. Higginson, C. Ripamonti & C.F. von Gunten (Eds.), *Textbook of palliative medicine* (pp. 629–638). Hodder Arnold.

Cowen, J.D., Palmer, T. & Clemens, L. (2009). Palliative sedation. In T.D. Walsh, K.M. Foley, P. Glare, A.T. Caraceni, R. Fainsinger, C. Goh, M. Lloyd-Williams, J. Nunez Olarte & L. Radbruch (Eds.), *Palliative medicine: Expert consult*. Saunders.

Cowey, E., Schichtel, M., Cheyne, J.D., Tweedie, L., Lehman, R., Melifonwu, R. & Mead, G.E. (2021). Palliative care after stroke: A review. *International Journal of Stroke, 16*(6), 632–639. https://doi.org/10.1177/17474930211016603

Creutzfeld, C.J., Kluger, B.M. & Holloway, R.G. (Eds.). (2018). *Neuropalliative care: A guide to improving the lives of patients and families affected by neurologic disease*. Springer.

Daeninck, P. & Crawford, G. (2005). Constipation. In N. MacDonald, D. Oneschuk, N. Hagen & D. Doyle (Eds.), *Palliative medicine: A case-based manual* (2nd ed.). Oxford University Press.

Daeninck, P. & Crawford, G. (2009). Laxatives. In T.D. Walsh, K.M. Foley, P. Glare, A.T. Caraceni, R. Fainsinger, C. Goh, M. Lloyd-Williams, J. Nunez Olarte & L. Radbruch (Eds.), *Palliative medicine: Expert consult*. Saunders.

Deutscher Evangelischer Krankenhausverband & Katholischer Krankenhausverband Deutschlands. (1999). *Ethik-Komitee im Krankenhaus: Erfahrungsberichte zur Einrichtung von Klinischen Ethik-Komitees*. Verfügbar unter https://www.ev-medizinethik.de/damfiles/default/ev-medizinethik/dokumente/Texte.zip/Texte/Gesundheitswesen_Soziales/Ethikberatung/dekv_-_ethik-komitee_-_erfahrungsberichte.pdf-8d4df854639f615ac7529f902ffc4118.pdf

Deutsches Krebsforschungszentrum. (2023). *Hirntumoren*. Zugriff am 4. Juli 2024 unter https://www.krebsinformationsdienst.de/hirntumor

Devonshire, V., Lapierre, Y., Macdonell, R., Ramo-Tello, C., Patti, F., Fontoura, P., Suchet, L., Hyde, R., Balla, I., Frohman, E.M., Kieseier, B.C. & GAP Study Group. (2011). The Global Adherence Project (GAP): A multicenter observational study on adherence to disease-modifying therapies in patients with relapsing-remitting multiple sclerosis. *European Journal of Neurology, 18*(1), 69–77.

DGN (Deutsche Gesellschaft für Neurologie) (Hrsg.). (2014). *Therapie des episodischen und chronischen Kopfschmerzes vom Spannungstyp und anderer chronischer täglicher Kopfschmerzen: S1-Leitlinie, 2014* (Leitlinien für Diagnostik und Therapie in der Neurologie). Zugriff am 1. Februar 2024 unter https://dgn.org/leitlinie/therapie-des-episodischen-und-chronischen-kopfschmerzes-vom-spannungstyp-und-anderer-chronischer-taglicher-kopfschmerzen

DGN (Deutsche Gesellschaft für Neurologie) (Hrsg.). (2018). *Therapie des spastischen Syndroms: S2k-Leitlinie, 2018* (Leitlinien für Diagnostik und Therapie in der Neurologie). Zugriff am 1. Februar 2024 unter https://dgn.org/leitlinie/therapie-des-spastischen-syndroms

DGN (Deutsche Gesellschaft für Neurologie) (Hrsg.). (2020a). *Status epilepticus im Erwachsenenalter: S2k-Leitlinie, 2020* (Leitlinien für Diagnostik und Therapie in der Neurologie). Zugriff am 1. Februar 2024 unter https://dgn.org/leitlinie/status-epilepticus-im-erwachsenenalter

DGN (Deutsche Gesellschaft für Neurologie) (Hrsg.). (2020b). *Diagnostik und Therapie von neurogenen Blasenstörungen: S1-Leitlinie, 2020* (Leitlinien für Diagnostik und Therapie in der Neurologie). Zugriff am 1. Februar 2024 unter https://dgn.org/leitlinie/diagnostik-und-therapie-von-neurogenen-blasenstorungen

DGN (Deutsche Gesellschaft für Neurologie) (Hrsg.). (2020c). *Insomnie bei neurologischen Erkrankungen: S2k-Leitlinie, 2020* (Leitlinien für Diagnostik und Therapie in der Neurologie). Zugriff am 1. Februar 2024 unter https://dgn.org/leitlinie/insomnie-bei-neurologischen-erkrankungen

DGN (Deutsche Gesellschaft für Neurologie) (Hrsg.). (2021a). *Motoneuronerkrankungen: S1-Leitlinie, 2021* (Leitlinien für Diagnostik und Therapie in der Neurologie). Zugriff am 1. Februar 2024 unter https://dgn.org/leitlinie/motoneuronerkrankungen

DGN (Deutsche Gesellschaft für Neurologie) (Hrsg.). (2021b). *Gliome: S2k-Leitlinie, 2021* (Leitlinien für Diagnostik und Therapie in der Neurologie). Zugriff am 1. Februar 2024 unter https://dgn.org/leitlinie/gliome

DGN (Deutsche Gesellschaft für Neurologie) (Hrsg.). (2022a). *Therapie der Migräneattacke und Prophylaxe der Migräne: S1-Leitlinie, 2022* (Leitlinien für Diagnostik und Therapie in der Neurologie). Zugriff am 1. Februar 2024 unter https://dgn.org/leitlinie/therapie-der-migraneattacke-und-prophylaxe-der-migrane-2022

DGN (Deutsche Gesellschaft für Neurologie) (Hrsg.). (2022b). *Restless Legs Syndrom: S2k-Leitlinie, 2022* (Leitlinien für Diagnostik und Therapie in der Neurologie). Zugriff am 1. Februar 2024 unter https://dgn.org/leitlinie/restless-legs-syndrom

DGN (Deutsche Gesellschaft für Neurologie) (Hrsg.). (2022c). *Akuttherapie des ischämischen Schlaganfalls: S2e-Leitlinie, 2022* (Leitlinien für Diagnostik und Therapie in der Neurologie). Zugriff am 1. Februar 2024 unter https://dgn.org/leitlinie/akuttherapie-des-ischamischen-schlaganfalls

DGN (Deutsche Gesellschaft für Neurologie) (Hrsg.). (2022d). *Chorea/Morbus Huntington: S2k-Leitlinie, 2022* (Leitlinien für Diagnostik und Therapie in der Neurologie). Zugriff am 1. Februar 2024 unter https://dgn.org/leitlinie/chorea-morbus-huntington

DGN (Deutsche Gesellschaft für Neurologie) (Hrsg.). (2023a). *Palliativmedizinische Versorgung neurologischer Erkrankungen: S2k-Leitlinie, 2023* (Leitlinien für Diagnostik und Therapie in der Neurologie). Zugriff am 1. Februar 2024 unter https://dgn.org/leitlinie/palliativmedizinische-versorgung-neurologischer-erkrankungen

DGN (Deutsche Gesellschaft für Neurologie) (Hrsg.). (2023b). *Diagnose und Therapie der Multiplen Sklerose, Neuromyelitis-optica-Spektrum-Erkrankungen und MOG-IgG-assoziierten Erkrankungen: S2k-Leitlinie, 2. Aktualisierung als Living Guideline 2023* (Leitlinien für Diagnostik und Therapie in der Neurologie). Zugriff am 1. Februar 2024 unter https://dgn.org/leitlinie/diagnose-und-therapie-der-multiplen-sklerose-neuromyelitis-optica-spektrum-erkrankungen-und-mog-igg-assoziierten-erkrankungen

DGN (Deutsche Gesellschaft für Neurologie) (Hrsg.). (2023c). *Erster epileptischer Anfall und Epilepsien im Erwachsenenalter: S2k-Leitlinie, 2023* (Leitlinien für Diagnostik und Therapie in der Neurologie). Zugriff am 1. Februar 2024 unter https://dgn.org/leitlinie/erster-epileptischer-anfall-und-epilepsien-im-erwachsenenalter

DGN (Deutsche Gesellschaft für Neurologie) (Hrsg.). (2023d). *Parkinson-Krankheit: S2k-Leitlinie, 2023* (Leitlinien für Diagnostik und Therapie in der Neurologie). Zugriff am 1. Februar 2024 unter https://dgn.org/leitlinie/parkinson-krankheit

DGN (Deutsche Gesellschaft für Neurologie). (2024). *Leitlinien der DGN*. Zugriff am 1. Februar 2024 unter https://dgn.org/leitlinien

DGN (Deutsche Gesellschaft für Neurologie) & DGPPN (Deutsche Gesellschaft für Psychiatrie und Psychotherapie, Psychosomatik und Nervenheilkunde) (Hrsg.). (2023). *S3-Leitlinie Demenzen: Langversion – Stand: 28.11.2023, Version: 4.0*. Zugriff am 1. Februar 2024 unter https://dgn.org/leitlinie/demenzen

DGP (Deutsche Gesellschaft für Palliativmedizin) (Hrsg.). (2020). *Erweiterte S3-Leitlinie Palliativmedizin für Patienten mit einer nicht-heilbaren Krebserkrankung: Langversion 2.2 – September 2020*. Zugriff am 1. Februar 2024 unter https://register.awmf.org/assets/guidelines/128-001OLl_S3_Palliativmedizin_2020-09_02.pdf

DGP (Deutsche Gesellschaft für Palliativmedizin). (2024). *HOPE 2007 LCP*. Verfügbar unter https://www.dgpalliativmedizin.de/images/stories/pdf/doku/AG%20Forschung%2070227%20HOPE%202007%20LCP.pdf

Diener, H.-C. & Maier, C. (Hrsg.). (2003). *Das Schmerz-Therapie-Buch: Medikamentös – interventionell – psychologisch* (2. Auf.). Urban und Fischer.

Diener, H.-C. & Weimar, C. (2012). *Leitlinien für Diagnostik und Therapie in der Neurologie* (5., vollst. überarb. Aufl.). Thieme. https://doi.org/10.1055/b-002-37755

Diller, H. (1994). *Hippokrates: Ausgewählte Schriften* (Reclams Universal-Bibliothek, Nr. 9319). Reclam.

DNQP (Deutsches Netzwerk für Qualitätsentwicklung in der Pflege) (Hrsg.). (2020). *Expertenstandard Schmerzmanagement in der Pflege – Aktualisierung 2020*. DNQP.

Dörner, K. (2001). *Der gute Arzt: Lehrbuch der ärztlichen Grundhaltung*. Schattauer.

DZNE (Deutsches Zentrum für Neurodegenerative Erkrankungen). (2023). *Amyotrophe Lateralsklerose (ALS). Wenn die Bewegung stirbt*. Verfügbar unter https://www.dzne.de/aktuelles/hintergrund/amyotrophe-lateralsklerose-als

Eisenberg, U. (2007). Zwischen Emanzipation und Integration: Neurologie im geteilten Deutschland

(1945–1990). In D. Kömpf (Hrsg.), 100 *Jahre Deutsche Gesellschaft für Neurologie:* 1907–2007. Dt. Ges. für Neurologie.

Elger, C. (2008). Erster epileptischer Anfall und Epilepsien im Erwachsenenalter. In H.-C. Diener & N. Putzki (Hrsg.), *Leitlinien für Diagnostik und Therapie in der Neurologie* (4., überarb. Aufl., S. 2–16). Thieme.

Ellershaw, J. & Wilkinson, S. (Eds.). (2003). *Care of the dying: A pathway to excellence.* Oxford University Press. https://doi.org/10.1093/acprof:oso/9780198509332.001.0001

Engelhard, H.T. (1999). Die Prinzipien der Bioethik. In H.-M. Sass (Hrsg.), *Medizin und Ethik.* Reclam.

Fagerlin, A. & Schneider, C.E. (2004). Enough: The failure of the living will. *Hastings Center Report, 34*(2), 30–42. https://doi.org/10.2307/3527683

Fegg, M., Kramer, M., Stiefel, F. & Borasio, G. (2008). Lebenssinn trotz unheilbarer Erkrankung? *Zeitschrift für Palliativmedizin, 9*(4), 238–245. https://doi.org/10.1055/s-0028-1090037

Feil, N. (2005). *Validation: Ein Weg zum Verständnis verwirrter alter Menschen* (8., überarb. u. erw. Aufl.). E. Reinhardt.

Feil, N. & Klerk-Rubin, V. de. (2010). *Validation: Ein Weg zum Verständnis verwirrter alter Menschen* (9., überarb. u. erw. Aufl.). E. Reinhardt.

Ferell, B.A. & Whiteman, J.E. (2003). Pain. In R.S. Morrison & D.E. Meier (Eds.), *Geriatric palliative care.* Oxford University Press.

Finucane, T.E., Christmas, C. & Travis, K. (1999). Tube feeding in patients with advanced dementia: A review of the evidence. *JAMA, 282*(14), 1365–1370. https://doi.org/10.1001/jama.282.14.1365

Fishman, L.M. & Small, E.L. (2007). *Yoga and Multiple Sclerosis: A journey to health and healing.* Demos Health.

Folstein, M.F., Folstein, S.E. & McHugh, P.R. (1975). „Mini-mental state": A practical method for grading the cognitive state of patients for the clinician. *Journal of Psychiatric Research, 12*(3), 189–198. https://doi.org/10.1016/0022-3956(75)90026-6

Frankl, V.E. (1998). *... trotzdem Ja zum Leben sagen: Ein Psychologe erlebt das Konzentrationslager.* Deutscher Taschenbuch-Verlag.

Frankl, V.E. (2005). *Ärztliche Seelsorge: Grundlagen der Logotherapie und Existenzanalyse; zehn Thesen über die Person* (11., überarb. Neuaufl.). Deuticke.

Fuchs, T. (2008). *Leib und Lebenswelt: Neue philosophisch-psychiatrische Essays.* Die Graue Edition.

Georg, J. (2010). Pruritus bei alten Menschen. *NovaCura, 41*(5), 30–32.

Geremek, A. (2009). *Wachkoma: Medizinische, rechtliche und ethische Aspekte.* Deutscher Ärzte-Verlag.

Gerhard, C. (2006). *Projektbericht Schmerzmanagement an den Katholischen Kliniken Oberhausen* (Unveröffentlichter Bericht, erhältlich über den Autor). Katholische Kliniken, Oberhausen

Gerhard, C. (2008a). Die Behandlung von Schmerzen und anderen Symptomen in der Palliativbetreuung. In J. Steurer (Hrsg.), *Palliative Care in Pflegeheimen: Wissen und Handeln für Altenpflegekräfte* (S. 45–80). Schlütersche.

Gerhard, C. (2008b). Ruhelose Beine – Restless-Legs-Syndrom. *Forum Sanitas, Ausgabe 2/2008.*

Gerhard, C. (2008c). Schmerzprobleme bei Multipler Sklerose. *Forum Sanitas, Ausgabe 4/2008.*

Gerhard, C. (2009a). Thesen zur palliativen Versorgung von Patienten mit Demenz. *Zeitschrift für Palliativmedizin, 10*(2), 74–76. https://doi.org/10.1055/s-2009-1225595

Gerhard, C. (2009b). Palliativbetreuung bei neurologischen Erkrankungen. *Zeitschrift für angewandte Schmerztherapie und Palliativmedizin, 4,* 22–26.

Gerhard, C. (2009c). Therapie der Multiplen Sklerose erfordert Therapietreue: Ein Übersichtsartikel für Betroffene und Angehörige. *Forum Sanitas, Ausgabe 2/2009.*

Gerhard, C. (2009d). Multiple Sklerose und Fatigue. Müde trotz Erholung. *Forum Sanitas, Ausgabe 3/2009.*

Gerhard, C. (2010a). Schmerzerfassung bei fortgeschritten neurologisch Erkrankten. *Zeitschrift für angewandte Schmerztherapie und Palliativmedizin, 2,* 28–30.

Gerhard, C. (2010b). Palliative Versorgung sterbender Schlaganfallpatienten. *Zeitschrift für Angewandte Schmerztherapie und Palliativmedizin, 3,* 37–41.

Gerhard, C. (2010c). Autonomie trotz Demenz. *Zeitschrift für Angewandte Schmerztherapie und Palliativmedizin, 4,* 44–48. https://doi.org/10.1007/BF03359586

Gerhard, C. (2010d). Palliativbetreuung im Pflegeheim. In S. Kostrzewa & C. Gerhard (Hrsg.), *Hospizliche Altenpflege: Palliative Versorgungskonzepte in Altenpflegeheimen entwickeln, etablieren und evaluieren* (S. 73–160). Huber.

Gerhard, C. (2010e). Ethik in der hospizlichen Altenpflege. In S. Kostrzewa & C. Gerhard (Hrsg.), *Hospizliche Altenpflege: Palliative Versorgungskonzepte in Altenpflegeheimen entwickeln, etablieren und evaluieren* (S. 183–228). Huber.

Gerhard, C. (2014). *QB 13 Palliativmedizin: Die Prüfung sicher bestehen.* Schattauer.

Gerhard, C. (2017). *Palliativdienst: Handbuch zur Integration palliativer Kultur und Praxis im Krankenhaus*. Hogrefe.

Gerhard, C. (2019). Advance Care Planning: Für mehr Patientenautonomie am Lebensende. *Schmerzmedizin, 35*(6), 36–42. https://doi.org/10.1007/s00940-019-0963-2

Gerhard, C. (2020). Alles dreht sich. Das Symptom Schwindel bei Menschen in der Palliativversorgung. *Pflegen Palliativ, 47,* 8–9.

Gerhard, C. (2021a). Advance Care Planning. In M. Groß & T. Demmer (Hrsg.), *Interdisziplinäre Palliativmedizin* (S. 247–253). Springer. https://doi.org/10.1007/978-3-662-62011-3_23

Gerhard, C. (2021b). Palliative Versorgung für Menschen mit Demenz. *Pflegen Demenz, 61,* 40–43.

Gerhard, C. (2022). Palliative Care bei Menschen mit neurologischen Erkrankungen. *Pflegen Palliativ, 55,* 4–7.

Gerhard, C. (2023a). *Praxiswissen Palliativmedizin: Konzepte für unterschiedlichste palliative Versorgungssituationen* (2., aktual. Aufl.). Thieme. https://doi.org/10.1055/b000000788

Gerhard, C. (2023b). Palliative Begleitung bei amyotropher Lateralsklerose. *Schmerzmedizin, 39*(3), 20–26. https://doi.org/10.1007/s00940-023-4159-4

Gerhard, C. & Bollig, G. (2007). Palliative Care für Patienten mit fortgeschrittener Demenz. *Zeitschrift für Palliativmedizin, 8*(2), 69–72. https://doi.org/10.1055/s-2007-970876

Gerhard, C. & Boenig, B. (2002). *Hilfreiche Fragen zur Erstellung einer Patientenverfügung* (Unveröffentlichtes Vortragsmanuskript). Erhältlich über den Autor.

Gerhard, C. & Galgan, M. (2007). Was ist ein Wachkoma? Zwei unterschiedliche Sichtweisen und ihre Integration. *Forum Sanitas, Ausgabe 3*/2007, 21–23.

Gerstenbrand, F., Pfausler, B. & Rainer, J. (1990). Das apallische Syndrom: Diagnose – Frührehabilitation – Prognose. In K. von Wild & H.-H. Janzik (Hrsg.), *Neurologische Frührehabilitation: Neuropathologie, Pathophysiologie, Neuropharmakologie, Intensivmedizin, Neurotraumatologie, Neuropsychologie, Versicherungs- und Sozialmedizin* (S. 175–180). Zuckschwerdt.

Gillick, M. R. (2000). Rethinking the role of tube feeding in patients with advanced dementia. *New England Journal of Medicine, 342*(3), 206–210. https://doi.org/10.1056/NEJM200001203420312

Glaus, A. (2011). Fatigue – die unübliche Müdigkeit. In E. Aulbert, F. Nauck & L. Radbruch (Hrsg.), *Lehrbuch der Palliativmedizin* (3. Aufl., S. 398–409). Schattauer.

Glaus, A. (2017). Fatigue. In B. Steffen-Bürgi, E. Schärer-Santschi, D. Staudacher & S. Monteverde (Hrsg.), *Lehrbuch Palliative Care* (3., vollst. überarb. u. erw. Aufl., S. 262–272). Hogrefe.

Golla, H., Voltz, R., Lorenzl, S. & Borasio, G. D. (2008). Palliativmedizin bei neurologischen Erkrankungen. *Zeitschrift für Palliativmedizin, 9*(3), 97–119. https://doi.org/10.1055/s-2008-1067538

Goy, E. R., Carter, J. H. & Ganzini, L. (2007). Parkinson disease at the end of life: Caregiver perspectives. *Neurology, 69*(6), 611–612. https://doi.org/10.1212/01.wnl.0000266665.82754.61

Grass-Kapanke, B. & Gerstenbrand, F. (2009). Soll man Patienten mit Demenz über ihre Erkrankung aufklären? *Zeitschrift für Angewandte Schmerztherapie und Palliativmedizin, 4,* 14–15.

Grehl, H. & Reinhardt, F. (2021). *Checkliste Neurologie* (7., überarb. Aufl.). Thieme.

Hacke, W. (2010). *Neurologie* (13., vollst. überarb. Aufl.). Springer.

Hacke, W. (2016). *Neurologie* (14., überarb. Aufl.). Springer.

Hamann, G. & Addington-Hall, J. (2004). Palliative care in stroke. In R. Voltz, J. L. Bernat, G. D. Borasio, I. Maddocks, D. Oliver & R. Portenoy (Eds.), *Palliative care in neurology*. Oxford University Press. https://doi.org/10.1093/oso/9780198508434.003.0002

Hammes, B. J. (Ed.). (2012). *Having your own say: Getting the right care when it matters most*. Example Product Manufacturer.

Handel, E. (Hrsg.). (2010). *Praxishandbuch ZOPA: Schmerzeinschätzung bei Patienten mit kognitiven und/oder Bewusstseinsbeeinträchtigungen*. Huber.

Hanrahan, P., Luchins, D. J. & Murphy, K. (2001). Palliative care for patients with dementia. In J. Addington-Hall & I. Higginson (Eds.), *Palliative care for non-cancer patients*. Oxford University Press. https://doi.org/10.1093/acprof:oso/9780192629609.003.0010

Herschbach, P. (2002). Das „Zufriedenheitsparadox" in der Lebensqualitätsforschung: Wovon hängt unser Wohlbefinden ab? *Psychotherapie Psychosomatik Medizinische Psychologie, 52*(3/4), 141–150. https://doi.org/10.1055/s-2002-24953

Hesse, S. (2008). Hilfsmittel und Pflegehilfsmittel. In H.-C. Diener & N. Putzki (Hrsg.), *Leitlinien für Di-*

agnostik und Therapie in der Neurologie (4., überarb. Aufl., S. 960–969). Thieme.

Hick, C. (Hrsg.). (2007). *Klinische Ethik*. Springer. https://doi.org/10.1007/978-3-540-68364-3

Hirsch, C.H., Sommers, L., Olsen, A., Mullen, L. & Winograd, C.H. (1990). The natural history of functional morbidity in hospitalized older patients. *Journal of the American Geriatrics Society, 38*(12), 1296–1303. https://doi.org/10.1111/j.1532-5415.1990.tb03451.x

Huang, M.E., Cifu, D.X. & Keyser-Marcus, L. (2000). Functional outcomes in patients with brain tumors after inpatient rehabilitation: Comparison with traumatic brain injury. *American Journal of Physical Medicine and Rehabilitation, 79*(4), 327–335. https://doi.org/10.1097/00002060-200007000-00003

Husebø, S. (2009). Ethik. In S. Husebø & E. Klaschik (Hrsg.), *Palliativmedizin: Grundlagen und Praxis* (5., aktual. Aufl., S. 47–146). Springer.

Inouye, S.K., Dyck, C.H. van, Alessi, C.A., Balkin, S., Siegal, A.P. & Horwitz, R.I. (1990). Clarifying confusion: The confusion assessment method. A new method for detection of delirium. *Annals of Internal Medicine, 113*(12), 941–948. https://doi.org/10.7326/0003-4819-113-12-941

International Parkinson and Movement Disorder Society. (2023a). *Die Multisystematrophie (MSA): Das Wichtigste auf einen Blick*. Verfügbar unter https://www.movementdisorders.org/MDS-Files1/Education/Patient-Education/Multiple-System-Atrophy-MSA/pat-Handouts-MSA-German-v2.pdf

International Parkinson and Movement Disorder Society. (2023b). *Progressive supranukleäre Blickparese: Wesentliche Fakten für Patienten*. Verfügbar unter https://www.movementdisorders.org/MDS-Files1/Education/Patient-Education/Progressive-Supranuclear-Palsy-PSP/pat-Handouts-PSP-German-v1.pdf

International Parkinson and Movement Disorder Society. (2023c). *Corticobasale Degeneration: Wichtige Fakten für Patienten*. Verfügbar unter https://www.movementdisorders.org/MDS-Files1/Education/Patient-Education/Corticobasal-Degeneration/pat-Handouts-CBD-German-v1.pdf

Jack, C., Jones, L., Jack, B.A., Gambles, M., Murphy, D. & Ellershaw, J.E. (2004). Towards a good death: The impact of the care of the dying pathway in an acut stroke unit. *Age and Ageing, 33*(6), 625–626. https://doi.org/10.1093/ageing/afh194

Jackson, M. (Regie). (2010). *Dienstags bei Morrie: Die Lehre eines Lebens* [DVD]. Eurovideo.

Johnson, M. & Lehman, R. (Hrsg.). (2013). *Kardio-palliative Care: Praxishandbuch zur palliativen Versorgung von Menschen mit kardiologischen Erkrankungen*. Huber.

Jones, C.M. & Coleman, S. (2007). Neurodegenerative diseases. In L.L. Emanuel & S.L. Librach (Eds.), *Palliative care: Core skills and clinical competencies*. Saunders.

Jonsen, A.R. & Toulmin, S. (1988). *The abuse of casuistry*. University of California Press. https://doi.org/10.1525/9780520352797

Jonsen, A.R., Siegler, M. & Winslade, W.J. (2002). *Clinical ethics: A practical approach to ethical decisions in clinical medicine*. McGraw Hill Professional.

Kern, M. (2011). Sexualität und Intimität bei Schwerkranken. In E. Aulbert, F. Nauck & L. Radbruch (Hrsg.), *Lehrbuch der Palliativmedizin* (3. Aufl., S. 1096–1105). Schattauer.

Kitwood, T. (2022). *Demenz: Der person-zentrierte Ansatz im Umgang mit verwirrten, neurokognitiv beeinträchtigten Menschen* (9., vollst. überarb. u. erw. Aufl.). Hogrefe.

Klaschik, E. (2003). *Symptome in der Palliativmedizin: Obstipation*. Schlütersche.

Klaschik, E. (2009a). Palliativmedizin. In S. Husebø & E. Klaschik (Hrsg.), *Palliativmedizin: Grundlagen und Praxis* (5., aktual. Aufl., S. 1–46). Springer. https://doi.org/10.1007/978-3-642-01549-6_1

Klaschik, E. (2009b). Schmerztherapie und Symptomkontrolle in der Palliativmedizin. In S. Husebø & E. Klaschik (Hrsg.), *Palliativmedizin: Grundlagen und Praxis* (5., aktual. Aufl., S. 207–313). Springer. https://doi.org/10.1007/978-3-642-01549-6_4

Knipping, C. (2017). Hydratation und therapeutische Dehydratation. In B. Steffen-Bürgi, E. Schärer-Santschi, D. Staudacher & S. Monteverde (Hrsg.), *Lehrbuch Palliative Care* (3., vollst. überarb. u. erw. Aufl., S. 305–319). Hogrefe.

Kojer, M. (2011). Symptomkontrolle in der Geriatrie. In E. Aulbert, F. Nauck & L. Radbruch (Hrsg.), *Lehrbuch der Palliativmedizin* (3. Aufl., S. 821–830). Schattauer.

Kojer, M. (Hrsg.). (2021). *Alt, krank und verwirrt: Einführung in die Praxis der Palliativen Geriatrie* (4. Aufl.). Kohlhammer.

Kömpf, D. (Hrsg.). (2007). *100 Jahre Deutsche Gesellschaft für Neurologie: 1907–2007*. Dt. Ges. für Neurologie.

Kostrzewa, S. & Gerhard, C. (2010). *Hospizliche Altenpflege: Palliative Versorgungskonzepte in Altenpflegeheimen entwickeln, etablieren und evaluieren*. Huber.

Kostrzewa, S. & Kutzner, M. (2022). *Was wir noch tun können! Basale Stimulation in der Sterbebegleitung* (6., vollst. überarb. u. erw. Aufl.). Hogrefe.

Kraft, B. & Gerhard, C. (2011). Yoga in der Schmerz- und Symptombehandlung. *Zeitschrift für Angewandte Schmerztherapie und Palliativmedizin, 4*(1), 29–32.

Kretschmar, E. (1940). Das apallische Syndrom. *Zeitschrift für die Gesamte Neurologie und Psychiatrie, 169,* 576–579. https://doi.org/10.1007/BF02871384

Kristjanson, L.J., Aoun, S.M. & Oldham, L. (2005). Palliative care and support for people with neurodegenerative conditions and their carers. *International Journal of Palliative Nursing, 12*(8), 368–377. https://doi.org/10.12968/ijpn.2006.12.8.368

Krones, T. & Obrist, M. (Hrsg.). (2020). *Wie ich behandelt werden will: Advance Care Planning.* Verl. Rüffer und Rub.

Kübler-Ross, E. (2001). *Interviews mit Sterbenden* (Dt. Übers. v. „On Death and Dying“). Droemer Knaur.

Kunze, K. (1992). *Lehrbuch für Neurologie.* Thieme.

Lahrmann, H. & Grisold, W. (2004). Locked-in Syndrome. In R. Voltz, J.L. Bernat, G.D. Borasio, I. Maddocks, D. Oliver & R. Portenoy (Eds.), *Palliative care in neurology.* Oxford University Press.

Lämmler, G., Stechl, E. & Steinhagen-Thiessen, E. (2007). Die Patientenaufklärung bei Demenz. *Zeitschrift für Gerontologie und Geriatrie, 40*(2), 81–87. https://doi.org/10.1007/s00391-007-0439-1

Legewie, H. & Ehlers, W. (1978). *Knaurs moderne Psychologie* (Vollst., von d. Autoren aktualisierte Taschenbuchausg.). Droemer-Knaur.

Lidstone, V. & Thorns, A. (2006). Pruritus. In E. Bruera, I.J. Higginson, C. Ripamonti & C.F. von Gunten (Eds.), *Textbook of palliative medicine* (pp. 750–760). Hodder Arnold.

Loewy, E.H. (1995). *Ethische Fragen in der Medizin.* Springer. https://doi.org/10.1007/978-3-7091-9375-4

Lommel, P. van, Wees, R. van, Meyers, V. & Elfferich, I. (2001). Near-death experience in survivors of cardiac arrest: A prospective study in the Netherlands. *Lancet, 358*(9298), 2039–2045.

Lorenzl, S. (2010). Parkinson: Palliative Versorgung. *Nervenheilkunde, 29*(6), 368–371. https://doi.org/10.1055/s-0038-1628778

Ludolph, A. (2012). Amyotrophe Lateralsklerose (Motoneuronerkrankungen). In H.-C. Diener & C. Weimar (Hrsg.), *Leitlinien für Diagnostik und Therapie in der Neurologie* (5., vollst. überarb. Aufl., S. 254–263). Thieme.

Lulé, D., Häcker, S., Ludolph, A., Birbaumer, N. & Kübler, A. (2008). Depression und Lebensqualität bei Patienten mit amyotropher Lateralsklerose. *Deutsches Ärzteblatt, 105*(23), A397–A403.

Lunney, J.R., Lynn, J., Foley, D.J., Lipson, S. & Guralnik, J.M. (2003). Patterns of functional decline at the end of life. *JAMA, 289*(18), 2387–2392. https://doi.org/10.1001/jama.289.18.2387

MacDonald, N. (2006). The development of palliative care in Canada. In E. Bruera, I.J. Higginson, C. Ripamonti & C.F. von Gunten (Eds.), *Textbook of palliative medicine* (pp. 22–28). Hodder Arnold.

Macleod, A.D. & Formaglio, F. (2004). Demyelinating disease. In R. Voltz, J.L. Bernat, G.D. Borasio, I. Maddocks, D. Oliver & R. Portenoy (Eds.), *Palliative care in neurology.* Oxford University Press.

Maddocks, I., Brew, B., Waddy, H. & Williams, I. (2006). *Palliative neurology.* Cambridge University Press.

Maguire, P. & Pitceathly, C. (2002). Key communication skills and how to acquire them. *BMJ, 325*(7366), 697–700.

Maier, C., Nestler, N., Richter, H., Hardinghaus, W., Pogatzki-Zahn, E., Zenz, M. & Osterbrink, J. (2010). Qualität der Schmerztherapie in deutschen Krankenhäusern. *Deutsches Ärzteblatt International, 107*(36), 607–614.

Marckmann, G. (Hrsg.). (2015). *Praxisbuch Ethik in der Medizin.* Med. Wiss. Verl.-Ges.

Marshall, P. (Regie). (1990). *Zeit des Erwachens* [DVD]. Sony Pictures Entertainment.

Martin, G.A. & Sabbach, M.N. (Eds.). (2011). *Palliative care for advanced alzheimer's and dementia: Guidelines and standards for evidence-based care.* Springer.

Maslow, A.H. (2002). *Motivation und Persönlichkeit.* Rowohlt.

Maydell, R. von & Voltz, R. (Hrsg.). (1996). *Palliativmedizin: Neurologie und Psychiatrie.* Deutsche Gesellschaft für Palliativmedizin.

Mayer, G. (2008). Insomnie. In H.-C. Diener & N. Putzki (Hrsg.), *Leitlinien für Diagnostik und Therapie in der Neurologie* (4., überarb. Aufl., S. 75–80). Thieme.

Mazzocato, C., Michel-Nemitz, J., Anwar, D. & Michel, P. (2009). The last days of dying stroke patients referred to a palliative care consult team in an acute hospital. *European Journal of Neurology, 17*(1), 73–77. https://doi.org/10.1111/j.1468-1331.2009.02744.x

McCann, R.M., Hall, W.J. & Groth-Juncker, A. (1994). Comfort care for terminally ill patients: The appropriate use of nutrition and hydration. *JAMA,*

272(16), 1263–1266. https://doi.org/10.1001/jama.1994.03520160047041

McClement, S.E. & Chochinov, H.M. (2006). Dignity in palliative care. In E. Bruera, I.J. Higginson, C. Ripamonti & C.F. von Gunten (Eds.), *Textbook of palliative medicine* (pp. 100–108). Hodder Arnold.

Medicus, E. (2017). Delir. In B. Steffen-Bürgi, E. Schärer-Santschi, D. Staudacher & S. Monteverde (Hrsg.), *Lehrbuch Palliative Care* (3., vollst. überarb. u. erw. Aufl., S. 320–324). Hogrefe.

Mercadante, S. (2006). Pathophysiology of chronic pain. In E. Bruera, I.J. Higginson, C. Ripamonti & C.F. von Gunten (Eds.), *Textbook of palliative medicine* (pp. 359–366). Hodder Arnold.

Mercadante, S. (2009). Challenging pain problems. In T.D. Walsh, K.M. Foley, P. Glare, A.T. Caraceni, R. Fainsinger, C. Goh, M. Lloyd-Williams, J. Nunez Olarte & L. Radbruch (Eds.), *Palliative medicine: Expert consult*. Saunders.

Mitchell, S.L. (2007). A 93-year-old man with advanced dementia and eating problems. *JAMA, 298*(21), 2527–2536. https://doi.org/10.1001/jama.298.17.jrr70001

Montag, T. (2009). Subkutane Infusion. *Pflegen Palliativ, 2,* 39–44.

Mountain, L.A., Campbell, S.E., Seymour, D.G., Primrose, W.R. & Whyte, M.I. (2004). Assessment of individual quality of life using the SEIQoL-DW in older medical patients. *Quarterly Journal of Medicine, 97*(8), 519–524. https://doi.org/10.1093/qjmed/hch081

Müller, M. (2004). *Dem Sterben Leben geben*. Gütersloher Verl.-Haus.

Müller-Busch, H.C., Radbruch, L., Strasser, F. & Voltz, R. (2006). Empfehlungen zur palliativen Sedierung. *Deutsche Medizinische Wochenschrift, 131,* 2733–2736. https://doi.org/10.1055/s-2006-956299

Multi-Society Task Force on Persistent Vegetative State. (1994a). Medical aspects of the persistent vegetative state (1). *New England Journal of Medicine, 330*(21), 1499–1508. https://doi.org/10.1056/NEJM199405263302107

Multi-Society Task Force on Persistent Vegetative State. (1994b). Medical aspects of the persistent vegetative state (2). *New England Journal of Medicine, 330*(22), 1572–1579. https://doi.org/10.1056/NEJM199406023302206

Murray, S.A. (2009). Illness trajectories and stages. In T.D. Walsh, K.M. Foley, P. Glare, A.T. Caraceni, R. Fainsinger, C. Goh, M. Lloyd-Williams, J. Nunez Olarte & L. Radbruch (Eds.), *Palliative medicine: Expert consult*. Saunders.

Murray, S.A., Boyd, K. & Byock, I. (2008). Continuous deep sedation in patients nearing death. *BMJ, 336*(7648), 781–782.

Nagel, T. (2008). *Was bedeutet das alles? Eine ganz kurze Einführung in die Philosophie*. Reclam.

Nagele, S. & Feichtner, A. (2009). *Lehrbuch der Palliativpflege* (2., überarb. Aufl.). Facultas.

Nauck, F., Klaschik, E. & Ostgathe, C. (2000). Symptom control during the last three days of life. *European Journal of Palliative Care, 7*(3), 81–84.

Nederhorst, M. (Regie). (1994). *Tod auf Verlangen* [Film]. Interkerkelijke Omroep Nederland.

Neitzke, G., Coors, M., Diemer, W., Holtappels, P., Spittler, J.F. & Wördehoff, D. (2013). Empfehlungen zum Umgang mit dem Wunsch nach Suizidhilfe. *Ethik in der Medizin, 25*(4), 349–365. https://doi.org/10.1007/s00481-013-0256-6

Neudert, C. & Fegg, M. (2011). Evaluation der Lebensqualiät. In E. Aulbert, F. Nauck & L. Radbruch (Hrsg.), *Lehrbuch der Palliativmedizin* (3. Aufl., S. 33–41). Schattauer.

Norlander, L. (2008). *To comfort always: A nurse guide to end-of-life care*. Sigma Theta Tau International.

O'Boyle, C.A., McGee, H., Hickey, A., O'Malley, K. & Joyce, C.R. (1992). Individual quality of live in patients undergoing hip replacement. *Lancet, 339*(8801), 1088–1091.

Oertel, W.H. (2008). Parkinson-Syndrome: Diagnostik und Therapie. In H.-C. Diener & N. Putzki (Hrsg.), *Leitlinien für Diagnostik und Therapie in der Neurologie* (4., überarb. Aufl., S. 82–112). Thieme.

Oken, B.S., Kishiyama, S., Zajdel, D., Bourdette, D., Carlsen, J., Haas, M., Hugos, C., Kraemer, D.F., Lawrence, J. & Mass, M. (2004). Randomized controlled trial of yoga and exercise in multiple sclerosis. *Neurology, 62*(11), 2058–2064. https://doi.org/10.1212/01.WNL.0000129534.88602.5C

Oliver, D., Borasio, G.D. & Walsh, D. (Eds.). (2006). *Palliative care in amyotrophic lateral sclerosis: From diagnosis to bereavement* (2nd ed.). Oxford University Press.

Parkinson, J. (1817). *An essay on the shaking palsy*. Wittingham and Rowland.

ParkinsonInfo. (2011). *Ernährungstipps zur Vermeidung von Obstipation bei Morbus Parkinson*. Zugriff am 9. Januar 2011 unter https://www.parkinsoninfo.de/leben-mit-parkinson/richtige-ernaehrung/

Perrar, K.M., Sirsch, E. & Kutschke, A. (Hrsg.). (2021). *Gerontopsychiatrie für die Pflege* (3., aktual. u. erw.

Aufl.). Thieme. https://doi.org/10.1055/b-006-163286

Peterson, K. (2004). Neoplasms. In R. Voltz, J. L. Bernat, G. D. Borasio, I. Maddocks, D. Oliver & R. Portenoy (Eds.), *Palliative care in neurology*. Oxford University Press. https://doi.org/10.1093/oso/9780198508434.003.0004

Pinner, G. & Bouman, W. P. (2003). Attitudes of patients with mild dementia and their carers towards disclosure of the diagnosis. *International Psychogeriatrics, 15*(3), 279–288. https://doi.org/10.1017/S1041610203009530

Pleschberger, S. (2017). Die historische Entwicklung von Hospizarbeit und Palliative Care. In B. Steffen-Bürgi, E. Schärer-Santschi, D. Staudacher & S. Monteverde (Hrsg.), *Lehrbuch Palliative Care* (3., vollst. überarb. u. erw. Aufl., S. 34–58). Hogrefe.

Plonk, W. M. (2005). To PEG or not to PEG (Nutrition Issues in Gastroenterology, Series 29). *Practical Gastroenterology, 29*(7), 16–31.

Polster, I. (2010). Was ist Case Management? *Zeitschrift für Palliativmedizin, 11*(1), 14–17. https://doi.org/10.1055/s-0030-1249716

Pretto, M. & Hasemann, W. (2006). Delirium – Ursachen, Symptome, Risikofaktoren, Erkennung und Behandlung. *Pflegezeitschrift, 59*(3), 9–16.

Pringle, A. M., Taylor, R. & Whittle, I. R. (1999). Anxiety and depression in patients with an intracranial neoplasm before and after tumour surgery. *British Journal of Neurosurgery, 13*(1), 46–51. https://doi.org/10.1080/02688699944177

Rabe, M. (2017). *Ethik in der Pflegeausbildung: Beiträge zur Theorie und Didaktik* (2., überarb. u. erg. Aufl.). Hogrefe.

Radbruch, L., Nauck, F. & Aulbert, E. (2011). Definition, Entwicklung und Ziele. In E. Aulbert, F. Nauck & L. Radbruch (Hrsg.), *Lehrbuch der Palliativmedizin* (3. Aufl., S. 1–12). Schattauer.

Ranhoff, A. H. & Linnsund, J. M. (2005). When should nursing home residents be transferred to hospital? *Tidsskrift for Den norske legeforening, 125*(13), 1844–1847.

Regnard, C. & Dean, M. (2010). *Praktische Palliativmedizin: Leitfaden und Checklisten für die bedürfnisorientierte Behandlung*. Huber.

Reisberg, B. (1988). Functional assessment staging (FAST). *Psychopharmacology Bulletin, 24*(4), 653–659.

Ridder, M. de. (2008). Medizin am Lebensende: Sondenernährung steigert nur selten die Lebensqualität. *Deutsches Ärzteblatt, 105*(9), A449–A451.

Rogne, L. & McCune, S. L. (Eds.). (2013). *Advance Care Planning: Communicating about matters of life and death*. Springer.

Roser, T. (2007). Inszenierte Kommunikation. In Robert Bosch Stiftung (Hrsg.), *Ethik und Recht* (S. 85–98). Huber.

Rousseau, P. (2004). Stomatitis. In R. Voltz, J. L. Bernat, G. D. Borasio, I. Maddocks, D. Oliver & R. Portenoy (Eds.), *Palliative care in neurology*. Oxford University Press. https://doi.org/10.1093/oso/9780198508434.003.0029

Rüegger, H. & Kunz, R. (2020). *Über selbstbestimmtes Sterben: Zwischen Freiheit, Verantwortung und Überforderung*. Rüffer und Rub.

Sachweh, S. (2008). *Spurenlesen im Sprachdschungel: Kommunikation und Verständigung mit demenzkranken Menschen*. Huber.

Sachweh, S. (2012). *„Noch ein Löffelchen?": Effektive Kommunikation in der Altenpflege* (3., vollst. überarb. Aufl.). Huber.

Sachweh, S. (2019). *Spurenlesen im Sprachdschungel: Kommunikation und Verständigung mit demenzkranken Menschen* (2., vollst. überarb. u. erg. Aufl.). Hogrefe.

Sacks, O. W. (1991). *Awakenings: Zeit des Erwachens* [Das Buch zum Film]. Rowohlt.

Sandgathe-Husebø, B. (2009). Palliativmedizin in der Geriatrie. In S. Husebø & E. Klaschik (Hrsg.), *Palliativmedizin: Grundlagen und Praxis* (5., aktual. Aufl., S. 385–426). Springer. https://doi.org/10.1007/978-3-642-01549-6

Saunders, C. & Baines, M. (1991). *Leben mit dem Sterben: Betreuung und medizinische Behandlung todkranker Menschen*. Huber.

Scheule, R. M. (2009). *Gut entscheiden: Eine Werterwartungstheorie theologischer Ethik*. Academic Press Fribourg Verlag Herder.

Schmidt, R. & Berger, M. (2005). Emotional affektive Störungen und Hirnerkrankungen. In C. W. Wallesch (Hrsg.), *Neurologie: Diagnostik und Therapie in Klinik und Praxis* (S. 199–204). Elsevier, Urban und Fischer.

Schmidtke, K. (2008). Diagnostik degenerativer Demenzen (Morbus Alzheimer, frontotemporale Demenz, Lewy-Körperchen-Demenz). In H.-C. Diener & N. Putzki (Hrsg.), *Leitlinien für Diagnostik und Therapie in der Neurologie* (4., überarb. Aufl., S. 154–166). Thieme.

Schnabel, J. (Regie). (2007). *Schmetterling und Taucherglocke* [Film]. Pathé Renn Production.

Schnell, M. W. (2008). *Ethik als Schutzbereich: Kurzlehrbuch für Pflege, Medizin und Philosophie*. Huber.

Schroeter-Kunhardt, M. (1993). Das Jenseits in uns. *Psychologie heute, 6,* 64–69.

Schroeter-Kunhardt, M. (2002). Nahtodes-Erfahrung – Grundlage neuer Sinnfindung. In H. A. Kick (Hrsg.), *Ethisches Handeln in den Grenzbereichen von Medizin und Psychologie* (S. 97–115). Lit-Verl.

Schubert, B. & Schuler, U. (2017). Obstipation und Diarrhoe. In B. Steffen-Bürgi, E. Schärer-Santschi, D. Staudacher & S. Monteverde (Hrsg.), *Lehrbuch Palliative Care* (3., vollst. überarb. u. erw. Aufl., S. 293–304). Hogrefe.

Schuler, U. & Schubert, B. (2017). Übelkeit und Erbrechen. In B. Steffen-Bürgi, E. Schärer-Santschi, D. Staudacher & S. Monteverde (Hrsg.), *Lehrbuch Palliative Care* (3., vollst. überarb. u. erw. Aufl.. S. 285–292). Hogrefe.

Schwartz, A. (2000). *Neurologie systematisch* (2. Aufl.). Uni-Med-Verl.

Schwerdt, R. & Reisach, B. (2007). Moralische Kompetenz im Umgang mit Menschen in Demenzprozessen. In Robert Bosch Stiftung (Hrsg.), *Ethik und Recht* (S. 33–40). Huber.

Singer, P. (1999). *Praktische Ethik*. Reclam.

Sitzmann, F. (2009). Warum schläft der Mensch? *NovaCura, 40*(11), 8–10.

Sloan, R. (2004). Psychological Aspects. In R. Voltz, J. L. Bernat, G. D. Borasio, I. Maddocks, D. Oliver & R. Portenoy (Eds.), *Palliative care in neurology*. Oxford University Press. https://doi.org/10.1093/oso/9780198508434.003.0038

Small, N. & Rhodes, P. (2000). *Too ill to talk? User involvement and palliative care*. Routledge.

Snell, K., Pennington, S., Lee, M. & Walker, R. (2009). The place of death in Parkinson's disease. *Age and ageing, 38*(5), 617–619. https://doi.org/10.1093/ageing/afp123

Stein, W. M. (2006). Pain in older people. In E. Bruera, I. J. Higginson, C. Ripamonti & C. F. von Gunten (Eds.), *Textbook of palliative medicine* (pp. 467–481). Hodder Arnold.

Steinkamp, N. & Gordijn, B. (2003). *Ethik in Klinik und Pflegeeinrichtung: Ein Arbeitsbuch*. Luchterhand.

Steinkamp, N. & Gordijn, B. (2010). *Ethik in Klinik und Pflegeeinrichtung: Ein Arbeitsbuch* (3. Aufl.). Luchterhand.

Stevens, T., Payne, S. A., Burton, C., Addington-Hall, J. & Jones, A. (2007). Palliative Care in stroke: A critical review of the literature. *Palliative Medicine, 21*(4), 323–331. https://doi.org/10.1177/0269216307079160

Stiasny-Kolster, K. & Oertel, W. (2005). Ursachen des Restless Legs Syndroms: Stand der Forschung. In RLS e. V. (Hrsg.), *Restless Legs Syndrom – Informationsbuch und Ratgeber für behandelnde Ärzte und Betroffene* (2. Aufl.). Deutsche Restless Legs Vereinigung.

Strittmatter, M. (2007). Schmerzen und Multiple Sklerose: Das unterschätzte Problem [Teilbeilage]. *Hausarzt,* (4), 4–7.

Strohbücker, B., Mayer, H., Evers, G. C. & Sabatowski, R. (2005). Pain prevalence in hospitalized patients in a German university teaching hospital. *Journal of Pain and Symptom Management, 29*(5), 498–506. https://doi.org/10.1016/j.jpainsymman.2004.08.012

Strupp, M. (2008). Schwindel – Therapie. In H.-C. Diener & N. Putzki (Hrsg.), *Leitlinien für Diagnostik und Therapie in der Neurologie* (4., überarb. Aufl., S. 528–546). Thieme.

Student, J.-C. & Napiwotzky, A. (2011). *Palliative Care: Wahrnehmen – verstehen – schützen* (2. Aufl.). Thieme.

Sykes, N. (2004a). Constipation and diarrhoea. In D. Doyle, G. Hanks, N. Cherny & K. Calman (Eds.), *Oxford textbook of palliative medicine* (3rd ed.). Oxford University Press.

Sykes, N. (2004b). Bowel Symptoms. In R. Voltz, J. L. Bernat, G. D. Borasio, I. Maddocks, D. Oliver & R. Portenoy (Eds.), *Palliative care in neurology*. Oxford University Press.

Sykes, N. & Thorns, A. (2003). The use of opioids and sedatives at the end of life. *Lancet Oncology, 4*(5), 312–318. https://doi.org/10.1016/S1470-2045(03)01079-9

Synofzik, M. & Marckmann, G. (2007). Perkutane endoskopische Gastrostomie: Ernährung bis zuletzt? *Deutsches Ärzteblatt, 104*(49), A3390–A3393.

Tavalaro, J. (2000). *Bis auf den Grund des Ozeans: „Sechs Jahre galt ich als hirntot. Aber ich bekam alles mit“*. Herder.

Taylor, R. (2008). *Alzheimer und ich: Leben mit Dr. Alzheimer im Kopf*. Huber.

Taylor, R. (2011). *Alzheimer und ich: „Leben mit Dr. Alzheimer im Kopf“* (3., erg. Aufl.). Huber.

Temel, J. S., Greer, J. A., Muzikansky, A., Gallagher, E. R., Admane, S., Jackson, V. A., Dahlin, C. M., Blinderman, C. D., Jacobsen, J., Pirl, W. F., Billings, J. A. & Lynch, T. J. (2010). Early palliative care for patients with metastatic non-small-cell lung cancer. *New England Journal of Medicine, 363*(8), 733–742. https://doi.org/10.1056/NEJMoa1000678

Thomas, K. & Lobo, B. (Ed.). (2018). *Advance Care Planning in end of life care* (2nd ed.). Oxford University Press.

Thompson, R.S., Hall, N.K. & Szpiech, M. (1999). Hospitalization and mortality rates for nursing home-acquired pneumonia. *Journal of Family Practice, 48*(4), 291–293.

Thompson, R.S., Hall, N.K., Szpiech, M. & Reisenberg, L.A. (1997). Treatments and outcomes of nursing-home-acquired pneumonia. *Journal of the American Board of Family Practice, 10*(2), 82–87.

Thöns, M. & Sitte, T. (2010). Sauerstoff in der Palliativmedizin. *Zeitschrift für Angewandte Schmerztherapie und Palliativmedizin, 3*, 42–44.

Töpper, R. & Nacimiento, W. (2004). Persistent Vegetative State. In R. Voltz, J.L. Bernat, G.D. Borasio, I. Maddocks, D. Oliver & R. Portenoy (Eds.), *Palliative care in neurology*. Oxford University Press.

Torre, C. (2009). Wenn der Schlaf plötzlich nicht mehr kommt ... *NovaCura, 40*(11), 33.

Trenkwalder, C. (2005). Historie des Restless Legs Syndroms. In RLS e.V. (Hrsg.), *Restless Legs Syndrom – Informationsbuch und Ratgeber für behandelnde Ärzte und Betroffene* (2. Aufl.). Deutsche Restless Legs Vereinigung.

Trenkwalder, C. (2008). Restless-Legs-Syndrom (RLS) und Periodic Limb Movement Disorder (PLMD). In H.-C. Diener & N. Putzki (Hrsg.), *Leitlinien für Diagnostik und Therapie in der Neurologie* (4., überarb. Aufl., S. 56–68). Thieme.

Trenkwalder, C. (2012). Restless-Legs-Syndrom (RLS) und Periodic Limb Movement Disorder (PLMD). In H.-C. Diener & C. Weimar (Hrsg.), *Leitlinien für Diagnostik und Therapie in der Neurologie* (5., vollst. überarb. Aufl., S. 89–107). Thieme.

Vecht, C.J., Hovestadt, A., Verbiest, H.B., Vliet, J.J. van & Putten, W.L. van. (1994). Dose-effect relationship of dexamethasone on Karnofsky performance in metastatic brain tumors: A randomized study of doses of 4, 8, and 16 mg per day. *Neurology, 44*(4), 675–680. https://doi.org/10.1212/WNL.44.4.675

Vigand, P. & Vigand, S. (1999). *Verdammte Stille*. Diana-Verl.

Volicer, L. (2004). Dementia. In R. Voltz, J.L. Bernat, G.D. Borasio, I. Maddocks, D. Oliver & R. Portenoy (Eds.), *Palliative care in neurology*. Oxford University Press.

Volicer, L. & Hurley, A. (Eds.). (1998). *Hospice care for patients with advanced progressive dementia*. Springer.

Voltz, R. & Borasio, G.D. (2007). Neurologie am Ende des Lebens: Palliativmedizin für mehr Lebensqualität. In D. Kömpf (Hrsg.), *100 Jahre Deutsche Gesellschaft für Neurologie: 1907–2007*. Deutsche Gesellschaft für Neurologie.

Voltz, R., Ostgathe, C. & Pitschnau-Michel, D. (2006). Palliativmedizin und Multiple Sklerose? *Zeitschrift für Palliativmedizin, 7*(1), 1. https://doi.org/10.1055/s-2007-972173

Voltz, R., Bernat, J.L., Borasio, G.D., Maddocks, I., Oliver, D. & Portenoy, R. (Eds.). (2004). *Palliative care in neurology*. Oxford University Press. https://doi.org/10.1093/oso/9780198508434.001.0001

Wallesch, C.W. (Hrsg.). (2005). *Neurologie: Diagnostik und Therapie in Klinik und Praxis*. Elsevier, Urban und Fischer.

Wasner, M. (2008). Resilienz bei Patienten mit amyotropher Lateralsklerose (ALS) und ihren Angehörigen. *Schweizer Archiv für Neurologie und Psychiatrie, 159*(8), 500–505. https://doi.org/10.4414/sanp.2008.02003

Watzlawick, P., Beavin, J.H. & Jackson, D.D. (2017). *Menschliche Kommunikation: Formen, Störungen, Paradoxien* (13., unveränderte Aufl.). Hogrefe.

Weber, M., Müller, M. & Ewald, H. (2005). Kommunikation in der Palliativmedizin. *Onkologie, 11*(4), 384–391. https://doi.org/10.1007/s00761-005-0852-2

Weller, M. (2008). Solide Hirnmetastasen. In H.-C. Diener & N. Putzki (Hrsg.), *Leitlinien für Diagnostik und Therapie in der Neurologie* (4., überarb. Aufl., S. 789–796). Thieme.

Werner, S. (2009). Parkinson! Umgang mit schwierigem Schlafverhalten. *NovaCura, 40*(11), 22–24.

Whitehouse, P.J. & George, D. (2009). *Mythos Alzheimer: Was Sie schon immer über Alzheimer wissen wollten, Ihnen aber nicht gesagt wurde*. Huber.

Wojnar, J. (2007). *Die Welt der Demenzkranken: Leben im Augenblick*. Vincentz Network.

Wunder, M. (2008). Demenz und Selbstbestimmung. *Ethik in der Medizin, 20*(1), 17–25. https://doi.org/10.1007/s00481-007-0529-z

Wunderlich, D. (2010). *Biographie von Stephen Hawking*. Zugriff am 17. November 2010 unter https://www.dieterwunderlich.de/Stephen_Hawking.htm

Wunderlich, D. (2011). *Biographie von Terri Schiavo*. Zugriff am 8. Januar 2011 unter https://www.dieterwunderlich.de/Terri_Schiavo.htm

Zettl, S. (2017). Bedeutung der Sexualität in der Palliative Care. In B. Steffen-Bürgi, E. Schärer-Santschi, D. Staudacher & S. Monteverde (Hrsg.), *Lehr-*

buch Palliative Care (3., vollst. überarb. u. erw. Aufl., S. 435–439). Hogrefe.

Zettl, U.K. & Sieb, J.P. (Hrsg.). (2019). *Diagnostik und Therapie neurologischer Erkrankungen: State of the Art*. Elsevier.

Zieger, A. (1997). Neue Forschungsergebnisse und Überlegungen im Umgang mit Wachkoma-Patienten. *Hamburger Ärzteblatt, 51*(6), 259–262.

Zieger, A. (2023). Palliative Care bei Menschen im Wachkoma. In S. Kränzle, U. Schmid & C. Seeger (Hrsg.), *Palliative Care: Praxis, Weiterbildung, Studium* (7. Aufl., S. 387–398). Springer.

Ziegler, W. (2012). Rehabilitation aphasischer Störungen nach Schlaganfall. In H.-C. Diener & C. Weimar (Hrsg.), *Leitlinien für Diagnostik und Therapie in der Neurologie* (5., vollst. überarb. Aufl., S. 1087–1095). Thieme.

Zwakhalen, S.M.G., Hamers, J.P.H. & Berger, M.P.F. (2006). The psychometric quality and clinical usefulness of three pain assessment tools for elderly people with dementia. *Pain, 126*(1–3), 210–220. https://doi.org/10.1016/j.pain.2006.06.029

Zylicz, Z., Twycross, R. & Jones, E.A. (2009). *Pruritus: Diagnostik und Therapie von chronisch-systemischem Hautjucken*. Huber.

Weiterführende Literatur

Addington-Hall, J. & Higginson, I. (Eds.). (2001). *Palliative care for non-cancer patients*. Oxford University Press. https://doi.org/10.1093/acprof:oso/9780192629609.001.0001

Bruera, E., Higginson, I.J., Ripamonti, C. & Gunten, C.F. von. (2006). *Textbook of palliative medicine*. Hodder Arnold.

Diener, H.-C. & Putzki, N. (2008). *Leitlinien für Diagnostik und Therapie in der Neurologie* (4., überarb. Aufl.). Thieme. https://doi.org/10.1055/b-002-19458

Doyle, D., Hanks, G., Cherny, N. & Calman, K. (Eds.). (2004). *Oxford textbook of palliative medicine* (3rd ed.). Oxford University Press.

Emanuel, L.L. & Librach, S.L. (Eds.). (2007). *Palliative care: Core skills and clinical competencies*. Saunders.

Gaebel, W. & Hartung, H.P. (Hrsg.). (2004). *Psyche, Schmerz, sexuelle Dysfunktion*. Springer.

Gerhard, C., Grützner, F., Kern, M. & Schmude, A. von. (2021). *Entscheidungsfindungen in der letzten Lebensphase: Ethische Fragestellungen erkennen und bearbeiten; Instrumente und ausgewählte Modelle*. Verfügbar unter https://alpha-nrw.de/wp-content/uploads/2022/01/entscheidungsfindung-2021-08.pdf

Groß, M. & Demmer, T. (Hrsg.). (2021). *Interdisziplinäre Palliativmedizin*. Springer. https://doi.org/10.1007/978-3-662-62011-3

Husebø, S. & Klaschik, E. (2009). *Palliativmedizin: Grundlagen und Praxis* (5., aktual. Aufl.). Springer.

Kick, H.A. (Hrsg.). (2002). *Ethisches Handeln in den Grenzbereichen von Medizin und Psychologie*. Lit-Verl.

Kränzle, S., Schmid, U. & Seeger, C. (Hrsg.). (2023). *Palliative Care: Praxis, Weiterbildung, Studium* (7. Aufl.). Springer. https://doi.org/10.1007/978-3-662-66043-0

MacDonald, N., Oneschuk, D., Hagen, N. & Doyle, D. (2005). *Palliative medicine: A case-based manual* (2nd ed.). Oxford University Press.

Morrison, R.S. & Meier, D.E. (2003). *Geriatric palliative care*. Oxford University Press.

Robert Bosch Stiftung (Hrsg.). (2007). *Ethik und Recht*. Huber.

Sass, H.-M. (Hrsg.). (1999). *Medizin und Ethik*. Reclam.

Steffen-Bürgi, B., Schärer-Santschi, E., Staudacher, D. & Monteverde, S. (Hrsg.). (2017). *Lehrbuch Palliative Care* (3., vollst. überarb. u. erw. Aufl.). Hogrefe.

Steurer, J. (Hrsg.). (2008). *Palliative Care in Pflegeheimen: Wissen und Handeln für Altenpflegekräfte*. Schlütersche.

Valentiner, T. (Hrsg.). (2019). *Grundlegung zur Metaphysik der Sitten*. Reclam.

Walsh, T.D., Foley, K.M., Glare, P., Caraceni, A.T., Fainsinger, R., Goh, C., Lloyd-Williams, M., Nunez Olarte, J. & Radbruch, L. (2009). *Palliative medicine: Expert consult*. Saunders.

Wild, K. von & Janzik, H.-H. (Hrsg.). (1990). *Neurologische Frührehabilitation: Neuropathologie, Pathophysiologie, Neuropharmakologie, Intensivmedizin, Neurotraumatologie, Neuropsychologie, Versicherungs- und Sozialmedizin*. Zuckschwerdt.

Autorenverzeichnis

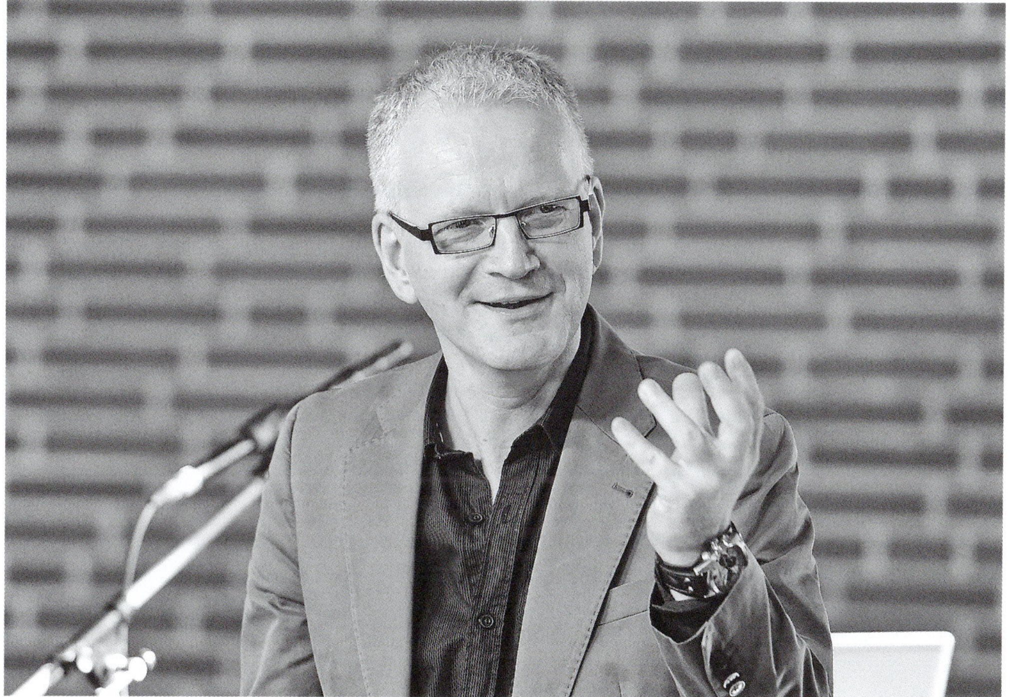

Dr. med. Christoph Gerhard ist Arzt und Hochschuldozent. Seit 2020 hat er die wissenschaftliche Leitung der Niederrheinischen Akademie in dem historischen Wasserschloss Haus Wohnung inne.

Dr. Gerhard gehört dem Prüfungsausschuss für Palliativmedizin bei der Ärztekammer Nordrhein an und ist Dozent an mehreren Hochschulen und Palliativakademien in Deutschland und der Schweiz.

Bis 2020 war er Chefarzt der Palliativmedizin am Katholischen Klinikum Oberhausen. Er war außerdem mehr als 10 Jahre Leiter der palliativmedizinischen Ausbildung (QB13) an der Universität Essen (Lehrpreis 2017).

Neben der Facharztausbildung in Neurologie, Palliativmedizin, Schmerztherapie hat er weiterbildende Studien in Ethik (Fernuniversität Hagen) und Palliativmedizin (Master der Universität Bonn) absolviert.

Er hat sich außerdem zum Ethikberater/AEM, Kursleiter für Palliativkurse/DGP, Advance Care Planning und Letzte Hilfe Gesprächsbegleiter/Trainer und Palliativtrainer/Curriculum der Harvard University Boston (USA) weitergebildet.

Palliative Care im Verlag Hogrefe

Aebi, R. & Mösli, P. (2020). *Interprofessionelle Spiritual Care*. Hogrefe.

Baldwin, M.A. & Woodhouse, J. (2014). *Palliative-Care-Konzepte*. Hogrefe.

Bally, K., Büche, D., Fusi-Schmidhauser, T., Pautex, S. & Vayne-Bossert, P. (Hrsg.). (2021). *Handbuch Palliativmedizin* (4. Aufl.). Hogrefe.

Bergsträsser, E. (2014). *Palliative Care bei Kindern*. Hogrefe.

Berndt-Scholz, O. (2013). *Hypnotherapie bei chronischen Schmerzerkrankungen*. Hogrefe.

Bolton, G. (2013). *Kunst und Kreativität in der Palliative Care*. Huber.

Booth, S. & Bruera, E. (Hrsg.). (2012). *Palliative Care von Menschen mit Hirntumoren und Hirnmetastasen*. Huber.

Brown, E., Chambers, E.J. & Eggelin, C. (2012). *Nephro-Palliative-Care. Praxishandbuch zur palliativen Versorgung von Menschen mit Nierenerkrankungen*. Huber.

Davy, J. & Ellis, S. (2010). *Palliativ pflegen. Sterbende verstehen, beraten und begleiten* (3. Aufl.). Huber.

Dibelius, O., Offermanns, P. & Schmidt, S. (Hrsg.). (2016). *Palliative Care für Menschen mit Demenz*. Hogrefe.

Döbrich, R. (2023). *Chronische Schmerzen – ein gutes Leben jetzt erst recht*. Hogrefe.

Dunphy, J. (2024, Plan). *Kommunikation mit Sterbenden. Praxishandbuch zur Palliative Care-Kommunikation* (3. Aufl.). Hogrefe.

Durigon, M. & Guénanten, M. (2013). *Thanatopraxie. Praxishandbuch für Thanatopraktiker und Bestatter*. Huber.

Eychmüller, S. (2019). *Palliativmedizin Essentials* (2. Aufl.). Hogrefe.

Gerhard, C. (2024). *Neuro-Palliative Care. Interdisziplinäres Praxishandbuch zur palliativen Versorgung von Menschen mit neurologischen Erkrankungen* (2. Aufl.) Hogrefe.

Gerhard, C. (2017). *Palliativdienst. Handbuch zur Integration palliativer Kultur und Praxis im Krankenhaus*. Hogrefe.

Fischer, T. (2012). *Schmerzeinschätzung bei Menschen mit schwerer Demenz (BISAD)*. Huber.

Fringer, A. (Hrsg.). (2016). *Palliative Versorgung in der Langzeitpflege. Entwicklungen, Möglichkeiten und Qualität*. Hogrefe.

Galgut, C. (2022). *Cancer Survivorship. Wie man Krebserkrankungen überleben und die Langzeitfolgen bewältigen kann*. Hogrefe.

Gnass, I. & Sirsch, I. (2022). *Die Komplexität des Schmerzes*. Hogrefe.

Gnass, I. & Schüßler, N. (2023). *Schmerzedukation*. Hogrefe.

Heimerl, K & Millius, S. (2023). *Total Pain in der Palliativen Geriatrie*. Hogrefe.

Heller, B. & Heller, A. (2018). *Spiritualität und Spiritual Care. Orientierung und Impulse* (2. Aufl.). Hogrefe.

Hinse, H. & Möhl, K.-H. (2019). *Wer bis zuletzt lacht, lacht am besten. Humor am Krankenbett und in der Palliative Care* (3. Aufl.). Hogrefe.

Ewers, A., Schüßler, N., Gnass, I., Nestler, N. & Sirsch, E. (2020). *Kompendium Schmerz*. Hogrefe.

Handel, E. (2009). *Praxishandbuch ZOPA*. Hogrefe.

Jevon, P. (2013). *Pflege von sterbenden und verstorbenen Menschen*. Huber.

Johnson, M. & Lehman, R. (2013). *Kardio-Palliative Care. Praxishandbuch zur palliativen Versorgung von Menschen mit kardiologischen Erkrankungen*. Huber.

Kolcaba, K. (2014). *Pflegekonzept Comfort. Theorie und Praxis der Förderung von Wohlbefinden, Trost und Entspannung in der Pflege*. Hogrefe.

Kostrzewa, S. & Gerhard, C. (2010). *Hospizliche Altenpflege. Palliative Versorgungskonzepte in Altenpflegeheimen entwickeln, etablieren und evaluieren*. Huber.

Kostrzewa, S. (2020). *Menschen mit geistiger Behinderung palliativ pflegen und begleiten* (2. Aufl.). Hogrefe.

Kostrzewa, S. (2023). *Palliative Pflege von Menschen mit Demenz* (3. Aufl.). Hogrefe.

Kostrzewa, S. & Kutzner, M. (2022). *Was wir noch tun können! Basale Stimulation in der Sterbebegleitung* (6. Aufl.). Hogrefe.

Layer, M. (Hrsg.). (2014). *Rhythmische Einreibungen nach Wegman/Hauschka*. Hogrefe.

Lexa, N. (2013). *Burnout und Burnoutprävention in der Palliative Care. Praxishandbuch für Gesundheitsfachpersonen*. Hogrefe.

Mann, E.M. & Carr, E.C. (2024, Plan). *Schmerz und Schmerzmanagement. Praxishandbuch für Pflegende* (4. Aufl.). Hogrefe.

Nestler, N. & Evers, A. (2023). *Schmerzassessment*. Hogrefe.

Nestler, N. & Berger, S. (2024). *Nicht-medikamentöse Maßnahmen im Schmerzmanagement. Schmerzexpertise nach dem EFIC-Curriculum*. Hogrefe.

Neuberger, J. (2009). *Sterbende unterschiedlicher Glaubensrichtungen pflegen* (2. Aufl.). Huber.

Randall, F. & Downie, R.S. (2014). *Philosophie der Palliative Care. Philosophie – Kritik – Rekonstruktion*. Huber.

Reed, F.C. (2013). *Pflegekonzept Leiden. Leiden erkennen, lindern und verhindern*. Huber.

Reif, K., de Vries, U., Petermann, F. & Görres, S. (2011). *Wege aus der Erschöpfung*. Hogrefe.

Schärer-Santschi E. (Hrsg.). (2019). *Trauern. Trauernde Menschen in Palliative Care und Pflege begleiten* (2. Aufl.). Hogrefe.

Schnell, M.W. & Schulz, C. (Hrsg.). (2015). *Dem Sterben begegnen. 30 junge Menschen sprechen mit Sterbenden und deren Angehörigen*. Huber.

Schregle, F. & Eichner, E. (2021). *Spiritual Care und Seelsorge in der SAPV. Praxisbuch zur spezialisierten ambulanten Palliativversorgung und spirituellen Fatigue*. Hogrefe.

Schulte, V. & Steinebach, C. (Hrsg.). (2014). *Innovative Palliative Care. Für eine neue Kultur der Pflege, Medizin und Betreuung*. Hogrefe.

Schüßler, N. & Gnass, I. (2023). *Schmerzedukation*. Hogrefe.

Specht-Tomann, M. (2014). *Schmerz*. Hogrefe.

Steffen-Bürgi, B., Schärer-Santschi, E., Staudacher, D. & Monteverde, S. (Hrsg.). (2017). *Lehrbuch Palliative Care* (3. Aufl.). Hogrefe.

Streuli, J., Bergsträsser, E., Flury, M. & Satir, A. (2018). *Kinder-Palliativmedizin Essentials*. Hogrefe.

Thio, B. (2013). *Praxishandbuch Pruritus. Hautjucken einschätzen, erkennen und behandeln*. Huber.

Trachsel, M. (Hrsg.). (2018). *End-of-Life Care. Psychologische, ethische, spirituelle und rechtliche Aspekte der letzten Lebensphase*. Hogrefe.

Trachsel, M. & Maercker, A. (2016). *Lebensende, Sterben, Tod*. Hogrefe.

Trachsel, M. & Noyon, A. (2017). *Ratgeber Lebensende, Sterben und Tod*. Hogrefe.

de Vries, U., Reif, K., Petermann, F. & Görres, S. (2011). *Fatigue Fatigue individuell bewältigen (FIBS)*. Huber.

Weber, J. & Berthold, D. (2020). *Am Lebensende zu sich selbst finden. Methoden zur Stärkung des Selbstzugangs von Schwerstkranken, Angehörigen und Begleitern*. Hogrefe.

Worden, J.W. (2017). *Beratung und Therapie in Trauerfällen. Ein Handbuch* (4. Aufl.). Hogrefe.

Znoj, J. (2016). *Komplizierte Trauer* (2. Aufl.). Hogrefe.

Znoi, J. (2016). *Trennung, Tod und Trauer*. Hogrefe.

Znoj, H. (2005). *Ratgeber Trauer*. Hogrefe.

Zusammenstellung: Jürgen Georg, Stand: April 2024

Weitere Informationen und Neuerscheinungen finden Sie unter https://www.hogrefe.de/

Sachwortverzeichnis

F

G

H

Q

R

S

T